# Kritisch denken binnen het verpleegkundig proces

Ook verschenen bij Pearson Benelux:

Sandra F. Smith, Donna J. Duell en Barbara C. Martin, *Verpleegkundige vaardigheden 1*

Sandra F. Smith, Donna J. Duell en Barbara C. Martin, *Verpleegkundige vaardigheden 2*

Georgina Hawley, *Ethiek in de klinische praktijk*

Elaine N. Marieb, *Werkboek anatomie en fysiologie*

Frederic H. Martini en Edwin F. Bartholomew, *Anatomie en fysiologie. Een inleiding*

Frederic H. Martini, *De Martini-atlas van de anatomie*

Roger McFadden, *Farmacologie*

Jeffrey S. Nevid, Spencer A. Rathus en Beverly Greene, *Psychiatrie in de verpleegkunde*

Nola J. Pender, Carolyn L. Murdaugh en Mary Ann Parsons, *Gezondheidsvoorlichting en ziektepreventie*

Mark Zelman, Elaine Tompary, Jill Raymond, Paul Holdaway en Mary Lou Mulvihill, *Pathologie*

# Kritisch denken binnen het verpleegkundig proces

## Vijfde editie

Judith M. Wilkinson

Nederlandse bewerking: Roos Nieweg, Hanzehogeschool Groningen

Wolter Paans, Hanzehogeschool Groningen

**PEARSON**

ISBN: 978-90-430-2336-8

NUR: 183

Trefw.: verpleegkunde, verpleegkundig proces

Dit is een uitgave van Pearson Benelux BV, Postbus 75598, 1070 AN Amsterdam
Website: www.pearson.nl – e-mail: amsterdam@pearson.com

Vertaling: vertaalbureau Dutch Rules, Marieke van Duinen, Curaçao en Flying Crow,
Aat van Uijen, Utrecht
Binnenwerk: CO2 Premedia, Amersfoort
Omslag: Studio Jan de Boer, Amsterdam
Vakinhoudelijke beoordeling: Judith van der Sande (Saxion), Willem van Pruissen
(Avans Hogeschool)

*Dit boek is gedrukt op een papiersoort die niet met chloorhoudende chemicaliën is
gebleekt. Hierdoor is de productie van dit boek minder belastend voor het milieu.*

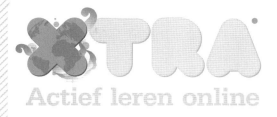

## Actief leren online

# www.pearsonxtra.nl

## Wat is **Pearson XTRA?**

Pearson XTRA is de naam van de studiewebsites van Pearson. Ook bij deze uitgave is aanvullend materiaal beschikbaar via Pearson XTRA. Je kunt de website gebruiken om de lesstof nader te bestuderen, je kennis te verdiepen en te testen of je de lesstof al beheerst.
Registreer je snel en ontdek de voordelen!

## **Pearson XTRA** voor studenten

### Waaruit bestaat **Pearson XTRA?**

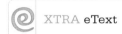

De digtale versie van je boek

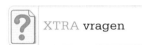

Test je kennis!

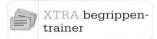

Oefen de belangrijkste begrippen

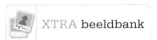

Alle afbeeldingen beschikbaar voor eigen gebruik

### Extra bij **Pearson XTRA**

Daarnaast is er in veel gevallen nog specifiek op jouw boek toegespitst studie- en oefenmateriaal beschikbaar.

Gedetailleerde informatie over de inhoud van Pearson XTRA voor deze uitgave vind je verderop in het boek.

### Hoe krijg je toegang tot **Pearson XTRA?**

Dit boek wordt nieuw geleverd met een registratiekaartje met een eenmalige toegangscode.

### Vragen, feedback en voorwaarden

Ga voor aanvullende informatie en feedback op Pearson XTRA naar **www.pearsonxtra.nl/studenten**

## **Pearson XTRA** voor docenten

Voor docenten biedt Pearson exclusief XTRA lesmateriaal aan. Dit materiaal kan worden gebruikt ter ondersteuning van colleges of opdrachten. Docenten die toegang wensen tot het XTRA docentmateriaal kunnen op **www.pearsonxtra.nl/docenten** een speciale toegangscode aanvragen. Deze code geeft dan toegang tot zowel het XTRA studenten- als het docentmateriaal.

# Verkorte inhoud

# Inhoud

# Voorwoord

## Inhoud

Het verpleegkundig proces biedt de verpleegkundige een kader waarbinnen zij de unieke combinatie van kennis, vaardigheden en attitude kan toepassen, die de vakbekwaamheid (*art*) en wetenschap (*science*) van de verpleegkunde vormen. Het doel van dit boek is de professionele beroepsuitoefening te bevorderen door effectief gebruik te maken van het verpleegkundig proces. Met dat doel worden de onderstaande onderwerpen geïntegreerd in elke fase van het verpleegkundig proces:

- **Samenwerken.** De verpleegkunde en de gezondheidszorg zijn aan verandering onderhevig. Daarom is het belangrijk dat dit boek ingaat op samenwerken.
- **Kritisch denken.** Kritisch denken is belangrijk voor verpleegkundigen, misschien in verschillende mate en in verschillende toepassingen, maar op ieder praktijkniveau. Het verpleegkundig proces is een uitstekend middel om kritisch denken te ontwikkelen en te gebruiken. Hoofdstuk 2 geeft de begrippen over kritisch denken weer die betrekking hebben op de verpleegkunde. De hoofdstukken die daarop volgen integreren kritisch denken in de anamnese, diagnose, planning, uitvoering en evaluatie. Daarnaast zijn er oefeningen bedoeld om kritisch denken aan te moedigen terwijl het verpleegkundig proces eigen wordt gemaakt. Ieder hoofdstuk bevat aparte oefeningen in kritisch denken in de praktijk en zijn bedoeld om een specifieke vaardigheid met betrekking tot kritisch denken te leren. De oefeningen zijn uitermate geschikt om in de les te bespreken of om als onderwerp te dienen in kleine werkgroepen. De casus aan het eind van ieder hoofdstuk geeft studenten de mogelijkheid om te oefenen met kritisch denken én het verpleegkundig proces.
- **Eenduidig woordgebruik.** In ieder hoofdstuk wordt een eenduidig woordgebruik gehanteerd voor problemen, resultaten en interventies om studenten goed voor te bereiden op het werken met elektronische gegevensbestanden. Dit boek bevat uiteenzettingen en illustraties van de NANDA International, NIC, NOC, en ICF.
- **Cultuur en levensbeschouwing.** In iedere fase van het verpleegkundig proces worden culturele en levensbeschouwelijke aspecten uitgediept, om zo de multiculturele samenleving te weerspiegelen en holistische zorg te stimuleren. Hoofdstuk 3 bijvoorbeeld bevat instrumenten voor zowel een culturele als een spirituele anamnese.
- **Ethische kwesties.** Om het bewustzijn te vergroten over ethische kwesties die zich in de verpleegkundige praktijk voordoen, bevat ieder hoofdstuk ethische principes en overwegingen die relevant zijn voor die specifieke fase van het verpleegkundig proces (bijvoorbeeld de vertrouwelijkheid van cliëntengegevens waarborgen).

- **Thuiszorg, zorg voor een familie of gemeenschap.** Hierop wordt in deze editie uitgebreid ingegaan, aan de hand van voorbeelden van en uiteenzettingen over de verpleegkundige rol in de thuiszorg en andere zorgsettingen.
- **Verpleegkundige kaders/theorieën.** In de uitleg over iedere fase van het verpleegkundig proces zijn verpleegkundige modellen geïntegreerd om zo de op theorie gebaseerde praktijkvoering te ondersteunen. Anamnese-instrumenten en verpleegkundige diagnosen worden bijvoorbeeld volgens verschillende kaders gecategoriseerd. Om flexibel met de materie om te kunnen gaan, worden verschillende verpleegkundige modellen samengevat en gebruikt. Voor sommige lessen kunnen docenten besluiten de verpleegkundige theorieën niet te gebruiken; voor andere lessen kan een bepaald model geselecteerd worden waarop dieper wordt ingegaan.

Deze nieuwe editie bevat verschillende nieuwe onderdelen:
- Een nieuwe website: Pearson XTRA (www.pearsonxtra.nl). Deze website bevat aanvullende informatie en vragen die het kritisch denken bevorderen. Verderop staat een uitgebreide beschrijving van de verschillende onderdelen.
- Nieuwe 'Kernpunten', die door het hele boek heen zijn verwerkt en de belangrijkste punten samenvatten.
- Nieuwe 'Test je kennis'-vragen, die de student even doen stoppen om na te denken over wat is gelezen en geleerd.
- Nieuwe 'Om over na te denken'-vragen, die de student aanzetten tot reflectie en die in de klas kunnen worden besproken .

## Leerelementen

De hoofdstukken dienen als leeronderdelen voor het onderwijzen van het verpleegkundig proces aan studenten op verschillende niveaus, en als een continue scholing voor gediplomeerde verpleegkundigen. De reacties van studenten zijn heel positief geweest.
- **Interactieve structuur.** Je kunt je het verpleegkundig proces en kritisch denken niet eigen maken door het uit je hoofd leren van feiten en principes. Studenten moeten oefenen in het toepassen van de begrippen; ze moeten, net als in de wiskundeles, 'problemen oplossen'. Dit boek voorziet in een groot aantal praktijkproblemen. De oefeningen zijn niet alleen maar herhalingsoefeningen waarbij je de feiten mag opdreunen. Het zijn toepassingsoefeningen bedoeld om je denkvaardigheden op hoog niveau te stimuleren. Naast de 'Om over na te denken'-vragen, die verspreid over de hoofdstukken staan, zijn 'Kernpunten' opgenomen, waarmee de studenten kunnen samenvatten en herhalen wat ze hebben gelezen.
- **Leermiddelen.** Ieder hoofdstuk begint met leerdoelen en een afbeelding die als visuele leidraad dienen voor de inhoud van het hoofdstuk. Het onderdeel

'Kernpunt' vat de belangrijkste onderdelen overzichtelijk samen. Ieder hoofdstuk eindigt met een samenvatting van de inhoud van het hoofdstuk.

- **Casuïstiek.** Naast de onderdelen 'Test je kennis' en 'Om over na te denken' bevat ieder hoofdstuk ook een casus, 'Toepassen van kritisch denken en het verpleegkundig proces'. De casus is bedoeld om de student te leren kritisch te denken en het verpleegkundig proces in de praktijk toe te passen met behulp van de begrippen en principes die in het hoofdstuk zijn geleerd. Deze casus richt zich dus op kritisch denken binnen het verpleegkundig proces en is *niet* bedoeld om diep in te gaan op medische aandoeningen en pathofysiologie. De casus is ook geschikt voor beginnende studenten.

- **Online mogelijkheden.** Achtergrondinformatie, oefeningen en antwoordsleutels zijn via de website www.pearsonxtra.nl te bestuderen. In het boek wordt regelmatig naar de website verwezen als er aanvullende informatie beschikbaar is over het desbetreffende onderwerp.

- **Gedetailleerde antwoordsleutels.** Op www.pearsonxtra.nl zijn uitwerkingen te vinden van de antwoorden op de oefeningen uit elk hoofdstuk. De oefeningen worden per onderdeel verschillend uitgewerkt en regelmatig wordt de gedachtegang achter het antwoord uitgelegd. Door de gedetailleerde feedback kun je op een interactieve manier leren. Het geeft het soort dialoog tussen student en docent die belangrijk is wanneer de student zich het verpleegkundig proces eigen moet maken. De antwoordsleutels voor de casussen 'Kritisch denken in de praktijk' en 'Toepassen van kritisch denken en het verpleegkundig proces' geven richtlijnen voor ideeën, maar geen uitvoerige antwoorden, omdat deze sterk uiteen kunnen lopen.

- **Ruime toepasbaarheid.** Dit boek is geschikt voor studenten als een introductie in het verpleegkundig proces, of voor beroepsbeoefenaars die hun kennis en vaardigheden willen opfrissen. Het is ook bedoeld voor studenten die het verpleegkundig proces al in een eerder stadium hebben behandeld, maar die nu problemen ervaren met het toepassen van het verpleegkundig proces in een praktijkgerichte onderwijssituatie – kies een hoofdstuk en oefeningen uit en pas die aan de eigen situatie aan. Het boek is zo opgezet dat een docent er alle kanten mee op kan – dat wil zeggen dat het boek in zijn geheel of in delen kan worden gebruikt voor studenten van verschillende niveaus, afhankelijk van wat de docent besluit. Docenten die bijvoorbeeld het begrip van 'mogelijke problemen' voor beginnende studenten te moeilijk vinden, kunnen dat deel van hoofdstuk 4 achterwege laten zonder dat de samenhang van het hoofdstuk uiteenvalt. Sommige docenten zullen ervoor kiezen hoofdstuk 5 vóór hoofdstuk 4 te behandelen. Anderen zullen hoofdstuk 10 gebruiken als een soort wegenkaart en het na hoofdstuk 2 behandelen; weer anderen prefereren het te gebruiken aan het einde van de onderwijseenheid, nadat alle fasen van het verpleegkundig proces zijn behandeld. Alle toepassingen zijn uitvoerbaar.

- **Zelfstudie.** Dit boek kan worden gebruikt bij zelfstudie en voor leren op afstand, maar het is niet beperkt tot deze methoden. Het boek kan gebruikt worden ter aanvulling op colleges in een aparte module of wanneer het verpleegkundig proces in het curriculum is geïntegreerd.
- **Zorgplannen – of niet.** In dit boek wordt duidelijk gemaakt dat het verpleegkundig proces en een geschreven zorgplan *niet* één en hetzelfde zijn. Voor docenten die het exclusieve gebruik van geschreven zorgplannen als onderwijsstrategie in twijfel trekken, zal dit boek nuttig zijn. Ik heb ontdekt dat de tijd die ik eerder besteedde aan het geven van colleges gebruikt kan worden om studentenvraagstukken over het verpleegkundig proces en de patiëntenzorg te bespreken. Wat ook stimuleert is dat ik studenten minder tijd laat besteden aan het schrijven van formele zorgplannen, en dat de plannen die wél worden geschreven, over het algemeen erg goed opgesteld zijn. Ook organiseer ik minder bijscholingsbijeenkomsten over het verpleegkundig proces.
- **Terminologie.** In dit boek gebruik ik zowel *cliënt* als *patiënt*, afhankelijk van de context. *Cliënt* impliceert dat verpleegkundigen onafhankelijk werken; dat ze in toenemende mate verantwoording afleggen aan individuele personen eerder dan aan instellingen en dat ze niet alleen maar in ziekenhuizen werken; het benadrukt ook dat mensen steeds actiever worden betrokken bij het zorg dragen voor hun eigen gezondheid. Echter, de meeste verpleegkundige zorg vindt nog steeds binnen de instelling plaats, met zieke mensen die zich in een afhankelijke situatie bevinden. Bovendien worden de meeste verpleegkundigen betaald door een instelling in plaats van rechtstreeks door een cliënt. In deze situaties lijkt het begrip *patiënt* meer gepast.

Ik verwelkom mannen in de verpleegkunde met open armen; patiënten kunnen zowel mannen als vrouwen zijn, verpleegkundigen ook. Aanduidingen als hij/zij en zijn/haar zijn echter kunstmatig en niet prettig om te lezen, en ik zal deze dus niet gebruiken. Zowel naar verpleegkundigen als patiënten wordt willekeurig verwezen met hij of zij.

In dit boek spreek ik de lezer rechtstreeks aan met 'je' in plaats van 'de verpleegkundige' of 'de student'. Ten eerste past dit bij mijn informele aard, maar belangrijker is dat ik hoop dat dit je sterker maakt en dat je persoonlijk en actief betrokken wordt bij de inhoud van dit boek.

## Reviewers

Ik ben onderstaande personen dank verschuldigd voor het kritische commentaar en de suggesties die ze hebben gedaan bij hun beoordeling van dit manuscript:

Rose Marie Caballero, MSN, RN, CCM
Assistant Professor

Del Mar College – West Campus
Corpus Christi, TX

Laura B. Hammond, BSN, MN, RN
Nursing Instructor
Seattle Central Community College
Seattle, WA

Kathleen Hopkins, MA, RN
Nursing Faculty
Rockland Community College
Suffern, NY

Faith L. Johnson, BA, BSN, MA, RN, CNE
Nursing Faculty
Ridgewater College
Wilmar, MN

G.N. Niere, RN, BSN, MSN
Faculty Member
College of Central Florida
Ocala, FL

Eric J. Williams, RN, BSN, MSN, DNP
Professor of Nursing
Santa Monica College
Los Angeles, CA

Voor de Nederlandse editie wil ik graag de volgende personen bedanken:

Ben van Galen (Haagse Hogeschool), Magda van Gastel (Hogeschool Zuyd), Annelies Geerbex (Hogeschool Zuyd), Karin Hamelink-Koppelaar (Gereformeerde Hogeschool), Conny Hooijer-Westdijk (Hanzehogeschool), Gerianne Knip (InHolland Alkmaar), Ada ter Maten-Speksnijder (Hogeschool Rotterdam), Judith van der Sande (Saxion), Willem van Pruissen (Avans Hogeschool), Roos Nieweg (Hanzehogeschool Groningen), Wolter Paans (Hanzehogeschool Groningen).

# Inleiding bij de Nederlandse bewerking

De basis van de verpleegkunde wordt, naast kennis, gevormd door de denk- en redeneervaardigheden waarmee de verpleegkundige invulling geeft aan het verpleegkundig proces. Met deze uitgave wordt in de behoefte voorzien van een Nederlandstalig boek dat de mogelijkheid biedt om kennis op te doen en denk- en redeneervaardigheden te ontwikkelen die nodig zijn voor de toepassing van het verpleegkundig proces. Dit boek is een bewerking van een origineel uit de Verenigde Staten. De bewerkers hebben ervoor gekozen specifieke Amerikaanse aspecten te vervangen en zo veel mogelijk de Nederlandse context te gebruiken. Zo zijn bijvoorbeeld verwijzingen naar het Beroepsprofiel Verpleegkundige 2020 (V&VN, 2012) en de Richtlijn Verpleegkundige en verzorgende verslaglegging (V&VN/NU91, 2011) opgenomen. De Nederlandse wet- en regelgeving is gebruikt ter vervanging van Amerikaanse bronnen als daar aanleiding voor was. Het is de bedoeling dat dit niet alleen een Nederlandstalig, maar ook een echt Nederlands boek voor verpleegkundigen is. Daarbij wil dit boek recente internationale verpleegkundige en verplegingswetenschappelijke inzichten bieden die verband houden met het verpleegkundig proces.

Ten opzichte van de vorige editie hebben de bewerkers enkele aanpassingen doorgevoerd. Zo besteden de bewerkers naast de classificatiesystemen NANDA-I, NIC en NOC nu meer aandacht aan de ICF. De verwachting is dat de term 'wellnessdiagnosen' onder die naam in de toekomst geen plaats meer zal innemen in het verpleegkundige diagnostische systeem, vandaar dat deze term in deze editie niet meer is opgenomen. Aangezien de informatie in deze editie aanzienlijk uitgebreider en vollediger is vergeleken met de voorgaande, is ervoor gekozen een deel van het oefenmateriaal online aan te bieden.

Dit boek is geschikt voor verpleegkundigen en verpleegkundigen in opleiding. Het is bruikbaar als basisboek in bachelor- en masteropleidingen binnen de verpleegkunde, als leerboek, als naslagwerk en als onderdeel van een bestaand opleidingscurriculum. Wij hopen dat dit boek een bijdrage zal leveren aan de verdere ontwikkeling van het kritisch denken en redeneren in de Nederlandse verpleegkundige beroepspraktijk.

Roos Nieweg
Verpleegkundige, verplegingswetenschapper, hogeschooldocent
Academie voor Verpleegkunde, Hanzehogeschool Groningen, University of Applied Sciences

Wolter Paans
Verpleegkundige, verplegingswetenschapper, docentonderzoeker
Lectoraat Transparante Zorgverlening,
Lectoraat Excellentie in Hoger Onderwijs en Samenleving,
Academie voor Verpleegkunde, Hanzehogeschool Groningen, University of Applied Sciences

## Effectief studeren

De volgende suggesties kunnen je helpen om zo goed mogelijk van dit boek gebruik te maken. Omdat iedereen op een andere manier leert, kun je ze aanpassen aan je eigen specifieke leerstijl.

1. **Lees vóór het bestuderen van elk hoofdstuk eerst de leerdoelen door.** Deze geven je een blauwdruk van het hoofdstuk en geven richting aan je leerproces.
2. **Belangrijke begrippen staan vetgedrukt in de tekst van het hoofdstuk.** Zorg ervoor dat je deze begrippen herkent en kunt definiëren.
3. **Lees de inhoud van het hoofdstuk.**
   a. Let op de titels en ondertitels. Ze geven je een richtlijn voor de paragrafen die volgen zodat je je denken kunt sturen, en ze helpen je te onthouden wat je hebt gelezen.
   b. Besteed aandacht aan de 'Kernpunten'. Ze vatten belangrijke punten samen en je kunt ze later gebruiken om de stof nog eens door te nemen.
   c. Maak aantekeningen in de kantlijn. Opschrijven versterkt het leren.
   d. Stop tijdens het lezen bij 'Test je kennis' en 'Om over na te denken' en beantwoord de vragen. Zo onthoud je beter wat je hebt geleerd. Zorg ervoor dat je de redenering achter de antwoorden begrijpt en ga terug naar de tekst van het hoofdstuk als dit nodig is.
4. **Maak gebruik van de stof op www.pearsonxtra.nl.** Om je het verpleegkundig proces eigen te maken, moet je ermee oefenen en niet slechts uit je hoofd leren wat je hebt gelezen. Als verpleegkundige breng je het verpleegkundig proces in de praktijk, dus begin alvast met oefenen. Maak de oefeningen voordat je de antwoordsleutels bekijkt. Wees er zeker van dat je de redenen die gegeven worden in de antwoordsleutels begrijpt, en ga terug naar de tekst van het hoofdstuk als dit nodig is.
   Schrijf je antwoorden op, maak aantekeningen en bespreek deze met je docent en/of je medestudenten om zeker te zijn dat je op het goede spoor zit. Bespreek je gedachtegang – hoe ben je tot je antwoorden gekomen? Er zijn geen pasklare antwoordsleutels voor de oefeningen over kritisch denken omdat die het doel van de oefeningen teniet zouden doen. De antwoordsleutels richten zich op de juiste toepassing van denkvaardigheden en niet op het juiste antwoord.

Vaardigheden met betrekking tot kritisch denken ontwikkel je het best door ze met anderen te bespreken, zowel individueel als in de les.

5. **Maak de casus aan het eind van ieder hoofdstuk.** De casus geeft je een oefening waarmee je kritisch denken binnen het verpleegkundig proces kunt toepassen. Het is een veilige manier waarop je alvast kunt oefenen in het verkrijgen van klinisch inzicht, voordat je dit daadwerkelijk in praktijk moet brengen.

6. **Als je problemen hebt met een van de oefeningen, herlees het hoofdstuk dan en probeer het opnieuw.** Lukt het nog steeds niet, vraag dan aan je docent om aanvullende oefeningen, audiovisuele middelen of meer studiemateriaal.

## Pearson XTRA – Actief leren online

Dit boek wordt geleverd met een toegangscode voor Pearson XTRA: een studiewebsite met studie- en lesmateriaal voor zowel studenten als docenten. Op **www.pearsonxtra.nl** vind je het volgende materiaal:

**XTRA eText**
Met de eText beschik je over een digitale versie van je boek. Je kunt het boek op iedere computer met internetverbinding bekijken, gemakkelijk doorzoeken, aantekeningen in de tekst maken en belangrijkse tekstdelen markeren.

**XTRA vragen**
Test jezelf! De oefenvragen helpen je ontdekken of je de theorie uit het boek voldoende onder de knie hebt.

**XTRA begrippentrainer**
De begrippentrainer is een handige tool waarmee je alle kernbegrippen uit het boek kunt leren. Je kunt zowel de begrippen als de betekenissen trainen. Je kunt alles tegelijk oppakken, maar je kunt ook zelf een selectie maken van de begrippen die jij lastig of belangrijk vindt.

**XTRA beeldbank**
In de beeldbank zijn alle afbeeldingen uit het boek opgenomen. Je kunt ze eenvoudig opslaan en gebruiken in bijvoorbeeld verslagen en presentaties.

**XTRA het verpleegkundig proces in de praktijk**
Train je vermogen om kritisch te denken met deze extra oefeningen. Per hoofdstuk kan je een aantal extra vragen maken, en vervolgens je antwoorden controleren met de uitwerkingen.

**XTRA verdieping**
Ga dieper in op de stof: lees de artikelen waar in de tekst naar wordt gerefereerd.

**XTRA uitwerkingen**
Gedetailleerde uitwerkingen van de vragen en oefeningen in het boek.

## Voor docenten

**XTRA powerpoints**
De powerpoints bieden een kort en bondig overzicht van de studiestof. U kunt de powerpoints naar eigen wens aanpassen en inzetten tijdens uw colleges.

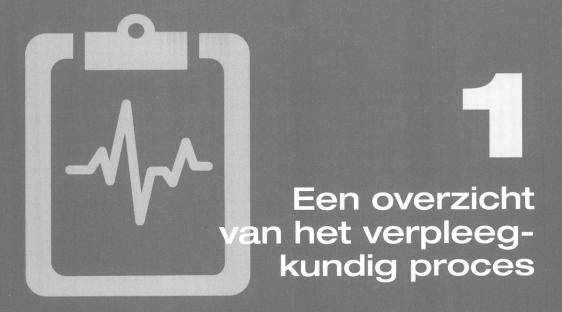

# 1

# Een overzicht van het verpleeg- kundig proces

## Leerdoelen

Na bestudering van dit hoofdstuk ben je in staat om:
- *menselijke reacties* te definiëren in de context van de verpleegkunde;
- het verschil aan te geven tussen verpleegkunde en geneeskunde;
- het *verpleegkundig proces* te definiëren in termen van doel, kenmerken en organisatie;
- de zes fasen van het verpleegkundig proces te benoemen en te beschrijven;
- de kwaliteiten te beschrijven die een verpleegkundige nodig heeft om het verpleegkundig proces succesvol toe te passen;
- aan te geven wat het belang van het verpleegkundig proces is voor patiënten en verpleegkundigen.

## 1.1 Inleiding

Omdat boeken over het verpleegkundige proces (en ook docenten) spreken over *begrippen*, *ideeën* en *processen*, vragen studenten zich soms af wat deze allemaal te maken hebben met de zorg voor patiënten – met de 'echte praktijk', zoals verpleegkundigen kunnen zeggen. In dit boek leer je dat het verpleegkundig proces een specifieke denkwijze is die verpleegkundigen hanteren. Het is bovendien wat verpleegkundigen doen als ze patiëntenzorg verlenen. Met andere woorden, het verpleegkundig proces is een benaderingswijze waarin het *denken en doen* van verpleegkundigen wordt toegepast. Als je deze gedachte in je achterhoofd houdt, helpt dat bij het doorwerken van de gedetailleerde uitleg die in dit hoofdstuk aan bod komt. De zes fasen (stappen) van het verpleegkundig proces worden getoond in afbeelding 1–1.

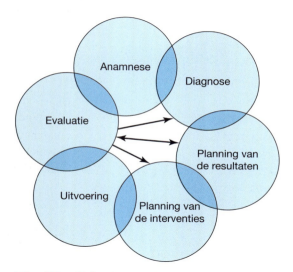

**Afbeelding 1–1**     De onderling verbonden fasen van het verpleegkundig proces

## 1.2 Wat is verpleegkunde?

Een breed inzicht in de verpleegkunde draagt bij aan het begrip van het verpleegkundig proces en hoe het past in de manier waarop je als verpleegkundige denkt en werkt. **Verpleegkunde** heeft de volgende unieke combinatie van kenmerken. Ze

- is een combinatie van vakbekwaamheid (art) en wetenschap (science);
- wordt toegepast binnen de context van interpersoonlijke relaties;
- heeft als doel ziekte te voorkomen en gezondheid te bevorderen;
- wordt toegepast bij de zorg voor individuen, gezinnen en gemeenschappen.

## De vakbekwaamheid (*art*) van verpleegkunde

Denk eens na over het verschil tussen een schilderij dat je zelf zou kunnen maken en één dat in een kunstgalerie hangt. Pas deze gedachtengang nu toe op de verpleegkunde. Er moet worden aangenomen dat je de theoretische kennis en technische vaardigheden bezit om veilig zorg te verlenen. De kunst van het verplegen gaat echter verder. Die omvat gevoeligheid, creativiteit, empathie en het vermogen de zorg aan te passen om aan de unieke behoeften van de patiënt te voldoen of om aan onzekere omstandigheden het hoofd te bieden (Finfgeld-Connett, 2008). Die kunst vergt ook het vermogen om:

1. betekenisvolle relaties met cliënten te ontwikkelen;
2. de betekenissen achter ontmoetingen met cliënten te begrijpen;
3. de verpleegkundige activiteiten deskundig uit te voeren;
4. rationeel te denken bij het kiezen van de juiste interventies;
5. het verpleegkundig beroep ethisch uit te voeren (Johnson, 1994).

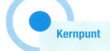

**Kernpunt** Vakbekwaamheid is niet zozeer wat je weet of wat je doet, maar hoe je het doet.

## Definitie van verpleging

Florence Nightingale (1859/1969, p. 133), de eerste verpleegkundige theoretica, omschreef dat wat verpleegkundigen doen als: 'to put the patient in the best condition for nature to act upon him'. Dit komt overeen met het holistische idee dat mensen het aangeboren vermogen bezitten tot groei en zelfgenezing en dat het de taak van de verpleegkundige is om deze vermogens te voeden en te ondersteunen.

De ICN (International Council of Nurses) definieert verpleegkunde als volgt:

> Nursing encompasses autonomous and collaborative care of individuals of all ages, families, groups and communities, sick or well and in all settings. Nursing includes the promotion of health, prevention of illness, and the care of ill, disabled and dying people. Advocacy, promotion of a safe environment, research, participation in shaping health policy and in patient and health systems management, and education are also key nursing roles.

Naast de definitie van de ICN wordt in Nederland de beschrijving uit het Beroepsprofiel verpleegkundige 2020 gehanteerd:

> Het doel van verplegen is het bevorderen van gezondheid, herstel, groei en ontwikkeling, en het voorkomen van ziekte, aandoening of beperking. Wanneer mensen ziek of gehandicapt worden, is daarnaast het doel van verplegen lijden en pijn te minimaliseren en mensen in staat te stellen hun ziekte, handicap, de behandeling en de gevolgen daarvan te begrijpen en daarmee om te gaan. Wanneer de dood nabij is, is het doel van verplegen het handhaven van de best mogelijke kwaliteit van leven tot aan het eind. (V&VN, 2012)

Het Beroepsprofiel beschrijft het beroep van verpleegkundige. De beroepsdeel-profielen van de diverse afdelingen van V&VN geven beschrijvingen van experti-segebieden binnen het beroep (www.venv.nl).

### 1.2.1   Verpleegkundige theorie

Een theorie toont een manier van kijken naar de discipline in duidelijke, expli-ciete bewoordingen en kan aan anderen worden overgebracht. Verpleegkundige theorieën helpen de unieke plaats te verklaren die de verpleegkundige inneemt binnen het multidisciplinaire team. Ze zijn gebaseerd op de theoretische waarden en veronderstellingen ten aanzien van gezondheid, cliënten, verpleegkunde en de omgeving. Elke theorie beschrijft deze begrippen en legt uit hoe ze met elkaar in verband staan. Stel je een theorie voor als een bril waardoor je naar de verpleeg-kunde en de cliënten kijkt: de kleur en de vorm van de bril beïnvloeden wat je ziet. Dit is de reden waarom er verschillende definities van verpleegkunde bestaan.

Hoewel er veel verschillende theorieën zijn, is men overeengekomen dat, ofschoon verpleegkundigen zorgen voor patiënten met gezondheidsproblemen, de verpleegkunde niet beperkt is tot ziekteprocessen en dat het verpleegkundige aandachtsgebied anders is dan dat van de geneeskunde. In het algemeen beschrij-ven verpleegkundige modellen (theorieën) de verpleegkunde als:

- een vakbekwaamheid en een wetenschap met een eigen kennisgebied;
- holistisch: de verpleegkunde heeft betrekking op de fysieke, psychosociale, culturele en spirituele behoeften van de cliënt;
- betrekking hebbend op zorg;
- voorkomend in verschillende omgevingen;
- betrekking hebbend op gezondheidsbevordering, voorkoming van ziekte en zorg tijdens de ziekte.

**Kernpunt**   Verpleegkunde is een unieke mengeling van vakbekwaamheid en wetenschap (kennis en pro-bleemoplossende processen) binnen intermenselijke relaties. Het doel van verpleegkunde is het bevorderen van welbevinden, het voorkomen van ziekte en het herstellen van de gezondheid van individuen, gezinnen en gemeenschappen.

### 1.2.2   Verpleegkundigen behandelen menselijke reacties

Verpleegkundigen die de patiënt holistisch beschouwen, houden zich bezig met menselijke reacties – reacties op een gebeurtenis of een stressveroorzakende fac-tor zoals ziekte of letsel. Verpleegkundigen diagnosticeren, behandelen en voor-komen de *reacties* van de patiënt op ziekten in plaats van de ziekte zelf.

Als een patiënt bijvoorbeeld diabetes heeft, houdt de verpleegkundige zich bezig met het gebrek aan kennis van de patiënt over voeding en over mogelijk verlies van eigenwaarde; de arts zou insuline tegen de hoge bloedsuikerspiegel voorschrijven. Reacties kunnen biologisch, sociaal en spiritueel zijn.

**Voorbeeld:** Denk na over de mogelijke reacties van patiënten die een hartaanval hebben gekregen:

- fysieke reactie: pijn;
- psychologische reactie: angst;
- sociale reactie: terugkeer naar de werksituatie voordat de patiënt is hersteld;
- spirituele reactie: bidden.

Menselijke reacties komen op alle niveaus en in een oneindige verscheidenheid voor: op celniveau, weefselniveau, systeemniveau, intermenselijk niveau, cultureel niveau enzovoort. De stressveroorzakende factoren die gezondheidsproblemen veroorzaken kunnen ziekten of micro-organismen zijn, maar ze kunnen ook een omgevingsgerelateerde oorsprong hebben (te veel blootstelling aan zon veroorzaakt zonnebrand), intermenselijk (aanpassen aan de ouderrol veroorzaakt stress na de geboorte van een baby), of spiritueel (schuldgevoel wanneer je je geloof ontrouw wordt, kan leiden tot depressie).

### 1.2.3 Multidisciplinaire praktijk

In toenemende mate wordt in de gezondheidszorg multidisciplinair samengewerkt. Dit wordt ook wel **interdisciplinaire samenwerking** genoemd en betekent dat verpleegkundigen, artsen en andere beroepsbeoefenaars samenwerken om patiëntenzorg te plannen en te verlenen (zie kader 1–1). Dit betekent niet dat verpleegkundigen onzichtbaar worden; iedere discipline behoudt haar identiteit, ook als ze samenwerken.

Hoewel sommige taken elkaar overlappen, is de verpleegkunde anders dan de geneeskunde. Artsen richten zich op de diagnose en behandeling van ziekte; verpleegkundigen richten zich op het verlenen van zorg tijdens de ziekte. Tabel 1–1 geeft een samenvatting van de verschillen tussen de verpleegkunde en de geneeskunde.

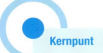

**Kernpunt** In werkelijkheid dragen alle teamleden bij aan de uitvoering van een zorgplan.

Kader 1–2 beschrijft strategieën die beroepsbeoefenaars in de gezondheidszorg kunnen gebruiken om hun onderlinge relaties te verbeteren.

## Kader 1–1 (Multidisciplinaire) samenwerking

Samenwerken betekent een collegiale werkrelatie tussen verschillende zorgverleners om zo patiëntenzorg te verlenen. Samenwerken tussen beroepsgroepen in de gezondheidszorg betekent dat je de expertise van de eigen en andere disciplines erkent en dat je cliënten, zo nodig, verwijst naar andere disciplines. Dergelijke samenwerking houdt in dat sommige taken worden gedeeld en dat men een gemeenschappelijke focus heeft op een zelfde doelstelling.

**Tabel 1–1**   De verschillen tussen de verpleegkunde en de geneeskunde

| Medische focus | Verpleegkundige focus |
|---|---|
| 1. Diagnosticeren en behandelen van ziekte. | 1. Diagnosticeren, behandelen en voorkomen van menselijke reacties op ziekte. |
| 2. Genezen van ziekte. | 2. Zorgen voor de patiënt. |
| 3. Richt zich op pathofysiologie en biologische en fysieke gevolgen. | 3. Heeft een holistische benadering – houdt rekening met de gevolgen van het individu in zijn totaliteit (biologisch, psychosociaal, cultureel, spiritueel). |
| 4. Patiënteneducatie richt zich op de behandeling van ziekte of letsel. | 4. Patiënteneducatie richt zich op zelfmanagement om de zelfstandigheid in het dagelijks leven te vergroten. |

### 1.2.4   De verpleegkunde bij ziekte en gezondheid

De verpleegkunde heeft betrekking op het totale individu, ziek of gezond. Verpleegkundigen ondersteunen zieke mensen en helpen hen om de gezondheidsproblemen op te lossen of te verminderen. Ze helpen patiënten om zich aan te passen aan problemen die niet behandeld kunnen worden, of om deze te accep-

## Kader 1–2 Samenwerkingsstrategieën

1.  Maak moeilijke situaties meteen bespreekbaar. Zwijg niet om een conflict te vermijden; dit houdt de onvermijdelijke wrijving in stand.
2.  Vermijd boze of sarcastische opmerkingen.
3.  Wees assertief; niet agressief of vijandig.
4.  Hanteer een empathische, niet-verdedigende en standvastige aanpak.
5.  Besef dat ieder individu het recht heeft op een eigen mening. Erken dit, richt je daarna op de interacties van de zaak in kwestie.
6.  Zoek een mentor – bijvoorbeeld een ervaren verpleegkundige die goed met artsen samenwerkt.
7.  Streef naar een oplossing waaraan alle betrokkenen hun inbreng hebben kunnen leveren.
8.  Bouw aan wederzijds respect. Herken, erken en prijs positieve bijdragen en acties.
9.  Probeer een vrije uitwisseling van gegevens over patiëntenzorg te bewerkstelligen.
10. Zie de patiënt als een holistisch geheel; wees niet taakgericht.
11. Probeer uit te blinken in organisatorische vaardigheden en het stellen van prioriteiten, kennis en uitvoering.
12. Denk vooruit en anticipeer op behoeften, in het bijzonder in spoedeisende situaties.
13. Weet dat de verpleegkunde de gezondheid van cliënten in grote mate kan beïnvloeden. Verdiep je in gezondheidszorgbeleid; word lid van een beroepsorganisatie; word actief binnen en voor het beroep van verpleegkundige.

*Bron:* gebaseerd op Pavlovich-Danis, S., Forman, H., & Simek, P.O. (1998). The nurse-physician relationship. Can it be saved? *Journal of Nursing Administration, 28* (7–8), 17–20.

teren; en ze helpen hen die terminaal ziek zijn om vredig te sterven. Bij gezonde mensen trachten verpleegkundigen ziekte te voorkomen. Dit kan een reeks activiteiten met zich meebrengen zoals een gezonde levensstijl aanmoedigen, opkomen voor anderen (advocacy) bij omgevingsveranderingen in de samenleving, of het aanleren van zelfzorgstrategieën; het leren nemen van besluiten en het leren oplossen van problemen.

**Voorbeeld:** Carla Winkel werkt als bedrijfsverpleegkundige in een fabriek. Ze verricht gezondheidsbevorderende activiteiten door een dagelijkse les Bewegen voor werknemers te organiseren en begeleiden. Ook geeft Carla voedingsadviezen aan geïnteresseerde werknemers.

**1-1 Test je kennis**
1. Wat wordt bedoeld met een vakbekwame verpleegkundige?
2. Waar of niet waar? Kritisch denken is een essentieel kenmerk van de hedendaagse verpleegpraktijk.
3. Wat zijn menselijke reacties?
4. Waarin verschilt de verpleegkunde van de geneeskunde?

Zie voor de antwoorden www.pearsonxtra.nl.

## 1.3 Het belang van het verpleegkundig proces

Er zijn veel redenen om het verpleegkundig proces te leren en te gebruiken. De belangrijkste redenen zijn de voordelen die het verpleegkundig proces de cliënt biedt; de cliënt is immers de primaire focus van de verpleegkunde. Het verpleegkundig proces biedt ook voordelen aan verpleegkundigen en het verpleegkundig beroep. Het verpleegkundig proces:

- **Bevordert samenwerking.** Wanneer alle teamleden het belang inzien van een systematische, georganiseerde werkmethode, zal dit de communicatie verbeteren. Iedereen haalt voldoening uit effectieve en individueel geleverde zorg, en de werksfeer wordt positiever.
- **Is kosteneffectief.** Door de communicatie te verbeteren, worden minder fouten gemaakt. De diagnosestelling, behandeling en preventie van patiëntenproblemen worden bevorderd. Dit leidt tot kortere ziekenhuisopnamen en minder kosten voor de ziektekostenverzekeringen.
- **Helpt de mensen te begrijpen wat verpleegkundigen doen.** Omdat de verpleegkunde complex is, is het voor verpleegkundigen soms moeilijk om hun taken aan derden duidelijk te maken. Om door werkgevers en patiënten gewaardeerd te worden, moeten verpleegkundigen laten zien dat ze bijdragen aan betere resultaten en aan kostenvermindering. Het vastleggen van het

verpleegkundig proces kan gebruikt worden om aan te tonen hoe verpleegkundigen complicaties voorkomen en herstel bespoedigen.

- **Is nodig voor de professionele standaard.** Correct gebruik van het verpleegkundig proces draagt bij aan het voldoen aan de professionele standaard. De
professionele standaard is het geheel van regels en normen waarmee verpleegkundigen bij het uitoefenen van hun werkzaamheden rekening behoren te houden (WGBO, http://www.levv.nl/nl/infoportaal/databanken/databank-tucht
recht/zoeken-in-de-databank/meer-over-tuchtrecht/#c2504). Hiertoe behoren
zowel wettelijke voorschriften en jurisprudentie, als de normen die door de
beroepsgroep zelf zijn geformuleerd: het Beroepsprofiel (zie kader 1–3), de
Beroepscode en gedragsregels, vakinhoudelijke, technische regels, richtlijnen[1],
protocollen en regels. Mengvormen van deze regels en normen zijn de richtlijnen van de Inspectie voor de Gezondheidszorg (IGZ) en algemene, juridische,
ethische en beroepsnormen. In het Beroepsprofiel verpleegkundige 2020 staat
de essentie van het verpleegkundig beroep en de belangrijkste kenmerken van
de verpleegkundige beroepsuitoefening beschreven. Het profiel licht toe wat
wel en wat niet van de verpleegkundige verwacht mag worden (V&VN, 2012).
- **Verhoogt cliëntenparticipatie in de zorg en bevordert de autonomie van
de cliënt.** Zelfzorg is erg belangrijk in de gezondheidszorg. Patiënten worden
vaak uit het ziekenhuis ontslagen terwijl ze nog steeds zorg en behandeling
nodig hebben. Als patiënten bij iedere fase van het verpleegkundig proces
worden betrokken, dan zullen ze het belang gaan inzien van wat ze zelf aan
hun gezondheid kunnen bijdragen, leren ze meer over hun lichaam, nemen ze
betere besluiten over hun gezondheid en zijn ze sneller weer zelfstandig.
- **Bevordert individuele zorg.** Menselijke reacties, bijvoorbeeld op ziekte, zijn
oneindig variabel. Met een zorgplan dat de specifieke, unieke behoeften naar
voren brengt, voorkomen verpleegkundigen dat ze gestandaardiseerde zorg
verlenen die uitsluitend gebaseerd is op de medische diagnose van een patiënt.

**Voorbeeld:** Het standaardzorgplan voor een patiënte met een hysterectomie
beschrijft de controle van complicaties en het leren van zelfzorgactiviteiten.
Omdat in het zorgplan van mevrouw de Vries ook vermeld staat dat ze een probleem heeft met haar gehoor, zorgen de verpleegkundigen dat ze op de juiste
plaats gaan staan, zodat mevrouw de Vries kan liplezen en de instructies begrijpt.

Je ziet dat de interventies voor het gehoortekort van mevrouw de Vries geen
betrekking hebben op haar medische diagnose (hysterectomie). De verpleegkundigen richten zich op het individu in plaats van op de medische diagnose
en komen tegemoet aan de behoeften van mevrouw de Vries.

---

1   Richtlijnen geven een richting aan, zij gaan in op wat moet gebeuren. In een protocol staat vervolgens hoe dit moet
gebeuren. Een protocol is dus de vertaalslag van een richtlijn naar de praktijk van een afdeling of instelling (zie ook
http://www.levv.nl/nl/themas/richtlijnen/protocollen/).

# Kader 1-3 Het Beroepsprofiel Verpleegkundige 2020

Het Beroepsprofiel Verpleegkundige 2020 (V&VN, 2012) beschrijft het competentiegebied van de rol van zorgverlener met (op hoofdlijnen) de kennis, vaardigheden en houding die van de verpleegkundige gevraagd wordt als volgt:

'Als zorgverlener is de verpleegkundige gericht op het versterken van het zelfmanagement van mensen in hun sociale context, waar mogelijk. Verplegen omvat: het vaststellen van de behoefte aan verpleegkundige zorg door middel van klinisch redeneren; therapeutische interventies en persoonlijke verzorging; informatievoorziening, educatie, advies en voorspraak; lichamelijke, emotionele en geestelijke ondersteuning.

*Kennis:*
- Heeft kennis en basisprincipes uit de anatomie, fysiologie, pathologie en farmacologie paraat.
- Heeft kennis van ontwikkelingspsychologie, levensfasen van de mens, principes van zelfmanagement en copingstijlen.
- Kent de theoretische modellen achter haar activiteten en interventies.
- Heeft kennis van bronnen van het verpleegkundig handelen, actuele richtlijnen en protocollen.

*Vaardigheden en attitude:*
- Kan informatie verzamelen op diverse manieren, deze informatie analyseren en interpreteren.
- Is in staat om op basis van klinisch redeneren de verpleegkundige zorg vast te stellen, gericht op het handhaven of (opnieuw) verwerven van het zelfmanagement van de patiënt en diens naasten.
- Kan risico's inschatten, problemen vroegtijdig signaleren, interventies kiezen en uitvoeren, het verloop monitoren en de resultaten evalueren bij zorgproblemen in de vier gebieden van het menselijk functioneren.
- Is in staat te werken volgens richtlijnen en protocollen en daar beargumenteerd[2] van af te wijken als de situatie, de wensen van de patiënt of eigen professionele of morele afwegingen daartoe aanleiding geven.
- Kan de patiënt ondersteunen bij persoonlijke verzorging en deze waar nodig overnemen.
- Kan alle voorbehouden en risicovolle handelingen uitvoeren, met inachtneming van de eigen bevoegdheid en bekwaamheid.
- Houdt in haar handelen rekening met de wensen, behoeften en privacy van patiënten en diens naasten.'

---

2   Noot van de bewerkers: Wat is beargumenteerd afwijken? Afwijken mag alleen op basis van gedegen wetenschappelijk onderzoek, in het belang van de patiënt. Hierbij leg je verantwoording af aan je leidinggevende en de patiënt, en je documenteert dit in het dossier! (Simons & Vande Moortel, 2010)

- **Bevordert efficiëntie.** Wanneer je als verpleegkundige dingen dubbel doet, verspil je tijd en het kan vermoeiend en irritant zijn voor patiënten. Met een systematische werkmethode kun je je zorg organiseren en prioriteiten stellen en voorkom je verdubbelingen.

- **Ondersteunt continuïteit en coördinatie van zorg.** Een geschreven zorgplan garandeert dat alle zorgverleners geïnformeerd zijn over de patiëntenbehoeften. Ziekenhuizen zijn 24 uur per dag bemenst, dus in de regel ontvangt de patiënt iedere dag zorg van drie verpleegkundigen. Iedere verpleegkundige kan dan wel competent zijn, maar als ze niet op een gecoördineerde wijze functioneert, kunnen patiënten de deskundigheid van de verpleegkundige in twijfel trekken en het vertrouwen verliezen dat aan hun behoeften tegemoetgekomen zal worden.

**Voorbeeld:** Een vrouw heeft zojuist een baby gekregen en heeft moeilijkheden met het geven van borstvoeding. De verpleegkundige van de dagdienst vertelt haar dat ze de baby om de twee uur wakker moet maken om te proberen hem te voeden. De verpleegkundige van de avonddienst vertelt haar dat ze de baby moet voeden als hij hierom vraagt, omdat hij wakker wordt wanneer hij honger heeft. De moeder raakt verward en ontmoedigd. Ze zegt tegen haar man: 'Misschien moeten we de baby de fles geven, dit houd ik niet vol.'

- **Vergroot de arbeidssatisfactie.** Veel van de waardering die verpleegkundigen ervaren, komt voort uit het besef iemand te hebben geholpen. Als je ziet hoe het verpleegkundig proces bijdraagt aan je vermogen om te helpen, krijg je een goed gevoel wanneer je je werk uitvoert. Goede zorgplannen besparen je ook tijd, energie en frustratie; je vaardigheid voor het vinden van creatieve oplossingen voor patiëntenproblemen neemt toe. Creativiteit helpt je om een burn-out, die kan ontstaan uit een te grote eentonigheid in je dagelijkse werk, te voorkomen.

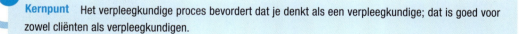

**Kernpunt**   Het verpleegkundige proces bevordert dat je denkt als een verpleegkundige; dat is goed voor zowel cliënten als verpleegkundigen.

**1-1 Om over na te denken**

- Zijn alle gediplomeerde verpleegkundigen professionele verpleegkundigen?
- Zijn alle professionele verpleegkundigen gediplomeerde verpleegkundigen?
- De term 'professionele verpleegkundige' wordt vaak gebruikt. Wat zijn dan de 'niet-professionele' verpleegkundigen en wat doen ze?

Zie voor de antwoorden www.pearsonxtra.nl.

## 1.4  Wat is het verpleegkundig proces?

Het verpleegkundig proces is een speciale manier van denken en handelen. Het is een systematische, creatieve methode die gebruikt wordt om feitelijke, dreigende of mogelijke gezondheidsproblemen vast te stellen, te voorkomen en te behandelen; het is een methode waarmee je patiëntenvermogens vaststelt. Het biedt een kader waarbinnen verpleegkundigen hun competenties toepassen bij het verlenen van zorg, zie tabel 1–2 op pagina 14. Het verpleegkundig proces wordt opgedeeld in verschillende fasen.

**Kernpunt**  Het verpleegkundige proces biedt het kader waarbinnen verpleegkundigen hun competenties gebruiken bij de zorg die ze leveren.

### 1.4.1  Relatie tot de verpleegkunde en de zorgverlening

Het kan je zijn opgevallen dat de definities van *verpleegkunde* en *verpleegkundig proces* vergelijkbaar zijn. Ze staan zeker met elkaar in verband, maar de verpleegkunde is meer dan alleen het verpleegkundig proces. Aan de ene kant kan de verpleegkundige een methode hanteren die georganiseerd, systematisch en doelbewust is, en tegelijkertijd mechanisch en met een gebrek aan warmte en zorgzaamheid. Aan de andere kant kan een verpleegkundige erg meevoelen met de patiënt, wil ze hem helpen, maar bezit ze nog niet de benodigde probleemoplossende vaardigheden om dit te doen. Hoewel het verpleegkundig proces systematisch en georganiseerd is, wil dit niet zeggen dat het aspect van zorgzaamheid (caring) van het beroep teniet moet worden gedaan. Naarmate je meer ervaring krijgt als verpleegkundige, zal het verpleegkundig proces een tweede natuur worden en zal het je in feite handvatten bieden bij de zorgverlening.

Verpleegkundigen zien 'zorgzaamheid' op verschillende manieren, – bijvoorbeeld als troosten, verzachten, gevoelig en betrokken zijn. Hier volgt wat enkele verpleegkundige theoretici hierover te zeggen hebben:

* Hall (1955) was de eerste die verplegen als een *proces* beschreef.
* De eersten die het begrip *verpleegkundig proces* gebruikten, waren onder anderen Johnson (1959), Orlando (1961) en Wiedenbach (1963). Ze beschreven het als een reeks fasen.
* Rond 1970 ontwikkelde het proces zich van een proces met drie fasen naar een proces met vijf of zes fasen (bijvoorbeeld volgens Vitale, Schultz & Nugent, 1974). Dit boek verdeelt het verpleegkundig proces in zes fasen, om zo te kunnen reflecteren op resultaatgerichte gezondheidszorg.

Het verpleegkundig proces wordt momenteel in iedere verpleegkundeopleiding onderwezen en is opgenomen in het curriculum. Verpleegkundigen worden geacht competent te zijn in de toepassing van het verpleegkundig proces aan het eind van hun opleiding.

### 1.4.2 Doel en kenmerken

Het doel van het verpleegkundig proces is een kader te verschaffen waarmee verpleegkundigen de gezondheidstoestand van de cliënt kunnen vaststellen en hem kunnen helpen bij het tegemoetkomen aan zijn gezondheidsbehoeften. Het verpleegkundig proces verschaft een doelgerichte én flexibele leidraad voor het plannen, uitvoeren en evalueren van effectieve, individuele verpleegkundige zorg. Vaak (maar niet altijd) is het middel dat hiervoor wordt gebruikt een geschreven verpleegkundig of multidisciplinair zorgplan. De onderstaande paragrafen beschrijven de kenmerken van het verpleegkundig proces en werken de definitie nader uit.

Het verpleegkundig proces is:

- **Dynamisch** en **cyclisch**. Verpleegkundigen evalueren de patiëntenreacties op de verpleegkundige interventies om zo de nodige wijzigingen in het zorgplan aan te brengen. De eerder afgeronde fasen, zoals de anamnese, worden continu onderzocht op nauwkeurigheid en juistheid. Omdat de fasen met elkaar in verband staan, is er geen zuiver begin of einde aan het proces.
- **Cliënt centraal**. In de relatie tussen verpleegkundige en cliënt staan de behoeften van de cliënt altijd op de eerste plaats. Cliënten worden aangemoedigd om, voor zover mogelijk, controle te houden over de eigen gezondheid en zelf besluiten te nemen over de zorg.
- **Holistisch.** Verpleegkundigen zien iedere patiënt als een uniek individu en ze kijken naar de hele persoon – lichaam, geest, spiritualiteit en cultuur.
- **Planmatig** en **resultaatgericht**. Interventies worden zorgvuldig gekozen en zijn gebaseerd op theorieën en onderzoek, in plaats van op traditie in de trant van 'zo hebben we het altijd al gedaan'. Verpleegkundige interventies worden gekozen met het doel om de gewenste patiëntenresultaten te behalen.
- **Evidence based**. Het verpleegkundig proces vereist dat verpleegkundigen besluiten nemen die gebaseerd zijn op het beste (wetenschappelijke) bewijs.
- **Flexibel**. Het verschaft een georganiseerde methode om zorg te verlenen, maar wordt niet op een rigide, stapsgewijze manier uitgevoerd. De verpleegkundige verleent de zorg volgens een plan, maar ze weet dat dit plan continu aan verandering onderhevig is.

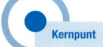

**Kernpunt**   Het verpleegkundig proces is meer dan alleen een zorgplan!

**Voorbeeld:** Volgens het zorgplan moest meneer Akkerman een kwartier uit bed komen en in een stoel zitten. Echter, zodra hij uit bed kwam, werd hij bleek en duizelig, zodat de verpleegkundige hem weer terug naar bed bracht in plaats van hem toch in de stoel te laten zitten.

- **Algemeen toepasbaar**. Het kan voor cliënten van alle leeftijden worden gebruikt, ongeacht de medische diagnose en op ieder willekeurig punt van het continuüm tussen gezondheid en ziekte. Het is bruikbaar in iedere setting (bijvoorbeeld in ziekenhuizen, poliklinieken, de thuiszorg en in bedrijven) en voor alle specialisaties (bijvoorbeeld terminale zorg, kraamzorg) en wordt gebruikt om zorg te verlenen aan individuen, gezinnen en gemeenschappen.

- **Gericht op de gezondheidstoestand.** Dit betekent dat zorgplannen opgesteld worden op basis van beweringen over de gezondheidstoestand van de patiënt. In de regel zijn dit probleemstellingen, maar het kunnen ook beweringen zijn die gezondheidsbevorderende omstandigheden of patiëntenvermogens beschrijven. Uiteraard kan het verpleegkundig proces niet ieder verpleegprobleem voorkomen of uitsluiten, bijvoorbeeld chronische gezondheidsproblemen zoals pijn en immobiliteit door artritis. Als een probleem niet kan worden opgelost, dan probeert de verpleegkundige de situatie voor de patiënt te verlichten, biedt ze de nodige ondersteuning voor probleemhantering, en probeert ze de patiënt inzicht te geven in en betekenis te laten geven aan de situatie.
- **Cognitief (denk)proces**. De verpleegkundige moet haar intellectuele vaardigheden met betrekking tot probleemoplossing en besluitvorming toepassen. Verpleegkundigen denken kritisch om de verpleegkundige kennis systematisch en logisch, gecombineerd met cliëntengegevens te gebruiken om zo de juiste zorg te kunnen bepalen. Deze vaardigheden worden verder besproken in hoofdstuk 2.

**1-2 Test je kennis**

1. Verpleegkunde werd voor het eerst als proces beschreven in:
   a. de jaren veertig
   b. de jaren vijftig
   c. de jaren zestig
   d. de jaren zeventig
2. Waar of niet waar? Het gebruik van een systematisch, logisch proces zoals het verpleegkundig proces is van invloed op het vermogen van de verpleegkundige zich op de zorg te concentreren.

Zie voor de antwoorden www.pearsonxtra.nl.

### 1.4.3   Wat zijn de fasen van het verpleegkundig proces?

Heel simpel gezegd luistert de verpleegkundige die met het verpleegkundig proces werkt naar het verhaal van de patiënt om een antwoord te krijgen op de volgende vragen:

- Wat is de huidige gezondheidstoestand van het individu?
- Wat is de wenselijke gezondheidstoestand van het individu?
- Hoe kan ik dit individu helpen?
- Heeft het geholpen?

Deze vragen worden gesteld vanuit een vooronderstelling van de verpleegkundige. De verpleegkundige verwacht dat de vragen relevant zijn. Met het antwoord op deze vragen wil de verpleegkundige een blik in de toekomst kunnen werpen. Dus kunnen vaststellen wat in de (nabije) toekomst van belang is of kan zijn voor de patiënt. Dit denkproces wordt ook wel 'prognosticeren' genoemd. De prognose is de uitspraak van een verpleegkundige over het vermoedelijke verloop en uitkomst van de gevolgen van een ziekte. Het prognosticeren wordt in dit boek behandeld als een onderdeel van het diagnosticeren.

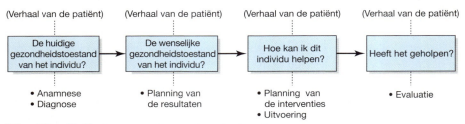

**Afbeelding 1–2**     Een overzicht van het verpleegkundig proces

Afbeelding 1–2 toont hoe deze vragen in de zes fasen van het verpleegkundig proces passen. Sommige auteurs beschrijven het verpleegkundig proces in vijf fasen: anamnese, diagnose, planning, implementatie en evaluatie. Anderen combineren anamnese en diagnose nog steeds tot één enkele 'beoordelingsfase'; hun fasen zijn anamnese, planning, interventie en evaluatie. Dit boek verdeelt het verpleegkundig proces in zes fasen omdat het makkelijker is om in kleinere 'brokjes' te leren. Wees niet té bezorgd over zulke tegenstrijdigheden. Dit soort onderverdelingen zijn hoe dan ook kunstmatig, vanwege het dynamische karakter van het verpleegkundig proces (zie de paragraaf 'Overlappende fasen' op p. 18).

Hier volgt een overzicht van de zes fasen van het verpleegkundig proces. Ze worden samengevat in tabel 1–2.

**Tabel 1–2**     De fasen van het verpleegkundig proces

| Fase | Activiteiten |
|---|---|
| Anamnese | Verzamelen en ordenen van de gegevens. |
| Diagnose | Vaststellen van de huidige gezondheidstoestand (problemen en vermogens). |
| Planning van de resultaten | Bepalen van de wenselijke resultaten. |
| Planning van de interventies | Selecteren van de verpleegkundige interventies. |
| Uitvoering | Uitvoeren van het zorgplan. |
| Evaluatie | Vaststellen of de beoogde resultaten zijn bereikt. |

## Anamnese – De feiten op een rij

In de anamnese verzamel, orden en verifieer je gegevens over de huidige gezondheidstoestand van de patiënt en leg je deze vast. Je komt aan je gegevens door patiënten te onderzoeken en te observeren, door met patiënten en hun naasten te praten en door onderzoeksresultaten en patiëntendossiers te lezen. Je trekt in deze fase nog geen conclusies uit de gegevens.

**Voorbeeld:** Nadat de baby van Maura Groen is geboren, neemt de wijkverpleegkundige een algemene verpleegkundige anamnese af. Ze legt vast dat mevrouw Groen regelmatig last heeft van obstipatie, veel snoept, weinig drinkt en geen laxeermiddelen gebruikt.

## Diagnose – Wat is de huidige gezondheidstoestand van de patiënt? Wat draagt hieraan bij?

In deze fase (a) rangschik, cluster, bevestig en analyseer je de gegevens om de huidige gezondheidstoestand van de patiënt vast te stellen (feitelijke, dreigende en mogelijke gezondheidsproblemen); (b) geef je een nauwkeurige omschrijving van de huidige gezondheidstoestand van de patiënt en de factoren die hieraan bijdragen; (c) stel je prioriteiten in de diagnosen; en (d) besluit je welke diagnosen verpleegkundige zorg behoeven en welke zorg behoeven van een andere discipline.

**Voorbeeld:** De verpleegkundige schreef de volgende diagnose in het zorgplan van mevrouw Groen: 'obstipatie door onvoldoende inname van vezels en vocht'.

*NANDA International* heeft een reeks gestandaardiseerde labels voor verpleegkundigen ontwikkeld om te gebruiken bij het vaststellen en beschrijven van een verpleegkundige diagnose (NANDA International, 2009). Deze lijst vind je als Appendix A op pagina 449 en wordt verder besproken in hoofdstuk 6.

## Planning van de resultaten – Wat is de wenselijke gezondheidstoestand van de patiënt?

In deze fase kies je samen met de cliënt de wenselijke resultaten. Beter gezegd: jij zult exact bepalen hoe de gezondheidstoestand van de cliënt veranderd moet worden en in welk tijdsbestek. De gekozen resultaten die je in deze fase kiest, zijn de criteria die je in de evaluatiefase zult gebruiken.

**Voorbeeld:** De verpleegkundige schreef de volgende resultaten in het zorgplan van mevrouw Groen:
- Uiterlijk op 15 mei heeft de cliënte ten minste om de dag normale ontlasting.
- Uiterlijk op 15 mei (datum volgende bezoek) is de cliënte in staat om ten minste zes voedingsmiddelen te benoemen met een hoog gehalte aan onverteerbare vezels.

Ook is een gestandaardiseerde terminologie ontwikkeld waarin de patiënten-resultaten beschreven zijn die beïnvloedbaar zijn door verpleegkundigen – de *Nursing Outcomes Classification (NOC)* (Moorhead, Johnson & Maas, 2011). In hoofdstuk 7 wordt uitvoerig besproken hoe verpleegkundigen de NOC kunnen gebruiken bij het plannen en evalueren van de verpleegkundige zorg.

## Planning van de interventies – Hoe kun je bijdragen aan het bereiken van de wenselijke resultaten?

In deze fase kies je interventies die gezondheidsproblemen voorkomen of verlichten. Voor iedere verpleegkundige diagnose plan je een of meer aparte interventies die aansluiten op het daarbij behorende wenselijke resultaat. Het eindproduct van de planningsfasen kan een geschreven zorgplan zijn. In sommige gevallen is de planning echter niet meer dan het bedenken wat je gaat doen. Vaak zul je handelen zonder een geschreven plan, maar een plan is er altijd.

**Voorbeeld:** De verpleegkundige schreef de volgende verpleegkundige interventies in het zorgplan van mevrouw Groen:

1. Geef de folder 'Vezels in uw voeding' aan mevrouw G.
2. Stel samen met mevrouw G. een maaltijdplan op met voedingsmiddelen die een hoog gehalte aan onverteerbare vezels bevatten.
3. Leg de relatie uit tussen de inname van vezels en vocht en het ontlastings-patroon.
4. Beoordeel over een week het ontlastingspatroon opnieuw (15 mei).

## Uitvoering – Uitvoeren en vastleggen

In deze fase bespreek je het zorgplan met de andere leden van het zorgteam en voer je de interventies uit. De laatste activiteit in deze fase is de verleende zorg en de reacties van de cliënt vastleggen.

**Voorbeeld:** De verpleegkundige heeft de folder aan mevrouw Groen gegeven en met haar gesproken over het belang van vezels en vocht om obstipatie te voorkomen in de periode na de bevalling. Ze legt deze interventies vast in de verpleegkundige voortgangsrapportage.

Er bestaat ook een gestandaardiseerde classificatie van verpleegkundige interventies, genaamd de *Verpleegkundige Interventies* (NIC) (Bulechek, Butcher & McCloskey Dochterman, 2010). In de hoofdstukken 8 en 10 wordt uitgebreid besproken hoe verpleegkundigen deze classificatie kunnen gebruiken om de zorg te plannen en de verpleegkundige interventies vast te leggen.

## Evaluatie – Wat zijn de resultaten?

In deze fase, nadat het plan is uitgevoerd, vergelijk je de gezondheidstoestand van de patiënt met de wenselijke resultaten zoals deze in de fase van de planning van de resultaten zijn vastgesteld. Je bepaalt welke interventies nuttig waren bij het bereiken van de wenselijke resultaten en je brengt indien nodig wijzigingen aan in het zorgplan. Het verpleegkundig proces is cyclisch: je blijft alle fasen steeds opnieuw beoordelen (anamnese, diagnose, resultaten, interventies en uitvoering) om te bepalen wat effectief is en wat veranderd moet worden.

**Voorbeeld:** Tijdens het bezoek van de verpleegkundige op 15 mei is mevrouw Groen in staat aan te geven wat voedingsmiddelen met een hoog gehalte aan onverteerbare vezels zijn, maar ze vertelt dat ze sinds 12 mei geen ontlasting meer heeft gehad. De verpleegkundige adviseert haar meer te drinken, waaronder pruimensap, en om de huisarts te bellen als ze binnen 24 uur geen ontlasting heeft gehad.

**Kernpunt** De fasen van het verpleegkundig proces zijn anamnese, diagnose, planning van de resultaten, planning van de interventies, implementering en evaluatie.

### 1.4.4 De fasen zijn planmatig, doelgericht, systematisch en bewust

De fasen van het verpleegkundig proces zijn georganiseerd en systematisch. Ze hangen onderling samen; iedere fase is afhankelijk van de activiteiten in de fasen daarvoor, bijvoorbeeld:

1. **Anamnese → Diagnose**. Je moet over nauwkeurige gegevens beschikken (anamnesefase) om de juiste diagnose te kunnen stellen (diagnosefase).
2. **Diagnose → Planning van de resultaten**. De wenselijke resultaten komen direct voort uit je diagnosen. In het eerdere voorbeeld van mevrouw Groen was de diagnose onder andere 'obstipatie' en een wenselijk resultaat was: 'mevrouw G. heeft ten minste om de dag normale ontlasting'.
3. **Planning van de resultaten → Planning van de interventies**. De wenselijke resultaten bepalen je keuze van de interventies. Je kiest interventies waarvan je denkt dat ze de beoogde resultaten zullen opleveren.
4. **Planning van de resultaten en planning van de interventies → Uitvoering**. Het zorgplan dient als leidraad voor de activiteiten die je uitvoert.
5. **Uitvoering → Evaluatie**. In de diagnosefase heb je de huidige gezondheidstoestand van de cliënt vastgesteld. Dit zorgplan moet worden uitgevoerd om een verandering in de gezondheidstoestand teweeg te brengen die je kunt evalueren.

De fasen komen niet altijd in bovenstaande volgorde voor, of liever gezegd: je rondt een fase niet altijd af voordat je naar de volgende gaat. Verpleegkundigen verzamelen niet altijd eerst alle patiëntengegevens voordat ze in actie komen. In bijvoorbeeld een noodsituatie kijk je snel welke interventies nodig zijn (planning van interventies) en verricht deze onmiddellijk (uitvoering) voordat je formeel de gegevens verzamelt of een zorgplan opstelt. Natuurlijk heb je eerst enkele observaties moeten doen (anamnese) om te zien welke interventies nodig zijn. In een noodsituatie heb je echter maar beperkte gegevens tot je beschikking en is het niet waarschijnlijk dat je weloverwogen een probleemstelling formuleert. Nadat de interventies zijn uitgevoerd, evalueer je of de noodsituatie voorbij is en verricht je een uitgebreide en systematische gegevensverzameling en -analyse.

### 1.4.5    Overlappende fasen

Dit boek beschrijft de fasen van het verpleegkundig proces afzonderlijk, zodat je ze beter zult begrijpen. Echter, in de praktijk overlappen ze elkaar. Hoewel het eerste cliëntencontact meestal begint met het verzamelen van gegevens, gaat de anamnese in feite verder bij ieder cliëntencontact. Terwijl je een patiënt wast (uitvoering), kun je de huid inspecteren (anamnese)). Wanneer je ziet dat de huid rood is (anamnese), kun je concluderen dat bij de patiënt sprake is van een 'risico op huidbeschadiging' (diagnose).

De evaluatiefase overlapt alle andere fasen van het verpleegkundig proces omdat je constant onderzoekt wat je in de eerdere fasen hebt gedaan. Na het uitvoeren van de interventies en nadat je het resultaat hiervan hebt vastgesteld op de gezondheidstoestand van de cliënt, onderzoek je de:
* *anamnesefase* om te zien of de verzamelde gegevens volledig en nauwkeurig zijn;
* *diagnosefase* om te zien of de diagnosen kloppen en of diagnosen moeten worden toegevoegd of verwijderd;
* *fase van de planning van resultaten* om te zien of de geplande resultaten realistisch waren;
* *fase van de planning van de interventies* om te zien of de meest effectieve interventies zijn gekozen;
* *uitvoeringsfase* om te bepalen of het zorgplan goed is uitgevoerd en of activiteiten correct zijn gedelegeerd.

**Kernpunt**    Fasen in het verpleegkundig proces volgen elkaar op, maar zijn niet strikt van elkaar gescheiden; de fasen overlappen elkaar.

### 1.4.6    Relatie tussen het verpleegkundig proces en probleemoplossing

**Probleemoplossing** is het proces van het vaststellen van een probleem om daarna maatregelen te plannen en te nemen om het probleem op te lossen. Met andere woorden: het proces dat plaatsvindt wanneer je een verschil herkent tussen dat wat feitelijk gebeurt en dat wat zou moeten gebeuren. Het verpleegkundig proces beperkt zich niet tot de problemen van een cliënt, maar richt zich ook op zijn vermogens. De benaderingswijze is in dit geval dezelfde als bij andere formele methoden van probleemoplossing.

De **wetenschappelijke methode** is een systematische en logische methode voor het oplossen van problemen en is gebaseerd op onderzoeksgegevens en hypothesen. De eerste stap is het vaststellen van het probleem. De volgende stap is het zorgvuldig definiëren van het probleem. De probleemstelling dient namelijk als leidraad voor het opstellen van criteria, zodat oplossingen geëvalueerd kunnen worden. Wetenschappers verzamelen vervolgens de gegevens die specifiek van toepassing zijn op het probleem en genereren oplossingen (formuleren van hypothesen). Nadat van iedere oplossing afzonderlijk de gevolgen zijn bekeken, wordt de gekozen oplossing uitgevoerd en worden de resultaten geëvalueerd (hypothesen toetsen).

**Voorbeeld:** Stel dat je op weg bent naar een belangrijk sollicitatiegesprek en je krijgt autopech. Je analyseert de situatie en concludeert dat het belangrijkste is om een baan te krijgen en niet om de auto te repareren. Je hebt de exacte aard van het probleem bepaald: het laten liggen van een kans op een baan doordat je te laat op het gesprek komt. Je hebt de volgende gegevens: (a) het is te ver om te lopen en (b) er is niemand thuis om je op te halen. Je maakt snel een plan. Je doel is op tijd op het gesprek te komen. Je besluit een taxi te bellen voor jezelf en een sleepbedrijf voor de auto. Het resultaat van je plan is een fantastische baan en een auto die gerepareerd is – je evaluatie is vervolgens dat je plan succesvol was.

Als je met het verpleegkundig proces werkt, is het probleem niet altijd zo duidelijk. De verpleegkundige begint vaak met uitgebreid gegevens verzamelen en gebruikt deze om problemen of gezondheidsrisico's vast te stellen. In de wetenschappelijke methode wordt het probleem vastgesteld voordat een uitgebreide gegevensverzameling plaatsvindt, en de enige informatie die wordt verzameld, is die informatie die deel uitmaakt van het probleem. Zie tabel 1–3 voor een verdere vergelijking.

**Intuïtie** is een probleemoplossende benaderingswijze die vertrouwt op het 'innerlijke gevoel' van iemand. Ervaren verpleegkundigen beschrijven voorbeelden waarin ze 'gewoon een niet-pluis-gevoel hadden', hoewel ze niet konden aangeven wat dit gevoel deed oproepen. Een verpleegkundige kan bijvoorbeeld ervaring krijgen in de cardiovasculaire verpleegkunde door regelmatig te zorgen voor patiënten met cardiovasculaire problemen. De kennis van ervaren verpleegkundigen (experts) stelt hen in staat om signalen en patronen van patiënten te herkennen en op basis hiervan het juiste besluit te nemen. Ze kunnen snel beoordelen welke signalen het belangrijkst zijn en met de beperkte gegevens die ze voorhanden hebben, hun interventies toepassen. Intuïtie beschrijft dus een sprong in (of een inkrimping van) het kritisch denken bij het interpreteren van de signalen.

Het gevaar met intuïtie is dat in sommige gevallen het innerlijke gevoel van de verpleegkundige klopt, en in sommige gevallen niet. Mensen die kritisch denken weten hoe gemakkelijk intuïtie en vooroordelen door elkaar worden gehaald. Ze volgen hun 'innerlijke gevoel dat iets zo is', maar wel met een gezonde mate van bescheidenheid.

**Tabel 1–3** De vergelijking tussen de formele probleemoplossing, het onderzoeksproces en het verpleegkundig proces

| Onderzoeksproces | Formele probleemoplossing | Verpleegkundig proces |
|---|---|---|
| Bepaal de onderzoeksvraag of het probleem. | Erken dat een probleem bestaat. | Anamnese: voer een anamnese uit (verzamelen van gegevens). |
| Stel het doel of de reden vast voor het onderzoek. | | |
| Bestudeer relevante literatuur. | Verzamel informatie over het probleem. | |
| Formuleer hypothesen en definieer variabelen. | Bepaal de precieze aard van het probleem. | Diagnose: formuleer de verpleegkundige diagnosen. |
| Kies de onderzoeksmethode. | Bedenk oplossingen en beslis over het actieplan. | Planning:<br>- bepaal de patiëntenresultaten;<br>- selecteer de verpleegkundige interventies en activiteiten. |
| Verzamel de gegevens. | Voer het actieplan uit. | Uitvoering: voer de verpleegkundige interventies uit. |
| Analyseer de gegevens; verklaar, interpreteer de resultaten. | Houd toezicht op de situatie (monitoren) gedurende een bepaalde periode (verzamel gegevens over de effecten van het plan). | |
| Evalueer de hypothesen. | Evalueer of het plan, of de oplossing, vanaf het begin af aan effectief is geweest. | Evaluatie: verzamel gegevens over de reactie van de patiënt op de interventies; beoordeel of de resultaten zijn bereikt. |

De intuïtie van een beginnend verpleegkundige of een verpleegkundestudent is geen betrouwbare basis om een probleem op te lossen, omdat de kennis en klinische ervaring ontbreken waarop ze hun oordeel kunnen baseren. Als beginnend beroepsbeoefenaar moet je voorzichtig omgaan met je ingevingen op basis van intuïtie, en bespreek je je intuïtie eerst met ervaren collega's voordat je je handelen erop afstemt.

**Kernpunt** Als beginner moet je niet op je intuïtie vertrouwen. Raadpleeg een ervaren verpleegkundige voor je op je intuïtie afgaat.

Met de **proefondervindelijke methode** (trial and error) zul je een aantal oplossingen proberen voordat je er een hebt gevonden die werkt. Echter, als je niet alle alternatieven systematisch in overweging neemt, kun je niet weten waarom de ene oplossing wel werkt en de andere niet. Voor verpleegkundigen is deze methode af te raden omdat ze inefficiënt is en omdat je de patiënt ermee kan schaden.

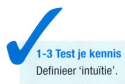

**1-3 Test je kennis**
Definieer 'intuïtie'.

Zie voor het antwoord www.pearsonxtra.nl.

**1-2 Om over na te denken**
Waarom denk je dat de wetenschappelijke methode van probleemoplossing niet werkt bij het plannen van de zorg voor een patiënt?

Zie voor het antwoord www.pearsonxtra.nl.

## 1.5 Welke kwaliteiten hebben verpleegkundigen nodig?

Het verpleegkundig proces valt of staat met de competenties van de verpleegkundige. De onderstaande kwaliteiten dragen bij aan het succesvol toepassen van het verpleegkundig proces. Het zijn allemaal kwaliteiten die je kunt verbeteren door bewustwording, inspanning en oefening.

**Kernpunt** Als verpleegkundige heb je een combinatie van denken en interpersoonlijke en psychomotorische vaardigheden nodig, zoals culturele sensitiviteit en het vermogen om met technologie om te gaan.

### 1.5.1 Cognitieve (intellectuele) vaardigheden

Het verpleegkundig proces dient als leidraad voor het systematisch denken bij de verpleegkundige beroepsuitoefening. Intellectuele vaardigheden die bij het verpleegkundig proces worden gebruikt, zijn besluitvorming, probleemoplossing (besproken in de voorgaande paragraaf) en kritisch denken. **Besluitvorming** is het proces waarmee je bepaalt wat de beste actie is – de actie die waarschijnlijk leidt tot het wenselijke resultaat. Dit proces omvat een zorgvuldige afweging, inzicht en keuzemogelijkheden. Besluitvorming is belangrijk bij probleemoplossing, maar niet alle besluiten hebben betrekking op probleemoplossing (bijvoorbeeld het besluit wat je vandaag zult aantrekken). **Kritisch denken** is een zorgvuldige, doelgerichte en vastberaden manier van denken die veel mentale vaardigheden vergt, zoals het bepalen welke gegevens relevant zijn, het beoordelen van de geloofwaardigheid van bronnen en het trekken van conclusies. Dit is essentieel voor een goede probleemoplossing en besluitvorming.

### 1.5.2    Creativiteit en nieuwsgierigheid

Creativiteit en nieuwsgierigheid zijn essentieel voor het verpleegkundig proces en voor het kritisch denken. Je hebt visie en inzicht nodig om te komen tot nieuwe en betere manieren om dingen te doen. Vraag jezelf altijd af: 'Waarom doen we dit? Waarom doen we het op deze manier?' Een professionele verpleegkundige begrijpt de reden achter iedere verpleegkundige activiteit. Als hij geen reden kan vinden waarom een activiteit moet worden uitgevoerd, of niet kan aantonen dat de activiteit leidt tot het bereiken van het wenselijke resultaat, zorgt hij ervoor dat de activiteit wordt stopgezet.

**Voorbeeld:** De procedure van het ziekenhuis schrijft voor dat steeklakens gebruikt worden. Een steeklaken is een kort extra onderlaken dat niet veel meer gebruikt wordt. Maurits werkt op een afdeling waar de meeste patiënten niet bedlegerig zijn. Op een dag is hij de bedden aan het verschonen en vraagt zich af: 'Wat voor nut heeft dit steeklaken? We gebruiken het nergens voor en we gebruiken al gewone lakens.' Hij bespreekt dit met het afdelingshoofd, dat daarna de afdelingsprocedure verandert; hij bespaart hiermee geld en tijd.

### 1.5.3    Intermenselijke vaardigheden

**Intermenselijke vaardigheden** hebben betrekking op de communicatie met mensen. Naast mondelinge en schriftelijke vaardigheden omvatten ze kennis van menselijke gedragingen en sociale systemen, alsook van non-verbale gedragingen als lichaamstaal en lichaamsbeweging, gezichtsuitdrukking en aanraking. Of je een op vertrouwen gebaseerde relatie met patiënten kunt ontwikkelen, hangt af van je communicatieve vaardigheden – of je luistert, of je medeleven en interesse toont, en of je informatie werkelijk betekenis heeft. Succesvolle resultaten hangen af van de kwaliteit van de relatie tussen de verpleegkundige en de patiënt.

**Voorbeeld:** Els Baas is de eerstverantwoordelijke verpleegkundige van een groep patiënten. Als ze ziet dat een student verkeerde tiltechnieken gebruikt terwijl hij meneer Davids uit bed haalt, past Els haar intermenselijke vaardigheden toe. Ze grijpt in om de veiligheid van meneer Davids en de student te waarborgen, maar wel zo dat ze de student niet in verlegenheid brengt en het vertrouwen van de patiënt in de student niet ondermijnt.

Communicatieve vaardigheden zijn belangrijk, maar *wat* je communiceert, is net zo belangrijk. Je kunt een goede relatie met iemand bewerkstelligen met een positieve houding en met humor; door open, eerlijk, geduldig en rechtdoorzee te zijn; door bescheidenheid te tonen, verantwoordelijkheid te nemen en betrouwbaar te zijn; door toe te geven wanneer je het mis hebt; en door erkenning te geven aan de mensen die het verdienen.

### 1.5.4 Verpleegtechnische vaardigheden

Bij het verlenen van zorg passen verpleegkundigen verpleegtechnische vaardigheden toe, vooral tijdens de uitvoeringsfase van het verpleegkundig proces. Goede verpleegtechnische vaardigheden helpen om het vertrouwen van de cliënt te winnen en om de wenselijke cliëntenresultaten te bereiken.

**Voorbeeld:** Als je een patiënt rustig draait, minimaliseert dit de pijn en dit komt het vertrouwen en de verstandhouding ten goede. Ben je onhandig met het draaien, dan kan de patiënt denken dat je niet competent bent en in andere situaties zal hij je naar alle waarschijnlijkheid minder snel vertrouwen. Hij kan twijfelen of hij je wel om informatie of hulp zal vragen, en het is mogelijk dat je belangrijke anamnesegegevens niet van hem krijgt.

### 1.5.5 Technologische vaardigheden

Verpleegkundigen werken met geavanceerde technologische apparatuur, zoals hartmonitoren en longventilatoren, waarvan de meeste computergestuurde programmatuur bevatten.

**Voorbeeld:** In het verleden stelden verpleegkundigen intraveneuze infusen in door het tellen van de druppels en door een markering aan te brengen op de vloeistofzak. Tegenwoordig moeten ze diverse stappen doorlopen om een computergestuurde pomp te programmeren die de correcte druppelsnelheid aangeeft en de hoeveelheid infuusvloeistof meet

Veel verpleegkundigen gebruiken computers voor het plannen en vastleggen van de patiëntenzorg. Sommige verpleegkundigen maken gebruik van handcomputers, waarmee ze de anamnese vastleggen, laboratoriumuitslagen ontvangen en interventies vastleggen. Daarnaast maken verpleegkundigen gebruik van zoekmachines op internet (bijvoorbeeld PubMed) om tijdens het werk informatie te zoeken die ze nodig hebben om de beste verpleegkundige interventies te bepalen.

**1-4 Test je kennis**

Geef zes voorbeelden van psychomotorische vaardigheden die de verpleegkundige kan gebruiken.

Zie voor het antwoord www.pearsonxtra.nl.

## 1.6 Het verpleegkundig proces voor groepen mensen

Het verpleegkundig proces beperkt zich niet tot de zorg voor individuele patiënten. Sociaal verpleegkundigen gebruiken het om zich te richten op de gezondheidsbehoeften van groepen personen, zoals gemeenschappen in de samenleving. Ze komen op een holistische wijze tegemoet aan de fysieke, emotionele en spirituele behoeften van bijvoorbeeld de leden van een buurtorganisatie (gemeenschap). Ze geven instructies, adviseren, verrichten gezondheidsonderzoek en hebben een bemiddelende rol.

De kenmerken van het verpleegkundig proces worden geïllustreerd in de volgende casus van een gezonde cliënt.

**Casus**

Sociaal verpleegkundige Patty de Munk wil de gezondheidsbehoeften en -prioriteiten vaststellen van de buurtorganisatie om op basis hiervan een educatief programma voor gezondheid op te zetten.

*Anamnese* Patty ontwikkelt een enquête en verspreidt deze onder de leden van de organisatie. Ze verzamelt gegevens over hun gedrag en overtuiging ten aanzien van vier gebieden: lichamelijk, emotioneel/rationeel, spiritueel en kennis van gezondheidssystemen.

*Diagnose* Patty concludeert uit de gegevens dat enkele groepen buurtgenoten risico's lopen. Een van deze groepen bestaat uit volwassenen jonger dan vijftig jaar die hun bloeddruk niet regelmatig laten meten.

*Planning van de resultaten* Voor deze groep stelt Patty als wenselijk resultaat vast dat ze iedere twee jaar hun bloeddruk laten meten.

*Planning van de interventies* Om dit resultaat te bereiken organiseert Patty een jaarlijkse gezondheidsmarkt. Een van de activiteiten op deze markt is het meten van de bloeddruk. Ze zorgt ook dat literatuur over het onderwerp in de leeszaal van het buurthuis zal komen te liggen en ze gaat een artikel schrijven over het voorkómen van hartziekten voor de nieuwsbrief die maandelijks uitkomt.

*Uitvoering* Patty legt de literatuur in de leeszaal, schrijft het artikel en organiseert de geplande gezondheidsmarkt. Op deze markt verrichten studenten verpleegkunde, afkomstig van het opleidingsinstituut uit de buurt, de bloeddrukmetingen.

*Evaluatie* Een jaar later, nadat haar plan is uitgevoerd, gaat er opnieuw een enquête uit onder de buurtbewoners over hun gezondheidsbeleving en gezondheidsgedrag. Patty ontdekt dat het wenselijke resultaat voor de bloeddrukmeting is bereikt en ze besluit dezelfde interventies te continueren met uitzondering van het artikel; het onderwerp komt dit jaar niet nog een keer in de nieuwsbrief aan bod.

(Aangepaste casus gebaseerd op Miskelly, S. (1995). A parish nursing model: Applying the community health nursing process in a church community. *Journal of Community Health Nursing, 12*(1), 1-14.)

**1-5 Test je kennis**

In de casus voerde de verpleegkundige bloeddrukscreenings uit om erachter te komen wie een hoge bloed-druk had. Wat voor soort interventie was dit?

a. Gezondheidsbevordering

b. Gezondheidsbescherming

c. Ziektepreventie

Zie voor de antwoorden www.pearsonxtra.nl.

## 1.7 Ethische en culturele overwegingen

Professionele kwaliteitseisen verlangen van de verpleegkundige dat zij het ver-pleegkundig proces toepast op een ethisch en cultureel-sensitieve wijze. Ver-pleegkundigen zijn in ethisch opzicht verantwoordelijk voor het evalueren van de door hen verleende zorg en voor het onderhouden van de kennis die noodzakelijk is om goede zorg te verlenen.

Sommige instellingen hebben werkgroepen waar ethische kwesties over de patiëntenzorg aan de orde gesteld kunnen worden. Het is voor verpleegkundigen belangrijk deel te nemen aan dergelijke werkgroepen.

Daarnaast bestaat grote culturele verscheidenheid in de manieren waarop zorg wordt gegeven en ontvangen. Verpleegkundigen proberen te begrijpen hoe cliënten uit verschillende culturen tegen de zorgverlening aankijken en trachten zorg te verlenen tegen een cultuurspecifieke achtergrond (Leininger, 2002).

Om als verpleegkundige goed te kunnen werken, zijn waarden en normen voor de beroepsgroep nodig. Die biedt de Nationale Beroepscode van Verpleeg-kundigen en Verzorgenden. De code beschrijft de uitgangswaarden voor het handelen. De Beroepscode is ingedeeld in vier thema's: rond beroepsuitoefening, in relatie tot de zorgvrager, in relatie tot andere zorgverleners en in relatie tot de samenleving. De Nationale Beroepscode is ook van belang voor zorgvragers, andere zorgverleners, zorgaanbieders en de samenleving als geheel. Zij kunnen uit de Beroepscode opmaken wat zij van verpleegkundigen mogen verwachten. De Beroepscode is samengesteld door NU'91 en V&VN en biedt verpleegkundi-gen de uitgangswaarden voor hun handelen (www.venvn.nl). In kader 1–4 is het thema rond de beroepsuitoefening weergegeven.

**1-3 Om over na te denken**

Beschrijf een voorval dat je hebt meegemaakt waarbij een verpleegkundige culturele competentie ten-toonspreidde. Wat deed en zei de verpleegkundige? (Of beschrijf een verpleegkundige die niet cultureel competent was.)

Zie voor de antwoorden www.pearsonxtra.nl.

# Kader 1–4 Nationale Beroepscode van Verpleegkundigen en Verzorgenden

1. Uitgangspunten met betrekking tot de beroepsuitoefening:

1.1 Als verpleegkundige/verzorgende ben ik persoonlijk verantwoordelijk voor de manier waarop ik zorg verleen.
Dat betekent met name:
- dat ik de verantwoordelijkheid voor mijn handelen niet kan overdragen aan collega's van mijn eigen of van andere disciplines.

1.2 Als verpleegkundige/verzorgende houd ik mijn kennis en vaardigheden, die nodig zijn voor een verant-woorde beroepsuitoefening, op peil.
Dat betekent met name:
- dat ik mijn vakliteratuur bijhoud;
- dat ik me oriënteer op en deelneem aan deskundigheidsbevorderende activiteiten;
- dat ik ervoor zorg dat mijn zorgverlening aansluit bij de actuele wetenschappelijke, beroepsmatige en maatschappelijke ontwikkelingen.

1.3 Als verpleegkundige/verzorgende verricht ik alleen handelingen die binnen de grenzen van mijn des-kundigheid liggen.
Dat betekent met name:
- dat ik geen opdrachten en verantwoordelijkheden accepteer, waaraan ik niet kan voldoen;
- dat, als een handeling buiten mijn deskundigheid valt, ik mij ervoor inzet dat een collega of andere zorgverlener, die de vereiste deskundigheid wel bezit, de desbetreffende handeling verricht.

1.4 Als verpleegkundige/verzorgende begeleid ik studenten en stagiaires verpleging en verzorging bij de ontwikkeling van hun verpleegkundige/verzorgende deskundigheid.
Dat betekent met name:
- dat ik zorg voor een veilige leeromgeving;
- dat ik studenten en stagiaires begeleid bij het ontwikkelen van een goede beroepshouding;
- dat ik studenten en stagiaires leer hun persoonlijke en professionele grenzen te bewaken;

- dat ik erop toezie dat de studenten en stagiaires de beroepscode als leidraad voor hun handelen gebruiken;
- dat ik opensta voor de visie van studenten en stagiaires.

1.5 Als verpleegkundige/verzorgende ondersteun en initieer ik activiteiten ter bevordering van de kwaliteit van zorg en de ontwikkeling van het beroep.
Dat betekent met name:
- dat ik de ontwikkeling en verspreiding van protocollen en richtlijnen ondersteun en daar zo mogelijk een bijdrage aan lever;
- dat ik zorg voor het opbouwen en toepassen van ervaringskennis;
- dat ik bijdraag aan het in praktijk brengen van de ontwikkelde kennis en richtlijnen;
- dat ik participeer in activiteiten van een beroepsorganisatie.

1.6 Als verpleegkundige/verzorgende lever ik een bijdrage aan een veilige zorgverlening.
Dat betekent met name:
- dat ik alert ben op situaties waarin de zorg niet voldoet aan eisen van veiligheid en daar actie op onderneem;
- dat ik alert ben op het voorkomen van fouten;
- dat ik een bijdrage lever aan het creëren van een (afdelings)cultuur waarin het voorkomen en leren van fouten gestimuleerd wordt;
- dat ik fouten en incidenten aan de orde stel in het afdelings- of multidisciplinaire overleg;
- dat ik incidenten en fouten meld bij het management en via de gebruikelijke instellingsprocedures.

1.7 Als verpleegkundige/verzorgende lever ik mijn bijdrage aan een verantwoorde omgang met de beschikbare middelen.
Dat betekent met name:
- dat ik op zorgvuldige, doelmatige en doeltreffende manier omga met de middelen en materialen die beschikbaar zijn voor mijn beroepsuitoefening;
- dat ik een tekort aan beschikbare middelen meld bij mijn leidinggevende;
- dat ik suggesties doe voor een betere omgang met de beschikbare middelen in het teamoverleg en mijn samenwerkingsverbanden;
- dat ik suggesties van anderen voor een betere omgang met de beschikbare middelen ter harte neem.

1.8 Als verpleegkundige/verzorgende pas ik mijn sieraden, lichaamsversierende elementen en kleding aan aan de eisen van het beroep.
Dat betekent met name:
- dat ik het beleid van de instelling over sieraden, lichaamsversierende elementen en kleding volg;
- dat ik geen sieraden of lichaamsversierende elementen draag waarmee ik de zorgvrager mogelijk kan verwonden;

- dat ik geen sieraden of lichaamsversierende elementen draag die een bedreiging vormen voor hygiënische zorgverlening;
- dat ik zodanig gekleed ga dat ik zo min mogelijk aanstoot geef aan zorgvragers of ongewenst gedrag uitlok.

*Bron:* V&VN/NU'91 (2007)

## Samenvatting

Het verpleegkundig proces:
- is een systematische methode voor het verlenen van holistische zorg aan gezonde en zieke cliënten;
- stelt de huidige gezondheidstoestand van de cliënt vast (problemen en vermogens) en richt zich op de wenselijke resultaten;
- wordt gebruikt om zorg te verlenen aan individuen, gezinnen of gemeenschappen;
- is niet beperkt tot de behandeling van ziekte, maar wordt gebruikt voor gezondheidsbevordering, gezondheidsbescherming en preventie van ziekte;
- biedt voordelen voor de cliënt, de verpleegkundigen en het verpleegkundig beroep;
- is georganiseerd volgens zes met elkaar verbonden fasen: anamnese, diagnose, planning van de resultaten, planning van de interventies, uitvoering en evaluatie;
- stelt de patiënt centraal; is flexibel, dynamisch en cyclisch;
- vereist specialistische verpleegkundige kennis en vaardigheden voor succesvolle toepassing;
- verlangt van de verpleegkundige dat zij het verpleegkundig proces toepast op een ethisch verantwoorde wijze om aan de professionele standaard te voldoen.

## Casus: Kritisch denken en klinisch redeneren

Nadat Alma de Booij een herseninfarct had gekregen, kwam ze in een verpleeghuis terecht omdat ze niet meer in staat was om voor zichzelf te zorgen. Toen ze een longontsteking ontwikkelde, is ze naar een ziekenhuis overgeplaatst.

Jan van der Aa, gediplomeerd verpleegkundige, zorgt ervoor dat ze zo aangenaam mogelijk in bed komt te liggen, en vraagt haar kort naar haar symptomen. Haar temperatuur is 38,3 °C, pols 120, ademhaling 32 en bloeddruk 100/68 mm Hg. Jan bestudeert het dossier van mevrouw De Booij om een beeld van haar ziektegeschiedenis en een overzicht van de verpleegkundige zorg te verkrijgen. Hij dient zuurstof toe, zoals is voorgeschreven door de arts. Tijdens de wasbeurt constateert Jan een rode plek op de stuit van mevrouw De Booij. Omdat mevrouw De Booij zich niet in bed kan bewegen, <u>stelde Jan de diagnose</u> 'risico op huidbeschadiging van de stuit door een constante druk vanwege een verminderde mobiliteit in bed'. Uit de lijst op de computer <u>selecteert hij een resultaat</u> dat aangeeft dat de huid op de stuit van mevrouw De Booij dicht zou blijven en dat de roodheid binnen twee dagen verdwenen zou zijn. Hij <u>stelt verpleegkundige interventies op voor de zorg van de huid;</u> een schema waarin mevrouw De Booij om de twee uur gedraaid zal worden, en instructies voor het regelmatig observeren van haar huid.

Twee dagen later, tijdens <u>het wassen van mevrouw De Booij</u>, <u>constateert Jan dat de huid rondom de stuit van mevrouw De Booij nog steeds rood ziet</u>, dat een klein stukje huid loslaat, en dat een waterige afscheiding uit het wondje komt. Jan <u>stelt vast dat het resultaat niet bereikt is</u>. Hij is er zeker van dat er voldoende gegevens zijn, en hij verandert de verpleegkundige diagnose in 'huidbeschadiging op de stuit'. De andere teamleden verzekeren Jan dat ze het wisselliggingschema om de twee uur hebben uitgevoerd, behalve 's nachts toen ze mevrouw De Booij ongestoord zes uur hebben laten slapen. Hoewel het om de twee uur draaien gedurende de dag protocollair is vastgelegd op de afdeling, en voldoende is gebleken voor andere cliënten, komt Jan tot de conclusie dat dit niet vaak genoeg was voor mevrouw De Booij. Hij <u>verandert de interventie in het zorgplan</u> in 'om de twee uur draaien, ook gedurende de nacht'.

1.  Geef voor de onderstreepte activiteiten aan in welke fase van het verpleegkundig proces deze plaatsvinden (anamnese, diagnose, planning van de resultaten, planning van de interventies, uitvoering, evaluatie).
2.  Maak hieronder een lijst van alle cliëntengegevens (menselijke reacties).
3.  Omcirkel de activiteiten die de dynamische/cyclische aard van het verpleegkundig proces aantonen.
4.  Maak een lijst van de verpleegkundige interventies die Jan heeft opgesteld.
5.  Waar in de casus vind je het duidelijkste voorbeeld van fasen van het verpleegkundig proces die elkaar overlappen?
6.  Hoe toonde de verpleegkundige zijn creativiteit?
7.  Welk(e) kenmerk(en) van het verpleegkundig proces is/zijn aangetoond toen Jan instructies gaf voor een wisselliggingschema dat afweek van de afdelingsprocedures?

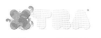 Kijk op www.pearsonxtra.nl voor de antwoorden op de vragen en nog meer oefenmateriaal.

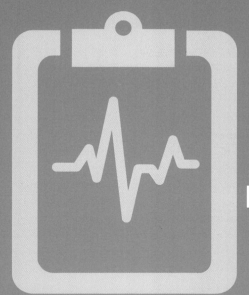

# 2

# Kritisch denken

## 2.1  Waarom is kritisch denken belangrijk voor verpleegkundigen?

Hoe maak je een keuze tussen een vleugelnaald en een intraveneuze canule wanneer medicatie intraveneus moet worden toegediend? Je zult moeten nagaan waarom de naald of canule ingebracht wordt. Het inbrengen alleen al is moeilijk. Je zult moeten weten of een infuus ingebracht wordt en hoe lang het infuus moet blijven zitten. Bovendien moet je weten welke medicatie gegeven moet worden en hoe vaak. Mogelijk is het een toedieningsweg voor medicatie die slechts korte tijd wordt toegediend. Als dat het geval is, lijkt de keuze voor een vleugelnaaldje de beste, omdat dit minder kans geeft op flebitis. Artsen hebben ook hun overwegingen en voorkeuren, en daar moet je rekening mee houden. En natuurlijk moet je rekening houden met de conditie van de bloedvaten van de patiënt. Zo lijken de bloedvaten van oudere mensen op het eerste gezicht mooi en groot te zijn, maar in feite zijn ze erg kwetsbaar. Daarom zou je bij deze patiënten de voorkeur moeten geven aan een dunnere naald, omdat de dunne wand van het oudere bloedvat makkelijk beschadigt en eerder een bloeding kan ontstaan. (Benner, 1984, pp. 124-125)

Het bovenstaande praktijkvoorbeeld van een ervaren (deskundig expert) verpleegkundige illustreert dat je in de verpleegkunde zowel moet denken als moet doen. De opleiding tot verpleegkundige vereist meer dan alleen feiten uit je hoofd leren. Verpleegkundigen gebruiken feiten die ze hebben onthouden samen met nieuwe gegevens om besluiten te nemen, nieuwe ideeën te genereren en problemen op te lossen (zie afbeelding 2–2). Om verpleegkundige kennis toe te passen in de verpleegkundige praktijk, moeten verpleegkundigen kritisch denken – een doelgerichte, mentale activiteit waarmee ideeën worden gevormd, geëvalueerd en beoordeeld.

### 2.1.1  Verpleegkunde is een toegepaste wetenschap

Verpleegkundigen passen in iedere nieuwe situatie met een cliënt hun basiskennis toe. In de exacte wetenschap (bijvoorbeeld de wiskunde) zijn problemen goed gestructureerd en kan het correcte antwoord meestal worden gevonden door de juiste theorie of formule toe te passen. In een toegepaste wetenschap zoals de verpleegkunde zijn problemen ongeordend, niet gebaseerd op algoritmen. Er kunnen onvoldoende of tegenstrijdige gegevens zijn, onbekende oorzaken en vaak ontbreekt een standaardantwoord of -oplossing. Bij het hanteren van zulke problemen moet je weten hoe je je kennis kunt gebruiken om ontbrekende gegevens vast te stellen, hoe je nieuwe informatie moet vinden en gebruiken, en hoe je veranderingen moet initiëren en doorvoeren. Al deze vaardigheden vereisen dat je kritisch kunt denken.

**Kernpunt**  'De meeste praktijksituaties worden gekenmerkt door complexiteit, instabiliteit, onzekerheid, uniciteit en de aanwezigheid van waardeconflicten' (Schön [1983], geciteerd in Gaberson & Oermann, 1999, p. 4).

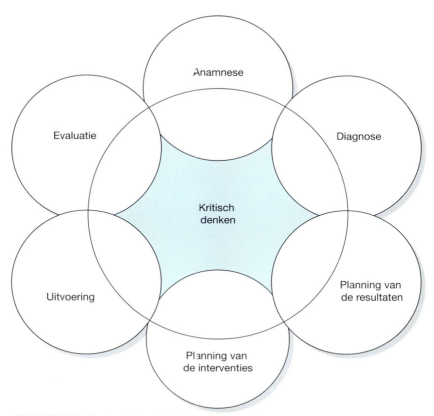

**Afbeelding 2–1**    Kritisch denken binnen het verpleegkundig proces

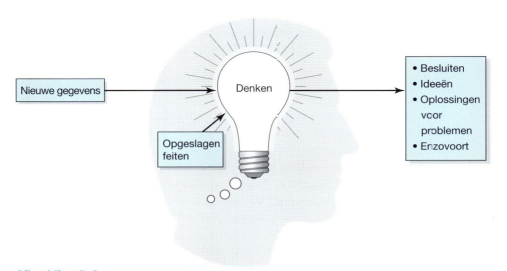

**Afbeelding 2–2**    Kritisch denken

### 2.1.2    Verpleegkunde gebruikt kennis uit andere vakgebieden

Sommige beroepsbeoefenaars, zoals scheikundigen en wiskundigen, houden zich voornamelijk bezig met zaken die binnen hun eigen vakgebied liggen. Voor verpleegkundigen is dit anders. Zij houden zich bezig met het totaal van menselijke reacties op gezondheidsproblemen. Vanwege deze holistische benadering moeten ze kennis gebruiken uit andere vakgebieden zoals fysiologie en psychologie, omdat ze anders niet in staat zijn om de gegevens over de patiënt te interpreteren en effectieve interventies te plannen. Ook dit vergt kritisch denken.

### 2.1.3    Verpleegkundigen hebben te maken met veranderingen in stressvolle situaties

Verpleegkundigen werken in snel veranderende en vaak hectische situaties. Daarom zullen vaste routines of standaardprocedures in veel situaties ontoereikend zijn. Een patiënt volgens schema (de routine) om 9.00 uur medicatie toedienen, is bijvoorbeeld onvoldoende als de patiënt bang is voor een injectie of helemaal geen medicatie wil. Behandelingen, geneesmiddelen en technieken zijn continu aan verandering onderhevig en de toestand van een patiënt kan van minuut tot minuut veranderen. Wanneer verpleegkundigen anticiperen of reageren op veranderingen, moeten ze hun besluiten baseren op kennis en rationeel denken om zo, onder stress, juist te reageren.

**Voorbeeld:** Simon is na een auto-ongeluk in het ziekenhuis opgenomen. Nadat hij van de eerste hulp naar de orthopedische afdeling is overgebracht, wordt hij sloom en slaperig en spreekt hij onduidelijk. De primaire zorgverlener zegt de verpleegkundige dat uit tests geen ernstig hoofdletsel blijkt. Als de verpleegkundige haar volledige initiële anamnese uitvoert, leest ze in het patiëntdossier dat hij diabetes heeft. Ze ziet dat zijn bloedsuiker 10 mmol/l is. Ze krijgt de opdracht insuline toe te dienen, waarna de patiënt aanzienlijk opknapt.

### 2.1.4    Verpleegkundigen nemen veel, gevarieerde en belangrijke besluiten

Verpleegkundigen nemen in de loop van een werkdag allerlei besluiten. Dit zijn geen onbelangrijke of oppervlakkige besluiten. Verpleegkundigen denken kritisch wanneer ze gegevens verzamelen en deze correct interpreteren om een helder beargumenteerd en goed besluit te nemen (verpleegkundigen moeten bijvoorbeeld besluiten welke van de vele observaties ze aan de artsen doorgeven en welke ze zelf afhandelen). Hoewel het niveau waarop besluiten worden genomen verschilt, is het belangrijk dat alle gezondheidswerkers kritisch denken.

**Voorbeeld:** Erna de Graaf is student verpleegkunde en beantwoordt de telefonische oproepen van de patiënten. Haar is verteld welke patiënten bedrust moeten houden en welke hulp zij nodig hebben bij het opstaan. In de afgelopen drie uur heeft ze mevrouw Portier tot drie keer toe naar het toilet geholpen. Ze realiseert zich dat mevrouw Portier normaliter nooit zo vaak naar de wc hoeft en ze besluit deze informatie door te geven aan de verantwoordelijke verpleegkundige en daarmee niet te wachten tot de overdracht.

**2-1 Test je kennis**

Bespreek vier redenen waarom verpleegkundigen kritisch moeten denken.

Zie voor het antwoord www.pearsonxtra.nl.

## 2.2  Wat is kritisch denken?

Je zult je inmiddels afvragen wat kritisch denken nu eigenlijk inhoudt. Denk jij kritisch? Hoe kom je erachter of anderen kritisch denken of dat je zelf kritisch denkt? In kader 2–1 vind je vragen waarmee je je eigen denken kunt evalueren en ontwikkelen.

### 2.2.1  Enkele definities van kritisch denken

Kritisch denken is zowel een houding als een redeneringsproces, waarvoor bepaalde intellectuele vaardigheden vereist zijn. Het is 'de kunst om – terwijl je

## Kader 2–1 Ben jij een kritisch denker? Stel jezelf de volgende vragen:

- Onderzoek je de gedachten en veronderstellingen die achter je emoties en gevoelens liggen?
- Baseer je je oordeel op feiten en door te redeneren, en niet op persoonlijke gevoelens, eigenbelang of louter giswerk?
- Schort je je oordeel op totdat je alle benodigde gegevens hebt?
- Ondersteun je je denkbeelden met bewijs (bijvoorbeeld principes en onderzoek)?
- Beoordeel je de geloofwaardigheid van de bronnen die je gebruikt om je mening te rechtvaardigen?
- Maak je onderscheid tussen feiten, meningen en aannames?
- Maak je onderscheid tussen relevante en irrelevante gegevens en tussen belangrijke en onbelangrijke gegevens?
- Vraag je om verduidelijking wanneer je iets niet begrijpt?
- Maak je gebruik van je kennis over het ene onderwerp, die bepaalde discipline of ervaring om zo je licht te laten schijnen over andere situaties?
- Draai je je fouten om naar leermomenten door te bepalen wat verkeerd ging en door manieren te bedenken waarop je deze in de toekomst kunt vermijden?
- Ben je je bewust dat je niet alle antwoorden moet hebben?

denkt – over je denken na te denken, zodat je denken aan helderheid, nauwkeurigheid, accuratesse, relevantie, samenhang en eerlijkheid wint' (Paul, 1988, pp. 2-3). Kritisch denken is gedisciplineerd, op jezelf gericht en rationeel; het ondersteunt wat we weten en maakt duidelijk wat we niet weten. In kader 2–2 worden enkele andere definities van kritisch denken beschreven.

## 2.2.2    Kenmerken van kritisch denken

Zoals je van een ingewikkeld proces mag verwachten, is er geen eenduidige, eenvoudige definitie die uitlegt wat kritisch denken is. Er zijn echter wel enkele kenmerken waaraan je kritisch denken kunt herkennen.

- **Kritisch denken is rationeel en redelijk.** Dit betekent dat het denken beredeneerd is en niet berust op vooroordelen, voorkeuren, eigenbelang of angst. Veronderstel dat je besluit om bij de verkiezingen op een liberale partij te stemmen omdat dit binnen jouw familie gebruikelijk is. Een dergelijk besluit is dan gebaseerd op een voorkeur, een vooroordeel en misschien zelfs op eigenbelang. In plaats daarvan zou je zelf kunnen nagaan wat die partij in haar programma belooft en of dat wel overeenkomt met jouw eigen standpunten. Als je dat gedaan hebt, kun je evengoed nog op die partij stemmen, maar je hebt dan in elk geval een beredeneerde keuze gemaakt, een keuze die is gebaseerd op feiten en observaties.
- **Kritisch denken omvat conceptualiseren.** Conceptualiseren is het intellectuele proces van het vormen van een begrip. Een begrip is een mentale voorstelling die wij ons van de werkelijkheid maken, en wordt gevormd door een abstract idee concreet te maken. Het bestaat als symbool, bijvoorbeeld een woord of beeld, in onze geest. Begrippen staan voor onze ideeën over gebeurtenissen, objecten en eigenschappen en hun onderlinge relaties.

**Voorbeeld:** Doordat je weleens hoofdpijn en lichte verwondingen hebt gehad (bijvoorbeeld toen je als kind gevallen was), doordat je andere mensen met pijn hebt gezien, en misschien wel alleen al door erover te hebben gelezen, heb je je een abstract idee van pijn gevormd. 'Pijn' is niet alleen *deze* hoofdpijn; het is van toepassing op veel verschillende situaties.

De verpleegkunde gebruikt concepten (begrippen). Om deze concepten te kunnen begrijpen, gebruikt hij eigenschappen die bij die concepten horen. **Eigenschappen** verwijzen naar de dingen zoals ze zijn en **processen** verwijzen naar de dingen zoals ze gebeuren. Een concept van een eigenschap is bijvoorbeeld *de mate van angst* van een patiënt. Een concept van een proces is bijvoorbeeld *de vraag hoe morfine werkt in het centrale zenuwstelsel*.

- **Kritisch denken vereist reflectie.** Reflectie betekent nadenken, je gedachten ergens over laten gaan of je ergens over beraden. Het vergt tijd en kan niet gedaan worden tijdens een noodsituatie. Reflecterend denken integreert ervaringen uit het verleden met het heden en onderzoekt mogelijke alternatieven.

Tijdens het reflecteren neem je een hele reeks mogelijkheden in overweging; je trekt 'als ... dan'-conclusies: *als* je nu dit hoofdstuk uitleest, *dan* heb je straks tijd om naar de film te gaan.

- **Kritisch denken omvat zowel cognitieve (denk)vaardigheden als gedragingen (gevoelens).** Om kritisch te kunnen denken, moet je enerzijds cognitieve vaardigheden bezitten en anderzijds de motivatie en de wens hebben om deze vaardigheden te gebruiken. Kritische cognitieve vaardigheden en houdingen worden beschreven in paragrafen 2.3 en 2.4.

## Kader 2–2 Definities van kritisch denken en klinisch redeneren

Kritisch denken is:

'... een actief, doelbewust en georganiseerd cognitief proces dat we zorgvuldig toepassen om het denkproces van onszelf en anderen te onderzoeken met als doel ons inzicht te verschaffen en ons inzicht te vergroten' (Chaffee, 1994, p. 51).

'... denken op een reflectieve en beredeneerde wijze waarbij de focus gericht is op besluiten te geloven of doen' (Ennis, 1962).

'... een rationele reactie op vragen waar geen afdoende antwoord op is en waarvoor alle relevante informatie mogelijk niet beschikbaar is ... een onderzoek dat als doel heeft een situatie, verschijnsel, vraag of probleem te onderzoeken om zo te komen tot een hypothese of stelling die alle informatie tot een geheel samenvoegt en die daarom als waarheid kan worden beschouwd' (Kurfiss, 1988, p. 2).

'... een doelbewust, zelfstandig tot stand gekomen en geordend oordeel, dat gebaseerd is op interpretatie, analyse, evaluatie, en logische gevolgtrekking met een verklaring van de bewijsvoering, de conceptuele overwegingen, de methodologische overwegingen en de beslissende kenmerken, standaarden of contextuele overwegingen waarop het oordeel gebaseerd is' (Facione, 1990, p. 2).

'... het verstandelijke, gedisciplineerde proces om actief en vaardig informatie te bevatten, toe te passen, te analyseren, te integreren en te evalueren die vergaard, of voortgebracht is door waarneming, ervaring, nadenken, redeneren of communiceren, en dient als gids voor overtuigingen en handelingen...' (Scriven & Paul, 1987).

'... de manier van denken – over ieder onderwerp of probleem – waarbij de denker de kwaliteit van zijn of haar denken verbetert door bekwaam de structuur te gebruiken die inherent is in het denken en daar verstandelijke kwaliteitseisen op toe te passen' (Paul & Elder, 2001).

'... het stellen van een probleem of een vraag, of een situatie verkennen, alle informatie erover integreren, tot een oplossing of hypothese komen en een standpunt verdedigen' (Warnick & Inch, 1994, p. 11).

'... denken dat probeert tot een oordeel te komen na een eerlijke beoordeling van alternatieven met inachtneming van beschikbaar bewijs en argumenten (Hatcher & Spencer, 2000). ... een onderzoekende houding ten aanzien van het gebruik van feiten, principes, theorieën, abstracties, deducties, interpretaties en analyse van argumenten (geparafraseerd naar Matthews & Gaul, 1979).

Naast 'kritisch denken' bestaan ook de termen 'kritisch redeneren' en 'klinisch redeneren'. Deze termen worden regelmatig met elkaar in verband gebracht. Het Beroepsprofiel Verpleegkunde 2020 (V&VN, 2012, p. 16-17) beschrijft aspecten van 'kritisch denken' in een klinische context als 'klinisch redeneren'. Het Beroepsprofiel stelt dat het continue proces van *klinisch redeneren* omvat:

1. Risico-inschatting
De verpleegkundige weet op basis van diepgaande kennis welke mensen een verhoogd risico hebben op het ontstaan van bepaalde problemen. Afhankelijk van de risico-inschatting zal de verpleegkundige in veel situaties preventieve maatregelen in gang zetten.
2. Vroegsignalering
De verpleegkundige weet dat veel problemen zich aandienen met voortekenen of vroege symptomen, zij kent die en kan daardoor tijdig een probleem signaleren.
3. Probleemherkenning
De verpleegkundige richt zich op een groot aantal problemen die zich bij heel verschillende mensen in heel verschillende situaties kunnen voordoen, variërend van problemen met voeding en uitscheiding tot problemen in de sociale context. Zij kent de uitingsvormen van deze problemen en kan ze objectiveren.
4. Interventie
De verpleegkundige past een groot scala aan interventies toe. Niet alleen interventies die voortkomen uit haar eigen vaststelling van de problemen van een individu en diens sociale context, maar ook interventies die bijvoorbeeld door huisartsen en medisch specialisten, fysiotherapeuten, diëtisten, logopedisten en andere paramedici of door verpleegkundig specialisten worden voorgeschreven.
5. Monitoring
De verpleegkundige monitort de werkzaamheid van de interventies, en volgt het beloop van de ziekte, de aandoening of de behandeling' (V&VN, 2012).

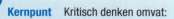

**Kernpunt**   Kritisch denken omvat:
- rationaliteit en rede
- reflectie
- vaardigheden en houdingen
- creatief denken en kunnen conceptualiseren
- kennis

- **Kritisch denken omvat creatief denken.** Creatief denken betekent denken buiten de gebaande paden, en situaties vanuit nieuwe invalshoeken benaderen. Dit resulteert in vernieuwende ideeën en producten. Verpleegkundigen denken creatief wanneer ze met nieuwe verpleegsituaties geconfronteerd worden of wanneer standaardinterventies in de zorg niet effectief zijn en ze andere interventies moeten verzinnen.

## Kader 2–3 Kenmerken van mensen die creatief denken

- Komen gauw met nieuwe ideeën.
- Zijn flexibel en spontaan (dat wil zeggen dat ze gemakkelijk hun standpunt kunnen wijzigen of de richting van hun denken snel en gemakkelijk kunnen veranderen).
- Kunnen originele oplossingen voor problemen aandragen.
- Prefereren complexe denkprocessen boven eenvoudige en gemakkelijke denkprocessen.
- Tonen onafhankelijkheid en zelfvertrouwen, ook als ze onder druk staan.
- Geven blijk van een sterk individualisme.

**Voorbeeld:** Niels, kinderverpleegkundige, brengt een huisbezoek aan de acht jaar oude Pauline, die na een buikoperatie oppervlakkig ademhaalt. De arts heeft spirometrie voorgeschreven, maar Pauline is bang voor de apparatuur en ze wordt tijdens de behandelingen snel moe. Niels geeft Pauline een flesje bellenblaas en ze is erg opgetogen. Niels weet dat je met bellenblazen je longvolume vergroot en hij raadt Pauline aan om bellen te blazen tussen de behandelingen door.

Met creatief denken ontwikkel je originele ideeën door het leggen van relaties tussen gedachten en begrippen. Hiervoor moet je een begrip kunnen ontleden en naar nieuwe situaties en toepassingen vertalen. In het voorgaande voorbeeld paste Niels een bekend spelletje toe in een nieuwe toepassing: ademhalingstherapie. In kader 2–3 vind je kenmerken van mensen die creatief denken.

- **Kritisch denken vereist kennis.** Kritisch denken staat niet op zichzelf. Tijdens iedere ontmoeting met een cliënt gebruik je een zekere basiskennis. Deze kennis beïnvloedt je vermogen om je cognitieve, intermenselijke en verpleegtechnische vaardigheden effectief te gebruiken. Als je bijvoorbeeld niet weet wat de normwaarden zijn voor een gezonde lichaamstemperatuur, kun je geen goede besluiten nemen over een cliënt met een lichaamstemperatuur van 38,9 °C. In de volgende paragraaf wordt uitgelegd wat het begrip 'verpleegkundige kennis' inhoudt.

### 2-2 Test je kennis
Noem zes kenmerken van kritisch denken.

Zie voor het antwoord www.pearsonxtra.nl.

## 2.2.3    Soorten verpleegkundige kennis

Er zijn verschillende vormen van kennis, waaronder (verplegings)wetenschap, vakbekwaamheid, ethiek en zelfkennis (Carper, 1978; Chinn & Kramer, 1991).

### Verplegingswetenschappelijke kennis

**Wetenschappelijk kennis** bestaat uit feiten, informatie, principes en theorieën. In de verpleegkunde betreft dit verplegingswetenschappelijke onderzoeksresultaten én kennis uit andere vakgebieden zoals fysiologie en psychologie. Wetenschappelijke kennis wordt gebruikt om te beschrijven, te verklaren en te voorspellen. In tabel 2–1 staan enkele voorbeelden van verplegingswetenschappelijke kennis. Verplegingswetenschappelijke kennis is die kennis die nodig is om gebruik te kunnen maken van wetenschappelijke feiten, aannames, informatie, theorieën, en principes binnen de verpleegkunde. Het betreft kennis over verplegingswetenschappelijke onderzoeksgebieden, redenen om onderzoek te initiëren, de wijze waarop onderzoek gedaan kan worden, soorten van onderzoeksmethoden en onderzoeksontwerpen die gebruikt kunnen worden om het verpleegkundig kennisdomein met wetenschappelijke bewijsvoering te onderbouwen (Paans, 2011).

Er is een sterke beweging in de verpleegkunde – en in de hele gezondheidszorg – om evidence based interventies toe te passen. **Evidence based practice** is een benadering die de beste (wetenschappelijke) kennis gebruikt in plaats van toevalligheden, traditie, intuïtie of folklore bij het nemen van beslissingen voor individuele patiënten in geneeskunde en verpleegkunde. Hiertoe combineer je klinisch beoordelingsvermogen en vakinhoudelijke deskundigheid met het beste uit onderzoek verkregen bewijs en passend in de zorgcontext en passend bij de voorkeuren van de patiënt. Het doel van evidence based practice is het bieden van de effectiefste en meest economische/meest efficiënte zorg voor de individuele patiënt.

### Vakbekwaamheid

**Vakbekwaamheid** is de manier waarop verpleegkundigen hun kennis gebruiken. Via vakbekwaamheid brengen verpleegkundigen hun betrokkenheid bij de patiënt tot uitdrukking; daarom omvat vakbekwaamheid attitude, opvattingen en waarden. Wetenschappelijke kennis is toetsbaar en kan aan anderen worden uitgelegd als een universeel verschijnsel, terwijl de vakbekwaamheid van een verpleegkundige in de praktijk vaak gerelateerd wordt aan persoonlijke verpleegkundige competenties in een bepaalde context. Bij deze bron van kennis spelen sensitiviteit, de kwaliteit van de communicatie in een specifieke relatie en empathie een belangrijke rol.

### Ethische kennis

**Ethische kennis** betreft kennis die nodig is om een relatie te kunnen leggen tussen de te dragen beroepsverantwoordelijkheid, de na te leven kwaliteitseisen die opgesteld zijn conform de Beroepscode en de algemeen geldende morele prin-

**Tabel 2–1**    Voorbeelden van toepassing van verplegingswetenschappelijke kennis

| Onderwerp | Doel | Voorbeeld |
|---|---|---|
| Verbeteren van relaties, inclusief verbale en non-verbale communicatie. | Communiceren met patiënten, gezinnen en andere hulpverleners. | Het bieden van zorg en ondersteuning aan een patiënt bij het inbrengen van een urinekatheter. |
| Het effect van socioculturele en ontwikkelingsfactoren op cliëntengedrag. | Het kiezen van de effectieve interventies en het begrijpen van cliëntengedrag. | Begrijpen hoe de geloofsovertuiging van een cliënt van invloed is op zijn medewerking aan het behandelplan. |
| Veranderingstheorieën en motivatietheorieën. | Het team effectief laten functioneren. | Toezicht houden op studenten die zelfstandig taken uitvoeren. |
| Feiten en gegevens die nodig zijn voor verpleegtechnische en technologische vaardigheden. | Praktische, taakgerichte vaardigheden, vaak gepaard gaand met direct cliëntencontact (als de vaardigheden vakkundig worden uitgevoerd, bevorderen ze het vertrouwen van de patiënt en succesvolle verpleegkundige activiteiten). | Het bedienen van een beamer wanneer je lesgeeft over seksueel overdraagbare aandoeningen. |

cipes, zoals algemeen maatschappelijke fatsoens- en beleefdheidsregels (Paans, 2011). Verpleegkundigen kunnen onder andere door patiënten (civielrechtelijk) en collega's (tuchtrechtelijk) aansprakelijk worden gesteld. Hier raakt 'ethische kennis' ook een verwant kennisgebied: de kennis van het recht of juridische kennis. Verpleegkundigen kunnen worden aangesproken op de ethische uitvoering van hun werk. In extreme gevallen kan het Openbaar Ministerie een onderzoek instellen in een strafrechtelijke zaak.

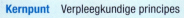

**Kernpunt**    Verpleegkundige principes

Verpleegkundigen

- zijn vakbekwaam;
- stellen het belang van de patiënt voorop;
- zijn loyaal ten opzichte van elkaar;
- mogen hun positie niet gebruiken om iets van de patiënt gedaan te krijgen.

## Zelfkennis

**Zelfkennis** betreft kennis die je bezit over de wijze waarop je jezelf als individueel verpleegkundige verhoudt tot anderen en tot je vakgebied. Het is kennis die informatie geeft over wat je weet en (nog) niet weet of kunt. Het is kennis die dus nodig is om verantwoordelijkheid te kunnen dragen binnen de beroepsuitoefening (Paans, 2011). Zelfkennis heeft ook te maken met inzicht hebben in jezelf als persoon en de wijze waarop je in de loop der tijd gevormd bent. Zelfkennis staat in relatie tot andere mensen en hoe je op een persoonlijke manier met hen kunt omgaan. Dankzij zelfkennis zijn verpleegkundigen in staat om patiënten niet als object maar als mens te benaderen en om een therapeutische relatie met ze aan te gaan. Hoe grondiger een verpleegkundige zichzelf kent, hoe beter ze activiteiten kan afstemmen op de patiënt. De oefening 'Kritisch denken in de praktijk' in hoofdstuk 1 is een voorbeeld van hoe je je zelfkennis kunt ontwikkelen.

**2-1 Om over na te denken**

Geef voor elk van de bovengenoemde verpleegkundige principes een voorbeeld om te laten zien hoe je het verpleegkundig principe kan uitdragen. Vergelijk je antwoorden met die van een medestudent.

Zie voor het antwoord www.pearsonxtra.nl.

**Kernpunt**   De typen verpleegkundige kennis zijn: verplegingswetenschap, vakbekwaamheid van de verpleegkundige, zelfkennis en ethiek.

## 2.3   Eigenschappen van kritische denkers

**Kernpunt**   Houding en karakter bepalen in grote mate de manieren waarop mensen hun denkvaardigheden gebruiken

Zonder een kritische houding is het eenvoudig om vooroordelen, vooringenomenheid en arrogantie te rechtvaardigen. Om op een hoog niveau kritisch te kunnen denken heb je een aantal met elkaar samenhangende eigenschappen (houdingen) nodig (Paul, 1990). Deze eigenschappen kunnen het best tegelijkertijd worden ontwikkeld. Als je bijvoorbeeld de ideeën en gezichtspunten waarbij je sterke negatieve emoties hebt, eerlijk onderzoekt (intellectuele moed), word je je meer bewust van de beperkingen van je kennis (intellectuele bescheidenheid).

**Kernpunt**   Eigenschappen van kritische denkers:
- onafhankelijke manier van denken
- intellectuele bescheidenheid
- intellectuele moed
- intellectuele empathie
- intellectuele integriteit
- intellectueel doorzettingsvermogen

- intellectuele nieuwsgierigheid
- vertrouwen in verstandelijke vermogens
- redelijkheid (eerlijkheid)
- openstaan voor het onderzoeken van gedachten en meningen

### 2.3.1 Onafhankelijke manier van denken

Mensen die kritisch denken, denken voor zichzelf. Ze nemen niet passief de meningen van anderen over en gaan niet domweg met de massa mee. Als kinderen nemen we veel meningen over omdat we hiervoor worden beloond of omdat we er geen vraagtekens bij zetten, niet omdat we er rationele redenen voor hebben. Naarmate mensen volwassen worden en kennis opdoen, beginnen zij die kritisch denken hun meningen te onderzoeken en te analyseren, waarbij ze vasthouden aan de meningen die ze rationeel kunnen onderbouwen en de meningen verwerpen waar dat niet mogelijk is.

Onafhankelijk denken betekent niet dat je negeert wat anderen denken en alleen maar doet wat je wilt. Mensen die kritisch denken staan open voor nieuwe ideeën, trekken er lering uit en komen dan zelf met een beoordeling. Zij laten zich niet gemakkelijk van de wijs brengen omdat ze een mening die ze niet begrijpen niet zullen accepteren of afwijzen. Verpleegkundigen moeten instructies en gewoonten die geen rationele basis hebben, ter discussie stellen.

**Voorbeeld:** Oorspronkelijk droegen verpleegkundigen witte, gesteven kappen die patiënten en instrumenten moesten beschermen tegen haren en infectieus materiaal dat daarin zou kunnen zitten In de loop der tijd werd deze hoofdbedekking steeds kleiner en bleef slechts een klein kapje over dat boven op het haar werd vastgezet. Uiteindelijk hebben alle verpleegkundigen en zorginstellingen het kapje afgeschaft omdat men zich realiseerde dat het niet meer diende waarvoor het oorspronkelijk bedoeld was.

### 2.3.2 Intellectuele bescheidenheid

Intellectuele bescheidenheid wil zeggen dat je je bewust bent van de grenzen van je kennis en je realiseert dat je verstand je soms misleidt. Mensen die kritisch denken zijn niet bang om toe te geven dat ze iets niet weten. Toegeven dat je als verpleegkundige iets niet weet of iets niet kunt, is bevorderlijk voor je ontwikkeling als beroepsbeoefenaar.

**Voorbeeld:** Een verpleegkundige voelt zich nog niet thuis op zijn nieuwe afdeling en is onzeker over wat hij moet doen. Daarom bespreekt hij met de praktijkbegeleider wat hij al weet en kan, en ook wat hij nog moet leren. Samen stellen ze hiervoor een werkplan op waarmee hij de benodigde kennis en vaardigheden kan opdoen. Door zijn onzekerheid toe te geven en om hulp te vragen, krijgt de verpleegkundige de hulp die hij nodig heeft om sneller bekend te raken met het beleid en de procedures van de afdeling.

Intellectuele bescheidenheid betekent ook dat je in het licht van nieuw opgedane kennis je conclusies kunt heroverwegen. In de jaren zestig waren artsen en verpleegkundigen in de veronderstelling dat een patiënt die herstellende was van een hartaanval twee tot drie dagen volledige bedrust nodig had, wat betekent dat een ondersteek nodig was om te urineren. Onderzoek toonde later aan dat bij deze patiëntencategorie het gebruik van een ondersteek meer onrust opleverde dan een postoel. Als verpleegkundige moet je ervan uitgaan dat je steeds weer nieuwe dingen zult blijven leren.

### 2.3.3 Intellectuele moed

Een intellectueel moedige houding betekent dat je bereid bent om je eigen inzichten en de overtuigingen van anderen eerlijk te onderzoeken, in het bijzonder die waarover je een sterk negatief gevoel hebt. Deze moed vloeit voort uit het besef dat inzichten soms onjuist of misleidend zijn en dat ideeën die als gevaarlijk of onzinnig worden beschouwd soms rationeel kunnen worden verklaard. Het is onvermijdelijk dat je, als je zulke ideeën zorgvuldig onderzoekt, tot de conclusie kunt komen dat er soms een waarheid schuilt achter de in jouw ogen 'verkeerde' ideeën en dat vraagtekens gezet kunnen worden bij de ideeën waarin je zo sterk geloofde. Dan vergt het moed om trouw te blijven aan je eigen ideeën, zeker als de sociale gevolgen aanzienlijk zijn.

**Voorbeeld:** Evelien is verpleegkundige in een wijk waar een negatief beeld bestaat van homoseksualiteit en aids. Haar vrienden vinden de leefwijze van homoseksuelen afkeurenswaardig en beschouwen aids als een straf daarvoor. Tijdens het verzorgen van de cliënten met aids leert Evelien hen echter kennen als individuen die niet gestigmatiseerd mogen worden. Omdat sommigen van haar vrienden niet kunnen meegaan in de visie van Evelien, neemt ze het risico dat ze hen verliest. Het vereist moed om vast te houden aan haar overtuigingen.

Nieuwe ideeën kunnen ongemakken veroorzaken en oude ideeën kunnen een gevoel van veiligheid geven. Gebrek aan moed kan er daarom toe leiden dat mensen zich verzetten tegen veranderingen. Verpleegkundigen hebben intellectuele moed nodig om te kunnen omgaan met de constante veranderingen die gepaard gaan met het uitoefenen van hun beroep.

### 2.3.4 Intellectuele empathie

Intellectuele empathie is het vermogen om je te verplaatsen in de belevingswereld van iemand anders om zo beter te begrijpen wie hij is, wat hij doet en wat hij vindt. Je kunt je gemakkelijk vergissen in de uitspraken of gedragingen van mensen uit een andere cultuur, met een (andere) godsdienst of sociaaleconomische achtergrond, en het vergt verbeeldingskracht om de gevoelens van iemand te begrijpen als je een situatie niet zelf hebt meegemaakt.

**Voorbeeld:** Ginny Gerritsen heeft kanker. Haar man wil niet dat haar deze diagnose wordt verteld. Gerard de Goeij, de verpleegkundige van Ginny, vindt dat ze het recht heeft om het te weten en aanvankelijk reageert hij geïrriteerd op meneer

Gerritsen. Als Gerard gaat nadenken over wat hij moet doen, begint hij zichzelf vragen te stellen als: 'Waarom is meneer Gerritsen tot dit besluit gekomen? Hoe gaan ze met elkaar om? Welke kijk heeft meneer Gerritsen op de verzorging van zijn vrouw, op hun huwelijk, en op het recht op informatie? Wat zijn zijn overwegingen?'

Intellectuele empathie vereist ook dat je de vaardigheid hebt om dingen vanuit het gezichtspunt van de ander te beredeneren en te begrijpen. Mensen maken regelmatig de fout te geloven dat de wijze waarop zij de dingen zien, ook de wijze is waarop de dingen echt zijn of gebeuren.

### 2.3.5 Intellectuele integriteit
Intellectuele integriteit betekent dat je consistent bent in je denkwijzen, zoals helderheid, nauwkeurigheid en volledigheid – dat je voor jezelf dezelfde kwaliteitseisen hanteert als die je voor anderen hanteert. Mensen zijn van nature erg inconsistent. Mensen die niet kritisch denken bijvoorbeeld, hebben de neiging hun eigen ideeën te overwaarderen en de mensen te overschatten die achter hun ideeën staan; de mensen die een andere overtuiging hebben, worden vaak scherp veroordeeld. Met deze wetenschap zullen mensen die kritisch denken hun eigen redeneringen net zo snel en grondig in twijfel trekken als dat ze dat doen met andermans rederingen. Mensen die kritisch denken geven de tegenstrijdigheden en fouten in hun gedachten en handelen eerlijk toe.

### 2.3.6 Intellectueel doorzettingsvermogen
Intellectueel doorzettingsvermogen is het gevoel dat je je gedurende langere tijd moet inspannen om antwoord te krijgen op verwarrende en onbeantwoorde vragen om zo inzicht en begrip te verkrijgen.

#### Openstaan voor het onderzoeken van gedachten en meningen
Voor verpleegkundigen betekent dit dat ze de meest efficiënte oplossingen voor patiëntenproblemen moeten vinden en zich niet tevredenstellen met makkelijke, voor de hand liggende routineoplossingen. Doorzettingsvermogen stelt je in staat om toch orde aan te brengen in zaken, zelfs als anderen zich hiertegen verzetten of als je op moeilijkheden stuit. Belangrijke vragen zijn vaak ingewikkeld, verwarrend en frustrerend; ze vergen daarom veel denkwerk en onderzoek. Mensen die kritisch denken weerstaan de verleiding om met een snel en eenvoudig antwoord genoegen te nemen.

### 2.3.7 Intellectuele nieuwsgierigheid
Intellectuele nieuwsgierigheid betekent dat je een onderzoekende houding hebt. Dat je constant vragen stelt, zoals: Waarom is dit zo? Hoe komt dat? Hoe werkt dit? Moet het zo of kan het ook anders? Wat gebeurt er als we het anders doen? Wie zegt dat het zo is? Mensen die kritisch denken onderzoeken beweringen om

te kijken of ze waar zijn of een kern van waarheid bevatten, in plaats van ze blind aan te nemen. Als antwoord op een bewering zoals 'een Ford is beter dan een Mercedes' kan iemand die kritisch denkt zich afvragen (a) wat er bedoeld wordt met 'beter dan' en beter in welk opzicht, en (b) welke bewijzen bestaan om aan te tonen dat dit zo is. Vragenstellers trekken de status-quo graag in twijfel en heffen de veiligheid van de bestaande situatie op, waardoor ze door sommige mensen als gevaarlijk worden bestempeld. Maar wat veel gevaarlijker is, zijn de personen of disciplines die op de automatische piloot staan, en die niet beseffen dat hun verouderde overtuigingen en werkwijzen opnieuw geëvalueerd dienen te worden. Welke beginnend verpleegkundige kent niet opmerkingen van ervaren collega's als: 'Dit is zoals we het hier doen' of: 'Iedereen weet dat dit de beste manier is.'

### 2.3.8    Vertrouwen in verstandelijke vermogens

Wie vertrouwen stelt in de eigen en in andermans verstandelijke, intellectuele vermogens gelooft dat mensen in principe op basis van hun geestelijke vermogens voor zichzelf kunnen denken, ook al is de neiging soms groot om dit aan anderen over te laten. Mensen die kritisch denken, vinden dat als je de dingen goed doordenkt, je tot betrouwbare conclusies komt. Daarom hebben ze vertrouwen in het redeneerproces en gebruiken ze redeneervaardigheden en argumenten. Iemand die vertrouwt op zijn eigen verstandelijke vermogens is niet bang de discussie aan te gaan en er gaan bij hem meestal alarmbellen rinkelen wanneer iedereen direct akkoord gaat met iets. Hoe je je verstandelijke vermogens optimaal kunt gebruiken, wordt later in dit hoofdstuk meer in detail besproken.

### 2.3.9    Redelijkheid

Redelijkheid betekent dat je waardenvrij en oprecht oordeelt. Het betekent dat je alle gezichtspunten hetzelfde beoordeelt zonder terug te vallen op je eigen gevoelens of gevestigde belangen, of die van vrienden, gemeenschap of land. Mensen die redelijk denken, weten dat vooroordelen, sociale druk en gewoonten het denken kunnen beïnvloeden. Iedere keer dat ze een besluit nemen, wegen ze alle voors en tegens tegen elkaar af.

**Voorbeeld:** Een verpleegkundige besteedt veel tijd aan het geven van voedingsadviezen aan een cliënt met diabetes. De verpleegkundige is verbijsterd wanneer de cliënt ongeïnteresseerd lijkt en het hem niet lukt om de adviezen van de verpleegkundige op te volgen. De aanname van de verpleegkundige dat alle cliënten gemotiveerd en geïnteresseerd zijn in preventieve zorg (omdat ze dat zelf ook is), resulteert in een onnauwkeurige anamnese over de leerbehoeften van de cliënt. Voor zowel de cliënt als de verpleegkundige kan deze investering als verloren worden beschouwd.

### 2.3.10 Openstaan voor het onderzoeken van gedachten en meningen.

Hoewel we een onderscheid maken tussen gedachten en meningen om ze te kunnen begrijpen, zijn ze in werkelijkheid onlosmakelijk met elkaar verbonden. Iemand die kritisch denkt, weet dat emoties je gedachten kunnen beïnvloeden en dat alle gedachten bepaalde ideeën, meningen of opvattingen teweeg kunnen brengen. De meningen die je op basis van een bepaalde situatie vormt, kunnen contextueel van aard zijn en verwijzen niet per se naar 'de waarheid', maar naar 'jouw waarheid' op dat moment, terwijl bijvoorbeeld meer kennis of een beter begrip ook tot andere opvattingen en een andere werkelijkheid kan leiden.

**Voorbeeld:** Thomas krijgt door zijn praktijkbegeleider een patiënte toegewezen die weinig lichamelijke verzorging nodig heeft. Hij wil graag ervaring opdoen met een aantal verpleegtechnische handelingen die hij zojuist heeft geleerd en dus is hij teleurgesteld en boos. De praktijkbegeleider legt uit dat dit voor Thomas een mooi moment zou kunnen zijn om zich te concentreren op de communicatie met de patiënt en op haar behoeften, in plaats van zich te richten op zijn eigen behoefte om verpleegtechnische handelingen te oefenen. Naarmate Thomas meer begrip krijgt voor de situatie, veranderen ook zijn opvattingen. Hij is nog steeds teleurgesteld dat hij niet in de gelegenheid gesteld is om te oefenen met injecteren, maar hij is niet langer boos.

Verpleegkundigen moeten opvattingen die kritisch denken in de weg staan, vaststellen, onderzoeken, leren beheersen of aanpassen. In kader 2–4 worden suggesties gedaan die je kunnen helpen om te gaan met negatieve emoties.

**?**

**Kritisch denken**   Mensen die kritisch denken, maken geen gebruik van macht en manipulatie als middel om iemand van gedachten te doen veranderen. Echter manipulatie gebeurt niet alleen maar vanuit een egoïstisch oogpunt. Soms is het zo dat wanneer iemand iets niet doet zoals wij het willen, hem ernstige schade berokkend kan worden. Als een vriend bijvoorbeeld te veel heeft gedronken en hij per se zelf wil rijden, kun je proberen hem met een smoesje de sleutels afhandig te maken.

- Kun je je herinneren dat je zelf wel eens gedwongen bent of gemanipuleerd werd om je mening te herzien? Hoe voelde je je toen je ontdekte dat je gemanipuleerd was?
- Op welke manieren kan een verpleegkundige een patiënt 'voor zijn eigen bestwil' manipuleren?
- Wat vind je van de volgende uitspraak: 'Als u uw ademhalingsoefeningen niet doet, dan krijgt u longontsteking'?

## Kader 2–4 Omgaan met negatieve emoties

Om hevige negatieve emoties het hoofd te kunnen bieden, kun je deze suggesties proberen:

- Staak voor een bepaalde periode je activiteiten om te voorkomen dat je overhaaste conclusies trekt en impulsieve besluiten neemt (tel tot tien).
- Bespreek negatieve gevoelens met een medestudent of vriend.
- Probeer de negatieve energie te ontladen door bijvoorbeeld te wandelen of te sporten.
- Denk na over wat is gebeurd (reflecteer) en bepaal of je emotionele reactie terecht was.

Nadat de sterkste emoties enigszins zijn bedaard, kun je je objectief richten op de conclusies of besluiten die je moet nemen.

**2-3 Test je kennis**

Noem en definieer ten minste vijf kritische denkhoudingen.

Zie voor het antwoord www.pearsonxtra.nl.

**2-2 Om over na te denken**

1. Van welke van de kritische denkhoudingen denk je dat deze je grootste kracht zijn? Leg uit waarom.
2. Welke van de kritische denkhoudingen moet je het meest verbeteren? Waarom denk je dat?

Zie voor het antwoord www.pearsonxtra.nl.

## 2.4 Vaardigheden op het gebied van kritisch denken

**Cognitie** is het vermogen om kennis op te doen. **Denken** is een actief, georganiseerd en doelgericht, mentaal proces dat ideeën samenbrengt door het leggen van logische verbanden tussen beelden, overtuigingen, kennis, inzichten en opvattingen. **Cognitieve (denk)vaardigheden** zijn de intellectuele activiteiten die je verricht tijdens complexe denkprocessen, zoals het maken van kritische analyses, het oplossen van problemen en het nemen van besluiten. Wanneer verpleegkundigen bijvoorbeeld een probleem oplossen (complex proces), trekken ze conclusies, onderscheiden ze feiten van meningen en evalueren ze de betrouwbaarheid van de informatiebronnen (*cognitieve kritische denkvaardigheid*). Dit boek behandelt alleen vaardigheden die voor verpleegkundigen van belang zijn. In kader 2–5 staat een overzicht van de cognitieve vaardigheden die in deze paragraaf worden beschreven.

Hoewel we ze apart zullen behandelen, worden vaardigheden op het gebied van kritisch denken niet los van elkaar gebruikt. Ze overlappen elkaar in die zin dat je voor de ene vaardigheid andere vaardigheden nodig hebt. Wanneer je bijvoorbeeld *een conclusie trekt*, heb je vaardigheden nodig waarmee je *relevante gegevens vaststelt* en deze *classificeert* (*groepeert*).

### 2.4.1   Taalgebruik

Je gebruikt taal om je denken te begrijpen en je gedachten te communiceren. Door je taalgebruik te verbeteren, verbeteren ook je denkvermogen en je vermogen om dingen te doorzien. Mensen die kritisch denken vermijden algemene, vage en niet-specifieke bewoordingen, zoals in de onderstaande beschrijvingen die afkomstig zijn uit een overdrachtsrapportage:

- Meneer Li had een *goede* nacht
- Susan krijgt vloeibare medicatie en ze *verdraagt deze goed*.
- Mevrouw Franssen kwam *zonder moeilijkheden* uit bed.

**Kernpunt**   Druk je nauwkeuriger uit door te vragen naar het:
- wie?
- wat?
- wanneer?
- hoe?
- waar?
- waarom?

Omdat de bewoordingen nogal vaag zijn, kan de ene verpleegkundige denken dat de 'goede nacht' van meneer Li betekent dat hij 'goed heeft geslapen'. Een andere verpleegkundige kan denken dat het betekent dat meneer Li erg weinig pijn heeft gehad. De verpleegkundige had moeten schrijven: 'Meneer Li sliep van gisteravond 22.00 uur tot vanmorgen 6.00 uur en gaf aan dat hij was uitgerust.'

**Kernpunt**   Vermijd clichés, eufemismen en jargon.

Probeer ook clichés ('voorkomen is beter dan genezen'), zinloze kreten ('gezondheidszorg is een recht'), jargon en eufemismen te vermijden. **Jargon** bestaat uit uitdrukkingen en technische begrippen die begrepen en gebruikt worden door een bepaalde groep, bijvoorbeeld verpleegkundigen of artsen, maar niet door andere mensen: 'Ik zal je wat *intraveneuze medicatie* geven vanwege je *verhoogde gehalte aan leuco's*' of: 'Ik ga je *vitale functies* controleren.' Een **eufemisme** is een zogenaamd verzachtend of verbloemend en minder objectief begrip dat de plaats

## Kader 2-5 Essentiële cognitieve vaardigheden voor kritisch denken

Taalgebruik
- gebruiken van nauwkeurige bewoordingen;
- gebruiken van bewoordingen waaruit blijkt dat er kritisch wordt gedacht.

Waarneming
- vermijden van selectieve waarneming;
- herkennen van verschillen in waarneming.

Geloven en weten
- onderscheiden van feiten en interpretaties;
- beargumenteren van feiten, meningen, overtuigingen en voorkeuren.

Verduidelijken
- vragen ter verduidelijking van de betekenis van woorden en zinnen;
- vragen ter verduidelijking van kwesties, overtuigingen en gezichtspunten.

Vergelijken
- waarnemen van overeenkomsten en verschillen;
- classificeren;
- vergelijken van idealen en de wenselijke situatie;
- inzichten in een nieuwe context plaatsen.

Oordelen en evalueren
- argumenten ter ondersteuning van oordelen;
- ontwikkelen van evaluatiecriteria.

Redeneren
- herkennen van veronderstellingen, aannames;
- onderscheid maken tussen relevante en irrelevante gegevens;
- evalueren van informatiebronnen;
- genereren en evalueren van oplossingen;
- onderzoeken van implicaties, gevolgen, voordelen en nadelen.

inneemt van een directe en misplaatste uitdrukking. Eufemismen zijn riskant wanneer ze worden gebruikt om iemand een verkeerde voorstelling van zaken te geven: een zeer dikke vrouw die zichzelf omschrijft als 'prettig gevuld' kan zo vermijden dat ze geconfronteerd wordt met haar gewichtsprobleem dat diabetes en hypertensie veroorzaakt.

**2-3 Om over na te denken**

Wat vind je van de volgende definities? Zijn ze te algemeen, te beperkt of precies goed? Verklaar je antwoord.

1. Een verpleegkundige is een professioneel beroepsbeoefenaar.
2. Een verpleegkundige is een professionele vrouw die in een ziekenhuis werkt.

Zie voor het antwoord www.pearsonxtra.nl.

## 2.4.2    Waarneming

**Waarneming** is het proces waarbij je de zintuigen gebruikt (zien, horen, ruiken, proeven en voelen) om de wereld te ontdekken. Waarneming leidt tot bewustzijnsgewaarwording en brengt drie verschillende activiteiten met zich mee:

1. *selecteren* van bepaalde gewaarwordingen waaraan je aandacht schenkt;
2. *aanbrengen* van patroon of structuur in deze gewaarwordingen;
3. *interpreteren* wat het patroon of de structuur voor je betekent.

### Vermijden van selectieve waarneming

Je kunt onmogelijk aandacht schenken aan alle prikkels die je constant krijgt. Je neemt selectief waar – dat wil zeggen dat je onbewust bepaalt wat je wilt opnemen en wat niet. Selectieve waarneming zorgt ervoor dat je je kunt richten op dingen die je belangrijk vindt en dat je andere informatie kunt uitsluiten.

**Voorbeeld:** Heleen vindt dat dikke mensen lui zijn. Als een collega met behoorlijk overgewicht gaat zitten om een patiëntendossier bij te werken, richt Heleen zich op het gegeven dat de verpleegkundige erbij is gaan zitten en denkt: zij is zo lui. Heleen heeft geen oog voor al die keren dat deze verpleegkundige heeft aangeboden haar te helpen met de patiëntenzorg of al die keren dat haar collega de medicijn- en voorraadkamer heeft opgeruimd. Heleen ziet alleen bewijzen die haar vooroordelen bevestigen.

Vermijd selectieve waarneming door op zoek te gaan naar details die je eerder nooit had opgemerkt om zo je waarnemingen tegen elkaar af te wegen. Wanneer je merkt dat je je richt op negatieve details, probeer dan naar positieve details te kijken en vice versa.

### Herkennen van verschillen in waarneming

Verschillende gezichtspunten zijn vaak het resultaat van verschillende waarnemingen, in plaats van alleen maar verschillende manieren van redeneren. In het volgende voorbeeld zijn twee mensen aanwezig op een bijeenkomst waar een verpleegkundige constant met een rustige stem sprak.

- *Waarneming A*: 'Wat een niet-assertieve vrouw. Ze heeft absoluut geen zelf-vertrouwen.'
- *Waarneming B*: 'Wat komt ze rustig en zeker over.'

**Kernpunt**   Mensen die kritisch denken, nemen niet zomaar aan dat wat ze waarnemen ook werkelijk plaatsvindt; ze nemen niet zomaar aan dat wat ze horen ook door anderen wordt gehoord. Wanneer je merkt dat jouw waarneming verschilt van die van anderen, kun je de manier onderzoeken waarop zij (en jij) de zintuiglijke waarneming hebben geselecteerd, gestructureerd en geïnterpreteerd.

**2-4 Om over na te denken**
Probeer je een moment voor de geest te halen waarop een klasgenoot en jij de instructies die een docent jullie had gegeven verschillend hadden geïnterpreteerd (bijvoorbeeld dat de docent zei dat je een schort aan moest bij de oriëntatiestage, terwijl jij aannam dat je een uniform aan moest). Wiens waarneming was onjuist en waarom?

Zie voor het antwoord www.pearsonxtra.nl.

### 2.4.3   Meningen en overtuigingen

Meningen zijn interpretaties, evaluaties, conclusies en voorspellingen over de wereld zoals we deze zien. In de wetenschap dat meningen niet altijd kloppen, reflecteren mensen die kritisch denken op hun mening en bezien ze hun mening in het licht van nieuwe informatie en ervaringen.

Een overtuiging is iets wat juist niet snel gereflecteerd wordt. Kritische denkers hebben vaak weinig overtuigingen, en gaan er veelal van uit dat weinig vaststaat. Kritische mensen gaan uit van feiten, vormen een mening en stellen deze voortdurend ter discussie. Kritische denkers staan dus sceptisch tegenover overtuigingen.

#### Onderscheid tussen feiten en interpretaties

**Kernpunt**   Uitspraken over overtuigingen, vraagstukken, conclusies en beweringen zijn niet op feiten gestoeld. Het zijn interpretaties.

**Feiten** zijn verklaringen die je kunt verifiëren door observatie en onderzoek (bijvoorbeeld de verpleegkundige die witte schoenen draagt). Je kunt toetsen of het zo is. Verklaringen die op principes kunnen worden geverifieerd, worden ook als feiten beschouwd. Het is bijvoorbeeld een feit dat slagaders minder uitzetten dan aders. Hoewel je dit niet direct kunt nagaan, kun je de verklaring verifiëren als je

# Kader 2–6 Het onderscheid tussen feiten en interpretaties

Om een onderscheid te kunnen maken tussen feiten en interpretaties, stel je jezelf de volgende vragen:

- Is dit iets wat ik direct kan observeren, of moet ik interpreteren wat ik zie om tot deze conclusie te komen?
- Kan dit op principes worden geverifieerd? Wat moet ik doen om dit te verifiëren (bijvoorbeeld een patiënt wegen)?
- Blijft deze omschrijving bij feiten of ligt hier ook een redenering aan ten grondslag?
- Zou *iedereen* deze situatie zo beschrijven?

die zou analyseren. Zie ook kader 2–6, waarin het onderscheid tussen feiten en interpretaties wordt verduidelijkt.

**Logische conclusies** zijn conclusies die gebaseerd zijn op feitelijke informatie, maar die verder gaan dan deze informatie door het geven van verklaringen over nog onbekende zaken. (De oefening 'Kritisch denken in de praktijk' op www.pearsonxtra.nl geeft informatie over hoe je redelijke en logische conclusies kunt trekken.) Een **oordeel** is een evaluatie van de informatie die waarden of andere criteria reflecteert. **Meningen** zijn overtuigingen of inzichten en zijn niet op feiten gebaseerd.

**Voorbeeld:** Mevrouw Alberts komt naar de praktijk en wordt gewogen door de verpleegkundige. De weegschaal geeft 113 kilo aan

1. *Feit*: Mevrouw Alberts weegt 113 kilo.
2. *Logische conclusie*: Mevrouw Alberts neemt meer calorieën tot zich dan ze nodig heeft.
3. *Oordeel*: Mevrouw Alberts is gulzig of heeft weinig zelfbeheersing.
4. *Mening*: Als iemand echt wil afvallen, dan lukt dat ook.

Uitspraak 1 kan worden geverifieerd met een weegschaal. Als de verpleegkundige het eetpatroon van mevrouw Albert had geobserveerd of haar calorieën had geteld, zou uitspraak 2 ook een feit zijn. Maar in dit geval had de verpleegkundige een logische conclusie getrokken op basis van het gewicht van mevrouw Alberts en omdat ze wist dat een overmatige inname van calorieën de meest voor de hand liggende reden is van overgewicht. Uitspraak 3 geeft het oordeel weer van de verpleegkundige met betrekking tot zelfbeheersing; voor deze verpleegkundige is dit een negatief waardeoordeel. Oordelen zijn echter niet per se negatief (bijvoorbeeld: 'wat is dit een mooie baby') Uitspraak 4, iemands mening, kan niet geobserveerd of bewezen worden. Iemand vindt iets en dit is niet op feiten gebaseerd.

## Beargumenteren van feiten, meningen, overtuigingen en voorkeuren

Je weet nu dat feiten verklaringen zijn die door onderzoek geverifieerd kunnen worden. Sommige verklaringen worden gegeven in de vorm van feiten, maar zijn dit in feite niet. Als iemand zegt: 'Florence Nightingale schreef *Notes on Nursing* in 1959' klinkt dat alsof ze een feit melden. Nightingale overleed echter in 1910, wat inhoudt dat de verklaring in feite een onjuiste overtuiging is en geen feit. Het boek werd feitelijk een eeuw eerder gepubliceerd.

**Kernpunt**   Je moet in staat zijn om argumenten te vinden voor je feiten, overtuigingen en meningen wanneer anderen ze betwisten (zie tabel 2–2).

Een persoonlijke voorkeur is slechts een verklaring waarin wordt gesteld of iemand ergens wel of niet van houdt ('ik vind aardbeienijs lekkerder dan chocolade-ijs') en je hoeft hiervoor geen argumenten aan te dragen. Wanneer je je voorkeur als mening uitdrukt ('aardbeienijs is lekkerder dan chocolade-ijs'), kun je verwachten dat anderen de mening zullen betwisten.

### 2.4.4   Verduidelijken (preciseren)

Mensen die kritisch denken stellen vragen om complexe begrippen, ideeën en situaties te verduidelijken en te begrijpen. Dit helpt hen om geen oppervlakkige en verkeerde conclusies te trekken.

**Tabel 2–2**   Het ondersteunen van feiten en meningen

| Richtlijn | Voorbeeld |
|---|---|
| • Als je iets beweert wat niet algemeen bekend is of wat moeilijk kan worden geverifieerd, vermeld dan waar je je informatie vandaan hebt. | *Algemeen bekend, geen bron nodig:* 'Een intramusculaire injectie wordt doorgaans in een hoek van 90° gegeven.' <br><br> *Informatiebron moet worden gegeven:* 'De gemiddelde leeftijd van een gediplomeerd verpleegkundige is veertig jaar.' |
| • Als je een mening of gezichtspunt geeft waar anderen het mee oneens kunnen zijn, geef dan meteen de antwoorden op de vragen die zij zouden kunnen stellen. | 'Kritisch denken is belangrijk voor verpleegkundigen *omdat ze in een omgeving werken die continu aan verandering onderhevig is.*' |
| • Als je niet zeker weet of een bewering een feit of een mening is, behandel en breng het dan als een mening. | '*Naar mijn mening* is het bovenste, buitenste bilkwadrant de veiligste plek voor een intramusculaire injectie.' (Als je dit kunt aantonen, kun je de bewering brengen als een feit. Kan je dit aantonen?) |

## Vragen ter verduidelijking/analyse van de betekenis van woorden en zinnen

Als je een woord of begrip dat wordt gebruikt ook begrijpt, moet je in staat zijn om hiervan duidelijke, voor de hand liggende concrete voorbeelden te geven. Als iemand bijvoorbeeld zegt: 'Leerlingen zijn speciale mensen', kun je hier pas wel of niet mee akkoord gaan als je duidelijk begrijpt wat bedoeld wordt met 'leerlingen' en 'speciale'. Concrete voorbeelden van 'leerlingen' kunnen zijn: (1) kinderen op de kleuterschool, (2) een verpleegkundestudent of (3) een echtpaar dat lessen squaredansen volgt. Concrete voorbeelden van 'speciale' kunnen zijn: (1) 'anders zijn dan de groep', (2) 'waar je van houdt' of 'binnen een specialisme behandeld '. Zie ook kader 2-7, waarin je vragen vindt die je kunnen helpen bij het verduidelijken van woorden en zinnen.

## Vragen ter verduidelijking van kwesties, overtuigingen en gezichtspunten

In discussies met anderen stellen mensen die kritisch denken diepgaande vragen om een beter inzicht te verwerven. Ze stellen de vragen niet om mensen in verlegenheid te brengen, maar om van anderen te leren hoe zij denken en om hun beweringen voor zichzelf te verklaren. Zie ook kader 2-7.

### 2.4.5    Vergelijken

**Vergelijken** is het onderzoeken op overeenkomsten en verschillen van zaken die tot dezelfde algemene categorie behoren. Een verpleegkundige kan bijvoorbeeld de manieren vergelijken waarop door cliënten uit verschillende culturen met rouw wordt omgegaan. Hoewel iedere cliënt een verschillende culturele achtergrond kan hebben, vallen ze wel allemaal onder dezelfde algemene categorie: *mensen*. Als je zorgvuldige, systematische vergelijkingen maakt, verbetert dit de kwaliteit van je besluiten. Vergelijken betekent ook dat je zaken classificeert, de ideale situatie vergelijkt met de werkelijkheid en dat je je inzichten in een nieuwe context plaatst. De oefening 'Kritisch denken in de praktijk' aan het einde van hoofdstuk 5 laat je oefenen in het maken van vergelijkingen.

## Waarnemen van overeenkomsten en verschillen

Mensen die kritisch denken, maken zorgvuldige, grondige observaties en nemen belangrijke overeenkomsten en verschillen waar, in de wetenschap dat dingen die op het eerste gezicht hetzelfde lijken, op belangrijke punten kunnen verschillen.

**Voorbeeld:** Een verpleegkundige heeft de zorg voor twee mannen van middelbare leeftijd met dezelfde medische diagnose: hartaanval. Hoewel de cliënten dezelfde leeftijd en diagnose hebben, reageren ze erg verschillend op hun aandoening. Meneer Jonassen heeft last van misselijkheid die veroorzaakt wordt door hevige pijn. Meneer Nuyten heeft geen last van misselijkheid en heeft slechts lichte pijn; zijn grootste zorg is dat hij niet op zijn bedrijf aanwezig is. De verpleegkundige erkent dat ze, ondanks hun overeenkomsten, uiteenlopende behoeften hebben.

## Classificeren

**Classificeren**, of categoriseren, is het proces waarmee je dingen groepeert op basis van hun overeenkomsten of gemeenschappelijke kenmerken. Dit doe je haast altijd automatisch en doorlopend terwijl je je ervaringen een plaats geeft. Het begrip 'thermometer' bijvoorbeeld geeft een soort voorwerp weer dat verpleegkundigen gebruiken om de temperatuur te meten. Om vast te stellen of het voorwerp ook werkelijk een thermometer is, richten we ons op overeenkomsten: (a) hij heeft een graadverdeling, (b) er staan getallen op die de temperatuuraanduiding in graden weergeven verkrijgen, en (c) hij registreert temperatuursveranderingen. Je kunt een groot aantal instrumenten dus als thermometer classificeren, bijvoorbeeld een glasthermometer, een elektrische thermometer, een infrarode huidthermometer en een kamerthermometer. Het aanbrengen van een classificering stelt je ook in staat om zaken anders te bekijken – bijvoorbeeld opmerken hoe thermometers verschillen van andere voorwerpen met getallen en een schaalverdeling, zoals een bloeddrukmeter en een weegschaal. Hoofdstuk 4 beschrijft enkele belangrijke manieren waarop verpleegkundigen patiëntengege-

---

# Kader 2-7 Vragen ter verduidelijking

Vragen ter verduidelijking van woorden en zinnen

- Wat is een duidelijk, concreet voorbeeld van begrip X?
- Waarom is dit X?
- Wat zou een voorbeeld zijn van het tegenovergestelde van X? Of van iets totaal anders?
- Waarom is dit geen X? Waarom verschilt dit geval van de scherp omlijnde voorbeelden?
- Wat zijn situaties waarin X van toepassing zou zijn?

Vragen ter verduidelijking van verklaringen en conclusies

- Begrijp ik deze kwestie?
- Is mijn verklaring oprecht?
- Hoe weten we of deze verklaring waar of onwaar is? Welk bewijs hebben we nodig?
- Is er een duidelijker of nauwkeuriger manier om deze verklaring te verwoorden?
- Vinden anderen dit een eerlijke en nauwkeurige verklaring van de kwestie?
- Wat geldt als tegenbewijs in deze verklaring?
- Hoe kom je aan dit idee (of overtuiging)? Heb je dat altijd al gevonden? Zo niet, waarom ben je van idee (of overtuiging) veranderd?
- Waarom geloof je dit? Wat zijn redenen waarom mensen dit geloven?
- Zijn er uitzonderingen op deze zienswijze? Wat zou iemand zeggen die het niet met je eens is? Hoe zou iemand uit een andere cultuur hier tegenaan kijken?
- Wat zijn de gevolgen van dit idee? Wat moet gebeuren om dit idee te realiseren?
- Wat zijn de implicaties van dit idee? Als je dit vindt, vind je dan ook...?

vens kunnen classificeren, onder andere volgens verpleegkundige theorieën. De oefening 'Kritisch denken in de praktijk' aan het einde van hoofdstuk 6 laat je oefenen in het aanbrengen van classificaties.

## Vergelijken van idealen en de feitelijke situatie

Het is belangrijk om de hiaten te herkennen tussen feiten en idealen. Hoe realistischer je idealen zijn, des te waarschijnlijker het is dat je ze zult bereiken. Onrealistische idealen echter, kunnen tot frustratie leiden. De stelling 'verpleegkundigen verlenen holistische zorg' komt bijvoorbeeld zo vaak voor in de verpleegkundige literatuur dat velen dit als een feit zijn gaan beschouwen. Toch vinden sommige verpleegkundigen dat ze zo veel patiënten hebben dat ze alleen maar op de elementaire lichamelijke behoeften en de veiligheid kunnen letten.

**2-5 Om over na te denken**

Kijk naar je eigen verpleegkundige ervaringen en die van je collega's.

- Wat wordt precies bedoeld met 'holistische zorg verkrijgen?
- Verlenen verpleegkundigen altijd, of in ieder geval meestal, holistische zorg?
- Is holistische zorg in feite een benaming voor wat verpleegkundigen trachten te bereiken?
- Met welke problemen hebben verpleegkundigen te kampen bij het streven naar dit doel?
- Is het realistisch om dit doel na te streven?

Zie voor de antwoorden www.pearsonxtra.nl.

## Inzichten in een nieuwe context plaatsen

Door analogieën (overeenkomsten) te zoeken tussen situaties, zijn mensen die kritisch denken in staat om inzichten en informatie van de ene naar de andere situatie te verplaatsen. Een **analogie** is een speciaal soort vergelijking die aangeeft hoe zaken uit verschillende categorieën met elkaar overeenkomen. Mensen zeggen bijvoorbeeld: 'Tijd is geld.' Tijd en geld zijn van een totaal andere categorie, maar door het aanbrengen van de analogie zie je hun overeenkomsten. Dat wil zeggen dat we van allebei een beperkte hoeveelheid hebben, dat ze allebei belangrijk zijn, dat we beide kunnen sparen of besteden, enzovoort.

Mensen die kritisch denken gebruiken hun kennis niet alsof die statisch opgeborgen is in compartimenten. Ze gebruiken hun inzicht in de ene situatie om ook in een andere situatie inzicht te verwerven. Om bijvoorbeeld inzicht te krijgen in de huidige status van het verpleegkundige beroep, kun je je inzichten gebruiken die je hebt over de geschiedenis van het beroep, de status van vrouwen door de jaren heen, de sociologie van onderdrukte groepen en de sociale effecten van de technologie op de arbeidsmarkt en de gezondheidszorg. Verpleegkundigen moeten bij de zorg voor hun patiënten inzichten uit vele disciplines bij elkaar brengen, uit de psychologie, sociologie, intermenselijke communicatie, fysiologie, farmacie en voedingsleer.

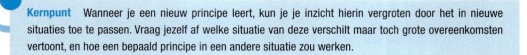

**Kernpunt** Wanneer je een nieuw principe leert, kun je je inzicht hierin vergroten door het in nieuwe situaties toe te passen. Vraag jezelf af welke situatie van deze verschilt maar toch grote overeenkomsten vertoont, en hoe een bepaald principe in een andere situatie zou werken.

### 2.4.6   Oordelen en evalueren

Je weet nu dat een feit een verklaring is die geverifieerd kan worden, en dat een oordeel een evaluatie is van feiten en informatie die bepaalde criteria weerspiegelen, zoals onze waarden. Feiten en conclusies beschrijven wat er gebeurt, terwijl een oordeel je evaluatie uitdrukt van wat er gebeurt (zie paragraaf 2.4.3, 'Meningen en overtuigingen'). **Meningen** zijn langdurige opvattingen die over langere tijd ontstaan zijn uit het oordelen, terwijl een oordeel min of meer 'ter plekke' wordt gegeven en een eenmalig iets kan zijn.

#### Argumenten ter ondersteuning van oordelen

Meningsverschillen met anderen zijn vaak eerder het resultaat van oordeelverschillen dan van verschillen in waarneming en verschillende begripsbepalingen, en van een gebrek aan duidelijkheid. Niet alle oordelen zijn even betrouwbaar. Hun betrouwbaarheid hangt af van de criteria die gebruikt worden en de argumenten die de criteria ondersteunen. Wanneer je oordeel verschilt van dat van iemand anders, is dit een slimme aanpak die je kunt gebruiken:

1.  Maak criteria of waarden die je gebruikt expliciet.
2.  Probeer gefundeerde argumenten voor deze criteria te geven.

Een oordeel van een praktijkbegeleider kan zijn: 'Die injectie heb je goed gegeven', gebaseerd op de criteria dat (a) er steriel is gewerkt, (b) de naald snel is ingebracht met een hoek van 90°, en dat (c) de student de lucht uit de naald heeft opgezogen voordat hij de medicatie inspoot, enzovoort. Deze criteria zijn gefundeerd omdat ze in de huidige verpleegkundige literatuur terug te vinden zijn; ze worden ook gesteund door de theorie over ziektekiemen en door kennis van de anatomie.

#### Ontwikkelen van evaluatiecriteria

Net als het oordelen is de **evaluatie** het proces waarin je de waarde van iets vaststelt. In tegenstelling tot het geven van een oordeel vereist een evaluatie dat je eerst de gebruikte criteria of kwaliteitseisen vaststelt en pas daarna besluit in welke mate de dingen die je onderzoekt hieraan voldoen. Evaluatiecriteria zijn: (a) maak expliciet, (b) formuleer helder, en (c) pas consequent toe. Kijk maar naar het volgende voorbeeld.

**Voorbeeld:**

*Oordeel*: Ik houd echt van deze muziek.

*Evaluatie*: Ik houd van deze muziek omdat die een mooie melodie en betekenisvolle teksten heeft. Het liedje heeft een ritme dat het tempo er lekker inhoudt.

Hoewel de evaluatiecriteria niet expliciet zijn – het voorbeeld zegt niet: 'dit zijn de gebruikte evaluatiecriteria' – impliceert de evaluatie dat in de overwegingen melodie, tekst, ritme en het vermogen van de muziek om de aandacht vast te houden, zijn meegenomen. Ongetwijfeld hebben jouw praktijkbegeleiders de evaluatiecriteria die ze voor je praktijkbeoordeling gebruiken, open gecommuniceerd. Verpleegkundigen ontwikkelen evaluatiecriteria in de vorm van patiëntenresultaten of doelen, die ze door middel van hun verpleegkundige interventies willen bereiken. Hoofdstuk 6 bespreekt de ontwikkeling van resultaten (evaluatiecriteria) in detail; hoofdstuk 9 bespreekt de evaluatie zoals deze in het verpleegkundig proces wordt gebruikt.

## 2.4.7 Redeneren

**Redeneren** is zodanig logisch denken dat gedachten op een zinvolle wijze met elkaar verbonden worden. Redeneringen worden gebruikt in wetenschappelijk onderzoek, bij het onderzoeken van controversiële kwesties en bij het oplossen van problemen, bijvoorbeeld in het verpleegkundig proces. Wanneer redenen gegeven worden als argumentatie bij een conclusie of standpunt, wordt dit een **argument** genoemd. Hoewel ze soms hetzelfde overkomen, zijn argumenten anders dan verklaringen. Het doel van een argument is aantonen *dat* iets waar is; het doel van een verklaring is aantonen *waarom* iets waar is.

**Voorbeeld:**

*Argument*: Penicilline wordt vaak als geneesmiddel voorgeschreven bij infecties omdat het goedkoop is, weinig toxisch is en effectief is tegen veel gramposititieve bacteriën.

*Verklaring*: Penicilline is effectief tegen veel verschillende gramposititieve bacteriën omdat het de celwand beschadigt en daardoor de bacteriën vatbaar maakt voor afbraak door osmose en autolyse.

Verpleegkundigen gebruiken zowel inductieve als deductieve redeneringen. **Inductief redeneren** begint met specifieke details en feiten om te komen tot generalisaties op basis waarvan conclusies kunnen worden getrokken.

**Voorbeeld:** Als je in een groot aantal gevallen vaststelt/observeert dat ijs smelt bij een temperatuur van 0 °C, zul je redeneren dat ijs smelt bij een temperatuur van 0 °C.

**Voorbeeld:** Een patiënt klaagt over pijn bij de infuusopening. De verpleegkundige constateert dat de plek koud, bleek en opgezet is en dat het infuus niet 'loopt'.

Omdat ze in het verleden al bij verschillende patiënten gelijksoortige symptomen heeft gezien, redeneert de verpleegkundige dat de infuusvloeistof langs de ader lekt.

Bij een goede, inductieve argumentatie zal de conclusie *waarschijnlijk* uit de redenering te halen zijn, maar dit biedt geen absolute zekerheid. Kijk maar naar het verschil in zekerheid in de voorgaande twee voorbeelden. Als wetenschappelijke, inductieve methoden resulteren in conclusies die vrijwel altijd waar zijn (ijs smelt bij een temperatuur van 0°C), dan kunnen deze conclusies worden gebruikt als premissen bij deductief redeneren.

Bij **deductief redeneren** wordt de conclusie afgeleid uit een algemene theorie, uitspraak, generalisatie, vooropgezette stelling of concreet feit. Er wordt geredeneerd van het algemene naar het specifieke – dat wat van toepassing is op een verzameling van dingen, is ook van toepassing op elk onderdeel van die verzameling.

**Voorbeeld:** *Algemene kennisregel (premisse):* IJs smelt bij een temperatuur van 0 °C.
*Waarneming (premisse):* Het is in deze kamer warmer dan 0 °C.
*Conclusie (juist):* Het ijs in het glas van de patiënt zal smelten.

Bij de deductieve redenering geldt dat als de feiten in de premissen waar zijn, de conclusies ook waar kunnen zijn, maar alleen daadwerkelijk waar zijn als de redenering ook geldig is. Men noemt een redenering logisch geldig, als het onmogelijk is dat de premissen waar zijn en de conclusie tegelijkertijd onwaar is. Soms nemen we echter generalisaties (premissen) voor waar aan terwijl ze dit misschien niet zijn. Kijk eens naar het volgende voorbeeld.

**Voorbeeld:** *Algemene kennisregel (premisse):* Alle infecties veroorzaken koorts.
*Waarneming (premisse):* Meneer Janssen heeft een temperatuur van 40 °C.
*Conclusie (kan onjuist juist zijn, want de logische vorm is ongeldig):* Meneer Janssen heeft een infectie; koorts.

In het voorgaande voorbeeld is de conclusie onjuist omdat niet alle infecties koorts veroorzaken; de meeste wel. Bovendien kan koorts een andere oorzaak hebben, zoals uitdroging of uitputting. Er kan ook een redeneringsfout gemaakt worden als de *waarneming (premisse)* (de tweede bewering in het voorbeeld) niet waar is. Als meneer Janssen net een kop thee heeft gedronken voordat zijn temperatuur oraal wordt gemeten, of als de thermometer verkeerd geijkt was, zou de meting van 40 °C niet zijn echte lichaamstemperatuur weergeven; de conclusie dat hij een infectie heeft, zou dan ook verkeerd zijn.

## Herkennen van vooronderstellingen

Een **vooronderstelling**/aanname is een idee of begrip dat je als vanzelfsprekend beschouwt (zo hebben mensen ooit aangenomen dat de aarde plat was). Vooronderstellingen kunnen waar of niet waar zijn. In het voorgaande voorbeeld zou je de onjuiste conclusie kunnen trekken dat meneer Janssen een infectie heeft als je ten onrechte hebt aangenomen dat alle infecties koorts veroorzaken. Natuurlijk zijn sommige vooronderstellingen gewoon nodig om je dagelijkse activiteiten efficiënt uit te voeren. Wanneer je een zebra oversteekt, vooronderstel je dat de auto's voor je zullen stoppen. Wanneer je de bloeddruk van een patiënt meet, ga je ervan uit dat het apparaat goed werkt. Wanneer je medicijnen geeft, veronderstel je dat als op de verpakking 'aspirine' staat, het ook aspirine is. Dit zijn allemaal 'normale' veronderstellingen/aannames.

Verpleegkundigen moeten vooronderstellingen over patiënten en patiëntengegevens herkennen en onderzoeken. In sommige beweringen is het gemakkelijk om verborgen vooronderstellingen te herkennen. 'Sla je je vrouw niet meer?' vooronderstelt ten eerste dat de persoon een vrouw heeft en ten tweede dat de persoon zijn vrouw sloeg. Een meer subtiele vooronderstelling zit verborgen in deze bewering over een cliënt: 'Als hij beter wilde worden, zou hij wel op zijn afspraken komen opdagen.' Deze bewering vooronderstelt (a) dat de cliënt over vervoer beschikt, (b) dat de cliënt in staat is de afspraak te onthouden, (c) dat er geen onvoorziene omstandigheden zijn waardoor hij zich niet aan de afspraken kon houden, en (d) dat als de patiënt de afspraken nakomt, dit zal bijdragen aan zijn herstel.

### 2-6 Om over na te denken

1. Welke aannames doen verpleegkundigen gewoonlijk over patiënten (bijvoorbeeld patiënten zijn verplicht de instructies van de arts op te volgen en de waarheid te vertellen als hun naar symptomen wordt gevraagd)?
2. Wat vooronderstel je over verpleegkundigen (bijvoorbeeld dat ze weten wat goed is voor een patiënt; dat ze altijd de juiste gegevens vastleggen)?

Vergelijk je eigen veronderstellingen met die van een medestudent. Waarin zijn ze gelijk en waarin verschillen ze? Zijn de veronderstellingen ergens op gebaseerd of berusten ze op een vergissing?

Zie voor de antwoorden www.pearsonxtra.nl.

## Onderscheid tussen relevante en irrelevante gegevens

Bij het maken van klinische beoordelingen doorzoeken verpleegkundigen een grote hoeveelheid gegevens. Maar zelfs als deze bevestigd en geverifieerd zijn (zie de *feiten*, zoals gedefinieerd op p. 52), zijn ze alleen bruikbaar als ze ook enige relevantie hebben. Mensen die kritisch denken, richten zich op relevante feiten – dat wil zeggen dat ze bij het onderwerp blijven. **Relevante** beweringen/feiten hebben betrekking op de kwestie. Relevante gegevens zijn feiten die belangrijk of van

## Kader 2–8 Vragen om de betrouwbaarheid van informatiebronnen te beoordelen

- Is deze persoon in een positie om dit te weten?
- Kan de informatiebron het zelf hebben gezien of gehoord, of heeft hij de conclusie beredeneerd?
- Was de informatiebron in staat om nauwkeurig te observeren?
- Wat is het belang van de persoon in deze kwestie? Heeft de persoon iets te winnen?
- Wat is de reden dat de persoon deze informatie geeft?
- Welke kennis en ervaring heeft iemand nodig om op dit gebied een expert te zijn? Heeft deze persoon deze kwalificaties?
- Was deze informatiebron in het verleden ook betrouwbaar?
- Wie heeft betaald voor het werk om de informatie te verzamelen?

betekenis zijn. **Irrelevante** factoren hebben niets met de kwestie van doen (probleem, argument enzovoort) of ze hebben wel enige relatie met de kwestie maar deze is niet van belang. De oefening 'Kritisch denken in de praktijk' aan het einde van hoofdstuk 7 helpt je om een onderscheid te maken tussen relevante en irrelevante gegevens.

### Evalueren van informatiebronnen

Mensen die kritisch denken, onderzoeken de beweringen van anderen zorgvuldig voordat ze deze accepteren en komen met overtuigende informatie om hun eigen beweringen te ondersteunen. Wanneer de informatiebron een andere is dan de directe observatie, onderzoeken ze de geloofwaardigheid van hun bron. Kader 2–8 geeft vragen die je kunt stellen als je de geloofwaardigheid van bronnen wilt evalueren. Zelfs wanneer een geloofwaardige expert je informatie geeft, is het vaak wijs om de mening te vragen van een tweede expert.

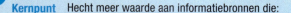

**Kernpunt**    Hecht meer waarde aan informatiebronnen die:
- bewezen hebben (vaak) correct te zijn;
- in de omstandigheden zijn over de juiste kennis te beschikken;
- bekendstaan als eerlijk;
- bekendstaan als consistent;
- geen belang hebben bij het betreffende onderwerp.

### Genereren en evalueren van oplossingen

Wanneer mensen die kritisch denken met een probleem worden geconfronteerd, zoeken ze niet naarstig naar oplossingen en gaan ze niet met de eerste de beste oplossing akkoord. In plaats daarvan nemen ze de tijd om het probleem zorgvuldig te formuleren en zorgen ze voor een heldere, nauwkeurige probleemstelling; ook worden de oorzaken van het probleem onderzocht en vastgesteld. Zoals je in hoofdstuk 4 zult zien, zijn dit zaken die aan de orde zijn wanneer verpleegkundigen een verpleegkundige diagnose stellen.

Omdat verpleegproblemen in de regel geen pasklare oplossing hebben, is het belangrijk dat verpleegkundigen creatief denken, flexibiliteit tonen en verbeeldingskracht bezitten om mogelijke oplossingen te genereren en te evalueren, zoals oplossingen in de vorm van verpleegkundige interventies. Voor verpleegkundigen betekent het oplossen van problemen vaak dat ze bepalen wat de beste verpleegkundige interventie is. In hoofdstuk 7, 'Planning van de interventies', wordt hierop dieper ingegaan. De volgende vragen kunnen van betekenis zijn:

- Heb ik alle relevante informatie?
- Welke oplossingen zijn eerder voor dit probleem gebruikt? Welke oplossingen zijn eerder gebruikt voor problemen van gelijke strekking?
- Wat maakt sommige oplossingen beter dan andere? Welke criteria moet ik hanteren om te besluiten welke oplossing de beste is?
- Welke oplossingen lossen het probleem op? Welke oplossingen pakken ook de *oorzaak* van het probleem aan?
- Is dit een realistische oplossing?

## Onderzoeken van implicaties, consequenties, voordelen en nadelen

Het is zeker belangrijk dat gegevens en feiten worden geëvalueerd. Wanneer je echter een besluit moet nemen over probleemoplossingen, beleid of activiteiten zoals verpleegkundige interventies moet je ook andere factoren in overweging nemen. Wanneer je bijvoorbeeld achter de doodstraf staat, is de *implicatie* dat je ten minste in sommige gevallen moord goedkeurt. Als je vindt dat de doodstraf in de wet geregeld dient te zijn, dan is een *consequentie* dat mensen worden gedood, hoewel dit dan volgens de wet is. **Impliceren** betekent dat je iets indirect uitdrukt; je suggereert iets zonder het te benoemen. Het accepteren van een bewering houdt in dat je de implicaties accepteert, of de logische verbinding tussen de ene bewering en de andere (als X waar is, volgt hieruit dat ook Y waar moet zijn). Woorden als *daarom*, *dus* en *dan* zijn gericht op de logische verbinding tussen twee beweringen en een mogelijke aanwijzing dat een implicatie aanwezig is. Bijvoorbeeld: 'Als Madelein een gediplomeerd verpleegkundige is, *dan* gebruikt ze het verpleegkundig proces.'

Consequenties zijn anders dan implicaties in die zin dat ze meer gericht zijn op acties. Een **consequentie** is het gevolg of resultaat dat door iets is veroorzaakt (als iemand X doet, dan zal Y gebeuren). Bijvoorbeeld: 'Als de verpleegkundige morfine toedient, *dan* zal de patiënt minder pijn hebben', of: 'De verpleegkundige diende morfine toe, *daarom* heeft de patiënt minder pijn.' In kader 2–9 vind je vragen die je helpen om mogelijke consequenties van verpleegkundige interventies te onderzoeken. In hoofdstuk 7, 'Planning van de interventies', wordt verder ingegaan op het bepalen van de verpleegkundige interventies.

## Kader 2-9 Vragen voor het onderzoeken van consequenties

- Welk effect zal deze actie waarschijnlijk hebben? (Welk therapeutisch effect heeft deze medicatie? Wat zijn de ongewenste bijwerkingen?)
- Zijn andere acties mogelijk? Wat zou daar het effect van zijn?
- Heeft dit in het verleden gewerkt? Wat gebeurde er?
- Wat zijn de voor- en nadelen van deze actie?
- Als deze actie wordt uitgevoerd, wie zullen dan de gevolgen ervan ondervinden en wat zijn die gevolgen?
- Is de actie (of probleemoplossende activiteit) in het belang van iedereen?

## 2.5  Complexe intellectuele activiteiten

Dit hoofdstuk heeft één voor één de individuele houdingen en vaardigheden met betrekking tot kritisch denken laten zien om je te helpen ze te begrijpen. Ze overlappen elkaar echter in grote mate en worden niet individueel of geïsoleerd gebruikt. De cognitieve vaardigheden worden in feite in diverse combinaties gebruikt als onderdeel van een meer complex intellectueel proces. Wanneer verpleegkundigen bijvoorbeeld een probleem oplossen (een complexe activiteit), gebruiken ze hun individuele vaardigheden voor het trekken van conclusies, voor het maken van een onderscheid tussen feiten en meningen, en voor het evalueren van de betrouwbaarheid van de informatiebronnen.

De complexe denkprocessen overlappen elkaar, net zoals de individuele vaardigheden dit doen – in hoofdstuk 1 zeiden we bijvoorbeeld dat het verpleegkundig proces in relatie staat tot het oplossen van problemen en tot kritisch denken – en zelfs deskundigen zijn het er niet altijd over eens hoe complexe intellectuele activiteiten gedefinieerd dienen te worden. Deze paragraaf bespreekt de volgende begrippen en hun relatie tot kritisch denken: kritische analyse, probleemoplossing, verpleegkundig proces, klinisch redeneren, besluitvorming, klinisch inzicht en reflecterend redeneren. Kader 2–10 geeft een samenvatting van de definities van deze begrippen. Je weet inmiddels dat kritisch denken zorgvuldig, reflectief, doelgericht en doelbewust moet geschieden en een aantal verschillende mentale gedragingen en cognitieve vaardigheden omvat. Het kan je helpen om kritisch denken te zien als een grote paraplu voor de complexe denkprocessen die allemaal doelbewust en weloverwogen trachten te zijn.

**Probleemoplossing** is de mentale activiteit van het vaststellen van een probleem (onbevredigende toestand) waarna je een beredeneerde oplossing plant en uitvoert. Er zijn verschillende probleemoplossende methoden, zoals het *verpleegkundig proces*, de methode van vallen en opstaan en de wetenschappelijke methode. Afhankelijk van de aard van het probleem, is wel of geen *kritisch denken* vereist bij de probleemoplossing. Veel problemen zijn goed gestructureerd en hebben slechts een paar aanvaardbare antwoorden, soms zelfs maar één. Zulke problemen (zoals eenvoudige rekenproblemen als 2 + 2 = ?) vereisen geen kritisch denken. Probleemoplossing vereist *het kunnen nemen van besluiten*.

**Kernpunt**  Beschrijf in het kort een probleem dat je recentelijk hebt opgelost. Stel vast welk probleemoplossende methode je hebt gebruikt.

Het **verpleegkundig proces** is een systematische, creatieve benaderingswijze voor het denken en doen van verpleegkundigen die gebruikt wordt om patiëntengegevens te verkrijgen, te categoriseren en te analyseren en om acties te plannen om aan de patiëntenbehoeften te voldoen. Deze probleemoplossende methode vereist het **kunnen nemen van besluiten**, **klinisch inzicht** en een aantal **kritische cognitieve vaardigheden**. Het biedt een kader voor het soort kritisch denken dat verpleegkundigen doen.

**Besluitvorming** is het proces van het kiezen van de beste actie – de actie die waarschijnlijk zal leiden tot het gewenste resultaat. Ze omvat zorgvuldige overwegingen, inzicht en keuzemogelijkheden. Besluitvorming is belangrijk bij het proces van *probleemoplossing* en tijdens alle fasen van het verpleegkundig proces, maar niet alle besluiten hebben te maken met het oplossen van problemen. Zo nemen verpleegkundigen besluiten over waarden (het vertrouwelijk omgaan met patiëntengegevens) en besluiten met betrekking tot timemanagement (het meteen meenemen van schoon beddengoed naar de patiënt als je zijn medicatie gaat geven om jezelf een wandeling te besparen). Besluiten moeten worden genomen wanneer er gelijkwaardige keuzemogelijkheden zijn. Wanneer bijvoorbeeld de verpleegkundige op hetzelfde moment met behoeften van verschillende patiënten wordt geconfronteerd, besluit ze welke patiënt ze het eerst gaat helpen. *Kritisch denken* verbetert de besluitvorming door het bieden van een 'breed scala aan mogelijkheden waarmee problemen worden geanalyseerd en besluiten worden genomen' (Adams, 1999, p. 111).

**Kernpunt**  Beschrijf een besluit dat je genomen hebt in een klinische omgeving dat niet tot doel had een probleem op te lossen.

**Klinisch redeneren** is reflectief en creatief denken over patiënten en patiëntenzorg en de wijze waarop er in het *verpleegkundig proces* geredeneerd wordt. Je weet inmiddels dat *redeneren* zodanig logisch denken is dat gedachten op een betekenisvolle manier aan elkaar worden gekoppeld. Redeneren wordt gebruikt in wetenschappelijk onderzoek, bij evidence based practice, bij het onderzoeken

# Kader 2–10 Complexe intellectuele processen

**Kritisch denken.** Doelgericht en doelbewust denken houdt een veelheid van mentale houdingen en vaardigheden in, zoals bepalen welke gegevens relevant zijn en het trekken van conclusies. Kritisch denken is essentieel wanneer een probleem slecht geformuleerd is en er niet één pasklare oplossing voor is.

**Probleem oplossen.** De mentale activiteit van het vaststellen van een probleem (onbevredigende toestand) en het vinden van een beredeneerde oplossing. Dit vereist het kunnen nemen van besluiten; het vereist niet per se de toepassing van kritisch denken.

**Verpleegkundig proces.** Een systematische, creatieve benaderingswijze voor het denken en doen van verpleegkundigen die gebruikt wordt om patiëntengegevens te verkrijgen, te categoriseren en te analyseren en om acties te plannen om aan de patiëntenbehoeften te voldoen. Deze probleemoplossende methode vereist het kunnen nemen van besluiten, klinisch inzicht en een aantal kritische cognitieve denkvaardigheden.

**Besluitvorming.** Het proces van het bepalen van de beste actie – de actie die waarschijnlijk zal leiden tot het gewenste resultaat. Ze omvat zorgvuldige overwegingen, inzicht en keuzemogelijkheden. Besluiten moeten worden genomen wanneer er gelijkwaardige keuzemogelijkheden zijn; dit zijn niet per se problemen.

**Klinisch redeneren.** Redeneren is zodanig logisch denken dat gedachten op een betekenisvolle manier aan elkaar worden gekoppeld. Klinisch redeneren is reflectief, samenvallend en creatief denken over patiënten en patiëntenzorg – de wijze waarop er in het verpleegkundig proces geredeneerd wordt.

**Reflectief beoordelen.** Een manier van denken waarbij je met een groot scala aan mogelijkheden reflecteert op iedere (individuele) situatie. Reflectie is essentieel wanneer een probleem complex is en er geen eenvoudige pasklare oplossing voor is.

**Klinisch beoordelen.** Beoordelen is het gebruiken van waarden of andere criteria om gegevens te evalueren of om conclusies te trekken uit de gegevens. Klinisch inzicht bestaat uit conclusies en meningen over de gezondheid van een patiënt, op basis van patiëntengegevens. Het vereist niet per se kritisch denken.

**Analyse/kritische analyse.** Analyseren is een kritische cognitieve vaardigheid. Het is het proces waarmee je de informatie opdeelt in stukjes en je de relatie tussen de stukjes vaststelt. Bij een kritische analyse stel je vragen over een gebeurtenis of een idee met als doel de relevante gegevens te schiften van de irrelevante. Kritisch denken omvat meer dan alleen analyseren.

van controversiële kwesties, bij het *oplossen van problemen* en bij klinisch redeneren.

**Reflectie** of **reflectief redeneren is** een manier van denken waarbij je met een groot scala aan mogelijkheden reflecteert op de merites van iedere (individuele) situatie. Het is een soort *kritisch denken* en wordt door sommige deskundigen gebruikt om kritisch denken te beschrijven (ze willen zeggen dat kritisch denken een manier van reflectief redeneren *is*). Reflectie is nuttig bij de *besluitvorming* en de *probleemoplossing* en essentieel wanneer een probleem complex is en er geen eenvoudige pasklare oplossing voor is. Verpleegkundigen reflecteren wanneer ze bijvoorbeeld te maken hebben met morele conflicten en ethische problemen.

**Klinische beoordelingen** betreffen conclusies en meningen die je, op basis van patiëntengegevens, hebt gevormd over de gezondheid van een patiënt. Klinisch inzicht/beoordeling lijkt op *besluitvorming*, in die zin dat verpleegkundigen oordelen (en besluiten nemen) over de betekenis van de patiëntengegevens en hun verpleegkundige activiteiten hierop afstemmen. Klinisch inzicht/beoordeling maakt deel uit van het *verpleegkundig proces*.

Het beoordelen is op zichzelf een *kritische cognitieve vaardigheid*, en om helder te kunnen oordelen, is het essentieel dat andere cognitieve vaardigheden aanwezig zijn. Je kunt echter ook goed helder oordelen zonder gebruik te maken van je kritische cognitieve vaardigheden. Een patiënt kan bijvoorbeeld klagen over een droge mond en de verpleegkundige kan hierop reageren door hem een slokje water te geven – zonder kritisch te denken. Wanneer de verpleegkundige *kritisch zou denken*, zou ze de mondholte onderzoeken, de turgor en temperatuur van de huid bepalen, de vochtinname en vochtuitscheiding evalueren, de medicatie en behandeling van de patiënt opnieuw bekijken, enzovoort. Deze beoordeling heeft dan tot doel de oorzaak van het probleem vast te stellen (droge mond) en op basis hiervan de interventies te plannen – een interventie die zou kunnen bestaan uit het geven van een slokje water. *Kritische redeneervaardigheden* worden gebruikt om het verpleegkundig proces nader uit te werken (te verdiepen) en om tot de kern van de zaak te komen (Adams, 1999, p. 112). **Analyse** is het proces waarmee je de informatie opdeelt in stukjes en je de relatie tussen de stukjes vaststelt (verpleegkundigen analyseren alle afzonderlijke patiëntengegevens om deze op afwijkingen te onderzoeken). **Kritische analyse** wordt toegepast om vast te stellen welke informatie of ideeën in een bepaalde situatie essentieel zijn. Analyses worden gemaakt bij de *probleemoplossing*, de *besluitvorming* en bij het geven van *klinische beoordelingen*. Hoewel analyse een kritische cognitieve vaardigheid is, gaat *kritisch denken* verder dan analyseren door zich ook te richten op wat 'waar' is en welke acties genomen moeten worden.

**2-7 Om over na te denken**

1. Schrijf een stukje over een patiëntgerelateerd probleem dat je recent hebt opgelost. Noem de probleemoplossende methode die je hebt gebruikt.
2. Beschrijf een beslissing in de zorg die je niet hebt genomen met het doel een probleem op te lossen.

Zie voor de antwoorden www.pearsonxtra.nl.

## 2.6 Kwaliteitseisen van redeneren

Je weet inmiddels dat kritisch denken ten dele 'denken over je denken' is (*metacognitie*). Als je de kwaliteit van je eigen denken controleert, zou je een basisreeks met intellectuele kwaliteitseisen moeten toepassen. Dat wil zegen dat je je denken moet controleren op duidelijkheid, nauwkeurigheid, precisie, breedte, diepte en logica. In tabel 2–3 worden deze intellectuele kwaliteitseisen uitgelegd. De verdere hoofdstukken vertellen hoe je deze kwaliteitseisen toepast in elke fase van het verpleegkundig proces (zie bijvoorbeeld tabel 3–1).

## 2.7  Kritisch denken en het verpleegkundig proces

**Kernpunt**   Kritisch denken en het verpleegkundig proces zijn onderling afhankelijk maar niet identiek.

Er zijn iedere dag momenten dat verpleegkundigen effectief functioneren zonder dat ze kritisch denken. Veel besluiten worden op basis van gewoonte genomen en zonder al te veel na te denken: welke kleren je die dag aantrekt, welke route naar het werk je neemt en wat je die dag zal eten. Voor sommige verpleegtechnische vaardigheden, zoals het bedienen van een hartmonitor waarmee je goed bekend bent, hoef je minimaal te denken. Maar voor het verpleegkundig proces is kritisch denken essentieel. Verpleegkundigen moeten in iedere fase van het verpleegkundig proces kritisch denken. Hieronder zijn de vaardigheden voor kritisch denken gecursiveerd.

**Anamnese.** Bij de anamnese hebben verpleegkundigen een *onderzoekende houding* wanneer ze *feiten, principes, theorieën, abstracties, deducties en interpretaties* gebruiken om *patiëntengegevens* te verzamelen. Om op waarde te schatten wat de patiënt zegt, moeten verpleegkundigen *betrouwbare observaties* verrichten en een *onderscheid aanbrengen in relevante en irrelevante gegevens en in belangrijke en onbelangrijke gegevens. Ook ordenen* en *categoriseren verpleegkundigen* deze relevante en belangrijke gegevens op een systematische manier, mogelijk gebaseerd op een verpleegkundige theorie. Bovendien *stellen ze vast welke gegevens ontbreken en proberen ze deze hiaten te vullen.*

**Voorbeeld:** Bij het inspecteren van de huid van meneer Willemsen constateert de verpleegkundige dat de huid droog, dun en niet elastisch is. Dit gegeven is relevant voor de diagnose 'risico op huidbeschadiging'. De verpleegkundige ziet ook dat meneer Willemsen op zijn onderbuik een litteken van ongeveer tien centimeter heeft. Het is duidelijk een oud litteken en dat is nu dus irrelevant voor de verpleegkundige diagnose. Daarnaast ziet de verpleegkundige dat meneer Willemsen, vijftig jaar, kaal aan het worden is. Dit gegeven is relevant omdat het met de huid te maken heeft, maar hoort ook bij het normale proces van ouder worden en is daarom niet van belang voor de verpleegkundige diagnose.

**Tabel 2–3**  Kwaliteitseisen van redeneren

| Standaard | Evaluatievragen | Voorbeelden |
|---|---|---|
| **Duidelijkheid** – Een bewering moet duidelijk zijn om na te gaan of ze nauwkeurig, relevant enzovoort is. | • Kun je een voorbeeld geven? <br>• Kun je dit punt anders verwoorden? | *Onduidelijk:* Na een bezoek aan de polikliniek instrueert de verpleegkundige de ouders om contact op te nemen met de huisarts wanneer de koorts van het kind weer optreedt. *Duidelijker:* De verpleegkundige instrueert de ouders hoe vaak de temperatuur bij het kind moet worden gemeten, en ze geeft de maximale temperatuur die het kind mag hebben (bijvoorbeeld 'Bel de huisarts wanneer de temperatuur boven de 38,3 °C ligt'). |
| *Nauwkeurigheid* – Een bewering kan duidelijk zijn, maar niet accuraat. | • Is dat echt waar? <br>• Hoe kun je dat controleren? | De meeste mensen wegen meer dan 136 kilo (*duidelijk geformuleerd, maar onnauwkeurig*). |
| **Precisie** – Een bewering kan duidelijk en nauwkeurig zijn, maar niet precies. | • Kun je meer details geven? <br>• Kun je specifieker/exacter zijn? | Als Jan 160 kilo weegt, dan is de bewering: 'Jan is te zwaar', duidelijk en nauwkeurig. Een precieze bewering zou luiden: 'Jan is 91 kilo te zwaar.' |
| **Relevantie** – Een bewering kan duidelijk, nauwkeurig en precies zijn, maar voor deze kwestie niet relevant. | • Hoe verhoudt dit zich tot het probleem? <br>• Hoe helpt dat ons om de kwestie te begrijpen? | Studenten denken soms dat het aantal uren dat ze in hun studie steken, bepalend zou moeten zijn voor het cijfer dat ze halen. Maar de mate van inspanning zegt niet alles over de kwaliteit van het leren. |
| **Diepte** – Een bewering kan duidelijk, nauwkeurig, gedetailleerd en relevant zijn, maar oppervlakkig. | • Hoe stelt de bewering de complexiteit van de situatie aan de orde? <br>• Houd je rekening met de problemen die de bewering veroorzaakt? <br>• Heeft de bewering betrekking op de belangrijkste factoren? | De bewering 'zeg gewoon nee', die gebruikt wordt om het drugsgebruik onder de jeugd te ontmoedigen, is duidelijk, nauwkeurig, precies en relevant. Toch is ze oppervlakkig omdat ze geen rekening houdt met de complexiteit van de kwestie. |
| **Breedte** – Een redenering kan aan alle andere kwaliteitseisen voldoen, maar eenzijdig zijn. | • Moeten we een ander gezichtspunt overwegen? <br>• Is er een andere manier om hiernaar te kijken? | Een argument dat afkomstig is van een liberaal of een conservatief persoon zal diep ingaan op kwesties als de doodstraf of abortus. Maar het zal waarschijnlijk een eenzijdig argument zijn – je bent voor of tegen. |
| **Logisch** – Redeneren brengt verschillende gedachten in een bepaalde volgorde bijeen. Wanneer de gedachten in een combinatie kloppen, is er logisch gedacht. | • Is hierin enige logica te ontdekken? <br>• Volgt de conclusie uit dat wat er zojuist gezegd is (of uit de gegevens)? <br>• Hoe kunnen deze beide 'feiten' nu waar zijn? | Iemand die tegelijkertijd stelt dat 'doden slecht is' en 'dat de doodstraf moet worden ingevoerd', is onlogisch bezig. |

*Bron:* gebaseerd op Paul, R. (1996). Universal Intellectual Standards. In *Critical thinking workshop handbook*. Dillon Beach, CA: Foundation for Critical Thinking. Zie www.criticalthinking.org

**Diagnose.** In de diagnosefase analyseren verpleegkundigen de gecategoriseerde gegevens om te kijken naar patronen en relaties tussen de aanwijzingen, en trekken hier conclusies uit. Mensen die kritisch denken, zijn voorzichtig met het geven van hun oordeel zolang ze nog onvoldoende gegevens hebben. Dit doen verpleegkundigen ook wanneer ze een 'mogelijke' in plaats van een 'feitelijke' verpleegkundige diagnose stellen. In het volgende voorbeeld zijn er onvoldoende gegevens om zeker te zijn dat de conclusie juist is.

**Voorbeeld:** Een verpleegkundige ziet dat een patiënt zijn gezicht in een grimas vertrekt en in zijn bed ligt te woelen. Op grond van haar kennis en ervaring denkt de verpleegkundige dat de patiënt, vanwege deze symptomen, pijn heeft. Dit is slechts een *voorlopige conclusie* en geen feit of een verpleegkundige diagnose, totdat ze geverifieerd heeft of het echt zo is.

De verpleegkundige moet haar observatie verifiëren/valideren door vragen te stellen aan de patiënt. Zelfs nadat er een geldige diagnose is gesteld, houdt iemand die kritisch denkt *alle mogelijkheden open*.

**Planning van de resultaten.** In deze fase gebruiken verpleegkundigen hun *redelijke en reflecterende denken dat gericht is op besluiten wat te geloven en te doen*. Ze *gebruiken kennis* en redeneervaardigheden (bijvoorbeeld *generaliseren* en *verklaren*) om de reacties van de patiënt te voorspellen en om *evaluatiecriteria te ontwikkelen (bijvoorbeeld patiëntenresultaten)*. Ze gebruiken de resultaten uit deze fase als evaluatiecriteria voor de voortgang van de patiënt en het effect van de verpleegkundige interventies.

**Planning van de interventies.** Verpleegkundigen doen voorspellingen en vormen geldige generalisaties en verklaringen op basis waarvan ze de creatieve interventies plannen en uitvoeren. Verpleegkundigen maken gebruik van hun kennis uit andere vakgebieden, zoals de fysiologie, psychologie en sociologie, om de juiste verpleegkundige interventies te kiezen en te verantwoorden. Ten slotte veronderstellen verpleegkundigen dat bepaalde verpleegkundige interventies het probleem van de patiënt zullen verlichten of zullen bijdragen aan het bereiken van de gestelde gezondheidsdoelen.

**Uitvoering.** Dit is wanneer verpleegkundigen hun kennis en de principes vanuit de verpleegkunde en vanuit andere vakgebieden op iedere specifieke zorgsituatie toepassen. Het toepassen van deze kennis, dus niet het reproduceren van uit het hoofd geleerde kennis, is een kenmerk van kritisch denken.

**Voorbeeld:** Een verpleegkundestudent heeft de principes geleerd dat 'warmte via verdamping verloren gaat' en dat 'je bij een pasgeborene bedacht moet zijn op onderkoeling'. Hoewel de student nog nooit een pasgeborene in bad heeft gedaan, en niet uit het hoofd heeft geleerd hoe je dit doet, voorkomt ze een mogelijke onderkoeling door de baby na het baden goed af te drogen en hem direct weer aan te kleden.

Het uitvoeren van verpleegkundige interventies kan vergeleken worden met *het toetsen van een hypothese* in de wetenschappelijke onderzoeksmethode. Slechts door het uitvoeren van de geplande interventies komt de verpleegkundige erachter of ze het gewenste resultaat hebben of niet.

**Evaluatie.** Bij de evaluatie gebruiken verpleegkundigen vooraf vastgestelde *evaluatiecriteria om* vast te kunnen stellen of de doelen van de patiënt bereikt zijn. Ze *analyseren* de resultaten om te bepalen welke verpleegkundige interventies (*hypothesen*) werkten en welke niet.

**Voorbeeld:** Wanneer de verpleegkundestudent een pasgeborene in bad doet, moet ze nagaan wat het resultaat is van haar acties: ze moet nagaan of ze de baby warm genoeg heeft gehouden. Het meest voor de hand liggende criterium is de lichaamstemperatuur van de baby, die ten minste 36,7 °C moet bedragen. Ook al zegt geen enkel voorschrift dat de lichaamstemperatuur van een baby na het baden moet worden gemeten, doet ze dit toch om te beoordelen of ze onderkoeling van de baby heeft voorkomen.

## 2.8 Kritisch denken en ethiek

Verpleegkundigen worden in hun werk met veel ethische vraagstukken geconfronteerd. Zelfs beginnende verpleegkundestudenten komen terecht in ethische situaties bij de interactie met collega-verpleegkundigen en collega's uit andere disciplines, patiënten, stagebegeleiders, docenten en medestudenten. Omdat verpleegkundestudenten zich in het begin vaak overweldigd en ongemakkelijk voelen, is het voor hen soms moeilijk om de ethische kwesties te herkennen en te benoemen. Hieronder volgen enkele voorbeelden (Ludwick & Sedlak, 1998):
- *Interactie met collega-verpleegkundigen en collega's uit andere disciplines.* Studenten beschouwen verpleegkundigen (en mensen andere disciplines) vaak als de deskundigen. Het is dus bijzonder moeilijk wanneer ze zien dat verpleegkundigen onjuiste zorg verlenen, of wanneer de verpleegkundigen de student negeren als deze met relevante anamnesegegevens komt.
- *Interactie met patiënten.* Studenten vragen zich af: 'Wat als ik iets verkeerds zeg? Of een fout maak?' Vanwege hun gebrek aan ervaring kunnen ze zich schuldig voelen dat ze de zorg niet altijd perfect uitvoeren. Deze drang naar perfectie kan ertoe leiden dat studenten hun fouten verbergen of informatie onjuist presenteren.

- *Interactie met docenten/praktijkbegeleiders.* Studenten beschouwen de docenten en praktijkbegeleiders als rolmodellen en als autoriteiten in klinische situaties. Ethische vraagstukken komen boven wanneer een docent/praktijkbegeleider hun vraagt iets te doen waarvoor ze bang zijn of waarop ze nog niet voorbereid zijn, of wanneer een docent/praktijkbegeleider bepaalde proceduretechnieken niet gebruikt, of wanneer een docent/praktijkbegeleider niet (voldoende) opkomt voor de belangen van de student.
- *Interactie met medestudenten.* Veel kwesties komen aan de oppervlakte wanneer je je medestudenten observeert: wanneer ze het patiëntenvertrouwen schaden (het praten over het privéleven van een patiënt tijdens de lunchpauze), wanneer ze onjuiste of onvolledige zorg verlenen (wanneer ze nalaten het beddengoed van een patiënt te verschonen), wanneer ze de voorgeschreven medicatie niet eerst controleren voordat ze deze toedienen, wanneer ze patiënteninformatie achterhouden of wanneer ze verpleegartikelen stelen.

Als je geconfronteerd wordt met zulke situaties, dan kan kritisch denken je helpen om (a) analytisch en reflectief na te denken over wat je kunt doen, (b) de redenen achter je besluiten te begrijpen en de overtuigingen waarop ze gebaseerd zijn, (c) je waarden en veronderstellingen vast te stellen, en (d) je denkproces te onderzoeken op redeneringsfouten.

## 2.9   Het ontwikkelen van kritisch denken

Kritisch denken doe je niet van de ene op de andere dag. Mensen zijn van nature geneigd om te geloven wat het meest voor de hand ligt, wat 'de omgeving' gelooft en wat hun het meeste oplevert. Mensen ontwikkelen en gebruiken hun kritisch denken doorlopend in wisselende mate van effectiviteit. Sommige mensen evalueren beter dan anderen; sommige mensen kun je alles wijsmaken, terwijl anderen niets willen aannemen voordat ze zorgvuldig de informatiebron hebben gecontroleerd. Hieronder volgen enkele richtlijnen die kritisch denken ondersteunen (Berman, Snyder, Kozier, & Erb, 2008):

- *Verricht een zelfonderzoek.* Stel vast welke kritische cognitieve vaardigheden je al beheerst (zie p. 50) en welke verder ontwikkeld moeten worden. Reflecteer op situaties waarin je besluiten hebt genomen waar je later spijt van had, en analyseer de denkprocessen en gedragingen die je hanteerde. Je kunt dit ook samen doen met een collega die je vertrouwt of in een groepje.
- *Tolereer verschillen.* Om bijvoorbeeld je onbevooroordeeldheid te ontwikkelen, kun je oefenen om open te staan voor andere gezichtspunten door heel doelbewust informatie te zoeken die tegenovergesteld is aan je eigen ideeën. Je kunt ook oefenen in het uitstellen van je oordeel. Als een kwestie erg complex is, kan het zo zijn dat deze niet snel en netjes wordt opgelost. Je zult wellicht

een tijdje 'ik weet het niet' moeten zeggen en hiermee zul je het ook moeten doen, totdat er meer bekend is

- *Zoek situaties op waar kritisch denken wordt toegepast.* Neem deel aan workshops en dergelijke over het onderwerp en respecteer de standpunten van anderen.
- *Creëer een omgeving waarin kritisch denken wordt gesteund.* Leidinggevende verpleegkundigen moeten zich zeer bewust zijn van het heersende klimaat op de afdeling ten aanzien van kritisch denken. Ze moeten een stimulerende omgeving creëren die verschillen van mening *aanmoedigt* en waar ideeën en mogelijkheden onderzocht worden. Verpleegkundigen die een coachende rol hebben, dienen hun collega's aan te moedigen om bewijzen zorgvuldig te onderzoeken voordat er conclusies worden getrokken, en moeten proberen *groepsdenken* te voorkomen: de neiging om zich maar gedachteloos te conformeren aan wat de groep vindt.
- *Oefen in kritisch denken.* Iedereen kan een bepaalde mate van kritisch denken ontwikkelen. Hoewel kritisch denken niet eenvoudig is, kun je met oefening een kritische houding en goede cognitieve vaardigheden ontwikkelen. De eerste stappen op weg naar kritisch denken zijn te beseffen dat begrijpen belangrijker is dan uit het hoofd leren, en te vertrouwen op je eigen beoordelingsvermogen bij het wijs worden uit informatie en principes. De oefeningen in dit boek over het toepassen van kritisch denken, helpen je om je kritisch denken te ontwikkelen. Terwijl je routine ontwikkelt in kritisch denken, zul je ontdekken dat je denken niet langer beperkt wordt door de invloed van niet-getoetste overtuigingen, gevoelens en waarden. Dit zal je helpen bij je pogingen om goede patiëntenresultaten te bereiken.

**Kernpunt**   Kritisch denken doe je niet 'van nature', maar kan worden ontwikkeld door te oefenen.

**2-4 Test je kennis**
Noem vijf richtlijnen die je helpen kritisch denkvermogen te ontwikkelen.

Zie voor het antwoord www.pearsonxtra.nl.

## Samenvatting

Verpleegkundigen:
- moeten kritisch denken vanwege de aard van hun werk;
- passen kritisch denken toe in iedere fase van het verpleegkundig proces;
- maken gebruik van verschillende soorten kennis: verplegingswetenschappelijke kennis, vakbekwaamheid, ethiek en zelfkennis.

Kritisch denken:
- omvat zowel houdingen (gevoelens) als cognitieve vaardigheden;
- is rationeel en redelijk;
- omvat creatief denken;
- omvat cognitieve vaardigheden zoals taalgebruik, waarneming, geloven en weten, verduidelijken, vergelijken, oordelen en evalueren en redeneren;
- omvat complexe intellectuele activiteiten zoals probleemoplossing, het verpleegkundig proces, besluitvorming, klinisch inzicht, reflectief oordelen, klinisch oordelen en kritische analyse;
- kan door oefening worden verbeterd.

Kritische denkers:
- wegen standpunten tegen elkaar af voordat ze een mening geven;
- geloven in hun eigen vaardigheden om dingen te doordenken en besluiten te nemen;
- passen kennis en principes toe op specifieke situaties;
- denken voor zichzelf en laten zich niet gemakkelijk manipuleren;
- zijn zich bewust van de grenzen van hun kennis;
- hebben een onderzoekende houding.

## Kritisch denken in de praktijk: taalgebruik

Bestudeer nogmaals pagina's 49-50 over taalgebruik.

### I. Nauwkeurig taalgebruik

De eerste reactie van mensen is vaak nogal algemeen, zoals in onderstaande beweringen. Een manier om je taalgebruik nauwkeuriger te laten zijn, is zinnen te herformuleren met behulp van 'omdat' en dan je redenen te geven voor de gestelde algemene conclusie.

a. Meneer Li heeft een goede nacht gehad *omdat* (1) hij maar één keer in acht uur is wakker geworden, en (2) hij geen pijnmedicatie nodig heeft gehad.
b. Susan krijgt vloeibare voeding en ze *verdraagt deze goed*.
c. Mevrouw Vrolijk kwam *zonder moeilijkheden* uit bed.

1. Voeg in de beweringen b en c 'omdat' toe en beschrijf de redenen die de verpleegkundige zou kunnen hebben om een algemene bewering te maken. Bewering a is al voor je gedaan.

2. Onderstreep de vage of onnauwkeurige woorden in de onderstaande verpleegkundige rapportage: '14.00 uur. Bejaarde patiënt met matige onrust opgenomen op kamer 212. Geeft aan dat hij, als hij terminaal ziek wordt, geen heroïsche behandeling wil.'

3. Herschrijf de verpleegkundige rapportage alsof jij zelf de patiënt bent die is opgenomen. Verwijder alle vage of onduidelijke begrippen door jezelf de volgende vragen te stellen: Wie? Wat? Waar? Wanneer? Hoe? Waarom? Geef alle informatie die nodig is om de begrippen te verduidelijken – bijvoorbeeld: schrijf, hoewel je de leeftijd niet weet, 'een patiënt van tachtig jaar' in plaats van 'bejaarde patiënt'.

## II. Jargon, clichés en eufemismen

Onderstreep jargon, clichés en eufemismen in onderstaande beweringen. Schrijf bij iedere onderstreepte bewering een (J), (C) of (E) ter verduidelijking of iets jargon, cliché of eufemisme is. Herschrijf de beweringen waar nodig om zo een meer reële weergave te geven van iedere gedachte.

1. _____ Je echtgenoot is nogal gedrongen, dus dit laagcalorieëndieet is belangrijk.

2. _____ Woon je alleen sinds je echtgenoot is overleden?

3. _____ Nu hij op middelbare leeftijd is, is hij te zwaar en is zijn middel veel voller.

4. _____ Ik ben een beetje aan de gezette kant. Heb je een groter uniform voor me?

5. _____ Als de oorinfecties van je kind vaker voorkomen, moeten we buisjes overwegen.

6. _____ Mevrouw Akkerman, als het godswonder er is, moet ik het eerste uur ieder kwartier uw buik controleren.

7. _____ Moet u naar het kleinste kamertje?

8. _____ Ik weet dat u het moeilijk heeft, meneer Jansen. Maar weet dat als de nood het hoogst is, de redding nabij is.

9. _____ We moeten je vandaag mobiel zien te krijgen.

10. _____ Mictie is 350 cc en 500 cc via urinekatheter opgevangen.

11. _____ Gezondheidszorg is een recht.

12. _____ Het lab komt zo om je bloedgassen en leuco's te prikken.

13. _____ Ik zal je vitale functies meten en daarna ga je voor de ECG.

## Casus: Toepassen van kritisch denken en het verpleegkundig proces

Mevrouw Lutz is een vrouw van 78 jaar die radiotherapie heeft ondergaan en drie keer is geopereerd vanwege kanker. Ze gaat niet goed vooruit, kan niet eten en verliest gewicht. De arts heeft besloten een subclaviakatheter te plaatsen om de patiënte zo Totaal Parenterale Voeding (TPV) toe te dienen. De arts zegt: 'Ik wil een klein buisje in uw ader plaatsen, ongeveer op deze plek, zodat we u de voedingsstoffen kunnen toedienen die u nodig heeft om aan te sterken en te herstellen.' Mevrouw Lutz zegt: 'Ik ben zo moe van al deze pijn. Ik weet niet of ik zoiets nog wel wil en ik wil niet nog meer pijn.'

1. Welke factoren kunnen de mogelijkheden die mevrouw Lutz heeft, ertoe bewegen om toestemming te geven voor de behandeling en dient de verpleegkundige dus te onderzoeken?
2. Hoe weet de verpleegkundige zeker dat mevrouw voldoende is geïnformeerd om 'informed consent' te kunnen geven? (Informed consent wil zeggen dat de cliënt over de behandeling is geïnformeerd en deze ook begrijpt, met alle voors en tegens.)

De verpleegkundige antwoordt: 'Kom, kom, de dokter heeft deze instructies gegeven om u beter te maken. Maakt u zich geen zorgen, we verzekeren u dat u er niets van zult voelen. De dokter komt zo en hij verwacht dat u akkoord bent.'

3. Evalueer de benadering van de verpleegkundige richting mevrouw Lutz met betrekking tot de procedure voor het inbrengen van de katheter. (Wat vind je hiervan, en waarom?)
4. Welke fase van het verpleegkundig proces gebruikt de verpleegkundige bij vraag 1 en 2?
5. Welke kwaliteitseis(en) voor redeneren is/zijn van toepassing in vraag 1 en 2 (zie tabel 2–3 op p. 69).

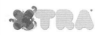 Kijk op www.pearsonxtra.nl voor de antwoorden op de vragen en nog meer oefenmateriaal.

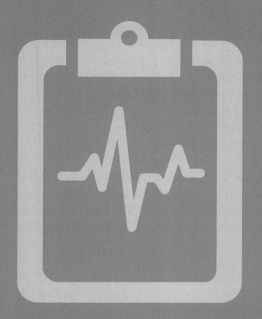

# 3

# Anamnese

## 3.1   Anamnese: de eerste fase van het verpleegkundig proces

De **anamnese**, de eerste fase van het verpleegkundig proces, is het systematisch verzamelen van relevante en belangrijke patiëntengegevens. De **gegevens** geven informatie of feiten over de patiënt weer. Verpleegkundigen gebruiken deze gegevens om: (a) gezondheidsproblemen vast te stellen, (b) de zorg te plannen, en (c) de patiëntenresultaten te evalueren. Tijdens de anamnesefase worden de gegevens door de verpleegkundige verzameld, geverifieerd, geordend en vastgelegd in vooraf bepaalde categorieën (zie kader 3–1 en afbeelding 3–1).

Het Beroepsprofiel Verpleegkundige 2020 beschrijft de anamnese of gegevensverzameling als volgt: 'het vaststellen van de behoefte aan verpleegkundige zorg door middel van klinisch redeneren' (V&VN, 2012). Een meer uitgebreide beschrijving staat in de Richtlijn Verpleegkundige en verzorgende verslaglegging (V&VN/NU'91, 2011):

> Om zorg te kunnen leveren die aansluit bij de zorgvraag van de cliënt moet de zorgprofessional gegevens verzamelen. Dit gebeurt op verschillende momenten van het zorgproces. Het verzamelen van gegevens tijdens het eerste gesprek met de cliënt wordt ook wel aangeduid met "het afnemen van een anamnese". Een anamnese is een systematische verzameling van gegevens over de zorgvraag van de cliënt en de relevante omstandigheden en voorgeschiedenis van de zorgvraag. De verpleegkundige verkrijgt de gegevens door het stellen van gerichte vragen aan de cliënt of zijn naasten, door informatie van andere hulpverleners en via eigen observaties. De anamnesegegevens vormen de basis voor het vaststellen en beschrijven van ondersteuningsvragen, zorgproblemen en verpleegkundige diagnosen. In de praktijk kan een anamnese ook gebruikt worden als een dynamisch document dat tijdens het zorgproces regelmatig geactualiseerd wordt.

### 3.1.1   Doel van de verpleegkundige anamnese

Het doel van de verpleegkundige anamnese is een totaalbeeld van de patiënt te krijgen. Hiervoor heb je gegevens nodig over gezondheids- en ziektepatronen van patiënt, gezin en gemeenschap, dingen die afwijken van het normale, mogelijkheden van de patiënt, copingsmogelijkheden van de patiënt en risicofactoren voor gezondheidsproblemen. In de verpleegkundige anamnese staan de reacties van de patiënt centraal, terwijl de medische anamnese vooral gericht is op ziekteprocessen en ziekteleer. Een verpleegkundige anamnese kan weliswaar medische gegevens opleveren, maar dat is niet het doel. Als bijvoorbeeld een patiënt in het ziekenhuis wordt opgenomen voor een operatie, dan is de verpleegkundige natuurlijk geïnteresseerd in de symptomen van de ziekte en de operatie die hij moet ondergaan, maar haar belangstelling gaat vooral uit naar zaken als: Hebben de symptomen invloed op de mate waarin de patiënt voor zichzelf kan zorgen? Wat verwacht hij van de operatie? Welke invloed zal zijn herstelproces hebben op zijn dagelijks leven? Waar zit hij op dit moment het meeste over in?

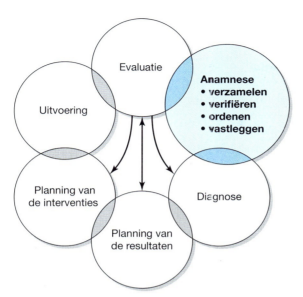

**Afbeelding 3–1**   De anamnesefase

### 3.1.2   De anamnese in relatie tot de andere fasen van het verpleegkundig proces

In hoofdstuk 1 heb je geleerd dat de fasen van het verpleegkundig proces met elkaar in verbinding staan en elkaar overlappen, hoewel ze afzonderlijk worden behandeld om je zo een beter inzicht te geven. Dit geldt in het bijzonder voor de anamnesefase. De gegevens die in de anamnese worden verzameld, moeten

---

## Kader 3–1 Overzicht van de anamnesefase

1. Gegevens verzamelen
   - (anamnese)gesprek;
   - observatie;
   - lichamelijk onderzoek.
2. Verifiëren van gegevens met cliënt en zijn naasten
   - vergelijken van subjectieve en objectieve gegevens;
   - verifiëren van tegenstrijdige gegevens.
3. Gegevens ordenen en vastleggen
   - initiële anamnese: gebruik anamneseformulier;
   - vervolganamnese: orden gegevens aan de hand van een verpleegkundig model; leg gegevens vast in zorgplan of verpleegkundige voortgangsrapportage;
   - speciële anamnese: voer uit indien nodig.

nauwkeurig en volledig zijn omdat ze bepalend zijn voor alle besluiten die moeten worden genomen in de daaropvolgende fasen van het verpleegkundig proces. De bruikbaarheid en nauwkeurigheid van de verpleegkundige diagnose hangen voor een groot deel af van een grondige en nauwkeurige gegevensverzameling. In de planningsfase gebruikt de verpleegkundige de patiëntengegevens om te besluiten welke doelen haalbaar zijn en welke verpleegkundige interventies het meeste effect zullen hebben.

In feite is de anamnese een continu proces dat in alle fasen van het verpleegkundig proces plaatsvindt. Je kunt al in gedachten een voorlopig probleem formuleren (diagnosefase) terwijl je nog bezig bent met de gegevensverzameling. De anamnese overlapt met de uitvoering en de evaluatie in die zin dat de gegevensverzameling tijdens deze fasen gewoon doorgaat.

**Voorbeeld:** Terwijl een verpleegkundige een patiënt wast (uitvoering), inspecteert ze de toestand van de huid en de beweeglijkheid van de gewrichten. Nadat de verpleegkundige interventies zijn uitgevoerd, tijdens de evaluatiefase, verzamelt de verpleegkundige gegevens om te kijken of vooruitgang is geboekt bij het behalen van de verpleegdoelen (ze inspecteert bijvoorbeeld de huid om te zien of het toepassen van wisselligging decubitus heeft kunnen voorkomen).

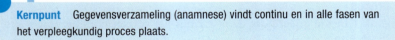

**Kernpunt**   Gegevensverzameling (anamnese) vindt continu en in alle fasen van het verpleegkundig proces plaats.

### 3.1.3    Kritisch denken bij de anamnese

Een anamnese is meer dan het invullen van gegevens op een anamneseformulier. Je moet kritisch kunnen denken en een goede basiskennis bezitten om te bepalen wat je wilt beoordelen, hoeveel informatie je nodig hebt en hoe je de informatie verkrijgt. Als je een anamnese afneemt, dan moet je principes en theorieën toepassen afkomstig uit de basisbehoeften van de mens, anatomie en fysiologie, ziekteprocessen, de groei en ontwikkeling van de mens, menselijk gedrag, sociaaleconomische patronen en stromingen, en verschillende culturen en religies.

Je moet betrouwbare observaties verrichten; onderscheid maken tussen relevante en irrelevante gegevens, tussen belangrijke gegevens en onbelangrijke gegevens, en constateren of gegevens ontbreken. Voor dit alles moet je kritisch kunnen denken, net zoals je gegevens op een bruikbare manier kunt ordenen en categoriseren. Om de kwaliteit van je denken in de anamnesefase te toetsen, kun je de kwaliteitseisen van redeneren in tabel 2–3 nog eens doornemen en jezelf de vragen stellen die je vindt in tabel 3–1.

**3-1 Om over na te denken**

Denk na over de kwaliteitseisen in kader 3–2. Welke kwaliteitseis (zie tabel 3–1) wordt bij elk criterium bedoeld? Competentie 1 bijvoorbeeld, impliceert 'breedte' omdat een uitgebreide gegevensverzameling er zorg voor draagt dat de gegevens volledig zullen zijn. Welke andere standaarden worden bij competentie 1 bedoeld? En bij de andere criteria?

Zie voor het antwoord www.pearsonxtra.nl.

**Tabel 3–1**   Anamnese: nadenken over je denken

| Kwaliteitseis | Vragen die je jezelf kunt stellen | Discussie/voorbeelden |
|---|---|---|
| **Duidelijkheid** – Een bewering moet duidelijk zijn om na te gaan of ze nauwkeurig, relevant enzovoort is. | • Heeft de patiënt zich in dit gesprek duidelijk uitgedrukt? • Zijn de gegevens duidelijk vastgelegd? | *Onduidelijk*: 'Patiënt zegt dat hij al geruime tijd ziek is.' *Duidelijker*: De verpleegkundige moet om meer gegevens vragen en deze ook vastleggen: wat verstaat de patiënt onder 'ziek' en hoe lang is 'geruime tijd'? |
| **Nauwkeurigheid** – Een bewering kan duidelijk zijn, maar niet accuraat. | • Kloppen de waarden die ik heb gemeten? • Is er reden om aan te nemen dat de patiënt onjuiste informatie heeft gegeven? • Heb ik de gegevens zo nodig geverifieerd (bijvoorbeeld subjectieve en objectieve gegevens vergeleken)? | *Voorbeeld*: Als je iemands bloeddruk moeilijk kunt meten, dan moet je aan een andere verpleegkundige vragen dit te controleren. Gegevens kunnen ook onjuist zijn als instrumenten opnieuw moeten worden gekalibreerd (bijvoorbeeld bloedsuikermeters of hartmonitoren). *Voorbeeld*: Een patiënt kan zich onvoldoende op zijn gemak voelen om de verpleegkundige eerlijk te antwoorden, of schaamt zich omdat er gezinsleden aanwezig zijn of heeft een geestelijke ontwikkelingsachterstand. |
| **Precisie** – Een bewering kan duidelijk en nauwkeurig zijn, maar niet precies. | • Welke details kan ik toevoegen om deze gegevens preciezer te laten zijn? • Weet iemand anders exact wat ik hiermee bedoel? | *Ongedetailleerd*: 'Patiënt zegt dat hij hoofdpijn heeft.' *Gedetailleerder*: 'Patiënt zegt dat hij een licht kloppende pijn heeft bij zijn linkerslaap die een uur geleden begon.' |
| Relevantie – Een bewering kan duidelijk, nauwkeurig en precies zijn, maar voor deze kwestie niet relevant. | • Heb ik gegevens die betrekking hebben op deze verpleegkundige diagnose of dit verpleegprobleem? • Heb ik gegevens over factoren die aan het probleem bijdragen? | Bij de opnameanamnese is bijna alles relevant. Speciële anamneses zijn gerichter (bijvoorbeeld: bij het evalueren van decubitus is het belangrijk hoe het ulcus zich manifesteert; je hebt ook gegevens nodig over de mobiliteit en de voeding van de patiënt; het is irrelevant dat de patiënt hoest). |

| Kwaliteitseis | Vragen die je jezelf kunt stellen | Discussie/voorbeelden |
|---|---|---|
| **Diepte** – Een bewering kan duidelijk, nauwkeurig, precies en relevant zijn, maar oppervlakkig. | • Heb ik alle onderdelen op het anamneseformulier met de patiënt doorgenomen?<br>• Zijn er andere gegevens die van belang kunnen zijn voor het probleem?<br>• Heb ik doorgevraagd op de gegevens die de patiënt gaf? | *Voorbeeld*: Een verpleegkundige wilde controleren of een patiënte goed geïnformeerd was over een operatie. Ze controleerde eerst het dossier van de patiënte en zag dat het dossier een volmachtbrief bevatte. Hierdoor werd de verpleegkundige zich ervan bewust dat ze eerst meer gegevens nodig had om zich ervan te vergewissen dat de patiënte de informatie kon begrijpen. |
| **Breedte** – Een redenering kan aan alle andere kwaliteitseisen voldoen, maar eenzijdig zijn. | • Heb ik gegevens verkregen over de zorgen van de patiënt en zijn gezin? Zijn er zaken waar ik me zorgen over maak?<br>• Heb ik alleen maar gezien wat ik verwachtte te zien? | *Voorbeeld*: Een verpleegkundige die verwacht dat patiënten altijd angstig zijn voorafgaand aan een operatie, heeft de neiging om deze signalen ook werkelijk te 'zien'; normaal gedrag wordt dan als angstig bestempeld. |
| **Logisch** – Redeneren brengt verschillende gedachten in een bepaalde volgorde bijeen. Wanneer de gedachten in een combinatie kloppen, is er logisch gedacht. | • Is logica in de gegevens te ontdekken?<br>• Hoe kunnen beide 'feiten' nu waar zijn? | Zie 'gegevens verifiëren' op p. 104. |
| **Belang** – Gerelateerd aan relevantie: wat is het meest belangrijk? | • Welke feiten zijn het belangrijkst?<br>• Zijn er abnormale bevindingen die ik direct met collega's of andere disciplines moet bespreken? | Als verpleegkundestudent dien je abnormale gegevens direct te melden aan je praktijkbegeleider of aan een ervaren collega. Wees hierop voorbereid; weet waar de grens ligt tussen normale en abnormale gegevens. |

*Bron*: gebaseerd op Paul, R. (1996). *Critical thinking workshop handbook*. Dillon Beach, CA: Foundation for Critical Thinking. Zie: www.criticalthinking.org.

## Reflectieve praktijkvoering

In hoofdstuk 2 heb je gezien dat je voor kritisch denken moet kunnen reflecteren. De kernvraag voor reflectie in de anamnesefase luidt: Welke informatie heb ik nodig voor de zorg voor dit individu, dit gezin of deze groep mensen? Dit maakt dat je dieper moet reflecteren, waarbij je vragen stelt als:
- Wie is dit individu?
- Wat is het verhaal achter dit individu (waarom zoekt het individu om hulp)?
- Welke invloed heeft de ziekte/gebeurtenis op het leven van het individu?
- Wie en wat geven het individu steun?
- Hoe voelt het individu zich?

# Kader 3–2 Kwaliteitseisen van de anamnese

**Anamnese**

De verpleegkundige verzamelt gegevens die betrekking hebben op de gezondheid van de patiënt en/of op de situatie.

*Competenties*

De verpleegkundige:

1. verzamelt uitgebreide gegevens, waaronder fysieke, functionele, psychosociale, emotionele, geestelijke, seksuele, culturele, leeftijdgerelateerde, milieugerelateerde, spirituele en economische gegevens in een systematisch en voortdurend proces, met inachtneming van de uniciteit van de persoon;
2. stelt zich op de hoogte van de waarden, voorkeuren, behoeften en de kennis van de gezondheidstoestand die de patiënt heeft;
3. betrekt de patiënt, de familie, andere zorgverleners en de omgeving, naar behoefte, bij het holistisch verzamelen van gegevens;
4. herkent barrières (zoals psychosociale, financiële, culturele) voor effectieve communicatie;
5. beseft de gevolgen van persoonlijke attitude, waarden en overtuiging bij het beoordelen van patiënten van diverse achtergronden of in verschillende situaties;
6. beoordeelt de gezinsdynamica en de gevolgen daarvan voor de patiënt;
7. prioriteert de activiteiten voor gegevensverzameling gebaseerd op de huidige toestand van de patiënt of de geanticipeerde behoeften van de patiënt of toestand;
8. gebruikt geschikte (wetenschappelijke) gegevensverzamelingstechnieken, instrumenten en hulpmiddelen;
9. combineert de beschikbare gegevens, informatie en kennis die relevant is voor de situatie om patronen en variaties te herkennen;
10. documenteert relevante gegevens op correcte wijze;
11. past ethische, wettelijke en privacyrichtlijnen en gedragslijnen toe op het verzamelen, gebruiken en verspreiden van gegevens en informatie;
12. erkent de persoon als de autoriteit over zijn eigen gezondheid en komt tegemoet aan zijn voorkeuren wat betreft zijn zorg.

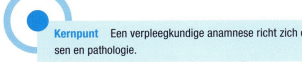

**Kernpunt**    Een verpleegkundige anamnese richt zich op de reacties van de patiënt, niet op ziekteprocessen en pathologie.

## 3.2 Gegevens verzamelen

De **gegevensverzameling** is het proces waarmee de verpleegkundige gegevens verzamelt over de gezondheidstoestand van de cliënt, het gezin en/of de gemeenschap. Hier volgen voorbeelden van gegevens over cliënt, gezin en gemeenschap:
*Cliëntgegevens:* bloeddruk, kleur van de urine, laboratoriumuitslagen.
*Gezinsgegevens:* samenstelling, gezinsinkomen, gegevens over veiligheid in huis.
*Gemeenschapsgegevens:* omgeving (lucht, water), morbiditeit en mortaliteit.
Deze paragraaf helpt je je vaardigheden op het gebied van gegevensverzameling te ontwikkelen.

### 3.2.1   Subjectieve en objectieve gegevens

Subjectieve gegevens worden soms *verborgen gegevens* of *symptomen* genoemd; objectieve gegevens worden soms *zichtbare gegevens* of *verschijnselen* (*signs*) genoemd. Voor een grondige anamnese zijn beide soorten gegevens noodzakelijk.

**Subjectieve gegevens** zijn niet meetbaar of observeerbaar. Ze kunnen alleen worden verkregen door wat de cliënt je vertelt. Bij subjectieve gegevens gaat het om gedachten, overtuigingen, gevoelens, sensaties, zelfbeleving en gezondheidsbeleving (bijvoorbeeld pijn, duizeligheid, misselijkheid, verdriet of blijdschap). Hoewel je de meeste subjectieve gegevens van de cliënt zelf zult verkrijgen, kunnen gegevens afkomstig uit de omgeving van de cliënt en van andere hulpverleners ook subjectief zijn, zolang ze berusten op meningen en inzichten in plaats van op feiten. Het is niet altijd mogelijk om subjectieve gegevens te verkrijgen. Sommige mensen, zoals zuigelingen, comateuze patiënten en mensen met een verstandelijke beperking, zijn niet (altijd) in staat om subjectieve gegevens te verschaffen of hun gegevens kunnen onbetrouwbaar zijn. Tabel 3–2 geeft je een lijst met methoden die je kunt hanteren wanneer het lastig is om subjectieve gegevens te verkrijgen.

**Kernpunt**

Voorbeelden van patiëntengegevens:
- bloeddruk
- kleur van de urine, helderheid
- informatie die de patiënt geeft
- laboratoriumuitslagen

Voorbeelden van gezinsgegevens:
- (medische) familiegeschiedenis
- interacties tussen de gezinsleden

- gezinsinkomen
- woonomstandigheden

Voorbeelden van gemeenschapsgegevens:
- fysieke omgeving: lucht, water
- culturen en subculturen
- ziekte- en sterftecijfers
- werkgelegenheidspatronen

**Objectieve gegevens** kunnen ook door iemand anders dan de cliënt zelf worden waargenomen. Deze gegevens verkrijg je gewoonlijk door de cliënt te observeren.

**Tabel 3–2** Activiteiten die de verpleegkundige kan uitvoeren wanneer het lastig is om subjectieve gegevens te verkrijgen

| Bijdragende factoren | Symptomen | Verpleegkundige activiteiten |
|---|---|---|
| Problemen met de taal (spreekt bijvoorbeeld amper Nederlands) | Patiënt is niet in staat om informatie duidelijk te verwoorden. | Gebruik eenvoudige woorden en spreek duidelijk; schakel, indien nodig, een tolk in. |
| Ernstige ziekte of pijn | Korte antwoorden, de grootste zorg van de patiënt is dat de pijn vermindert; is erg ongeduldig tijdens het stellen van vragen. | Verricht eerst de noodzakelijke verpleegkundige handelingen (geef bijvoorbeeld pijnmedicatie voordat je de patiënt spreekt); stel gesloten vragen en verzamel alleen de noodzakelijkste gegevens; vraag gezinsleden of vrienden om verdere gegevens. |
| Angst | Patiënt praat snel en onsamenhangend; geeft vertekende en onnauwkeurige informatie. | Spreek langzaam en rustig met de patiënt; benadruk dat je nauwkeurige gegevens nodig hebt om de juiste hulp te kunnen bieden. |
| Angst voor de gevolgen van de ziekte | Patiënt ontkent bepaalde symptomen of geeft doelbewust misleidende informatie. | Onderzoek de verschillen tussen wat de patiënt zegt en wat de gegevens uit andere bronnen zeggen (zie 'Gegevens verifiëren' op p. 104). |
| Beperkte verstandelijke vermogens | Patiënt kan onnauwkeurige, onbetrouwbare informatie geven. | Moedig de patiënt aan om zo veel mogelijk gegevens te verstrekken; gebruik vervolgens secundaire bronnen om ontbrekende gegevens te verkrijgen en eerdere gegevens te verifiëren. |
| Eerdere negatieve ervaringen met werkers in de gezondheidszorg; gebrek aan vertrouwen | Patiënt wil liever geen gegevens verstrekken; stelt: 'Het helpt toch niet, net als de vorige keer.' | Zeg dat je begrip hebt voor de tekortkomingen die de patiënt eerder bij hulpverleners heeft ervaren. Vraag een nieuwe kans om te helpen; toon je deskundigheid; toon respect voor de gedachten en gevoelens van de patiënt. |

Voorbeelden van objectieve gegevens zijn onder andere: de polsslag, de kleur van de huid, de mictie (hoeveelheid urine) en uitslagen van onderzoeken en röntgenfoto's.

In het verpleegkundig proces hebben de begrippen *subjectief* en *objectief* dus een andere betekenis dan in het gewone taalgebruik, waar 'subjectief' naar persoonlijke vooroordelen of meningen verwijst en waar 'objectief' niet per se een *neutrale* betekenis draagt. Zie ook tabel 3–3 voor voorbeelden van subjectieve en objectieve gegevens.

### 3.2.2 Primaire en secundaire gegevensbronnen

Gegevensbronnen zijn in twee categorieën onder te verdelen: primaire en secundaire. Je moet altijd gebruikmaken van de gegevensbron die het meest betrouwbaar is, of dit nu de patiënt zelf is of iemand anders, en de bron van de gegevens in het dossier van de patiënt vermelden. De cliënt is de **primaire gegevens**bron,

**Tabel 3–3**   Voorbeelden van subjectieve en objectieve gegevens

|  | Subjectieve gegevens | Objectieve gegevens |
|---|---|---|
| Beschrijving | *Symptomen (symptoms)*. Wat de cliënt vertelt. Gegevens kunnen alleen door de cliënt worden waargenomen en geverifieerd. | *Verschijnselen (signs)*. Gegevens kunnen door anderen worden geobserveerd of worden gemeten. |
| Voorbeelden | • Jeuk<br>• Pijn<br>• Angst<br>• 'Ik ben bang'<br>• 'Ik voel me helemaal slap' | • Polsslag van 100<br>• Bloeddruk 120/80 mm Hg<br>• Patiënt ziet bleek en voelt koud aan<br>• Mictie van 350 ml<br>• Huidturgor<br>• Lichaamshouding |

alle andere bronnen zijn secundaire gegevensbronnen. Zowel de primaire als de secundaire gegevensbronnen kunnen subjectief of objectief zijn; dat wil zeggen dat de gegevens kunnen worden verkregen uit wat de cliënt zelf zegt of door observatie en onderzoek. **Secundaire gegevens** worden verkregen uit andere bronnen dan de cliënt zelf (bijvoorbeeld andere mensen, cliëntendossiers).

*Belangrijke naasten*, zoals gezinsleden en vrienden, zijn vooral waardevolle bronnen als de cliënt een kind is of niet goed in staat is te communiceren. Je moet toestemming van de cliënt hebben voordat je bij belangrijke naasten je gegevens verzamelt.

*Andere hulpverleners*, zoals artsen, maatschappelijk werkers en fysiotherapeuten, kunnen gegevens aandragen vanuit hun vakgebied. Het uitwisselen van gegevens is vooral belangrijk als de patiënt van de ene naar de andere instelling wordt overgeplaatst (bijvoorbeeld van een verpleeghuis naar een ziekenhuis) of als de patiënt ontslagen wordt uit het ziekenhuis en thuiszorg gaat krijgen.

*Patiëntendossiers* van zowel de huidige als eerdere opnames zijn een secundaire gegevensbron. Het is belangrijk dat het patiëntendossier vroeg in het proces van de gegevensverzameling wordt doorgenomen, omdat dit je helpt richting te geven aan de initiële verpleegkundige anamnese en om de overige gegevens te verifiëren.

*Informatie uit verpleegkundige en andere literatuur* is vooral belangrijk voor verpleegkundestudenten en beginnende beroepsbeoefenaars. Als je bijvoorbeeld nog nooit een patiënt met een trigeminus neuralgie hebt verpleegd, kun je in een studieboek lezen welke klachten en symptomen je kunt verwachten. De literatuur geeft je ook informatie over de normale ontwikkeling van de mens, over cultuurverschillen en spirituele vaardigheden die je kunt hanteren tijdens de gegevensverzameling. In tabel 3–4 vind je voorbeelden van primaire en secundaire gegevensbronnen.

**Tabel 3–4**  Voorbeelden van primaire en secundaire gegevensbronnen

|  | Primaire gegevensbronnen | Secundaire gegevensbronnen |
|---|---|---|
| Beschrijving | Subjectieve en objectieve gegevens, afkomstig van de patiënt zelf | Patiëntengegevens afkomstig van gezinsleden en vrienden, informatieverstrekking door andere disciplines, gegevens uit patiëntendossiers |
| Voorbeelden | Jeuk<br>Patiënt zegt pijn te hebben<br>Patiënt zegt bang te zijn<br>Polsslag<br>Kleur van de huid<br>Lichaamshouding | Gegevens uit dossiers (bijvoorbeeld uitslagen van röntgenfoto's of de aantekening van de verpleegkundige dat de patiënt niet wilde eten)<br>Mondelinge overdracht door de zorgverleners (bijvoorbeeld: 'heeft om 8.00 uur zijn pijnmedicatie nodig')<br>Een gezinslid zegt: 'Hij heeft de hele dag al pijn' |

**Kernpunt**  Gegevensverzameling is het proces van het verzamelen van informatie over de gezondheidstoestand van de cliënt, het gezin of de gemeenschap. De gegevens kunnen subjectief of objectief zijn, en primair of secundair.

### 3.2.3  Initiële anamnese versus vervolganamnese

De anamnese begint bij het eerste contact tussen de cliënt en de verpleegkundige en duurt voort tijdens alle ontmoetingen die hierop volgen. De initiële en de vervolganamnese verschillen in doel en in aard.

De **initiële anamnese** wordt afgenomen tijdens het eerste contact met de cliënt en bestaat uit alle subjectieve en objectieve gegevens die betrekking hebben op de gezondheidstoestand van de cliënt. Gaat het om een initiële anamnese van een patiënt die opgenomen wordt, dan spreken we ook wel van een **opnameanamnese**. Van elke patiënt wordt een initiële anamnese afgenomen om, op basis hiervan, de zorgbehoefte en de noodzaak tot vervolganamnese te bepalen.

De **vervolganamnese** bestaat uit alle gegevens die verzameld worden nadat de initiële anamnesegegevens bijeen zijn gebracht – idealiter worden de vervolggegevens na elk contact tussen de patiënt en de verpleegkundige vastgelegd. Deze gegevens worden gebruikt om nieuwe problemen te onderkennen en al bestaande problemen te evalueren. In tabel 3–5 vind je een samenvatting van de vergelijking tussen een initiële en een vervolganamnese.

### 3.2.4  Initiële anamnese versus speciële anamnese

Een initiële anamnese geeft een compleet beeld van de gezondheidstoestand van de patiënt. De verpleegkundige verzamelt gegevens over het totale functioneren van de patiënt, zonder dat ze al een bepaald verpleegprobleem in gedachten heeft. Gewoonlijk wordt gebruikgemaakt van een standaard anamneseformulier (bijvoorbeeld afbeelding 3–2).

**Tabel 3–5**    Initiële anamnese versus vervolganamnese

| Initiële anamnese | Vervolganamnese |
|---|---|
| • Opnameanamnese | • Speciële anamnese |
| • De beginsituatie wordt vastgelegd | • Richt zich op specifieke problemen, activiteiten of gedragingen |
| • Is universeel | |
| • Kan speciële anamnese bevatten | • Richt zich op al vastgestelde problemen (kan ook worden gebruikt om nieuwe problemen te onderkennen) |
| • Gegevens worden gebruikt voor een eerste probleeminventarisatie | |
| | • Gegevens worden gebruikt om de verpleegdoelen en probleemoplossing te evalueren |

De gegevens die worden verkregen uit de initiële anamnese komen in een **verpleegkundig gegevensbestand**. In afbeelding 3–3 kun je zien welke plaats deze gegevens in de anamnesefase innemen. De gegevens bestaan uit de (verpleegkundige) voorgeschiedenis van de patiënt en de lichamelijke inspectie, evenals uit gegevens uit vroegere dossiers, gegevens van andere hulpverleners en eventueel gegevens uit de vakliteratuur.    In een **speciële anamnese** verzamelt de verpleegkundige gegevens over een *specifiek aspect* dat een feitelijk, dreigend of mogelijk probleem betreft (Alfaro-Le Fevre, 2010). In dit geval is de anamnese gericht op een specifiek onderwerp of bepaald deel van het lichaam en niet op de algemene gezondheidstoestand van de patiënt. Gegevens uit de speciële anamnese worden ook gebruikt om al bestaande problemen te evalueren en om nieuwe problemen vast te stellen.

**Voorbeeld:** *Evaluatie van een bestaand probleem.* In het zorgplan van Hassim Asad staat het probleem 'vochttekort'. Tijdens de vervolganamnese, als de verpleegkundige meneer Asad helpt met douchen, constateert ze dat zijn mondslijmvliezen vochtig zijn en dat de turgor van de huid verbeterd is – tekenen die erop wijzen dat zijn probleem ten aanzien van het vochttekort aan het verdwijnen is.

**Voorbeeld:** *Vaststellen van een nieuw probleem.* Tijdens het douchen, klaagt meneer Asad over hoofdpijn. Hij heeft hier niet eerder last van gehad. Terug op zijn kamer neemt de verpleegkundige zijn bloeddruk op en stelt hem enkele vragen over de aard en de aanvang van de hoofdpijn. Meneer Asad heeft een verhoogde bloeddruk en hij ziet wazig. De verpleegkundige doet het hoofdeinde van het bed omhoog, zodat de pijn iets verlicht wordt en licht vervolgens de arts in over deze nieuwe ontwikkeling.

Een speciële anamnese beperkt zich niet alleen tot de vervolganamnese; een speciële anamnese kan ook plaatsvinden tijdens de initiële anamnese wanneer de cliënt een specifiek symptoom beschrijft of andere bijzonderheden meldt. Ieder symptoom of verschijnsel is een reden om door te vragen: Wanneer begon het?

Naam: *Loes Sanders*  Leeftijd: *33*  Telefoon: *6411212*  Datum: *16/07/11*  Tijd: *15.15 uur*

Huisarts: *R. Katz*  Telefoon: *6437690*

Klachten/reden van opname: *'verkouden en kortademigheid bij inspanning'*  Lengte: *1.58 m.*  Gewicht: *56 kilo*

Gegevensverstrekker: *patiënte*  Temperatuur: *39,4 °C*  Pols: *92 (zwak)*  Ademhaling: *18 oppervlakkig*  Tensie: *122/80*

Levensbeschouwing: *katholiek, wenst evt. Sacrament der Zieken*  Afgelopen maand opgenomen geweest:  Ja ☐  Nee ☒

| | | |
|---|---|---|
| **Geen anamnese uitgevoerd**.................☐ | **Gastro-intestinaal** | Zwanger...............................................☐ |
| Reden: ____ | Dysfagie.............................................☐ | Borstvoeding.......................................☐ |
| **Neurologische/sensorische waarneming** | Hiatus hernia......................................☐ | Laatste menstruatiedatum: _01/07/11_ |
| Glaucoom............................................☐ | Leverziekte/geelzucht.........................☐ | **Vaccinaties/datum** |
| Gehoorverlies/doof ......Rechts ☐ Links ☐ | Pancreatitis........................................☐ | Griep:_____ Hepatitis B:_____ |
| Bewegingsziekte .................................☐ | Galstenen...........................................☐ | Longontsteking: ____ |
| Paresthesie .............Rechts ☐ Links ☐ | Stoma.................................................☐ | **Gedragsstoornissen** |
| Fibromyalgie/migraine ..........................☐ | Laatse ontlasting: _15/07/11_ | Angststoornis.....................................☐ |
| Spina Bifida ........................................☐ | Overig: ____ | Depressie...........................................☐ |
| Beroerte/CVA/TIA ...............................☐ | **Genito-urinair/nieren** | Zelfmoord (gedachten/pogingen).........☐ |
| Verandering geestelijke toestand .............☐ | Nierziekten/urogenitaal.......................☐ | Patiënt staat onder psychiatrische |
| Overig: ____ | Prostaatproblemen..............................☐ | behandeling........................................☐ |
| **Cardiovasculair/hematologie** | Mictieproblemen..................................☐ | **Kanker** |
| Bloedingsproblemen ............................☐ | **Bewegingsapparaat** | Soort..................................................☐ |
| Bloedtransfusie in de afgelopen 3 maanden ☐ | Artritis................................................☐ | Bestraling/Radioactieve implantaten...☐ |
| Pijn op de borst/Angina *bij hoesten* ........☑ | Rug-/wervelproblemen.........................☐ | Overig: ____ |
| Hartaanval/datum:................................☐ | Botbreuken.........................................☐ | **Persoonlijke gewoonten** |
| Hartziekten .........................................☐ | Overig: *'Ik voel me zwak'.* | Roken *Nee*.......................................☐ |
| Hoge bloeddruk....................................☐ | **Endocriene stelsel** | Aantal jaar:.................................... |
| Onregelmatige hartslag/pacemaker/..........☐ | Diabetes/type: ...................................☐ | Pakjes per dag:.............................. |
| Mitralisklepprolaps ..............................☐ | Schildklierafwijkingen *gedeeltelijk* | Wanneer gestopt:.......................... |
| Hartruis..............................................☐ | *verwijderde schildklier*.........................☐ | Wil patiënt informatie over stoppen |
| Perifeer vaatlijden...............................☐ | Overig: ____ | met roken? Nee |
| Sikkelcelanemie...................................☐ | **Infectieziekten** | ☑ Nee ☐ Ja ☐ Informatie gegeven |
| Implanteerbaar toedieningssysteem/type..☐ | Koorts *'de gebruikelijke koutjes'*.............☑ | Alcohol *Nee*.....................................☐ |
| Overig: ____ | Hepatitis/type/actief ...........................☐ | Hoe vaak per week: ____ |
| **Ademhaling** | HIV/AIDS............................................☐ | Consumpties per keer: ____ |
| Astma.................................................☐ | Recentelijk verkouden *Ja* ...................☑ | Soort: ____ |
| Bronchitis ...........................................☐ | SOA/type.............................................☐ | Drugsgebruik *Nee*.............................☐ |
| COPD/emfyseem...................................☐ | Tuberculose/actief: .............................☐ | Frequentie: ____ |
| Loopneus/rinitis/sinusitis......................☐ | Overig: ____ | Soort: ____ |
| Longontsteking *huidige diagnose*.............☑ | | Wanneer gestopt: ____ |
| Tracheostomie.....................................☐ | | Detoxificatieprogramma gestart..........☐ |
| Overig: ____ | | |

| **Allergieën** | Niet bekend ☐ | | Patiënt draagt allergie identificatiearmband ☑ |
|---|---|---|---|
| Medicatie: | **Symptomen:** | | |
| *Penicilline* | *Huiduitslag, misselijkheid* | | |
| | | Bloedreactie: ☐ | |
| **Voeding/Schelpdieren/overige allergieën:** *Nee* | | Latex: ☐ | |
| **Contrastvloeistof/kleurstof:** | | Protocol latexallergie gestart: ☐ | |

| **Eerdere ziekenhuisopnamen** **(Chirurgisch/medisch/psychisch)** | | **Huidge medicatie** (inclusief aspirine/anticoagulantia, vrij verkrijgbare medicijnen, zalfjes, pleisters, oogdruppels, homeopathische middelen, vitaminen en voedingssupplementen): | | | |
|---|---|---|---|---|---|
| | | **Medcatie** | **Dosis** | **Frequentie** | **Laatste dosis** |
| *appendectomie* | *1982* | *Thyrex 0.1 mg* | | *dagelijks* | *16/07/11* |
| *gedeeltelijk thyroïdectomie* | *1995* | *corticosteroiden?* | | | |
| | | | | | |
| | | | | | |
| | | | | | |
| | | | | | |
| | | Informatie verschaft over de relatie voeding/medicatie ☐ | | | |
| Eerste consult: | | (Opmerking: Verdere medicatie kan op laatste pagina worden ingevuld) | | | |

✿
**North Broward**

**Afbeelding 3–2**  Anamnese voor Loes Sanders

*Bron*: bewerkt uit Nursing Assessment Tool, Broward Medical Center, Broward County, FL. Met toestemming herdrukt.

**Pijn**

Hebt u pijn? ☐ Ja

Zo ja, wanneer _Nu_ Intensiteit (0-10) _6_ Doel (0-10) _/_

Plaats: _Borst_

Uitstraling:_____

Duur: _Bij hoesten_

Hoedanigheid:_____

Verergerende factoren: _hoesten_

Welke medicatie/interventies hebben een pijnverlichtende werking?
_'Erg stil zitten'_

Acute pijnhantering – brochure 'leven met pijn' gegeven ☐

---

**Psychosociale anamnese**

☐ Woont alleen ☑ Woont met echtgenoot/partner

☐ Verpleeghuis/verzorgingshuis ☐ Dakloos ☐Herstellingsoord

☐ Overig:_____

**Burgerlijke staat:** ☐ alleenstaand ☑ getrouwd ☐ gescheiden

☐ weduwe/weduwnaar ☐ gescheiden van tafel en bed

**Naaste verwanten:** _Michel Sanders_     **Telefoon:** _6411212_

**In noodgevallen:** _idem_     **Telefoon:** _idem_

**Heeft iemand u het laatste jaar bedreigd/geslagen/misbruikt?**

☐ Ja **(verwijzen naar vertrouwenspersoon)** ☑ Nee

**Leervaardigheden**

**Leerling** ☑ Patiënt ☐ Gezinslid ☐ Iemand anders

**Bereidheid tot leren** ☐ Leergierig ☐ Stelt vragen

    ☑ Zeer nieuwsgierig ☐ Ontkent noodzaak

**Ziekte-inzicht Geen inzicht** ☐ Gedeeltelijk inzicht ☐ Volledig inzicht

**Leerbarrières** ☐ Fysiek ☑ Emotioneel _(angstig)_

    ☐ Taal ☐ Religie

    ☐ Cultuur ☐ Leesvaardigheid

    ☐ Verstoord kortetermijngeheugen

    ☐ Geen

**Voorkeur voor leermethode** ☐ Lezen ☐ Uitleg

    ☐ Video ☐ Praktijkdemonstratie

**Taal** ☑ Nederlands ☐ Engels ☐ Turks

    ☐ Marokkaans ☐ Gebarentaal

    ☐ Overig:_____

**Hebt u religieuze of culturele gebruiken die belangrijk voor u zijn of die van invloed kunnen zijn op de zorg?** ☐Nee ☐Ja_____

☑ Patiëntenhandboek gegeven

☑ Folder 'veiligheidsprocedures' gegeven

☑ Folder 'patiëntenrechten en verantwoordelijkheden' gegeven

**Overige leermiddelen:**_____

**Hulpmiddelen:** Gebruikt u een van onderstaande: _Nee_

| | Ja | Bij patiënt | Bij gezin/partner |
|---|---|---|---|
| Rolstoel | ☐ | ☐ | ☐ |
| Beugels | ☐ | ☐ | ☐ |
| Wandelstok/krukken | ☐ | ☐ | ☐ |
| Rollator | ☐ | ☐ | ☐ |
| Prothese | ☐ | ☐ | ☐ |
| Medicatie | ☐ | ☐ | ☐ |
| Kunstgebit | ☐ | ☐ | ☐ |
| Boven | ☐ | ☐ | ☐ |
| Onder | ☐ | ☐ | ☐ |
| Bril | ☐ | ☐ | ☐ |
| Contactlenzen | ☐ | ☐ | ☐ |
| Gehoorapparaat | ☐ | ☐ | ☐ |
| Overig: | | | |

Eerste consult

---

**Wilsverklaringen**

**Hebt u een wilsverklaring?**

**(kruis één aan)**

☐**Nee** Informatie aan patiënt gegeven

☐**Nee** Patiënt wil geen informatie ontvangen

☑**Ja** (controleer wilsverklaring)

☑**Levenswensverklaring** ☐**Niet-reanimatieverklaring** ☐**Volmacht**

☐**Donatieregistratie**

(als patiënt een wilsverklaring bezit, dient hij binnen 24 uur een kopie te overhandigen of de patiënt kan een nieuwe wilsverklaring invullen of de patiënt kan zijn wensen mondeling kenbaar maken)

**Hebt u een gevolmachtigde?** ☐**Ja, naam:** _Nee_

(Informeer patiënt dat hij binnen 24 uur dit formulier moet overhandigen)

☐**Patiënt is niet in staat te antwoorden/gezinsleden niet aanwezig**

---

**Gevaar op vallen:** _Indien een van de onderstaande punten_ is aangevinkt, **start interventieprotocol voor veiligheid en bescherming**

Onvermogen om instructies te begrijpen of op te volgen............................................................. ☐

Verminderde mobiliteit, visueel gehandicapt, medicatietherapie, chirurgische procedures, wankelend lopen, incontinentie................... ☐

Niet in staat om het oproepsysteem te bedienen ...... ☐

Veranderde psychische toestand ........................ ☐

Toiletgang: 's nachts/drang/frequentie ................. ☐

Duizeligheid ................................................ ☐

Geschiedenis met vallen .................................. ☐

Voldoet niet aan criteria ................................. ☑

---

**Voeding:** _Indien een van de onderstaande punten is aangevinkt, vul dan op de computer in: verzoek om gesprek met_ **diëtiste**

_Misselijkheid/braken > vijf dagen sinds drie dagen misselijkheid_ ☐

Drie dagen niet gegeten/gedronken _sinds twee dagen niet gegeten_ ☐

Recentelijk onverklaarbaar gewichtsverlies > 5 kilo .............. ☐

Slikproblemen/dysfagie .................................. ☐

Decubitus in stadium III en IV............................ ☐

Voedingsinfuus ........................................... ☐

Diabetes zojuist vastgesteld ............................. ☐

Totale parenterale voeding ............................... ☐

Zwanger/borstvoeding ................................... ☐

Operatiepatiënten > 70 jaar ............................. ☐

Speciaal dieet **(neem mee in dieetinstructies)** ....... ☐

Problemen met kauwen **(neem mee in dieetinstructies)** ........ ☐

**Voldoet niet aan criteria** ............................. ☑

---

**Functies:** _Indien een van de onderstaande punten is aangevinkt, dan:_ consult met **fysiotherapeut**.

Plotselinge verlammingsverschijnselen ................ ☐

Plotselinge beroerte/CVA ............................... ☐

Recente amputatie ...................................... ☐

Wankelend lopen ........................................ ☐

Verslechterde mobiliteit ................................ ☐

Dysfagie................................................... ☐

**Voldoet niet aan criteria** ............................. ☑

---

**Afbeelding 3–2**    Vervolg

**Poliklinische preanamnese:**_____ Datum telefoongesprek/bezoek _n.v.t._____ Operatiedatum:_____ | **Preoperatief:**
Autologe bloeddonatie ☐ Directe donor ☐ Bevestiging bloedbank ☐ Aantal beschikbare eenheden_____ | Hb ☐   Ht ☐
Electrolyten ander: ☐
Ouder aanwezig ☐ | Ander: _____

---

**Anesthesie:** ASA klasse   I   II   III   IV   NPO Niets per os:_____ | **Evaluatie na 48 uur:**
**Anesthesieplan:** Algehele narcose ☐   Plaatselijk ☐   Type ☐ _____ | Geen veranderingen in anamnese ☐
Luchtwegen: _____ Gebit: Goed ☐ Voldoende ☐ Slecht ☐   ECG _____ | Veranderingen in anamnese ☐
Nek _____ Eigen tanden ☐ Kronen ☐   CXR _n.v.t.____
Eerdere anesthesie ☐   Gebitsprothese/Bruggen ☐   H & H _____
Eerdere anesthesie problemen _____ Graad 1 2 3 4   Bloedplaatjes _____
_____Overig:_____

Opmerkingen: _____
_____ | Anesthesist _____
Anesthesist _____ Datum _____ Tijd _____ | Datum/tijd _____

---

| **De Diagnose van de verzorging** | **Verpleegkundige interventies** | **Resulaten/Evaluatie** |
|---|---|---|
| **Verpleegkundige diagnosen** | ☐ Educatie van patiënt/gezin – begripsniveau | ☐ Patiënt kan de preoperatieve voorbereiding |
| Dreigend/feitelijk kennistekort | ☐ Duidelijk uitleggen van preoperatieve procedure | en procedure uitleggen |
| Preoperatief/geplande operatie | ☐ Instructies m.b.t. draaien, hoesten, ademhaling, | ☐ Patiënt weet angst te reguleren; is enigszins |
| | beenoefeningen | ontspannen |
| _n.v.t._ | ☐ Procedure specifieke instructies_____ | ☐ Toont inzicht, begrijpt de uitleg |
| | ☐ Pijnbehandelingsmogelijkheden en pijnscore | ☐ Patiënt kan uitleggen wat de pijnbehandeling |
| Angst | uitgelegd | en het zorgplan inhouden |
| | ☐ Gewenste behandelingsmodaliteit_____ | ☐ Nodige doorverwijzingen |
| Psychosociaal | ☐ Gewenste pijn (score)_____ | ☐ Zorg is op het individu afgestemd |
| | ☐ Patiënt heeft preoperatieve instructiefolder | ☐ Patiënt kan uitleggen hoe het ontslag in zijn |
| Feitelijk/dreigend | ontvangen en brochure over patiëntenverant- | werk gaat |
| Individuele behoeften | woordelijkheid. | |
| Zelfzorg/Ontslag | ☐ Uit gevoelens, stelt vragen | Zorgstandaard/protocol   ☐  Ja |
| | ☐ Krijgt emotionele steun | |
| | ☐ Gevoel van wellness is gestegen | |
| | ☐ Culturele/spirituele behoeften_____ | |
| | ☐ Ontslag ingezet/thuiszorg | Handtekening verpleegkundige_____ |
| | ☐ Behoeften vastgesteld/Interventie: | Datum_____ |

Handtekening verpleegkundige: _____ Afdeling: _____ Datum: _____ Tijd: _____
Handtekening verpleegkundige _____ Afdeling: _____ Datum: _____ Tijd: _____

---

| Datum & tijd | Multidisciplinaire gegevens |
|---|---|
| 16/07/11 | _Subjectief_ – Zegt: 'Ben sinds twee weken verkouden.' Voelt scherpe pijn op de borst bij het hoesten, en is korte demig bij inspanning. |
| 15.45 | Zegt dat het de laatste week niet mogelijk was de dagelijkse activiteiten te doen. Hoest vermindert als 'ik rechtop zit en stil zit.' |
| | Misselijkheid neemt toe bij hoesten. Heeft soms koude rillingen. Zegt: 'Ik ben zo bang wanneer ik geen adem krijg.' Heeft een verzorgd |
| | uiterlijk maar is 'nu te moe om zichzelf te fatsoeneren.' |
| | Zegt dat ze goede steun heeft van haar man. Zegt dat ze zich zorgen maakt om haar dochtertje (3 jaar) omdat haar man tot morgen |
| | op zakenreis is. Dochter wordt zolang door buren opgevangen. Maakt zich ook zorgen over werk (is advocate). 'Deze achterstand werk |
| | ik nooit meer weg.' |
| | _Objectief_ – Uitzetting van de borst < 3cm; geen opengesperde neusgaten en spant hulpademhalingsspieren niet aan. Maakt |
| | piepende ademhalingsgeluiden, rechtsboven en -onder in borst. |
| | Is geïnstrueerd om 24 uur urine op te vangen. Infuus DSW LR 1000 ml, 100 ml/per uur, in |
| | rechterarm. Hoofdeinde bed omhoog om ademen te vergemakkelijken. |

Handtekening verpleegkundige: _Maartje Meijer_____ Afdeling _2 Oost____ Datum: _16/07/11___ Tijd: _15.45____

**Ontslagmaatregelen**
☐   Vervoer ☐   Reserveren
Medische apparatuur:   ☐ Zuurstof   ☐ CPAP   ☐ Vernevelaar   ☐ Glucosemeter   Anders:_____
Instanties:   (Thuiszorg, Hospice, Tafeltje Dekje enzovoort):_____
_____

Handtekening verpleegkundige:_____ Afdeling: _____ Datum: _____ Tijd: _____
Handtekening verpleegkundige: _____ Afdeling: _____ Datum: _____ Tijd: _____

**Afbeelding 3–2**   Vervolg

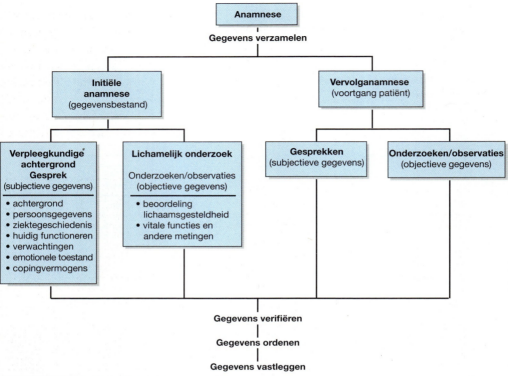

**Afbeelding 3–3**     Overzicht van de anamnese

Wanneer wordt het erger? Wanneer wordt het minder? Komen bepaalde problemen bij veel patiënten voor, dan worden voor de speciële anamnese vaak speciale anamneseformulieren gebruikt, bijvoorbeeld een flowchart voor een pijnmeting die ieder uur wordt uitgevoerd.

### 3.2.5  Gebruik van de computer bij de anamnese

Veel instellingen hebben geautomatiseerde informatiesystemen voor hun gegevensbestanden. Er bestaan geautomatiseerde anamnesesystemen waarbij de patiënt direct kan antwoorden op vragen die op het computerscherm staan. Ook zijn er systemen waarbij de verpleegkundige de patiënt vragen stelt en de antwoorden invoert in een computer die bij het bed van de patiënt staat. Ten slotte gebruiken verpleegkundige computers om de patiënteninformatie en de onderzoeksgegevens na te lezen. Afbeelding 3–4 is een voorbeeld van een computerscherm dat een deel van een flowchart toont waarop verpleegkundigen de gegevens uit de vervolganamnese vastleggen.

Daarnaast bestaat een aantal controleapparaten die dusdanig geprogrammeerd zijn dat ze continu of periodiek patiëntencontroles kunnen uitvoeren, te denken valt aan digitale thermometers, digitale weegschalen, een pulse-oximeter, telemetrische en hemodynamische apparatuur, beademingsapparatuur, hartbewakingsapparatuur of bloedsuikermeters. De meeste van deze apparaten zijn zo ingesteld dat ze de meest recente metingen kunnen opslaan. Sommige kunnen de gegevens overzetten naar een reguliere computer of de gegevens uitprinten. Sommige hebben een digitaal display dat met de gebruiker 'praat' in de vorm van instructies of resultaten. De meeste zijn voorzien van een alarm dat afgaat als het apparaat niet goed functioneert of als de gemeten waarde buiten de vastgestelde parameters valt. Al deze apparaten hebben een kleine maar krachtige computerchip en maken het de verpleegkundige mogelijk zijn observaties uit te breiden en met getoetste en betrouwbare gegevens te komen.

| | | 10/12 08:00 | 12:00 | 16:00 | 20:00 | 10/13 00:00 | 04:00 | 08:00 | 12:00 |
|---|---|---|---|---|---|---|---|---|---|
| **NEURO** | Behavior | Anxious | Cooperat | Restless | Calm | Sleeping | Anxious | Calm | Cooperat |
| | Level of Consciousness  Orientation | x3 P-P-T | No Change | No Change | x3 P-P-T | Reorients | x3 P-P-T | x3 P-P-T | No Change |
| | LOC | Alert | No Change | No Change | Alert | | Alert | Alert | No Change |
| | Mentation | Normal | No Change | No Change | Normal | Normal | Normal | Normal | No Change |
| | Speech | Clear | No Change | No Change | Clear | Clear | Clear | Clear | No Change |
| | Movement  RA | Normal | No Change | No Change | Normal | No Change | No Change | Normal | No Change |
| | LA | Normal | No Change | No Change | Normal | No Change | No Change | Normal | No Change |
| | RL | Normal | No Change | No Change | Normal | No Change | No Change | Normal | No Change |
| | LL | Normal | No Change | No Change | Normal | No Change | No Change | Normal | No Change |
| | Pupil Size(mm)/Reaction  R | 5 Brisk | 4 Brisk | 4 Brisk | 4 Brisk | 4 Brisk | 4 Brisk | 5 Brisk | 4 Brisk |
| | L | 5 Brisk | 4 Brisk | 4 Brisk | 4 Brisk | 3 Brisk | 4 Brisk | 5 Brisk | 4 Brisk |
| **CV** | Heart Sounds | Murmur Irregular | No Change | No Change | Murmur Irregular | No Change | No Change | Murmur Regular | No Change |
| | Edema Assessment  Edema | Dependent | No Change | No Change | Dependent | No Change | Dependent | Dependent | No Change |
| | Type | 2+Pitting | | | 1+Pitting | | 2+Pitting | 1+Pitting | |
| | Location | BilAnkles | | | BilAnkles | | BilAnkles | BilAnkles | |
| | Femoral  R | PalpStrng | | | PalpStrng | | | PalpStrng | |
| | L | PalpStrng | | | PalpStrng | | | PalpStrng | |
| | Popliteal  R | PalpWeak | | | PalpWeak | | | PalpWeak | |
| | L | PalpWeak | | | PalpWeak | | | PalpWeak | |
| | Posterior Tibialis  R | PalpWeak | No Change | No Change | PalpWeak | No Change | No Change | PalpWeak | No Change |
| | L | PalpWeak | No Change | No Change | PalpWeak | No Change | No Change | PalpWeak | No Change |
| | Dorsalis Pedis  R | PalpWeak | No Change | No Change | PalpWeak | No Change | No Change | PalpWeak | No Change |
| | L | PalpWeak | No Change | No Change | PalpWeak | No Change | No Change | PalpWeak | No Change |
| **RESP** | Breath Sounds  R | Decreased Clear | FineRales | InspWheez ExpWheeze | FineRales | FineRales | ExpWheeze No Change | Crackles | Crackles ExpWheeze |
| | L | Decreased Clear | FineRales RXL | InspWheez ExpWheeze | FineRales | FineRales | ExpWheeze No Change | Crackles bases | Crackles ExpWheeze |
| **GI** | Abdomen | Rounded NonTender | No Change | No Change | Soft NonTender | No Change | No Change | Rounded NonTender | No Change |
| | Bowel Sounds  R | Present Present | No Change | No Change | Present Present | No Change | No Change | Hypo Hypo | Present Present |
| | L | Present Present | No Change | No Change | Present Present | No Change | No Change | Hypo Hypo | Present Present |
| | Flatus | | | | Present | | | | |
| **GU** | Urine  Route | Foley | No Change | No Change | Foley | No Change | Foley | Foley | Foley |
| | Color | Yellow | No Change | Amber | Yellow | No Change | Amber | Amber | Yellow |
| | Character | Sediment | No Change | Sediment | Sediment | No Change | Cloudy | Cloudy | Sediment |
| **SKIN** | Skin Vitals  Color | Pale | No Change | Pale | Pale Pink | No Change | Pale Pink | Pale Pink | No Change |
| | Temp | Warm | No Change | Cool | Warm | No Change | Cool | Warm | No Change |
| | Moisture | Dry | No Change | Clammy | Dry | No Change | Dry | Dry | No Change |
| | Cap Refill | < 3 sec | No Change | < 3 sec | < 3 sec | No Change | < 3 sec | < 3 sec | No Change |
| | Nailbeds | Pink | No Change | Dusky | Pink | No Change | Pink | Pink | No Change |
| | Turgor | Elastic | No Change | Elastic | Elastic | No Change | Elastic | Elastic | No Change |

**Afbeelding 3–4**  Computerscherm met flowchart van anamnesegegevens

*Bron:* met dank aan Shore Memorial Hospital.

### 3.2.6  Methoden voor het verzamelen van gegevens

**Kernpunt**  Er worden drie methoden gebruikt bij het verzamelen van gegevens in zowel de initiële als de speciële anamnese: observatie, lichamelijk onderzoek en het anamnesegesprek.

#### Observatie

**Observatie** is het bewust en weloverwogen gebruikmaken van je zintuiglijke vermogens om zo gegevens te verzamelen van de patiënt en zijn omgeving. Dit vindt plaats wanneer de verpleegkundige in contact is met de patiënt of met zijn naasten. In tabel 3–6 vind je voorbeelden van gegevens die via zintuiglijke waarneming (observaties) zijn verzameld. Verpleegkundige observaties moeten systematisch verlopen, omdat anders wellicht belangrijke gegevens over het hoofd worden gezien. Probeer bij ieder contact met de patiënt een 'observatievolgorde' te hanteren, zoals deze:

1. Terwijl je de kamer van de patiënt binnengaat, *observeer je de patiënt op tekenen van benauwdheid* (bijvoorbeeld bleekheid, moeizame ademhaling, gedragingen die wijzen op pijn of innerlijke onrust).
2. *Controleer of de omgeving veilig is voor de patiënt* (bijvoorbeeld of de vloer nat is).
3. *Controleer de hulpmiddelen* (bijvoorbeeld urinezak, infuuspomp, zuurstof, monitoren). Werkt alles? Gaat ergens een alarm af of geeft een scherm aan dat direct handelen nodig is? Loopt de urinekatheter goed door?
4. *Kijk de kamer rond.* Wie zijn aanwezig en hoe gaan zij met de patiënt om?
5. *Verricht meer gedetailleerde observaties* zoals lichaamstemperatuur, ademhalingsgeluiden, geur wondvocht, conditie verband.

**Tabel 3–6**    Voorbeelden van observatiegegevens

| Zintuigen | Voorbeelden van verkregen gegevens |
|---|---|
| Voelen | Polsslag en polsritme; huidveranderingen (bultjes of knobbeltjes); stand van de baarmoeder in de periode na de bevalling; temperatuur van de huid |
| Zien | Algemene indruk (bijvoorbeeld schatting van lengte en gewicht, lichaamshouding, lichaamsverzorging), kleur van de huid, gezichtsuitdrukking, lichaamsbewegingen, persoonlijke spullen (bijvoorbeeld religieuze boeken, familiefoto's), apparaten (infuuspomp, ECG-monitor) |
| Ruiken | Lichaamsgeur, mondgeur en urinegeur; geur wondvocht |
| Horen | Bloeddruk, ademhalingsgeluiden, hartslag, gesproken woorden (bijvoorbeeld om gedachten en gevoelens aan te geven, vermogen om zich verstaanbaar te maken en oriëntatie) |

## Lichamelijk onderzoek

De verpleegkundige verricht **lichamelijk onderzoek** waarbij ze systematisch het lichaam bekijkt. Het lichamelijk onderzoek richt zich op het vaststellen van de functionele vermogens en functionele tekorten van de cliënt in plaats van op het vaststellen van de pathologie. Met lichamelijk onderzoek verkrijg je objectieve gegevens die je kunt vergelijken met de subjectieve gegevens uit het gesprek met de patiënt; ook kunnen objectieve gegevens de gevolgen van de ziekte van de patiënt op zijn functionele vermogens verduidelijken. Gegevens van de initiële anamnese dienen als basis. Na de verpleegkundige interventies kan de verpleegkundige de gegevens vergelijken met de basisgegevens om de reacties van de cliënt op de interventies te beoordelen.

**Inspectie** geschiedt visueel, ofwel met het blote oog ofwel met instrumenten zoals een otoscoop, die gebruikt wordt om de oren te onderzoeken. Gegevens die je kunt vinden met de inspectie zijn bijvoorbeeld zwellingen van de buik en een bleke gelaatskleur.

**Palpatie** gebeurt via aanraking, meestal met de vingertoppen, omdat die het gevoeligst zijn voor prikkeling van de tastzin. De verpleegkundige maakt gebruik van palpatie wanneer ze bijvoorbeeld de polsslag en de polssterkte meet.

**3-1 Test je kennis**

1. Geef drie voorbeelden van gegevens die je door lichamelijk onderzoek kunt verkrijgen.
2. Geef twee voorbeelden van gegevens die je door observatie kunt verkrijgen.

Zie voor de antwoorden www.pearsonxtra.nl.

## Anamnesegesprek

Het verpleegkundig anamnesegesprek is een doelgerichte, gestructureerde manier van communiceren waarbij de verpleegkundige vragen stelt aan de patiënt om subjectieve gegevens te verkrijgen. Het eerste anamnesegesprek is formeel en gepland. Gesprekken in het kader van de vervolganamnese kunnen informeel en kort zijn en zich beperken tot de interactie tussen de verpleegkundige en de patiënt; ze zijn echter nog steeds doelgericht en gestructureerd.

**Kernpunt**   Het anamnesegesprek kan formeel of informeel zijn, maar altijd wordt doelgericht en gestructureerd gecommuniceerd.

*Doel van het anamnesegesprek.* Tijdens de initiële anamnese is het hoofddoel het verzamelen van subjectieve gegevens voor het verpleegkundige dossier. Het **verpleegkundige dossier** bestaat uit gegevens over de gevolgen van de ziekte op het dagelijks functioneren van de patiënt en uit zijn copingvermogens. Het verpleegkundige dossier bevat informatie over de gehele patiënt, inclusief zijn basisbehoeften, en niet alleen maar over de biologische behoeften. De specifieke inhoud van een verpleegkundig dossier verschilt naargelang de diverse omgevingen, maar omvat in de regel de algemene inhoud zoals weergegeven in kader 3–3.

Tegelijkertijd met de initiële anamnese zal de verpleegkundige de patiënt wegwijs maken op de afdeling en informatie verstrekken over zijn verblijf (bijvoorbeeld hoe het oproepsysteem werkt en waar persoonlijke eigendommen kunnen worden opgeborgen). Hoewel het zwaartepunt ligt op het verkrijgen van gegevens, moet de verpleegkundige ook voldoende informatie geven en steun bieden om onzekerheden van de patiënt te verminderen. Dit is belangrijk omdat de indrukken die de patiënt nu opdoet een basis vormen voor de verdere relatie tussen patiënt en verpleegkundige.

*Voorbereiding op het anamnesegesprek.* In de regel kun je het best beginnen met het doornemen van het patiëntendossier, zodat je weet wie de patiënt is en wat je wilt bereiken. Dit voorkomt dat je zaken in de anamnese opneemt die al door anderen in kaart zijn gebracht; dat is mogelijkerwijs vermoeiend en zeker vervelend voor de patiënt. Maar pas op dat je je geen voorbarige mening over de patiënt vormt. Het onvermogen om de patiënt met een open blik te benaderen, kan ertoe leiden dat je sommige zaken niet opmerkt. Nadat je de doelen van het anamnesegesprek hebt bepaald, bedenk je enkele hoofdvragen waarmee je het gesprek kunt beginnen. Spreek een tijd af waarop je niet gestoord wordt – bij voorkeur niet rond etenstijden, artsenvisites of bezoekuren. Zorg voor privacy: wacht totdat het bezoek weg is of vraag hun de kamer te verlaten. Vergewis je ervan dat de patiënt zich comfortabel voelt: vraag of hij iets wil drinken, of eerst naar het toilet wil. Houd ook rekening met de emotionele toestand van de patiënt. Als de patiënt erg bang of onrustig is, zul je deze angst of onrust eerst moeten verminderen voordat je met het anamnesegesprek begint. Bij je voorbereiding gebruik je de richtlijnen uit kader 3–4.

*Soorten anamnesegesprekken.* Er zijn twee soorten anamnesegesprekken: directieve en non-directieve. Een **directief gesprek** is in hoge mate gestructureerd. De verpleegkundige bepaalt het onderwerp en stelt vragen om zo specifieke informatie te verkrijgen. Dit is een effectieve methode bij feitelijke, makkelijk te ordenen gegevens zoals leeftijd, geslacht en symptomen.

Bij een **non-directief gesprek** krijgt de patiënt alle ruimte om zelf te vertellen wat hij kwijt wil. De verpleegkundige vraagt om verduidelijking, vat samen en stelt open vragen om de communicatie van de patiënt te stimuleren. Nondirectieve gesprekken kosten veel tijd en leveren ook veel irrelevante gegevens op; ze zijn echter wel een goed middel om de patiënt zijn gevoelens te laten uiten, de communicatie te stimuleren en om een goede verstandhouding op te bouwen.

*Soorten anamnesevragen.* Anamnesevragen kunnen gesloten of open zijn (zie tabel 3–7 voor voorbeelden). **Open vragen** zijn verbonden aan non-directieve anamnesegesprekken en nodigen de patiënt tot het ontdekken en verkennen (uitwerken, verduidelijken of illustreren) van zijn gedachten en gevoelens. **Gesloten vragen** worden doorgaans gebruikt bij het directieve anamnesegesprek en hoeven gewoonlijk alleen met 'ja' of 'nee' beantwoord te worden, of met een kort, feitelijk antwoord. De hoeveelheid informatie die je krijgt, is dus beperkt. Gesloten vragen beginnen vaak met 'wanneer', 'waar', 'wie', 'wat', 'heeft', 'is' en soms 'hoe'. Gesloten vragen zijn vooral effectief in noodsituaties, wanneer een patiënt erg gestrest of bang is, of wanneer een patiënt niet goed kan communiceren.

De verpleegkundige anamnese behoeft een combinatie van directieve en nondirectieve technieken. Gebruik gesloten vragen als je specifieke dingen wilt weten (bijvoorbeeld persoonsgegevens, eerdere operaties, kinderziekten). Gebruik daarna open vragen om de patiënt over andere onderwerpen te laten praten, zoals zijn slaappatroon, pijn, of alledaagse gewoonten. Hierop kun je dan weer reageren door specifieke, gesloten vragen te stellen.

# Kader 3–3 Onderdelen van de anamnese in een verpleegkundig dossier

| Onderdeel | Voorbeeld of toelichting |
|---|---|
| Persoonlijke gegevens | Leeftijd, geslacht, burgerlijke staat |
| Hoofdklacht of reden voor opname | Meer specifiek: wat was de aanleiding voor de cliënt om hulp te zoeken (bijvoorbeeld pijn op de borst, gewichtsverlies, routinecontrole)? |
| Huidige klachten | Omvat meestal de gezondheidstoestand, ziekteverloop, invloed van de ziekte op het dagelijks leven van de cliënt |
| Voorgeschiedenis | Eerdere ziekenhuisopnamen of operaties, kinderziekten |
| Lichaamstelsels en hun invloed op het functioneren van de cliënt | Gegevens over de lichaamsstelsels zoals het ademhalingsstelsel (hoesten, kortademigheid enzovoort) of gerelateerd aan problemen met bepaalde activiteiten, zoals aan- en uitkleden, uiterlijke verzorging, eten en uitscheiding |
| Sociale anamnese en gezinsanamnese | Relatie met gezin en vrienden; etnische afkomst, beroep, economische status, thuissituatie, woonomgeving, blootstelling aan gevaarlijke stoffen |
| Levensstijl, inclusief gewoonten en patronen in het dagelijkse leven | Persoonlijke gewoonten zoals alcohol- en tabaksgebruik, eet- patroon, slaap- en rustpatronen, lichamelijke activiteiten |
| Spiritueel welbevinden | Bronnen van kracht en hoop voor de cliënt |
| Psychische gegevens | Belangrijkste factoren die stress veroorzaken: normaal copingspatroon, beschikbaarheid van hulp, stijl van communiceren, zelfbeeld |
| Perceptie van de cliënt van zijn gezondheid en ziekte | Kan de patiënt de gevolgen van zijn ziekte overzien (denkt hij bijvoorbeeld dat zijn artritis te genezen is)? |
| Verwachtingen van de cliënt over de zorgverleners | Wat de cliënt verwacht van de hulpverlening; wat hij van de verpleegkundigen verwacht |

**Tabel 3–7** Gesloten en open vragen

| Gesloten vragen | Open vragen |
|---|---|
| Wanneer gebeurde het ongeluk? | Kunt u iets over het ongeluk vertellen? |
| Hebt u pijn? | Beschrijft u de pijn eens. |
| Is deze zwangerschap gewenst? | Wat waren uw gedachten/gevoelens toen u ontdekte dat u in verwachting was? |

**Voorbeeld:**

| (Gesloten vraag) | *Verpleegkundige*: | Hoe vaak bent u in verwachting geweest? |
| | *Patiënt*: | Vier keer. |
| (Gesloten vraag) | *Verpleegkundige*: | Had u problemen bij uw vorige bevallingen? |
| | *Patiënt*: | Ja, bij de laatste. |
| (Open vraag, directief) | *Verpleegkundige*: | Wat gebeurde er? |
| | *Patiënt*: | De ontsluiting duurde erg lang en de hartslag van de baby veranderde. Toen hebben ze met spoed een keizersnede gedaan. |
| (Open vraag) | *Verpleegkundige*: | Hoe kijkt u tegen deze bevalling aan? |

De laatste vraag levert veel informatie op over het onderwerp dat de verpleegkundige heeft aangesneden. Een meer directieve, gesloten maar soortgelijke vraag zou luiden: 'Denkt u dat het weer een keizersnede zal worden?' Als de verpleegkundige meer wilde weten over de gevoelens van de patiënt, had ze kunnen vragen: 'Hebt u zorgen over de komende bevalling?'

**Kernpunt**   Gesloten vragen kunnen worden beantwoord met 'ja' of 'nee'. Open vragen moedigen de patiënt aan om te praten en bij zijn gedachten en gevoelens stil te staan.

In tabel 3–8 vind je een lijst met veelvoorkomende problemen van een anamnesegesprek en enkele suggesties hoe je hiermee om kunt gaan. Samen met kader 3–4 kunnen deze suggesties je helpen de kwaliteit van je anamnesegesprekken te verbeteren.

*Actief luisteren.* Wanneer studenten leren om anamnesegesprekken te voeren, hebben ze de neiging zich te richten op de vragen die ze gaan stellen en hoe ze die gaan stellen. Maar actief luisteren is de belangrijkste manier van communiceren. De meeste mensen denken dat ze luisteren, maar vaak zijn ze bezig met het formuleren van een antwoord op wat ze horen in plaats van dat ze proberen te begrijpen wat ze horen. Actief, empathisch luisteren doe je met je oren, ogen en hart. Het betekent dat je aandacht hebt voor de verbale en non-verbale boodschappen van de cliënt, dat je luistert naar gevoelens, en acceptatie, respect en vertrouwen uitstraalt. Het volgende acroniem (ZOLOR) is een hulpmiddel om de actieve luistervaardigheden te onthouden (Townsend, 2009, p. 104):

**Z**   Zit terwijl je de patiënt aankijkt om te laten zien dat je belangstelling hebt voor wat de patiënt vertelt.

**O**   Open houding: houd je armen en benen niet over elkaar.

**L**   Leun voorover naar de patiënt toe.

**O**   Oogcontact maken en houden.

**R**   Relaxte (ontspannen) houding: om een gevoel van verbondenheid te krijgen met de patiënt.

**Tabel 3–8** Veelvoorkomende problemen bij een anamnesegesprek

| Bron van het probleem | Toelichting | Mogelijke verpleegkundige acties |
|---|---|---|
| Verpleegkundige voelt zich ongemakkelijk. | • Je kunt het gevoel hebben dat je je opdringt aan de patiënt, misschien omdat je niet helemaal weet hoe de informatie gebruikt zal worden (vooral van toepassing op studenten verpleegkunde).<br>• Je kunt je ongemakkelijk voelen om persoonlijke vragen te moeten stellen aan een onbekende.<br>• Het besef dat het mogelijk is dat bij sommige vragen de patiënt begint te huilen of boos wordt, kan je ervan weerhouden bepaalde vragen te stellen. | • Bereid je voor. Bepaal het doel van het anamnesegesprek en leg dit de patiënt bij de introductie al uit.<br>• Denk eraan dat de verpleegkundige zorg uitgaat naar de totale patiënt en dat de gegevens nodig zijn om allesomvattende zorg te kunnen bieden. Begin met te zeggen dat de patiënt alleen hoeft te antwoorden als hij zich op zijn gemak voelt. Denk eraan dat de patiënt besluit wat hij je wel en niet zal vertellen. Ook is het meestal zo dat als jij je op je gemak voelt, de patiënt dat ook zo ervaart. Het kan ook zijn dat de patiënt graag over een bepaald onderwerp had willen praten, maar niet weet hoe hij dit kan aansnijden en opgelucht is wanneer jij dit doet.<br>• Het is belangrijk dat je leert om uitingen van emoties van anderen te respecteren. Door gevoelige onderwerpen te vermijden, kunnen er grote gaten vallen in de gegevensverzameling. Denk eraan dat de patiënt zich meestal beter voelt wanneer hij zijn gevoelens heeft geuit – terwijl jij als verpleegkundige je hierbij ongemakkelijk kunt voelen. |
| Verpleegkundige is nieuwsgierig. | • De scheidslijn tussen interesse en nieuwsgierigheid is dun. Patiënten stellen interesse op prijs, maar wijzen nieuwsgierigheid af. Dit kan een reden zijn waarom patiënten minder snel geneigd zijn met je te praten. | • Raak niet te ver verstrikt in het verhaal van de patiënt. Richt je op het verkrijgen van de gegevens die je nodig hebt voor het plannen van de zorg. |
| Familie en bezoek remmen de patiënt af bij zijn antwoorden. | • De patiënt kan zich ongemakkelijk voelen om bepaalde persoonlijke informatie ten overstaan van derden te bespreken. Soms wil de patiënt niet dat een ander bepaalde informatie te weten komt (bijvoorbeeld de vrouw die niet wil dat haar man te weten komt dat ze vóór haar huwelijk behandeld is geweest voor een seksueel overdraagbare aandoening). | • Vraag aan bezoekers om zich even terug te trekken of stel het gesprek uit tot een later tijdstip, tenzij de bezoeker een belangrijke gegevensbron is, bijvoorbeeld wanneer de patiënt een klein kind is. |

| Bron van het probleem | Toelichting | Mogelijke verpleegkundige acties |
|---|---|---|
| Familie en bezoek remmen de patiënt af bij zijn antwoorden. | • Partners geven antwoord op de vragen die je aan de patiënt stelt. | • Bedank de partner voor de informatie maar benadruk dat het belangrijk is dat je de informatie van de patiënt zelf krijgt. |
| Verpleegkundige staat niet open voor andere culturen. | • Er zijn cultuurverschillen rond de communicatie (bijvoorbeeld in sommige culturen wordt eerst een aantal beleefdheden uitgewisseld voordat persoonlijke onderwerpen besproken kunnen worden). | • Wees erop bedacht dat mensen anders omgaan met bijvoorbeeld aanraken, gezichtsuitdrukking, het gebruik van stiltes en fysieke afstand. Bijvoorbeeld:<br>- In sommige culturen hebben mensen geen direct oogcontact.<br>- In de regel houden mannen uit alle culturen meer afstand dan vrouwen. |

**3-2 Om over na te denken**

1. Observeer een gesprek tussen familieleden of medestudenten. Welke non-verbale gedragingen zie je? Zie je dat de sprekers (a) elkaar woorden in de mond leggen, (b) elkaar onderbreken of (c) waardeoordelen of adviezen geven?
2. Probeer je een recent gesprek tussen een verpleegkundige en een patiënt voor de geest te halen. Deed de verpleegkundige a, b of c? Maakte de verpleegkundige oogcontact? Liet ze bewust stiltes vallen?

Zie voor de antwoorden www.pearsonxtra.nl.

*Het anamnesegesprek met oudere mensen.* De technieken die je hanteert bij de anamnesegesprekken richten zich in dit hoofdstuk op patiënten met normale cognitieve en communicatieve vaardigheden. Er zijn bepaalde patiëntencategorieën, zoals ouderen, die speciale communicatietechnieken vergen. Ouderen maken een steeds groter deel uit van onze samenleving en de meeste verpleegkundigen krijgen met de uitoefening van hun beroep met deze groep mensen te maken. Naast de richtlijnen voor een anamnesegesprek die we je in kader 3–4 geven, zijn de onderstaande punten ook van belang wanneer je een anamnesegesprek hebt met een oudere:

1. *Neem de tijd.* Spreek langzaam en duidelijk, geef de patiënt alle tijd om rustig zijn antwoord te formuleren.
2. *Controleer aan het begin van het gesprek of de patiënt sensorische tekorten heeft.* Wacht niet totdat je bij dit onderdeel op het anamneseformulier bent beland. Controleer eerst het gehoor van de patiënt.

# Kader 3–4 Richtlijnen voor het anamnesegesprek

1. Voorbereiding
   - *Lees het dossier door.* Formuleer een aantal hoofdvragen.
   - *Zorg voor privacy.* Vraag bezoekers om te vertrekken en sluit de bedgordijnen.
   - *Neem de tijd.* Stel de tijdsduur van het gesprek vast.
   - *Zorg voor zo min mogelijk afleiding* (zet bijvoorbeeld de televisie uit).
   - *Zorg dat de patiënt op zijn gemak is* (vraag bijvoorbeeld of de patiënt eerst nog naar het toilet wil of geef de patiënt wat te drinken).

2. Het begin
   - Vraag hoe je de patiënt mag aanspreken en *gebruik die naam.*
   - *Stel jezelf voor*, vertel wat je functie is en wat het doel van het gesprek is.
   - *ZOLOR* (zie p. 98).
   - *Vertel* aan het begin van het gesprek *hoe lang het gesprek gaat duren.*

3. Gegevens verzamelen
   - *Begin met de hoofdklacht van de patiënt* ('Waarom bent u hier?').
   - *Stel daarna vragen over onderwerpen die niet bedreigend zijn.* Bewaar persoonlijke en indringende vragen voor verderop in het gesprek, als beide gesprekspartners zich meer op hun gemak voelen.
   - *Vul het anamneseformulier niet klakkeloos in.* Luister naar de patiënt als hij uitweidt over een onderwerp of als hij een nieuw onderwerp aansnijdt.

4. Goede gesprekstechnieken hanteren
   - *Voer het gesprek in de ik-vorm en niet in de wij-vorm* (bijvoorbeeld 'Wij hebben wat gegevens van u nodig'). 'Wij' duidt op een gebrek aan betrokkenheid en schept psychologische afstand tussen de verpleegkundige en de patiënt.
   - *Gebruik woorden die de patiënt begrijpt.* Veel patiënten weten bijvoorbeeld niet wat 'vitale functies' betekenen. Ga na of de patiënt begrijpt wat je hebt gezegd door bijvoorbeeld te vragen: 'Kunt u me vertellen wat er gebeurt als u diarree hebt?'
   - *Praat niet neerbuigend tegen de patiënt* (bijvoorbeeld 'Ik moet even naar uw voetje kijken').
   - *Stel niet te veel vragen* – je zou nieuwsgierig kunnen overkomen in plaats van betrokken. Gebruik daarom neutrale bewoordingen om je informatie te verkrijgen (bijvoorbeeld in plaats van 'Waar werkt u?' kun je beter vragen 'Kunt u iets over uw werk vertellen?').
   - *Vind een goede balans tussen open en gesloten vragen.*
   - *Vermijd 'waarom'-vragen* (bijvoorbeeld 'Waarom lukt het u niet om te stoppen met roken?') De meeste mensen associëren 'waarom'-vragen namelijk met afkeuring, waardoor ze in de verdediging kunnen gaan. Je kunt dit ondervangen door vragen te stellen als: 'Kunt u me vertellen hoe het komt dat…'

- *Leg patiënten geen woorden in de mond.* Vermijd suggestieve vragen als: 'Maakt u zich veel zorgen over de operatie van morgen?' Gebruik dan: 'Hoe kijkt u aan tegen de operatie?'
- *Geef de patiënt geen advies.*
- *Moedig de patiënt aan om verder te gaan* door te knikken of door tussenwoorden te gebruiken als 'Uh-hum', 'Ja' of 'Gaat u verder'.
- *Onderbreek de patiënt niet.* Als de patiënt afdwaalt, laat hem dan zijn verhaal afmaken. Probeer het onderwerp weer terug te halen door bijvoorbeeld te zeggen: 'U wilde nog iets vertellen over...'
- *Laat stiltes vallen in het gesprek* zodat de patiënt de gelegenheid heeft om zijn gedachten op een rijtje te zetten.
- *Verifieer of je goed hebt begrepen wat de patiënt heeft verteld.* Vat samen wat je hebt gehoord en vraag om feedback: 'Klopt het dat u zei dat ...' of 'Ik hoorde u zeggen dat u... Heb ik dat goed?'

3. *Neem niet klakkeloos aan dat alle ouderen doof zijn of niet begrijpen wat je bedoelt.* Het feit dat je langzaam en duidelijk moet spreken, betekent niet dat je luid hoeft te spreken.

4. *Wees je bewust dat een oudere niet altijd zijn gevoel goed onder woorden kan brengen.* Zo mag je er ook niet van uitgaan dat als iemand iets niet onder woorden kan brengen, hij het dus ook niet begrijpt. Een patiënt kan je een goed samenhangend verhaal vertellen over haar gebrek aan eetlust en dan zonder reden gaan huilen. Toch kan de informatie die ze gaf over haar eetlust wel betrouwbaar zijn. Een andere patiënt kan hard lachen om een grappig voorval, terwijl hij niet duidelijk kan uitleggen wat hij precies bedoelt.

5. *Wees je nog meer dan anders bewust van het belang van lichaamstaal.* Let op non-verbale signalen zoals trillende lippen, tranen in de ogen of bewegen met de handen en voeten. Zoals hierboven al gesteld, hebben sommige ouderen moeite om woorden te vinden die uitdrukking geven aan hun ideeën en gevoelens.

6. *Wees alert op periodieke verwardheid.* Sommige ouderen zijn van tijd tot tijd in de war. Een patiënt kan je betrouwbare gegevens verstrekken en terwijl het gesprek voortduurt, ineens de draad van het gesprek kwijtraken of met irrelevante informatie komen. Wanneer de patiënt verward lijkt, kun je door middel van de speciële anamnese zijn geestelijke toestand vaststellen. Als zijn antwoorden onbetrouwbaar blijken te zijn, kun je het gesprek op een tijdstip voortzetten waarop de patiënt niet langer verward is.

7. *Probeer, indien mogelijk, de gegevens rechtstreeks van de patiënt te verkrijgen.* Sommige patiënten geven met tegenzin antwoord op de vragen. Ook nemen gezinsleden een patiënt soms erg in bescherming en antwoorden voor hem. Leg dan uit dat het belangrijk is dat de patiënt zelf antwoord geeft.

Deze suggesties zijn in zekere mate van toepassing op mensen van alle leeftijden, maar ze zijn in het bijzonder van belang wanneer je te maken hebt met een oudere patiënt.

*Cognitieve tekorten.* Naast de gebruikelijke veranderingen passend bij het ouder worden, hebben veel ouderen lichte tot zware geheugenproblemen en ten minste één andere beperking (bijvoorbeeld oordelen, denken, taal of coördinatie). We spreken dan over **dementie**. Bijna 50 procent van de mensen ouder dan 85 jaar wordt getroffen door de ziekte van Alzheimer, een soort dementie. Mensen met dementie hebben moeite met spreken en begrijpen. Raadpleeg naslagwerken speciaal gericht op het communiceren met deze patiëntencategorie, omdat de communicatietechnieken anders zijn dan de technieken die in dit hoofdstuk besproken zijn. Hieronder volgen enkele voorbeelden van deze gesprekstechnieken:

- *Als een patiënt niet reageert op je vraag of opmerking, herhaal dan in exact dezelfde woorden wat je zojuist hebt gezegd.* Normaliter probeer je dingen anders te formuleren in de hoop dat dan wel begrepen wordt wat je zegt. Voor patiënten die dement zijn, is het geven van extra informatie (nieuwe woorden) juist extra verwarrend.
- *Als je de patiënt niet begrijpt, vraag hem dan te herhalen wat hij gezegd heeft.*
- *Gebruik eenvoudige, korte rechtstreekse zinnen.* Geef niet meer dan één instructie of stel niet meer dan één vraag tegelijk. Vraag: 'Waar doet het pijn?' en niet: 'Hoe voelt het en wanneer begon het?'
- *Gebruik geen vage opmerkingen zoals 'Uh-hum' en 'Ik begrijp het' om aan te geven dat je aandachtig luistert.* De patiënt zal zulke reacties niet kunnen plaatsen. Herhaal de opmerking van de patiënt en geef een pasklaar antwoord: 'U hebt dorst. Ik haal wat te drinken voor u.'
- *Gebruik woorden die de patiënt kan begrijpen.*
- *Het kan helpen als je vragen stelt die (alleen) met 'ja' of 'nee' kunnen worden beantwoord.*
- *Dring niet aan op een antwoord als dat de patiënt nerveus of angstig maakt.*
- *Corrigeer de patiënt niet voortdurend als wat hij zegt, niet klopt.*
- *Heb begrip voor het gegeven dat het realiteitsbesef van de patiënt verstoord is en dat hij zich niet anders kan gedragen.* Dit vergeet je snel omdat het, wanneer je een patiënt ziet lachen en hem een luchtig gesprek ziet voeren, erop lijkt dat hij niks mankeert.
- *Als het gesprek niet op gang komt, probeer het dan later nog eens.*

**Kernpunt** Denk aan de normale veranderingen van het verouderingsproces bij de anamnese. Wees je ook bewust van mogelijke cognitieve tekorten.

**3-3 Om over na te denken**

Stel je voor dat je een patiënt bent en de verpleegkundige zegt tegen je: 'Het lab komt zo om bloedgassen, leuco's en enzymen bij u te prikken. Daarna gaat u naar beneden voor een CT-scan en een ECG. Ondertussen meet ik even uw vitale functies. Gebruikt u ook medicijnen?'

- Zou jij begrijpen wat de verpleegkundige bedoelt?
- Hoe denk je dat een patiënt zich voelt als er zo tegen hem gesproken wordt?
- Welke termen zijn jargon en moeten worden uitgelegd?

Zie voor de antwoorden www.pearsonxtra.nl.

## 3.3   Gegevens verifiëren

**Verifiëren** is het controleren of de gegevens kloppen. Kritische denkers verifiëren gegevens om:
- er zeker van te zijn dat de anamnesegegevens volledig, nauwkeurig en op feiten gebaseerd zijn;
- eigen fouten, vooroordelen en misvattingen uit de gegevens te verwijderen;
- te voorkomen dat ze, te snel, verkeerde conclusies trekken uit de gegevens.

Om gegevens nauwkeurig te verzamelen moet je je bewust zijn van je eigen vooroordelen, waarden en overtuigingen, en je moet in staat zijn om feiten te onderscheiden van interpretaties en veronderstellingen. Het zonder meer accepteren van veronderstellingen wordt een **aanname** genoemd. Een verpleegkundige ziet bijvoorbeeld een man die zijn arm voor zijn borst houdt en neemt aan dat de man pijn op de borst heeft, terwijl de man in werkelijkheid een zere hand heeft. Om te voorkomen dat ze een overhaaste aanname doet, zal ze de man eerst moeten vragen waarom hij zijn arm voor zijn borst houdt. Zijn antwoord kan haar aanname bevestigen (pijn op de borst) of juist aanleiding zijn voor aanvullende vragen. Niet alle gegevens behoeven een verificatie; dit geldt bijvoorbeeld voor gegevens als lengte, gewicht, geboortedatum en de meeste laboratoriumuitslagen. In de regel moet je gegevens verifiëren als een van de vier onderstaande omstandigheden aan de orde zijn:

1.   De subjectieve en objectieve gegevens (of het anamnesegesprek en de observatie van het lichaam) komen niet overeen.

**Voorbeeld:** Mevrouw Van Diepen zegt dat ze nog nooit een hoge bloeddruk heeft gehad. De verpleegkundige meet echter een bloeddruk van 190/100 mm Hg.

2.   De patiënt zegt op verschillende momenten in het anamnesegesprek verschillende dingen.

**Voorbeeld:** In eerste instantie vertelt een vrouw die weeën heeft dat dit haar eerste zwangerschap is. Als de verpleegkundige later vraagt of ze eerder in het ziekenhuis is opgenomen geweest, zegt ze: 'In 1994, toen mijn blindedarm eruit moest, en in 1998 toen ik een miskraam had.' De verpleegkundige stelt vast dat dit dus de tweede keer is dat de vrouw zwanger is.

3. De gegevens lijken vreemd of ongebruikelijk.

**Voorbeeld:** De patiënt heeft in rust een polsslag van 50 en een bloeddruk van 190/100 mm Hg.

4. Er zijn factoren aanwezig die een nauwkeurige meting belemmeren.

**Voorbeeld:** Een kind dat huilt, heeft een snellere ademhaling dan normaal. Voordat je de normale snelheid van de ademhaling kunt bepalen, moet het kind kalmeren.

Tabel 3–9 bevat suggesties waarmee je gegevens kunt verifiëren.

**Tabel 3–9** Suggesties waarmee je gegevens kunt verifiëren

| Verpleegkundige activiteiten | Voorbeelden |
|---|---|
| Verduidelijk vage of dubbelzinnige beweringen door meer vragen te stellen aan de patiënt. | *Cliënt*: 'Mijn zoon gedraagt zich deze week zo raar.' *Verpleegkundige*: 'Wat deed uw zoon dan precies toen hij zich raar ging gedragen?' |
| Vergelijk de subjectieve gegevens altijd met de objectieve gegevens om de beweringen van de patiënt te verifiëren met jouw observaties. | • Vergelijk de pijnbeleving van de patiënt met wat de patiënt vertelt over de pijn.<br>• Meet de lichaamstemperatuur van de patiënt wanneer hij zegt dat hij koorts heeft. |
| Controleer nogmaals je bevindingen om er zeker van te zijn dat ze kloppen. | Meet de bloeddruk nog een keer aan de andere arm. |
| Wees er zeker van dat de hulpmiddelen/instrumenten werken; gebruik zo nodig een ander apparaat. | • Kalibreer de glucosemeter. Meet de lichaamstemperatuur van de patiënt met twee verschillende thermometers.<br>• Tel de polsslag handmatig en vergelijk deze met de elektronische meting. |
| Vraag iemand anders om je bevindingen te controleren. | Vraag aan een meer ervaren verpleegkundige om de huiduitslag van de patiënt te beoordelen. Vraag een collega om nogmaals de bloeddruk te meten. |
| Gebruik naslagwerken (vakbladen, internet, studieboeken) om je bevindingen nader te verklaren. | Toen de verpleegkundige kleine, paarse zwellingen onder de tong van een oudere patiënt constateerde, was ze van mening dat dit abnormaal was. Nadat ze er een boek op na had geslagen, kwam ze tot de conclusie dat dergelijke vaatafwijkingen onder de tong bij ouderen meer voorkomen. |

## 3.4  Gegevens ordenen

De gegevensverzameling dient systematisch te geschieden (zie kader 3–2). Dit betekent dat verpleegkundigen, naast het verzamelen en verifiëren van gegevens, de gegevens die met elkaar in verband staan in van tevoren vastgestelde categorieën onderbrengen. De meeste instellingen beschikken over standaardanamneseformulieren (zie afbeelding 3–2). Deze formulieren geven je de zekerheid dat je geen gegevens kunt vergeten. Ook zijn ze efficiënt omdat je de gegevens kunt ordenen terwijl je ze verzamelt en vastlegt. Voor de (speciële) vervolganamnese zijn niet altijd anamneseformulieren voorhanden, zodat je de verzamelde gegevens *achteraf* moet ordenen (categoriseren). In hoofdstuk 4 zullen we uitgebreid ingaan op het categoriseren van gegevens. De inhoud van anamneseformulieren wordt bepaald door verschillende factoren:

1. *De behoeften en wensen van de verschillende instellingen.* Veel instellingen hebben hun eigen anamneseformulieren ontwikkeld.
2. *De patiëntencategorie.* Verpleegkundigen die werken op een kraamafdeling hebben andere gegevens nodig dan verpleegkundigen die op een langdurige psychiatrische verblijfsafdeling werken.
3. *Door de visie op zorg en/of het theoretische model van de organisatie.* Sommige instellingen bieden bijvoorbeeld belevingsgerichte zorg of hanteren een systeemtheorie.

Ongeacht de inhoud van het anamneseformulier bepaalt de instelling het kader (raamwerk) waarbinnen de gegevens worden geordend. Heel simpel gezegd, is een **kader** een manier om naar iets te kijken; een kapstok.

**Voorbeeld:** Een patiënt ligt te rillen in bed. Een verpleegkundige die een psychologisch kader hanteert, zal concluderen dat de patiënt bang is; een verpleegkundige die een biologisch kader hanteert, zal concluderen dat de patiënt het koud heeft.

Sommige kaders richten zich op lichaamssystemen, andere op menselijke behoeften, zelfzorgvermogens enzovoort. Een kader bepaalt welke gegevens van betekenis zijn en begeleidt de verpleegkundige bij het bepalen van welke kenmerken van de patiënt geobserveerd moeten worden. Een kader groepeert verwante gegevens, zodat de verpleegkundige de patronen herkent die nodig zijn om cliëntenvermogens, problemen en risicofactoren vast te stellen.

### 3.4.1  Classificaties

**Classificaties** zijn in essentie overzichten (in papieren of elektronisch vorm) met op een systematische wijze geordende 'standaardtaal' om een bepaald onderwerp of fenomeen te benoemen. Voorbeelden van dergelijke classificaties zijn de NANDA-I-classificatie voor verpleegkundige diagnosen, de NIC voor verpleegkundige interventies en de NOC voor verpleegkundige uitkomstevaluaties. Ook de WHO heeft een aantal classificaties ontwikkeld om gegevens over de gezondheidstoestand van personen eenduidig vast te leggen. Voor de verpleegkundige, en in het kader van gezondheidszorgbeleid, welzijnsbeleid en algemeen maatschappelijk beleid, is de ICF (International Classification of Functioning, Disability and Health) van belang. Hier zal in de volgende paragrafen nader op ingegaan worden. De verwachting is dat classificaties in de toekomst hun weg zullen vinden in het elektronisch patiëntendossier. Ook is het de verwachting dat classificaties in een meer geïntegreerde vorm gebruikt zullen gaan worden. Zo kan het gebruik van bijvoorbeeld de NANDA-I-classificatie als hulpmiddel voor de verpleegkundige om tot een accurate verpleegkundige diagnose te komen, gecombineerd worden met een multidisciplinair systeem, zoals de ICF, dat meer het doel heeft het functioneren van mensen in kaart te brengen. De vraag is dan niet zozeer: 'Wat is de beste classificatie?' maar: 'Welk doel hebben we voor ogen, en welke classificatie past daar als hulpmiddel het beste bij?' In alle gevallen is eenduidigheid belangrijk.

### 3.4.2 Verpleegkundige modellen

Een **verpleegkundig model (theoretisch kader/raamwerk)** is een reeks van aan elkaar gerelateerde begrippen die een bepaalde manier van denken weergeven over verpleegkunde, cliënten, gezondheid en omgeving. Zulke modellen worden ook wel *theorieën, kaders* of *conceptuele raamwerken* genoemd. Deze begrippen verschillen in betekenis, afhankelijk van de mate waarin de reeks begrippen in de praktijk zijn gebruikt en getest, en in hoeverre de begrippen zijn uitgewerkt en gestructureerd. Voor dit hoofdstuk is het niet belangrijk of je weet of het idee van een theoreticus in feite een theorie, model of conceptueel raamwerk is.

Een verpleegkundig model vertelt je wat je moet beoordelen en waarom. De belangrijkste begrippen bepalen de categorieën voor het verzamelen en ordenen van gegevens. Terwijl een medisch model van waarde is bij de medische diagnosestelling en behandeling, zal een verpleegkundig model gegevens opleveren die belangrijk zijn voor de verpleegkundige zorg. Enkele voorbeelden:

- *De functionele gezondheidspatronen van Gordon.* Gordons model geeft richting aan verpleegkundigen bij de gegevensverzameling van algemene gedragspatronen die bijdragen aan gezondheid, kwaliteit van leven en het bereiken van de menselijke vermogens (Gordon, 1994). Met behulp van dit model zul je patronen herkennen en het functioneren van de patiënt binnen elk gezondheidspatroon kunnen vaststellen (zie tabel 3–10). Gebruik van de functionele gezondheidsproblemen van Gordon, ten behoeve van eenduidig taalgebruik, wordt aanbevolen in de Richtlijn Verpleegkundige en verzorgende verslaglegging (V&VN/NU'91, 2011).
- *Zelfzorgmodel van Orem.* Orems model richt zich op de mogelijkheden van de patiënt om de zelfzorgactiviteiten uit te voeren die nodig zijn om het leven, de gezondheid en het welbevinden van de patiënt in stand te houden. Met behulp

van dit model stel je de zelfzorgtekorten vast waarvoor verpleegkundige interventies nodig zijn (zie tabel 3–11).

- *Adaptatiemodel van Roy*. Roys adaptatiemodel beschrijft de mens als een psycho-sociosomatisch wezen dat zich constant probeert aan te passen aan uitwendige en inwendige invloeden. Met behulp van dit model kun je beoordelen wanneer het schort aan de adaptatie van de patiënt op een van de volgende vier gebieden: fysiologische adaptatie, adaptatie van het zelfbeeld, adaptatie van de rolbeheersing en adaptatie van de onderlinge afhankelijkheid (zie tabel 3–12).
- *NANDA-I-taxonomie (2009)*. De NANDA biedt een kader voor de anamnese en de diagnose en is strikt genomen geen verpleegkundige theorie. De taxonomie classificeert gegevens en verpleegkundige diagnosen in 13 domeinen (zie tabel 3–13).

**Tabel 3–10**    Gegevens ordenen volgens de 11 functionele gezondheidspatronen van Gordon

| Functionele gezondheidspatronen | Beschrijft | Voorbeelden |
|---|---|---|
| Patroon van gezondheidsbeleving en -instandhouding | De perceptie van de patiënt van zijn gezondheid en hoe hij voor zijn gezondheid zorgt | Therapietrouw: gezondheidsbevorderende activiteiten zoals regelmatige lichaamsbeweging en check-up |
| Voedings- en stofwisselingspatroon | Het patroon van vocht- en voedselinname in verhouding tot de metabole behoeften, en indicatoren van de plaatselijk aanwezige voedingsmiddelen | De conditie van de huid, tanden, haren, nagels, slijmvliezen; lengte en gewicht, vocht- en elektrolytenbalans |
| Uitscheidingspatroon | Dit patroon omvat de uitscheidingsfunctie van darmen, blaas en huid. Inbegrepen zijn de beleving van de cliënt over wat normaal is | De frequentie van ontlasting en urineren; pijn bij het plassen; aspect van de urine en feces |
| Activiteitenpatroon | Het activiteitenpatroon omvat het geheel van lichaamsbeweging, activiteiten, ontspanning en vrijetijdsbesteding | Lichamelijke activiteiten en hobby's; eventueel inclusief de hartcirculatie en ademhaling; mobiliteit en activiteiten van het dagelijks leven |
| Cognitie- en waarnemingspatroon | Het patroon van de zintuiglijke waarneming en de cognitie | Gezicht, gehoor, smaak, tast, reuk, pijnperceptie en pijnregulering; cognitieve functies zoals taal, geheugen en het vermogen om besluiten te nemen |
| Slaap-/rustpatroon | Het patroon van slapen, rusten en ontspannen | Wat de cliënt zelf vindt van de kwaliteit en de duur van zijn slaap en de verkregen energie; gebruik van hulpmiddelen en slaapgewoonten |

| Functionele gezondheidspatronen | Beschrijft | Voorbeelden |
|---|---|---|
| Zelfbelevingspatroon | De wijze waarop de cliënt zichzelf beleeft en hoe hij over zichzelf denkt; emotionele patronen | Lichamelijk welbevinden, lichaamsbeeld, gevoel en houding ten opzichte van zichzelf; de perceptie van zijn mogelijkheden en objectieve gegevens als lichaamsbouw, oogcontact en intonatie |
| Rollen- en relatiepatroon | De rollen die de cliënt op zich neemt en de relaties die hij onderhoudt | Perceptie van de huidige belangrijke rollen en verantwoordelijkheden (bijvoorbeeld vader, echtgenoot en werknemer); tevredenheid binnen het gezin, werk en sociale contacten |
| Seksualiteits- en voortplantingspatroon | De tevredenheid of ontevredenheid van de cliënt met zijn seksualiteit en voortplanting | Aantal en verloop van zwangerschappen en bevallingen; problemen met seksualiteit; tevredenheid met de seksuele relatie(s); intimiteit |
| Stressverwerkingspatroon | De wijze waarop de cliënt met stress en problemen omgaat | De wijze waarop de cliënt met stress omgaat; beschikbare ondersteuning; ervaren vermogens om situaties onder controle te houden en te sturen |
| Waarden- en levensovertuigingspatroon | De waarden en overtuigingen (ook spirituele) en doelen waardoor de cliënt zich laat leiden in zijn keuzen en besluiten | Verbondenheid met een bepaalde religie; wat een cliënt belangrijk vindt in het leven; waarden/overtuigingen die de gezondheid in de weg staan; geloofsuitingen |

*Bron*: met toestemming van en gebaseerd op Gordon, M. (1994). *Nursing diagnosis: Process and application* (3e ed.). St. Louis: C.V. Mosby, p. 70.

**Tabel 3–11**   Gegevens ordenen volgens het zelfzorgmodel van Orem

| Groepeer gegevens in de volgende categorieën van wat Orem 'universele zelfzorgvereisten' noemt: |
|---|
| 1. Zorg voor voldoende zuurstofinname |
| 2. Zorg voor voldoende vochtinname |
| 3. Zorg voor voldoende voedselinname |
| 4. Zorg verlenen wat betreft lozen van urine en ontlasting |
| 5. Evenwicht tussen activiteit en rust bereiken |
| 6. Evenwicht tussen alleen doorgebrachte tijd en tijd met anderen bereiken |
| 7. Onderneem actie om bedreigingen voor het leven, functioneren en welzijn te vermijden |
| 8. Ontwikkel menselijk functioneren en ontwikkeling binnen sociale groepen, waarbij rekening wordt gehouden met talenten, beperkingen en verlangen naar 'normaal zijn' (zoals bepaald door wetenschap, cultuur en sociale waarden) |

*Bron:* gebaseerd op Orem, D.E. (1991). *Nursing: Concepts of practice* (4e ed.). St. Louis: Mosby-Year Book, p. 126. Met toestemming van Elsevier.

**Tabel 3–12**   Gegevens ordenen volgens het adaptatiemodel van Roy

| Categorieën (adaptieve modi) | Toelichting |
|---|---|
| *Fysiologische adaptatie*<br>• Activiteit en rust<br>• Voeding<br>• Uitscheiding<br>• Vocht- en elektrolytenhuishouding<br>• Zuurstof<br>• Bescherming<br>• Reguleren van temperatuur<br>• Reguleren van zintuiglijke functies<br>• Reguleren van hormonen | Evenwicht moet in elke subcategorie behouden blijven. |
| *Adaptatie van het zelfbeeld*<br>• Lichamelijke zelfachting<br>• Persoonlijke zelfachting | Aanpassing (adaptatie) betekent het ontwikkelen van een positief zelfbeeld inclusief lichamelijke, moreel/ethische en idealistische aspecten. Daar horen ook zelfrespect en persoonlijke integriteit bij. |
| *Adaptatie van de rolbeheersing* | De mogelijkheid om in verschillende rollen te functioneren, zoals ouder, echtgenoot, werknemer enzovoort. |
| *Adaptatie van de onderlinge afhankelijkheid* | Een evenwicht tussen afhankelijkheid en onafhankelijkheid in relaties met anderen is bereikt. Omvat het geven en ontvangen van liefde, respect en waardering. |

*Bron:* gewijzigd naar Roy, C. & Andrews, H. A. (2009). *The Roy adaptation model* (3e ed.). Upper Saddle River, NJ: Pearson, pp. 69-71.

### 3.4.3   Niet-verpleegkundige modellen

Ook raamwerken of kaders die afkomstig zijn van andere disciplines kunnen je helpen om gegevens te clusteren. De **behoeftehiërarchie van Maslow** ordent gegevens volgens de fundamentele behoeften die ieder mens heeft. De theorie achter dit model stelt dat iemands fundamentele behoeften (bijvoorbeeld fysiologische behoeften) bevredigd moeten zijn voordat er aan hogere behoeften (zoals zelfwaardering) tegemoet kan worden gekomen. In tabel 3–14 vind je hiervan voorbeelden.

Het **model dat zich richt op lichaamssystemen (medisch model)** wordt gebruikt wanneer gegevens moeten worden geïdentificeerd die mogelijk op een medisch probleem duiden. De meeste anamneseformulieren bevatten een onderdeel dat opgebouwd is volgens de lichaamssystemen (zie kader 3–6). Een formulier dat het medisch model combineert met andere modellen (bijvoorbeeld de behoeftehiërarchie van Maslow of een verpleegkundig model) gaat uit van een holistische benaderingswijze en stelt de verpleegkundige in staat om zowel de medische als de verpleegproblemen vast te stellen.

**Tabel 3–13** Gegevens ordenen volgens de NANDA-I-taxonomie II

| Domeinen | Definities | Klassen |
|---|---|---|
| Gezondheids-bevordering | Het zich bewust zijn van welbevinden of normaal functioneren en van de strategieën die gebruikt worden om dat welbevinden en normaal functioneren in stand te houden en te verbeteren | • *Gezondheidsbesef.* Herkenning van normaal functioneren en welbevinden<br>• *Gezondheidsonderhoud.* Het vaststellen, controleren, uitvoeren en integreren van de activiteiten die de gezondheid en het welbevinden in stand houden |
| Voeding | Activiteiten zoals het innemen, opnemen en gebruiken van voedingsstoffen voor weefselonderhoud, weefselherstel en energieproductie | • *Voedselinname.* Het in het lichaam opnemen van voedsel of voedingsstoffen<br>• *Spijsvertering.* De fysieke en chemische activiteiten die voedselelementen omzetten in substanties die geschikt zijn voor absorptie en assimilatie<br>• *Absorptie.* De werkelijke opname van voedingsstoffen door lichaamsweefsels<br>• *Metabolisme.* De chemische en fysieke processen die plaatsvinden in levende organismen en cellen voor de ontwikkeling en het gebruik van protoplasma, de productie van afvalstoffen en energie en het laten vrijkomen van energie voor alle vitale processen<br>• *Vochthuishouding.* Het innemen en absorberen van vocht en elektrolyten |
| Uitscheiding en ademhaling | Secretie en excretie van afvalproducten uit het lichaam | • *Urinesysteem.* Het proces van secretie, absorptie en excretie van urine<br>• *Maag-darmsysteem.* Het proces van absorptie en secretie van de eindproducten van de voedselinname<br>• *Huidsysteem.* Proces van secretie en excretie door de huid<br>• *Ademhalingsstelsel.* Het proces van gasuitwisseling en het verwijderen van de eindproducten van metabolisme |
| Activiteit en rust | Productie, behoud, verbruik of balans van energie | • *Slapen/rust.* Sluimeren, rusten, op je gemak zijn, ontspannen of inactiviteit<br>• *Activiteit/lichaamsbeweging.* Het bewegen van delen van het lichaam (mobiliteit), arbeid verrichten of vaak (maar niet altijd) tot de weerstandsgrens activiteiten uitvoeren<br>• *Energiebalans.* Een dynamische staat van harmonie tussen opname en gebruik van energiehulpbronnen en/of -middelen<br>• *Cardiovasculaire en -pulmonale reacties.* Cardiopulmonale mechanismen voor de ondersteuning van activiteit en rust<br>• *Zelfzorg.* Het vermogen om activiteiten te verrichten ten aanzien van zorg voor het lichaam en lichaamsfuncties |

| Domeinen | Definities | Klassen |
|---|---|---|
| **Perceptie en cognitie** | Het proces van de menselijke informatieverwerking, inclusief aandacht, oriëntatie, gevoel, perceptie, cognitie en communicatie | • *Aandacht.* Mentale bereidheid tot opmerken of observeren<br>• *Oriëntatie.* Zich bewust zijn van tijd, plaats en persoon<br>• *Gewaarwording/perceptie.* Het ontvangen van informatie via gewaarwordingen, zoals tast, smaak, reuk, zien, horen en bewegingszin en het begrijpen van deze informatie met als resultaat het kunnen benoemen, associaties weten te leggen en/of patronen weten te herkennen<br>• *Cognitie.* Het gebruik van geheugen, leervermogen, denkvermogen, probleemoplossend vermogen, abstractievermogen, oordeelsvermogen, inzicht, intellectuele capaciteit, rekenvermogen en taalvermogen<br>• *Communicatie.* Het zenden en ontvangen van verbale en non-verbale informatie |
| **Zelfperceptie** | Van zichzelf bewust zijn | • *Zelfbeeld.* Het idee dat je zelf hebt over wie je bent<br>• *Zelfrespect.* De mate van waardering die iemand toekent aan de eigenwaarde, aan de vermogens, aan de belangrijkheid en aan het succes<br>• *Lichaamsbeeld.* De mentale verbeelding van het eigen lichaam |
| **Rollen en relaties** | De positieve en negatieve relaties of omgang tussen personen of groepen personen en de wijze waarop deze betrekkingen worden getoond | • *Rollen van de mantelzorger.* De sociaal geaccepteerde gedragspatronen van personen die voor een ander zorgen, maar geen professionele gezondheidszorgwerkers zijn<br>• *Familie- en gezinsrelaties.* Verbanden tussen mensen die door bloedverwantschap of door keus een relatie met elkaar hebben<br>• *Rolvervulling.* Kwaliteit van het functioneren in sociaal geaccepteerde gedragspatronen |
| **Seksualiteit** | Seksuele identiteit, seksueel functioneren en voortplanting | • *Seksuele identiteit.* Het toestandbeeld van een specifiek persoon in relatie tot seksualiteit en/of gender of geslacht<br>• *Seksueel functioneren.* De capaciteit of het vermogen om in seksuele activiteiten te participeren<br>• *Voortplanting.* Elk proces waarbij nieuwe individuen (mensen) worden voortgebracht |
| **Coping en stress-tolerantie** | Met levensgebeurtenissen en/of levensprocessen omgaan | • *Posttraumatische reacties.* Reacties die optreden na een fysiek of psychologisch trauma<br>• *Copingreacties.* Het proces van het hanteren van omgevingsstress<br>• *Neurobehavorial stress.* Gedragsreacties die het functioneren van de hersenen en het zenuwstelsel weergeven |

| Domeinen | Definities | Klassen |
|---|---|---|
| **Levensprincipes** | Principes die ten grondslag liggen aan het handelen en denken en aan het gedrag ten aanzien van gewoonten of instituties die als juist en intrinsiek waardevol worden beschouwd | • *Waarden.* De vaststelling en rangschikking van een voorkeurshandelwijze of toestand<br>• *Overtuigingen.* Opvattingen, verwachtingen of oordelen over handelingen, gewoonten of instituties die als intrinsiek juist en waardevol worden beschouwd<br>• *Congruentie tussen waarden, overtuiging en handelen.* De bereikte overeenkomst of balans tussen waarden, overtuigingen en handelen |
| **Veiligheid en bescherming** | Vrij zijn van gevaar, lichamelijk letsel of verstoord immuunsysteem; bescherming tegen verlies en bescherming van veiligheid en geborgenheid | • *Infectie.* Reacties van de getroffen persoon na een pathogene invasie<br>• *Fysiek letsel.* Lichamelijke schade of pijn<br>• *Geweld.* De uitoefening van excessieve kracht of macht met als oogmerk letsel te veroorzaken of te misbruiken<br>• *Omgevingsrisico.* Bronnen van gevaar in de nabije omgeving<br>• *Verdedigingsprocessen.* De processen waarbij het 'ik' zichzelf beschermt tegen het 'niet-ik'<br>• *Warmteregulatie.* Het fysiologisch proces dat ter bescherming van het organisme de warmte en de energie in het lichaam regelt |
| **Welbevinden** | Het zich mentaal, fysiek en sociaal welbevinden of zich op zijn gemak voelen | • *Fysiek welbevinden.* Gevoel van welbevinden of zich op zijn gemak voelen en/of pijnvrij zijn<br>• *Welbevinden van de omgeving.* Gevoel van welbevinden of zich op zijn gemak voelen in of met zijn omgeving<br>• *Sociaal welbevinden.* Gevoel van welbevinden of zich op zijn gemak voelen in de eigen sociale situaties |
| **Groei/ ontwikkeling** | Met de leeftijd overeen-komende groei van de fysieke lichaamsgrootte, orgaansystemen en/of het bereiken van ontwikkelings-mijlpalen in het leven | • *Groei.* Groei van de fysieke lichaamsgrootte of het groeien van orgaansystemen<br>• *Ontwikkeling.* Het wel of niet bereiken van ontwikkelingsmijlpalen in het leven |

*Bron:* gebaseerd op NANDA International (2009). *NANDA International nursing diagnoses: Definitions and classification 2009-2011.* Ames, IA: Wiley-Blackwell, p. 370-380.

In feite maakt het niet uit welk model je gebruikt, als je het maar consequent gebruikt om zo meer vaardigheid te ontwikkelen. Ook als je geen anamnesefor-mulier hebt, moet je de gegevens op de een of andere manier ordenen. Weet dat je, als je gebruikmaakt van een theoretisch kader, op een bepaalde manier naar een cliënt kunt kijken en zo een grondige en systematische anamnese kunt afnemen en de gegevens meer betekenis kunt geven.

**Tabel 3–14**   Het gebruik van de behoeftehiërarchie van Maslow om gegevens te ordenen

| Gegevenscategorieën (behoeften) | Voorbeelden van gegevens |
|---|---|
| Fysiologische behoeften (fundamentele behoeften om te kunnen overleven) | Zuurstof, voeding, vocht, regulatie van de lichaamstemperatuur, warmte, uitscheiding, onderdak, seks |
| Veiligheid en zekerheid (behoefte om je veilig en op je gemak te voelen) | Lichamelijke veiligheid (infectie, vallen, bijwerking van medicijnen); psychologische zekerheid (kennis van procedures, slaapgewoonten, routines, angst voor afhankelijkheid); pijn |
| Liefde en erkenning (behoefte hebben aan liefde en affectie) | Informatie over gezin en naasten; sociale ondersteuning |
| Waardering en zelfwaardering (behoefte om je goed te voelen over jezelf) | Verandering van lichaamsbeeld (bijvoorbeeld puberteit, na operatie); verandering in zelfbeeld (bijvoorbeeld mogelijkheid om gebruikelijke familierol te vervullen); trots zijn op de eigen vaardigheden |
| Zelfrealisatie (behoefte om het maximale uit jezelf te halen; behoefte om te groeien en te veranderen) | Mate waarin doelen worden bereikt, autonomie, motivatie, probleemoplossende vaardigheden, vermogen om hulp te geven en te ontvangen, gevoelens over prestaties en rollen |

*Bron*: gebaseerd op Maslow, A.H. (1970). *Motivation and personality* (2e ed.). New York: Harper & Row.

# Kader 3–5 International Classification of Functioning, Disability and Health (ICF)

De ICF is een classificatie voor het beschrijven van het functioneren van mensen inclusief factoren die op dat functioneren van invloed zijn.
*Ondergaande tekst is bewerkt overgenomen van RIVM (g.d.). De ICF – een classificatie voor het beschrijven van het functioneren van mensen inclusief factoren die op dat functioneren van invloed zijn, via http://www. rivm.nl/who-fic/in/BrochureICF.pdf.*

Om het functioneren van mensen te beschrijven heeft de Wereldgezondheidsorganisatie (WHO) in 2001 de ICF gepubliceerd. ICF is de afkorting van International Classification of Functioning, Disability and Health. De Nederlandse vertaling van de ICF is verschenen in 2002. De ICF is een begrippenkader (een soort woordenboek) waarmee het mogelijk is het functioneren van mensen en de eventuele problemen die mensen in het functioneren ervaren te beschrijven, plus de factoren die op dat functioneren van invloed zijn. De ICF is tot stand gekomen na een jarenlange, mondiale discussie waarbij veel landen en organisaties betrokken zijn geweest. Door deze procedure is de ICF toepasbaar in verschillende culturen en geschikt voor communicatie tussen verschillende beroepsgroepen en voor internationale vergelijking van gegevens. Ook personen zonder een opleiding of een baan in de gezondheidszorg kunnen momenteel voldoende (leken)kennis hebben over (hun eigen) ziekten, beschikbare hulpmiddelen, medicatie, behandelwijzen en mogelijkheden.

Artsen en andere professionals zijn niet meer de enige deskundigen en komen bij voorkeur pas in actie bij 'ernstiger' problemen. Dit heeft geresulteerd in een meer kritische, mondige patiënt. Autonomie staat hoog in het vaandel: het zelf meebeslissen over behandelmogelijkheden, behandeldoelen en prioriteiten, en het zelf kiezen van de behandelaar. Behandelaar en cliënt sluiten, overeenkomstig de Wet op de Geneeskundige Behandelingsovereenkomst (WGBO), een behandelovereenkomst. Daarin zijn onder meer taken en verantwoordelijkheden vastgelegd. Het persoonsgebonden budget is eveneens een stap ter ondersteuning van de autonomie van de cliënt.

### Perspectieven en begrippen uit de ICF

De ICF biedt een standaardtaal én een schema voor de beschrijving van het menselijk functioneren en wat daarmee verband houdt. Met de ICF kan iemands functioneren worden beschreven vanuit drie verschillende perspectieven: het perspectief van de mens als organisme, als 'lichaam' (hoe goed functioneren bijvoorbeeld de gewrichten, het hart en de bloedvaten, de hersenen en zenuwen, en de longen van een persoon? Zijn ze onbeschadigd?); het perspectief van het menselijk handelen (welke activiteiten voert iemand zelf uit en welke zou hij zelf kunnen of willen uitvoeren?); het perspectief van participatie, deelname aan het maatschappelijk leven (kan iemand meedoen op alle levensterreinen - zoals werk, gezin, hobby - en doet hij ook mee? Is iemand een volwaardig lid van de maatschappij?).

### Voorbeelden van het gebruik van de ICF

De ICF wordt op veel plaatsen en door veel verschillende beroepsgroepen/organisaties gebruikt (zoals beleidsmakers, beroepsverenigingen, softwareleveranciers, fabrikanten, indicatiestellers, zorgverleners, docenten, documentalisten en onderzoekers). Twee voorbeelden van gebruik waar cliënten direct belang bij kunnen hebben, zijn:

- Het formuleren van de verpleegkundige diagnose en de behandeldoelen van verpleegkundige zorg. Daarmee kan direct worden aangesloten bij de wensen van patiënten/cliënten ten aanzien van het functioneren.
- Nationaal en internationaal wordt de ICF gebruikt om vragenlijsten met betrekking tot het menselijk functioneren en problemen daarin op systematische wijze te ordenen en te analyseren.

## Kader 3–6 Medisch model (lichaamssystemen)

- huid
- ademhalingsstelsel
- hart en bloedvaten
- zenuwstelsel
- endocrien stelsel

- spier- en skeletstelsel
- maag-darmstelsel
- genito-urinairstelsel
- voortplantingsstelsel
- immuunstelsel

**3-4 Om over na te denken**

Geeft jouw opleiding je een anamneseformulier dat je kunt gebruiken? Welk(e) model(len) wordt/worden gehanteerd om de gegevens te ordenen? Wat zijn de belangrijkste categorieën? Verschilt dit formulier van de anamneseformulieren die bij jou op de afdeling worden gebruikt?

Zie voor het antwoord www.pearsonxtra.nl.

## 3.5   Gegevens vastleggen

De Richtlijn Verpleegkundige en verzorgende verslaglegging (V&VN/NU'91, 2011, p. 19) verwijst naar landelijke documenten waarin gegevens genoemd worden die hulpverleners in het cliëntendossier moeten opnemen (zie www.pearsonxtra.nl). De Richtlijn stelt:

De verslaglegging moet aan de volgende criteria voldoen:
- Zorgvuldig, juist, controleerbaar, systematisch, volledig.
- Bondig: de verslaglegging moet ter zake doende informatie bevatten. Hoofd- en bijzaken moeten onderscheiden worden.
- Eenduidig: de verslaglegging moet waar mogelijk voor de gebruiker bekende begrippen bevatten. Onbekende terminologie, afkortingen, jargon en woorden of zinnen die verschillend geïnterpreteerd kunnen worden, moeten vermeden worden. Een zorg(leef)plan moet voor cliënten goed te lezen en te begrijpen zijn.
- Objectief: als sprake is van een interpretatie van objectieve observaties en gegevens, dan moet dat aangegeven worden. Oordelen moeten deugdelijk onderbouwd zijn. In de verslaglegging mag geen persoonlijke vooringenomenheid doorklinken.
- Concreet, bijvoorbeeld door het gedrag van de cliënt te beschrijven.
- Duidelijk: het handschrift moet leesbaar zijn.
- Herleidbaar: genoteerde gegevens moeten voorzien zijn van een naam of een op de persoon herleidbare paraaf of code, van een datum en zo nodig van een tijdsaanduiding.

De verpleegkundige anamnese maakt deel uit van het patiëntendossier. Daarom is het belangrijk dat de anamnese schriftelijk wordt vastgelegd op het anamneseformulier op de dag dat de patiënt wordt opgenomen. Probeer niet alles wat de patiënt zegt letterlijk op te schrijven, want dat belemmert de communicatie tussen jou en de patiënt.

Leg subjectieve gegevens indien mogelijk vast in de bewoordingen die de patiënt zelf gebruikt en gebruik hiervoor aanhalingstekens. Als je zijn uitspraken in je eigen woorden weergeeft of samenvat, gebruik je geen aanhalingstekens. Wees er zeker van dat je de feitelijke gegevens (aanwijzingen) vastlegt (wat de patiënt zegt en wat jij zelf ziet, hoort, voelt, ruikt en meet) zonder er conclusies aan te verbinden (jouw beoordeling of interpretatie van wat de gegevens betekenen). In tabel 3–15 worden de aanwijzingen met de conclusies vergeleken.

Vermijd vage bewoordingen als *goed, normaal, adequaat* of *verdraagt medicatie goed*. Deze woorden hebben voor iedereen een andere betekenis. Veronderstel dat een verpleegkundige schrijft: 'Het gezichtsvermogen is goed.' Betekent dit dat de patiënte de krant zonder bril kan lezen? Of juist als ze haar bril op heeft? Of dat ze goed genoeg ziet om zelfstandig uit bed te komen? Het is dus beter dat de verpleegkundige schrijft: 'Kan met haar bril op ook de kleine letters in de krant lezen.'

**Tabel 3–15**  Vergelijking tussen gegevens (aanwijzingen) en conclusies

| Aanwijzingen | | |
|---|---|---|
| **Subjectieve gegevens** | **Objectieve gegevens** | **Conclusies** |
| 'Mijn rug doet echt pijn' (omschrijving: de patiënt geeft aan dat zijn rug pijn doet). | Ligt roerloos in bed. Grimassen geobserveerd. | De patiënt heeft pijn. |
| 'Mijn identificatiearmbandje zit te strak en mijn arm is pijnlijk en gevoelig' (omschrijving: de patiënt geeft aan dat het identificatiearmbandje te strak zit en dat de arm pijnlijk en gevoelig is). | De linkerarm voelt warm aan, is rood en opgezet over een oppervlakte van 4 x 4 cm rond de insteekplaats van de infuusnaald. | De infuusarm (linkerarm) is ontstoken bij de insteekopening. |
| 'Ik weet niet zeker of ik de operatie wel moet ondergaan. Het lijkt niet ongevaarlijk en het is niet eens zeker of de operatie helpt. Ik denk dat ik gewoon bang ben. | Is huilerig. Spieren in het gezicht trillen. Polsslag van 100. Handen trillen. | De patiënt is bang voor de operatie. |
| **Denk eraan dat je de aanwijzingen vastlegt, niet de conclusies** | | |

**3-5 Om over na te denken**

Stel je de volgende situatie eens voor: je neemt een speciële anamnese af bij een patiënt met 'verstoorde slaap'. De patiënt zegt: 'Natuurlijk ben ik moe! Ik heb vannacht haast niet geslapen. Mijn kamergenoot snurkte het hele ziekenhuis bij elkaar, en de nachtdienst maakte me een partij herrie. Het ging maar door! Als zij de zaken een beetje beter zouden organiseren, dan hoefden ze me niet zoveel te storen.'

1. Wat vind je in dit geval van het feit dat dit boek stelt dat je de subjectieve gegevens in de eigen bewoordingen van de cliënt dient weer te geven?
2. Wat zou je opschrijven als je deze gegevens in de anamnese verwerkt en waarom?

Zie voor het antwoord www.pearsonxtra.nl.

## 3.6  Andere typen anamneses

Soms kun je een speciële anamnese verrichten die gericht is op bepaalde onderdelen van het functioneren van een cliënt. Hiervoor beschikken de meeste instellingen over speciale anamneseformulieren. Wanneer je bijvoorbeeld een speciële anamnese afneemt over de voedingstoestand van een cliënt, kun je een formulier gebruiken van de opleiding. Je kunt ook een speciaal formulier gebruiken waarmee je het bewustzijnsniveau, de pupilreactie en bewegingen van de ledematen van een comateuze patiënt registreert. Deze paragraaf gaat in op functionele anamneses en anamneses in de thuiszorg, en op culturele en spirituele anamneses, en gezins- en gemeenschapsanamneses.

### 3.6.1   Anamnese in de thuiszorg

Zorgverzekeraars stimuleren patiënteneducatie en komen met plannen voor de hulp aan de patiënten bij de overgang van intensieve zorg naar zelfzorg. Gegevens over het inzicht en de zelfzorgvermogens van de patiënt stellen de verpleegkundige in staat om een individueel educatieplan op te stellen. Verpleegkundigen hebben echter minder tijd dan ooit om zich op de individuele patiënt te richten. Een manier om deze hindernis te nemen, is de patiënt een zelfbeoordelingslijst te laten invullen. Met zo'n hulpmiddel kan het zelfverzorgend (of functionele) vermogen van de patiënt worden getest. Voorbeelden van functionele vermogens zijn zelfstandig eten, baden en zich aankleden, uit bed of een stoel komen en veilig lopen of een rolstoel gebruiken. Er zijn verschillende manieren waarop dergelijke zelfbeoordelingslijsten in de praktijk gebruikt worden. In sommige gevallen is er een zelfevaluatieformulier dat is geordend volgens functionele gezondheidspatronen (Gordon, 1994). Een mogelijkheid is ook dat gebruikgemaakt wordt van op de ICF gebaseerde anamneselijsten.

Zorgverzekeraars willen ook gegevensresultaten van thuiszorginstellingen ontvangen. In kader 3–7 vind je voorbeelden van gegevens die een initiële anamnese in de thuiszorg bevatten (zoals omgeving, gezin, psychosociale aspecten, scholing, fysiologische en functionele aspecten). Een uitgebreide anamnese in de thuiszorg omvat gegevens over de thuissituatie, het gezin, de psychosociale status, opleiding, lichamelijke toestand en functionele vermogens. In de thuiszorg wordt veel gebruikgemaakt van het Omaha-systeem (Martin, 2005) (zie p. 220).

Volgens de Richtlijn Verpleegkundige en verzorgende verslaglegging (V&VN/NU'91, 2011) mogen de volgende onderdelen niet ontbreken:

- actuele medicatielijsten;
- aftekenlijsten voor het uitzetten en aanreiken/toedienen van medicatie;
- uitvoeringsverzoeken van de arts als voorbehouden handelingen uitgevoerd moeten worden;

- voor de zorg noodzakelijke protocollen; NB: de expertgroep beveelt aan in een papieren dossier alleen protocollen op te nemen indien ze niet elektronisch oproepbaar zijn;
- evaluaties.

In het thuiszorgdossier mogen de volgende gegevens niet ontbreken:

- lichamelijk welbevinden en gezondheid, woon- en leefomstandigheden, participatie en mentaal welbevinden;
- de gezondheidssituatie, prognoses, gezondheidsrisico's en eventuele professionele maatregelen;
- welke zorg de cliënt krijgt, met welk doel en op welk tijdstip;
- het feit dat de cliënt (of zijn vertegenwoordiger) ingestemd heeft met het zorg-, behandel- of leefplan;
- informatie over uitgevoerde voorbehouden handelingen;
- gegevens over het medicatiebeheer van de cliënt;
- de medicatietoediening met in ieder geval naam, frequentie en hoeveelheid;
- dat bij de totstandkoming van het plan rekening is gehouden met wensen en behoeften van de cliënt;
- dat de cliënt of zijn/haar wettelijke vertegenwoordiger ondersteuning is aangeboden ten behoeve van het overleg over het zorg(behandel)-leefplan.

*Bron:* IGZ (2009). *Grote zorgen over 'nieuwe' toetreders op de thuiszorgmarkt.* Den Haag: IGZ.

### 3.6.2   Culturele aandachtspunten in de anamnese

Omdat van verpleegkundigen wordt verwacht dat ze individuele zorg verlenen, is het van belang dat zij begrijpen hoe de culturele overtuigingen en uitingen van cliënten van invloed kunnen zijn op ziekte en gezondheid (V&VN/NU'91, Nationale Beroepscode van Verpleegkundigen en Verzorgenden, 2007). **Culturele sensiviteit speelt al een rol** in de eerste fase van het verpleegkundig proces, wanneer je cultuurspecifieke gegevens verzamelt over de ziektegeschiedenis van een cliënt. **Culturele competentie** vereist kennis van waarden, overtuigingen en uitingen van verschillende culturen, samen met een bewuste, open en gevoelige houding. Afbeelding 3–5 is een beoordeling/inventarisatie van erfgoedachtergrond die de mate analyseert waarin een individu zich identificeert met de heersende cultuur en met de vroegere cultuur (Spector, 2004). Je kunt dit instrument gebruiken bij cliënten of als zelfanamnese om te bespreken met je medestudenten. De rest van deze paragraaf geeft een overzicht van de verschijnselen die onderzocht moeten worden om cultureel-sensitieve verpleegkundige zorg te verlenen (Wilkinson & Treas, 2011).

*Het behoren tot een bepaald ras/afkomst/cultuur.* Er komen in ons land veel verschillende culturen voor, waaronder de Nederlandse, Turkse, Marokkaanse, Surinaamse, Chinese en Antilliaanse cultuur. Dit is een belangrijk gegeven omdat

## Kader 3-7 Anamnesecategorieën in de thuiszorg

| Categorie | Voorbeelden van gegevens |
|---|---|
| Omgeving | Type woning, locatie badkamer en keuken, watervoorziening, soort bed en bank, huisdieren |
| Gezin | Mantelzorgers/partner, aantal kinderen, flexibiliteit in gezinsrollen (bijvoorbeeld zorgen voor de kinderen, koken), beschikbaarheid dagopvang kinderen, vermogen van het gezin om met stress om te gaan, vermogen om de copingmechanismen te verwoorden |
| Psychosociaal | Sociale groepen (bijvoorbeeld sportvereniging), kerkgemeenschap, opleidingsniveau/begripsvermogen, aan situatie gerelateerde angst, beschikbaarheid van buren |
| Benodigde educatie | Gebruik van medische apparatuur (bijvoorbeeld infuuspomp), behandelingen (bijvoorbeeld bepaalde oefeningen, wondverzorging of medicatie), beperkingen (bijvoorbeeld niet meer mogen tillen), verschijnselen (signs) en symptomen van de complicaties van de ziekte, veiligheid in huis |
| Fysiologisch | Afhankelijk van het doel van het huisbezoek (bijvoorbeeld een prenatale anamnese, een anamnese specifiek gericht op de wondgenezing of op de voedingstoestand van een oudere) |
| Functioneel | Zelfzorg, ADL-activiteiten (bijvoorbeeld wassen, aankleden, persoonlijke hygiëne) en overige dagelijkse activiteiten (zoals koken, schoonmaken, boodschappen doen) |

er biologische verschillen bestaan, zoals lactose-intolerantie, sikkelcelanemie of diabetes mellitus. Wees erop bedacht dat huidskleur niet per se een indicator is van zowel afkomst of cultuur. Neem niet automatisch aan dat iemand aan een bepaalde cultuur of afkomst gebonden is; geef patiënten de gelegenheid om zelf deze gegevens te verschaffen. Je kunt een open vraag stellen als: 'Ik zou graag wat willen weten over uw cultuur. Kunt u me hier iets over vertellen?'

*Geboorteplaats en woonplaats.* Patiënten die nog niet zo lang in onze samenleving wonen, zijn mogelijkerwijs niet (voldoende) bekend met onze westerse gezondheidszorg. Deze informatie kan je een idee geven van de mate waarin de patiënt in staat is zich aan de voorgeschreven therapie te houden. Deel II van afbeelding 3–5 gaat hier uitgebreid op in.

*Communicatieve vermogens.* Gebaren, oogcontact en lichaamstaal zijn cultureel bepaald (er zijn bijvoorbeeld mensen met een Aziatische achtergrond die geen oogcontact met je hebben om zo hun respect te tonen). Bepaal welke non-verbale gedragingen van de cliënt of van jezelf de communicatie bevorderen of hinderen.

Onderzoek of de cliënt de taal goed beheerst en schakel zo nodig een tolk in. Wees erop bedacht dat vanuit de cliënt gezien de tolk wellicht te jong is, of van het verkeerde geslacht, of een andere socioculturele achtergrond heeft. Dit kan de cliënt ervan weerhouden om persoonlijke informatie te delen. Bij het beoordelen van de communicatie stel je de moedertaal van de patiënt vast, noteer je het dialect, luister je naar het spraakvolume en de emotionele toon, en ben je je ervan bewust dat een woord meerdere betekenissen kan hebben.

*Regels met betrekking tot de voeding.* De keuze van wat iemand eet, is niet alleen afhankelijk van de voedingswaarde, maar kan ook te maken hebben met geloofsovertuiging of gezondheidsovertuigingen. Vraag: 'Wat eet u om gezond te blijven? Wat eet u als u ziek bent? Is daar een speciale bereiding voor nodig?' Vraag naar religieuze beperkingen met betrekking tot eten (bijvoorbeeld vasten of het niet eten van bepaalde producten). Schakel eventueel een diëtiste in voor het samenstellen van cultureel of religieus verantwoorde maaltijden.

*Religieuze en spirituele overtuigingen en uitingen.* De verpleegkundige moet ruimte bieden aan de spirituele overtuigingen van de patiënt. In sommige culturen vertrouwen patiënten op spirituele genezers terwijl het in andere culturen gebruikelijk is dat een geestelijke aanwezig is tijdens de zorgverlening; in weer andere culturen is het verboden om bij ceremonies stemmingsbeïnvloedende middelen te gebruiken. Meer informatie hierover kun je vinden in afbeelding 3–5 en in de subparagraaf 3.6.3 'Spirituele aandachtspunten in de anamnese'.

*Gezondheidsovertuigingen, theorieën over ziekte, volksuitingen.* De westerse gezondheidszorg is gebaseerd op *wetenschappelijke standpunten* (ziekten hebben een meetbare oorzaak en gevolg). Het *holistische model* over ziekte benadrukt het evenwicht tussen de geest, het lichaam en het universum (bijvoorbeeld de yin-yangtheorie). Mensen houden vaak vast aan meerdere van dit soort overtuigingen. Deel III van afbeelding 3–5 geeft de vragen weer die je kunt stellen bij het onderzoeken van deze overtuigingen. Daarnaast kun je vragen: 'Wat denkt u nu en hoe kunnen we u helpen?'

*Gezins- en ondersteuningssystemen.* Binnen sommige gezinnen worden de besluiten genomen door één dominante autoriteit; andere gezinnen, en dus ook patiënten, hebben zich neer te leggen bij besluiten die worden genomen door de gemeenschap. Stel vragen als: 'Wie zijn uw gezinsleden? Wat is de gebruikelijke taak van de man en de vrouw binnen uw cultuur? Wie raadpleegt u als u besluiten moet nemen over uw gezondheid een familielid, een cultureel of religieus leider? Wie is bij machte om u tijdens en na de behandeling bij te staan?'

*Oriëntatie op de fysieke ruime.* De relatie tussen iemands lichaam en voorwerpen in de omgeving is onderzocht. Mensen in een westerse samenleving zijn meer territoriaal: 'Je komt te dichtbij.' Een patiënt kan zich terugtrekken als hij vindt dat de verpleegkundige te dichtbij komt (bijvoorbeeld bij het beluisteren van de longen, waarbij de verpleegkundige in de persoonlijke ruimte van de patiënt komt).

**Beoordeling/inventarisatie van culturele achtergrond**

I.  Demografische gegevens
1. Plaats_____
2. (a) Leeftijd_____
   (b) Geboortedatum_____
   (c) Geboorteplaats_____
3. Geslacht
   (1) Vrouw          (2) Man
4. Wat is uw hoogst genoten opleidingsniveau?
5. Bent u
   (1) Getrouwd
   (2) Weduwe/weduwnaar
   (3) Gescheiden
   (4) Gescheiden van tafel en bed
   (5) Nooit getrouwd geweest

II.  Achtergrond: etnische, culturele en religieuze achtergronden
1. Waar is uw moeder geboren?

_____
2. Waar is uw vader geboren?

_____
3. Waar zijn uw grootouders geboren?
   a. De moeder van uw moeder?

   _____
   b. De moeder van uw vader?

   _____
   c. De vader van uw moeder?

   _____
   d. De vader van uw vader?

   _____
4. Hoeveel broers hebt u?_____
   Hoeveel zussen hebt u?_____
5. In wat voor omgeving bent u opgegroeid?
   Stad      Platteland      Dorp
6. In welk land zijn uw ouders opgegroeid?
   Vader_____
   Moeder_____
7. Hoe oud was u toen u naar Nederland kwam?
8. Hoe oud waren uw ouders toen ze naar Nederland kwamen?
   Moeder _____
   Vader _____
9. Wie woonden er als kind bij u in huis?

10. Hebt u contact met
    a. Ooms, tantes, neven en nichten?      Ja      Nee
    b. Broers en zussen?   Ja      Nee
    c. Ouders?      Ja      Nee
    d. Uw eigen kinderen?  Ja      Nee

11. Woonden de meeste van uw ooms, tantes, neven en nichten dichtbij?
                              Ja      Nee
12. Hoe vaak bezocht u uw familieleden die niet bij u in huis woonden?
    (1) Dagelijks    (2) Wekelijks
    (3) Maandelijks
    (4) Een keer per jaar of minder
    (5) Nooit
13. Is uw oorspronkelijke achternaam veranderd?      Ja      Nee
14. Welk geloof hangt u aan?
    (1) Katholiek       (2) Joods
    (3) Christelijk     (4) Moslim
    (5) Ander           (6) Geen
15. Heeft uw echtgenoot/echtgenote dezelfde geloofsovertuiging als u?
                              Ja      Nee
16. Heeft uw echtgenoot/echtgenote dezelfde etnische afkomst als u?
                              Ja      Nee
17. Welke school heeft u bezocht?
    (1) Openbare    (2) Particuliere
    (3) School op religieuze basis
18. Woont u momenteel in een buurt waar de mensen dezelfde culturele achtergrond hebben als u?
                              Ja      Nee
19. Bent u lid van een religieuze gemeenschap?      Ja      Nee
20. Bent u een actief lid?   Ja      Nee
21. Hoe vaak bezoekt u deze religieuze gemeenschap?
    (1) Meer dan één keer per week
    (2) Wekelijks   (3) Maandelijks
    (4) Alleen op religieuze dagen
    (5) Nooit
22. Oefent u uw geloof thuis uit?
                              Ja      Nee
    (zo ja, specificeer)
    (1) Bidden
    (2) Bijbel/Koran/Thora lezen
    (3) Religieus dieet
    (4) Vieren van religieuze dagen
23. Bereidt u uw maaltijden volgens uw culturele afkomst?   Ja      Nee
24. Neemt u deel aan etnische activiteiten?      Ja      Nee
    (zo ja, specificeer)
    (1) Zingen
    (2) Vieren van religieuze dagen
    (3) Dansen          (4) Festivals
    (5) Klederdracht    (6) Overig
25. Hebben uw vrienden dezelfde religieuze achtergrond als u?
                              Ja      Nee
26. Hebben uw vrienden dezelfde etnische afkomst als u?      Ja      Nee

27. Wat is uw moedertaal?
28. Spreekt u deze taal?
    (1) Altijd    (2) Soms    (3) Zelden
29. Leest u in uw moedertaal?
                              Ja      Nee

III.  Overtuigingen en uitingen ten aanzien van gezondheid en ziekte
(Gebruikt u a.u.b. aparte schrijfvellen voor uitgebreide antwoorden.)
1. Wat verstaat u onder 'gezondheid'?

2. Hoe beoordeelt u uw gezondheid?
   (1) Uitstekend  (2) Goed
   (3) Voldoende  (4) Slecht
3. Wat verstaat u onder 'ziekte'?

4. Wat veroorzaakt volgens u ziekte?
   (1) Slechte eetgewoonten  Ja    Nee
   (2) Verkeerde voedselcombinaties?
                              Ja      Nee
   (3) Virussen, bacteriën?   Ja      Nee
   (4) Een straf van God voor zonden?
                              Ja      Nee
   (5) Het boze oog?    Ja      Nee
   (6) Betovering of vervloeking?
                              Ja      Nee
   (7) Hekserij?       Ja      Nee
   (8) Omgevingsveranderingen (bijvoorbeeld temperatuursveranderingen)?
                              Ja      Nee
   (9) Blootstelling aan tocht?
                              Ja      Nee
   (10) Overwerk?      Ja      Nee
   (11) Te weinig werk?   Ja      Nee
   (12) Verdriet en verlies?
                              Ja      Nee
   (13) Overig
5. Wat deed uw moeder om ziekten bij u te voorkomen?

6. Wat doet u zelf om ziekten te voorkomen?

7. Welke huismiddeltjes gebruikte uw moeder om ziekten te behandelen?

8. Welke huismiddeltjes gebruikt u zelf om ziekten te behandelen?

9. Omschrijf in tweehonderd tot driehonderd woorden een gebeurtenis waarin je als verpleegkundige geconfronteerd werd met cultuurverschillen (religieuze of etnische verschillen) die een probleem voor jou veroorzaakten?

**Afbeelding 3–5**     Beoordeling/inventarisatie van erfgoedachtergrond

(*Bron:* Spector, R.E. (2004). *Cultural diversity in health and illness* (6e druk). Upper Saddle River, NJ: Prentice-Hall).

*Oriëntatie op tijd.* Tijd heeft soms een andere betekenis voor mensen met verschillende culturele achtergronden. Oriëntatie op tijd zinspeelt ook op de focus van de patiënt op het verleden, het heden en de toekomst. In de meeste culturen worden deze drie samengevoegd, maar meestal domineert er één. Werkers in de gezondheidszorg zijn geneigd zich op de toekomst te richten (bijvoorbeeld met medicijnenschema's en geplande afspraken).

*Pijnreacties.* Er zijn zowel culturele als individuele verschillen in pijnbeleving en pijnreacties. In sommige culturen wordt pijn gezien als een straf voor slechte daden en wordt er dus van de patiënt verwacht dat hij de pijn aanvaardt zonder te klagen. In andere culturen suggereert pijntolerantie kracht en uithoudingsvermogen; in weer andere culturen wekt het tonen van pijn sympathie en aandacht.

**Kernpunt**  Culturele aandachtspunten in de anamnese:
- het behoren tot een bepaald ras/afkomst
- cultuurgebondenheid
- geboorteplaats en woonplaats
- communicatieve vermogens
- regels met betrekking tot de voeding (beperkingen, rituelen)
- religieuze overtuigingen en uitingen
- gezondheidsovertuigingen
- volksuitingen
- gezinsstructuren en sociale structuren
- oriëntatie op de fysieke ruime
- oriëntatie op tijd
- pijnreacties

### 3.6.3  Spirituele aandachtspunten in de anamnese

Een holistische anamnese bevat gegevens over het spirituele welzijn van een cliënt. Voor gezonde cliënten is de levensbeschouwelijke dimensie belangrijk voor het totale welzijn. Voor zieke cliënten kan spiritualiteit een bron van steun zijn. Verpleegkundigen trachten bij de algemene achtergronden van een cliënt ook spirituele gegevens te verkrijgen. Het is het beste om de spirituele anamnese aan het einde van het gesprek af te nemen, omdat je dan een relatie met de cliënt hebt opgebouwd. De volgende vragen kunnen je helpen wanneer je te maken hebt met cliënten die een bepaalde religie aanhangen:
- Kunt u me vertellen welke specifieke, religieuze uitingen belangrijk voor u zijn?
- Heeft uw verblijf hier (of uw ziekte) invloed op uw religieuze uitingen?
- Hebt u het gevoel dat uw geloof u steunt? Op welke manier is het geloof nu van belang voor u?
- Hoe kunnen wij u helpen uw geloof te belijden? Wilt u bijvoorbeeld dat ik u voorlees uit uw gebedenboek?
- Wilt u een ontmoeting met uw spiritueel adviseur/raadgever, een geestelijke of de dominee van het ziekenhuis?

Verpleegkundigen aarzelen soms om spirituele vragen te stellen omdat ze bang zijn dat ze hun eigen ideeën over spiritualiteit aan de cliënt opleggen, of omdat ze

bang zijn dat 'religieuze taal' een cliënt vervreemdt omdat deze zich zo nooit uitdrukt, bijvoorbeeld wanneer je vraagt: 'Bidt u vaak?' Het kan helpen wanneer je
spiritualiteit in een bredere context plaatst, dus niet beperkt tot religie. De onderstaande vragen en observaties zijn behulpzaam als je de spirituele toestand van
een cliënt wilt onderzoeken zonder dat je directe, spirituele vragen hoeft te stellen
(Cathell, 1991; Stoll, 1979).

1. *Wat de cliënt onder 'God' verstaat:* De meeste mensen geloven in een manier
   die hen helpt richting te geven aan hun leven. Voor sommigen is 'God' de
   religieuze betekenis van God; voor anderen betekent 'God' hun werk, levensstijl, kinderen enzovoort. Luister naar wat de cliënt te vertellen heeft over hoe
   hij zijn tijd en energie besteedt. Kijk welke boeken de cliënt leest en welke
   televisieprogramma's hij bekijkt. Heeft het leven van de cliënt betekenis,
   waarde en zin? Leeft de cliënt in vrede met zichzelf?

2. *Bronnen van hoop en kracht voor de cliënt:* Dit kan God in zijn oorspronkelijke
   betekenis zijn, een familielid, of de innerlijke bron van kracht van de cliënt.
   Let op over wie de cliënt het meest spreekt, of vraag: 'Wie is belangrijk voor
   u?' of 'Bij wie of waar vindt u rust en warmte?' of 'Wat helpt u als u bang bent
   of als u behoefte heeft aan extra steun?'

3. *De betekenis van religieuze uitingen en rituelen:* Naast het stellen van specifieke vragen kun je erop letten of de cliënt aan het bidden is wanneer je zijn
   kamer binnenkomt, voor de maaltijden of tijdens bepaalde momenten van de
   behandeling. Houd in de gaten of de cliënt bezoek krijgt van een geestelijke.
   Kijk of er op de kamer van de cliënt religieuze attributen zijn, zoals religieuze
   tijdschriften en foto's, rozenkransen, kerkblaadjes en religieuze beterschaps-
   kaarten die de cliënt ontvangt. Dit zijn allemaal aanwijzingen die betekenis
   geven aan de religie van de cliënt.

4. *De gedachten van de cliënt over de relatie tussen spirituele overtuigingen en de
   gezondheidstoestand:* Een cliënt kan vragen stellen over de betekenis van zijn
   ziekte: 'Waarom heeft God dit laten gebeuren?' Sommige mensen vinden dat
   ziekte een straf van God is omdat ze iets verkeerd hebben gedaan. Anderen
   zien de ziekte als iets waardoor hun vertrouwen op de proef wordt gesteld.
   Weer anderen zien dit vertrouwen als een therapie voor hun ziek-zijn: 'Als ik
   maar vertrouwen heb, dan word ik beter.' Je kunt vragen stellen als: 'Wat vindt
   u nu het ergste of meest beangstigend van uw ziek-zijn?' of 'Wat betekent uw
   ziekte voor u?'

5. *De angst van de cliënt voor vervreemding, eenzaamheid en alleen zijn:* Dit kan
   verschillende vormen aannemen. In plaats van dat cliënten eenzaam ogen,
   kunnen ze afstandelijk gedrag vertonen, bijvoorbeeld door het maken van
   grapjes. Sommige cliënten spreken erg onnatuurlijk over hun ziekte. Ze spreken over laboratoriumuitslagen, pathofysiologie en medicatie, maar vertellen
   niet hoe ze zich voelen of wat de ziekte voor hen betekent. Andere cliënten
   lopen veel heen en weer, slapen slecht of lijken boos, apathisch of zijn geheel in
   gedachten verzonken.

**Kernpunt**   Wees bedacht op spirituele behoeften:
- kijk naar zichtbare aanwijzingen (Koran, Bijbel, rozenkrans)
- luister naar verbale aanwijzingen (verwijzingen naar God, moskee of kerk)
- onderzoek spirituele onrust (huilen, angst, doodswens)

**3-2 Test je kennis**
Noem de punten die moeten worden bepaald bij een culturele anamnese.

Zie voor het antwoord www.pearsonxtra.nl.

### 3.6.4   Gezinsanamnese

Verpleegkundigen onderzoeken de gezondheid van individuen, gezinnen en groepen. Wanneer het een gezin betreft, stelt de verpleegkundige de gezondheidstoestand vast van de gezinsleden, evenals het niveau van functioneren van het gezin, interactiepatronen, vermogens en beperkingen. Ook wanneer de cliënt een individu betreft, bieden gegevens over het gezin de verpleegkundige de mogelijkheid op holistische wijze naar het verhaal van de cliënt te luisteren. Verpleegkundigen nemen gezinsanamneses af in verschillende omgevingen, zoals psychiatrische ziekenhuizen, binnen de maatschappelijke opvang en de thuiszorg. Zie kader 3–8 voor een leidraad voor het afnemen van gezinsanamneses.

## Kader 3–8 Richtlijnen voor de gezinsanamnese

Gezinsstructuur
- soort: traditioneel gezin, samengesteld, gezin met inwonende familieleden, eenoudergezin of andersoortig;
- leeftijd en geslacht van de gezinsleden; aantal gezinsleden.

Levensstijl
- kennisniveau van seksuele en echtelijke rollen (bijvoorbeeld tienerzwangerschappen en huwelijk);
- mishandeling van kinderen, partner of ouder;
- afhankelijkheid van (genees)middelen, alcohol en/of nicotine;
- veiligheid in de thuissituatie.

Psychosociale factoren

- voldoende inkomen;
- toereikende kinderopvang wanneer beide ouders werken;
- beschikbaarheid van mantelzorgers (bijvoorbeeld vrienden, kerkgroepen);
- werkdruk of druk van de omgeving die stress veroorzaakt.

Ontwikkelingsfactoren

- ouderen, in het bijzonder als ze alleen wonen;
- tienerouders;
- gezinnen met pasgeborenen.

Gezinsrollen

- wie werken buitenshuis?; aard van het werk; arbeidssatisfactie;
- verdeling van huishoudelijke taken; tevredenheid van de gezinsleden hiermee;
- wie neemt de belangrijke besluiten?; wie neemt de dagelijkse besluiten?
- wie is voor ieder gezinslid het belangrijkst?

Communicatie en interactie

- openheid en eerlijkheid in de communicatie tussen de gezinsleden;
- manieren waarop liefde, zorgen, boosheid en andere gevoelens getoond worden;
- mate waarin gezinsleden elkaar emotioneel ondersteunen;
- hoe wordt er binnen het gezin omgegaan met conflicten en stressvolle situaties?

Fysieke gezondheid

- huidige gezondheidstoestand van ieder gezinslid;
- de manieren waarop het gezin gebruikmaakt van de gezondheidszorg;
- preventieve maatregelen (bijvoorbeeld vaccinaties, gebitsverzorging, oogmetingen);
- genetische aanleg voor bepaalde ziekten (cardiovasculaire ziekten, diabetes);
- gezond gedrag (bijvoorbeeld eetgewoontes, bedtijden, lichaamsbeweging).

Gezinswaarden

- hoe wordt tegen het belang van onderwijs aangekeken?; wat is de waarde die toegekend wordt aan leraren en school?
- culturele aansluiting en de mate waarin de cultuur tot uiting komt;
- religieuze oriëntatie; hoe belangrijk is religie binnen het gezin?
- vrijetijdsbesteding: vindt die gezamenlijk of apart plaats?
- mate waarin gezondheid op waarde wordt geschat (bijvoorbeeld preventieve zorg, lichaamsbeweging, dieet).

### 3.6.5 Gemeenschapsanamnese van groepen

Het is niet alleen de sociaalverpleegkundige die zich bezighoudt met de gemeenschapsanamnese. Ziekenhuisverpleegkundigen (transfer) maken gebruik van hun kennis van de samenleving bij het verwijzen en begeleiden van de patiënt van het ziekenhuis naar huis. Cliënten hebben er ook baat bij als de verpleegkundige in de thuiszorg op de hoogte is van groepen en diensten in de samenleving die ondersteuning kunnen bieden.

**Voorbeeld:** Een oudere vrouw is gevallen en heeft hierdoor een wond op haar voet opgelopen die langzaam geneest. Iedere dag komt een verpleegkundige langs die de wond verzorgt en het verband verwisselt. Omdat de cliënte diabetes en een slechte bloedsomloop heeft, is het nodig dat de wond behandeld wordt door een verpleegkundige. De cliënt geeft tijdens de behandeling aan dat ze zich eenzaam voelt en omdat ze geen rijbewijs heeft, kan ze haar kennissen niet meer bezoeken. De verpleegkundige vraagt zich af: welke mogelijkheden kunnen geboden worden? Kan ze van speciaal vervoer gebruikmaken? Wie kan bij haar op bezoek komen?

## Kader 3–9 Belangrijke aspecten van een gemeenschapsanamnese

| Categorie | Voorbeelden |
|---|---|
| Fysieke omgeving | Geografische omvang, soorten huizen, bevolkingsdichtheid, misdaadcijfers |
| Onderwijs | Overblijfmogelijkheden, betrokkenheid ouders bij de scholen |
| Veiligheid en vervoer | Politie, brandweer, ambulance en milieudiensten; openbaar vervoer, kwaliteit van de lucht |
| Politiek en overheid | Wie zitten in de gemeenteraad? Invloedrijke personen en organisaties, recente verkiezingsvraagstukken |
| Gezondheidszorg | Ziekenhuizen, instellingen voor gehandicaptenzorg, thuiszorg, verpleeg- en verzorgingshuizen, toegang tot de zorgverlenende instanties |
| Communicatie | Kranten, radiozenders, internet |
| Economie | Grote werkgevers in de regio, inkomensniveaus, werkgelegenheidscijfers |
| Recreatie | Aantal en soorten kerken, moskeeën, speelgelegenheden voor kinderen, parken, sportverenigingen en theaters |

*Bron:* gebaseerd op Anderson, E., & McFarlane, J. (2010). *Community as partner: Theory and practice in nursing* (3e ed.). Philadelphia: Lippincott-Raven, en J. Wilkinson & K.van Leuven (2007), hoofdstuk 42, Nursing in the Community. In: *Fundamentals of nursing: Theory, concepts, and applications (Volume 1)*. Philadelphia: F. A. Davis.

**Fysieke activiteiten**

1. Ik beweeg ten minste drie keer per week 20 tot 30 minuten waarbij ik transpireer.

   Bijna nooit                Af en toe                Vaak                Heel vaak                Bijna altijd

2. Mijn fysieke activiteiten omvatten strekoefeningen, aerobicsoefeningen en krachttraining.

   Bijna nooit                Af en toe                Vaak                Heel vaak                Bijna altijd

3. Ik gebruik zo veel mogelijk de fiets of ik loop.

   Bijna nooit                Af en toe                Vaak                Heel vaak                Bijna altijd

4. Fysieke activiteiten nemen een groot deel van mijn vrije tijd in, in plaats van televisie kijken of surfen op internet.

   Bijna nooit                Af en toe                Vaak                Heel vaak                Bijna altijd

5. Als ik in slechte conditie ben, doe ik zo weinig mogelijk inspannende oefeningen (één keer per week of minder). (Als u in een goede conditie verkeert, antwoord dan: 'Bijna altijd'.)

   Bijna nooit                Af en toe                Vaak                Heel vaak                Bijna altijd

**Voeding**

6. Iedere dag eet ik ten minste vier porties fruit en groente (één portie staat gelijk aan één stuk fruit of honderd gram groente).

   Bijna nooit                Af en toe                Vaak                Heel vaak                Bijna altijd

7. Ik probeer te vermijden dat ik fastfood eet.

   Bijna nooit                Af en toe                Vaak                Heel vaak                Bijna altijd

8. Mijn eten bevat iedere dag voeding met een hoog gehalte aan vezels (bijvoorbeeld volkorenbrood of muesli).

   Bijna nooit                Af en toe                Vaak                Heel vaak                Bijna altijd

9. Ik behoud mijn gewicht volgens de richtlijnen die horen bij mijn lengte en geslacht.

   Bijna nooit                Af en toe                Vaak                Heel vaak                Bijna altijd

10. Ik eet zo weinig mogelijk voedsel met een hoog vetgehalte (bijvoorbeeld volle melk, gefrituurde producten, toetjes, jus).

    Bijna nooit                Af en toe                Vaak                Heel vaak                Bijna altijd

**Zelfzorg**

11. Ik gebruik zo weinig mogelijk tabaksproducten (sigaretten, sigaren).

    Bijna nooit                Af en toe                Vaak                Heel vaak                Bijna altijd

12. Ik bescherm mijn huid tegen de zon door een zonnebrandmiddel te gebruiken, een hoofddeksel op te zetten en/of door het vermijden van zonnebanken en gezichtsbruiners.

    Bijna nooit                Af en toe                Vaak                Heel vaak                Bijna altijd

13. Ik check of mijn bloeddruk binnen de voorgeschreven waarden is. (Indien u uw bloeddruk niet laat meten, antwoord dan 'Bijna nooit'.)

    Bijna nooit                Af en toe                Vaak                Heel vaak                Bijna altijd

14. Ik reinig het gebied tussen mijn tanden iedere dag.

    Bijna nooit                Af en toe                Vaak                Heel vaak                Bijna altijd

**Afbeelding 3–6**    TestWell Individual Assessment (Deel 2) (aangepast)

*Bron*: copyright © 2000 van de National Wellness Institute – alle rechten voorbehouden. Met toestemming. Beschikbaar op http://www.testwell.org.

## Veiligheid

15. Ik draag altijd een gordel bij het autorijden.

| Bijna nooit | Af en toe | Vaak | Heel vaak | Bijna altijd |

16. Ik houd mij aan de maximumsnelheid.

| Bijna nooit | Af en toe | Vaak | Heel vaak | Bijna altijd |

17. Ik stap niet in de auto bij bestuurders die onder invloed zijn van alcohol of andere drugs.

| Bijna nooit | Af en toe | Vaak | Heel vaak | Bijna altijd |

18. Ik gebruik alcohol of drugs.

| Bijna nooit | Af en toe | Vaak | Heel vaak | Bijna altijd |

19. Ik neem de gebruikelijke veiligheidsvoorschriften in acht (lichaamsbeschermers, gebitsbeschermer, beschermende bril, reddingsvest enzovoort) wanneer ik aan activiteiten deelneem.

| Bijna nooit | Af en toe | Vaak | Heel vaak | Bijna altijd |

## Emotioneel bewustzijn en seksualiteit

20. Mijn seksuele relaties en mijn seksuele gedrag zijn gezond voor mij en voor anderen.

| Bijna nooit | Af en toe | Vaak | Heel vaak | Bijna altijd |

21. Ik ben in staat om intieme en persoonlijke relaties aan te gaan.

| Bijna nooit | Af en toe | Vaak | Heel vaak | Bijna altijd |

22. Ik ben tolerant naar mensen met andere seksuele voorkeuren.

| Bijna nooit | Af en toe | Vaak | Heel vaak | Bijna altijd |

23. Als ik een seksuele relatie aanga, dan neem ik voorzorgsmaatregelen om een ongewenste zwangerschap te voorkomen. (Indien u geen seksuele relaties aangaat, antwoord dan: 'Bijna altijd'.)

| Bijna nooit | Af en toe | Vaak | Heel vaak | Bijna altijd |

24. Ik voel mij goed ten opzichte van mijn eigen seksualiteit.

| Bijna nooit | Af en toe | Vaak | Heel vaak | Bijna altijd |

## Emotieregulering

25. Ik uit mijn gevoelens en mijn boosheid op een manier die anderen niet schaadt.

| Bijna nooit | Af en toe | Vaak | Heel vaak | Bijna altijd |

26. Ik stel mijzelf realistische doelen.

| Bijna nooit | Af en toe | Vaak | Heel vaak | Bijna altijd |

27. Ik leer van mijn fouten.

| Bijna nooit | Af en toe | Vaak | Heel vaak | Bijna altijd |

28. Ik voel mij niet overmatig gehaast in mijn dagelijkse dingen.

| Bijna nooit | Af en toe | Vaak | Heel vaak | Bijna altijd |

29. Ik neem verantwoordelijkheid voor mijn eigen handelen.

| Bijna nooit | Af en toe | Vaak | Heel vaak | Bijna altijd |

**Afbeelding 3–6** Vervolg

**Intellectueel welzijn**

30. Ik ben op de hoogte van sociale, politieke en/of recente vraagstukken.

| Bijna nooit | Af en toe | Vaak | Heel vaak | Bijna altijd |

31. Ik kijk iedere week naar educatieve televisieprogramma's (journaal, actualiteitenprogramma's, documentaires, programma's op de publieke omroepen).

| Bijna nooit | Af en toe | Vaak | Heel vaak | Bijna altijd |

32. Ik neem verantwoordelijkheid voor mijn eigen handelen.

| Bijna nooit | Af en toe | Vaak | Heel vaak | Bijna altijd |

33. Ik verzamel feiten voordat ik een besluit neem.

| Bijna nooit | Af en toe | Vaak | Heel vaak | Bijna altijd |

34. Ik ga ten minste drie keer per jaar naar een museum, tentoonstelling, (theater)voorstelling of concert.

| Bijna nooit | Af en toe | Vaak | Heel vaak | Bijna altijd |

**Welbevinden in relatie tot werk**

35. Ik vind mijn werk leuk.

| Bijna nooit | Af en toe | Vaak | Heel vaak | Bijna altijd |

36. Ik ben tevreden met de balans tussen mijn werk en mijn vrije tijd.

| Bijna nooit | Af en toe | Vaak | Heel vaak | Bijna altijd |

37. Ik ben tevreden met de manier waarop ik mijn werkbelasting kan beheersen en sturen.

| Bijna nooit | Af en toe | Vaak | Heel vaak | Bijna altijd |

38. Mijn werk komt overeen met mijn waarden.

| Bijna nooit | Af en toe | Vaak | Heel vaak | Bijna altijd |

39. In mijn werk komt mijn functie overeen met mijn verantwoordelijkheden.

| Bijna nooit | Af en toe | Vaak | Heel vaak | Bijna altijd |

**Spiritualiteit en waarden**

40. Ik vind mijn leven waardevol.

| Bijna nooit | Af en toe | Vaak | Heel vaak | Bijna altijd |

41. Mijn vrijetijdsbesteding komt overeen met mijn waarden.

| Bijna nooit | Af en toe | Vaak | Heel vaak | Bijna altijd |

42. Mijn handelen komt voort uit mijn eigen overtuigingen, in plaats van uit de overtuigingen van anderen.

| Bijna nooit | Af en toe | Vaak | Heel vaak | Bijna altijd |

43. Iedere dag bid of mediteer ik, of besteed ik tijd aan een vorm van zelfbezinning.

| Bijna nooit | Af en toe | Vaak | Heel vaak | Bijna altijd |

44. Ik ben tolerant ten opzichte van de waarden en overtuigingen van anderen.

| Bijna nooit | Af en toe | Vaak | Heel vaak | Bijna altijd |

**Afbeelding 3–6**    Vervolg

Een gemeenschapsanamnese geeft antwoord op al dit soort vragen. Bovendien kunnen de gegevens worden geanalyseerd om de algemene gezondheidstoestand van een bepaalde groep vast te stellen, zoals aantal zwangere tieners of cliënten in de thuiszorg met diabetes; ook kunnen de gegevens van een bepaalde gemeenschap worden geanalyseerd, zoals een stadswijk, stad of de Diabetes Vereniging Nederland. De belangrijke aspecten van een gemeenschapsanamnese staan in kader 3-9.

De beste manier om een bepaalde gemeenschap te onderzoeken, is om er te wonen. Je kunt echter ook een idee van de gemeenschap krijgen door het gebied te verkennen en de omgeving te bestuderen (bijvoorbeeld soort woningen, toestand van de wegen, mensen die er rondlopen). Dit levert slechts oppervlakkige gegevens op, dus je zult moeten samenwerken met lokale professionals.

**3-3 Test je kennis**

Noem zes soorten speciële anamnese.

Zie voor het antwoord www.pearsonxtra.nl.

## 3.7 Ethische en wettelijke overwegingen

Verpleegkundigen moeten zich, net als bij alle zorgaspecten, bewust zijn van hun verantwoordelijkheden op ethisch vlak wanneer ze een anamnese afnemen. De Nationale Beroepscode (artikel 2.1) stelt:

> Als verpleegkundige/verzorgende heb ik als uitgangspunt dat iedere zorgvrager recht heeft op zorg. Dat betekent vooral dat etnische afkomst, nationaliteit, cultuur, leeftijd, geslacht, seksuele geaardheid, ras, geloof, levensbeschouwing, politieke overtuiging, sociaaleconomische status, lichamelijke of verstandelijke beperking, aard van de gezondheidsproblemen, levensstijl niet van belang zijn voor de vraag of iemand zorg krijgt; dat ik iedere zorgvrager en zijn naasten met hetzelfde respect tegemoet treedt. (V&VN/NU'91, 2007)

Bij de anamnese gaat het vaak om vragen rond eerlijkheid en betrouwbaarheid.

### 3.7.1 Eerlijkheid

De **eerlijkheid** gebiedt dat we oprecht zijn en niet liegen. Voor de verpleegkundige anamnese betekent dit dat je de patiënt vertelt wat je met zijn gegevens gaat doen: de verpleegkundige zorg plannen, gebruiken voor verder onderzoek, gebruiken voor een scriptie, enzovoort. Vertel de patiënt dus aan het begin van het eerste gesprek wat hij kan verwachten en waarvoor je de gegevens nodig hebt.

Eerlijkheid is ook van invloed op de **autonomie** van de patiënt. Het morele principe van autonomie houdt in dat iemand het recht heeft om onafhankelijk te zijn en dat iemand zelf beslist wat er met hem gaat gebeuren. Als de patiënt niet weet wat met zijn gegevens gaat gebeuren, dan kan hij geen gefundeerd besluit nemen over het al dan niet meewerken aan het anamnesegesprek; dit gaat ten koste van zijn autonomie.

### 3.7.2    Vertrouwelijkheid

Beschouw anamnesegegevens altijd als vertrouwelijk. Als je dat niet doet, doe je afbreuk aan de autonomie en privacy van de patiënt omdat hij de controle verliest over zijn eigen gegevens – hij weet niet wat ermee gebeurt en wie zijn gegevens allemaal onder ogen krijgen. Vertrouwelijkheid van gegevens betekent onder andere dat gegevens niet horen rond te slingeren maar opgeborgen zijn in het patiëntendossier. Het betekent ook dat je bijvoorbeeld bij het uitwerken van opdrachten voor school, de naam van de patiënt verwijdert; en dat je aan de balie, op de gang en in de kantine – op plekken waar toevallige voorbijgangers je kunnen horen – niet over patiëntengegevens mag praten.

Een patiënt kan je iets in vertrouwen vertellen waarvan jij het gevoel hebt dat je dit moet doorgeven om haar te beschermen: een patiënte zegt je bijvoorbeeld dat ze denkt aan zelfdoding. Als je ervan overtuigd bent dat je deze vertrouwelijke informatie voor haar eigen bestwil met andere hulpverleners moet bespreken, gebiedt de eerlijkheid dat je dit aan de patiënt meldt. Een soortgelijke situatie doet zich voor als een patiënt je iets vertelt waarvan jij het gevoel hebt dat je het bekend moet maken om iemand anders te beschermen. In beide gevallen is het ethisch gezien beter om de patiënt ervan te weerhouden je iets te vertellen waar je niet vertrouwelijk mee om kunt gaan. Als je voelt aankomen dat het om dergelijke gegevens gaat, kun je de patiënt bijvoorbeeld vragen: 'Dit klinkt alsof u me iets wilt vertellen waar ik niet vertrouwelijk mee om mag gaan. Weet u zeker dat u door wilt gaan?'

### 3.7.3    Nalatigheid

**Monitoren** (extra observeren) is het met vaste regelmaat, frequent verzamelen van gegevens. Het is een speciële anamnese; je controleert bijvoorbeeld de reflexen van een patiënt die magnesiumsulfaat toegediend krijgt, of de vochtinname en de hoeveelheid urine van een patiënt met brandwonden. Soms besluit een arts dat een patiënt gemonitord moet worden en soms besluit een verpleegkundige dit zelf, bijvoorbeeld wanneer de geestelijke toestand van een patiënt geobserveerd moet worden die in het verleden problemen had met zijn oriëntatie en verward was. Deze extra observaties (het monitoren) worden soms vergeten en zijn nalatigheden die aanleiding kunnen geven tot een tuchtrechtzaak. Indien een arts om extra observaties verzoekt, doe dan het volgende:

1. Laat de arts exact aangeven hoe vaak de observaties of controles plaats moeten vinden of volg het beleid of het protocol van de afdeling.

2.  Voer de observaties of controles uit zoals deze vastgelegd zijn.
3.  Leg de resultaten en bevindingen (en alle interventies) vast in het dossier.

**Voorbeeld:** (Waargebeurd) Een kleuter werd in een ziekenhuis opgenomen voor een hartoperatie. Na de operatie vergat de verpleegkundige om de hoeveelheid urine van het kindje te controleren en in eerste instantie was ze ook vergeten om bloed af te nemen voor de bloedgasanalyse, dat de arts haar had opgedragen. Het kindje liep hierdoor zwaar hersenletsel op en de zaak werd geschikt voor een bedrag van 2 miljoen euro.

Als te lang wordt gewacht met het afnemen van de initiële anamnese, loop je het risico op nalatigheid. De patiënt ondervindt wellicht schade omdat de behandeling later wordt gestart. Als je geen tijd hebt om de anamnese af te nemen, meld dit dan aan je leidinggevende. Leg dit gesprekje vast en dien een verzoek in waarin je om extra personeel vraagt. Neem de anamnese zo spoedig mogelijk af.

## Samenvatting

De anamnese:
*   is het verzamelen, verifiëren, ordenen en vastleggen van gegevens door middel van gesprekken, observatie en onderzoek;
*   vereist vaardigheden op het gebied van kritisch denken, een gedegen basiskennis en een bewustzijn ten aanzien van ethische kwesties;
*   hanteert directieve en non-directieve interviewtechnieken, afhankelijk van wat de behoeften van de cliënt zijn;
*   is universeel of specieel;
*   kan gebruikmaken van verschillende raamwerken om de gegevens te verzamelen en te ordenen;
*   kan een diepteanamnese of speciële anamnese omvatten voor speciale doeleinden (bijvoorbeeld een spirituele en culturele anamnese);
*   kan worden verricht bij individuen, gezinnen of gemeenschappen;
*   veronderstelt bepaalde ethische principes als eerlijkheid en vertrouwelijkheid;
*   moet voldoen aan de professionele standaard.

**Checklist: anamnese**
*   Zijn de gegevens nauwkeurig?
*   Zijn de gegevens volledig?

## Kritisch denken in de praktijk: geloven en weten

### I. Onderscheiden van feiten en interpretaties

Bestudeer paragraaf 2.4.3 opnieuw. Verpleegkundigen moeten weten of ze feiten of interpretaties vastleggen en rapporteren. Een feit kan worden geverifieerd door het te onderzoeken; vaak is observatie alleen al voldoende. Conclusies, oordelen en meningen zijn interpretaties van gegevens.

### Leren van de vaardigheid

Stel bij elk van de volgende beweringen vast of het om een feit of een interpretatie gaat. Gebruik de volgende stappen:

**Stap 1.**    Kan de bewering geverifieerd worden door onderzoek of observatie? (ja of nee)

**Stap 2.**    Zo ja, dan is er sprake van een feit. Zo nee, dan is er sprake van een interpretatie

**Stap 3.**    Als dit een feit is, hoe kun je de informatie dan verifiëren of de accuraatheid controleren? Als er sprake is van een interpretatie, wat zijn dan andere feiten, observaties of waarden die de basis van de interpretatie kunnen hebben gevormd?

a.    _____ Een wondje kan de toegangspoort zijn voor ziektekiemen.

b.    _____ Verpleegkundigen die hun speld dragen zijn deskundiger dan verpleegkundigen die hun speld niet dragen.

c.    _____ De patiënt heeft 100 ml groenig vocht gebraakt.

d.    _____ De patiënt voelt zich misselijk.

e.    _____ Tijdens het gesprek met de patiënt zitten de tranen hoog.

f.    _____ De cliënt is verward.

g.    _____ De patiënt verdraagt heldere dranken goed.

h.    _____ Mevrouw Barends ziet erg tegen de operatie op.

i.    _____ De buik van de patiënte is opgezet.

### Toepassen van de vaardigheid

Stel bij elk van de volgende beweringen vast of het om een feit of een interpretatie gaat. Als sprake is van een feit, geef dan de manieren waarop je de informatie kunt verifiëren of de accuraatheid controleren. Als sprake is van een interpretatie, (1) wat zijn dan de overige feiten, observaties of waarden die de basis van de interpretatie kunnen hebben gevormd en (2) is de bewering een overtuiging, mening, veronderstelling, gevolgtrekking of oordeel?

j.    Een niet-rokenbeleid is een goed idee omdat het brand helpt voorkomen.

k.    Luieruitslag wordt veroorzaakt door de reactie van huidbacteriën op het ureum in de urine.

l.  Als een baby luieruitslag heeft, dan komt dit omdat de ouders hem niet vaak genoeg verschonen.

m.  Om aan de kwaliteitseisen te voldoen, dient de verpleegkundige anamnese tijdig te worden afgenomen, systematisch te zijn en duidelijk en overzichtelijk te worden weergegeven.

n.  Een goede verpleegkundige anamnese is systematisch, vindt continu plaats en wordt duidelijk en overzichtelijk weergegeven.

o.  'Mevrouw Brandse heeft geklaagd over het eten.' (Dit vertelt de verpleegkundige tijdens de overdracht.)

p.  'Dit hoef ik niet. Ik eet geen kool!' (Dit vertelt mevrouw Brandse aan jou.)

q.  Een patiënt zegt: 'Deze ziekte is een straf van God.'

r.  De verpleegkundige antwoordt de patiënt van 'q': 'Dat kan niet waar zijn; u bent een goed christen.'

s.  De patiënt antwoordt de verpleegkundige van 'r': 'In de Bijbel staat dat we gestraft worden voor onze zonden.'

t.  De verpleegkundige antwoordt de patiënt van 's': 'Welnu, de Bijbel is het woord van God.'

## II. Gevolgtrekkingen maken

Bestudeer paragraaf 2.4.3 opnieuw. We denken dat sommige dingen waar zijn omdat we een direct bewijs hebben. Je ziet bijvoorbeeld je hond bij de voordeur staan. Je weet dat ze er staat omdat je haar ziet. We geloven ook dat dingen waar zijn zelfs als we geen direct bewijs hebben. Stel je voor dat je in je huis bent en een krabbend geluid bij de voordeur hoort. Je kunt wederom denken dat je hond bij de voordeur staat, maar dit keer ligt het bewijs anders. Je ziet de hond namelijk niet, maar door het geluid dat je hoort, denk je dat ze bij de voordeur staat. Dit is de beste verklaring die je voor het geluid kunt bedenken. Dit proces is *het maken van een gevolgtrekking*. Een gevolgtrekking is dat wat we denken dat waar is en dat is gebaseerd op het overwegen van de bewijzen (of feiten).

Het is duidelijk dat sommige gevolgtrekkingen op meer bewijzen gestoeld zijn dan andere. Als je, naast het krabben dat je hoort, ook nog je hond hoort blaffen, kun je er bijna zeker van zijn dat ze bij je voordeur staat. Je zou echter minder overtuigd zijn als het enige geluid dat je hoorde het krabben was. Het zou immers ook een kat kunnen zijn.

Soms maken we automatisch een gevolgtrekking terwijl we het niet eens doorhebben. Als je iedere keer als je krabben hoort, gaat kijken en je hond bij de voordeur ziet staan, dan neem je op een gegeven moment aan dat wanneer je krabben bij de voordeur hoort, het je hond is. Je hebt deze gevolgtrekking zo vaak geverifieerd dat het voor jou een feit lijkt te zijn. Veel van deze zogenaamde 'feiten' zijn in werkelijkheid gevolgtrekkingen die we zo vaak hebben gemaakt dat we er niet meer bij stilstaan. Het is belangrijk om te onthouden dat patiëntenproblemen in feite gevolgtrekkingen zijn die we hebben gedaan op basis van feiten; in veel gevallen zijn ze niet direct geobserveerd.

## Leren van de vaardigheid

Oefen in het maken van gevolgtrekkingen door de volgende vragen te beantwoorden:

1. Terwijl je in een door de zon verlichte kamer zit, zie je dat er geen direct zonlicht meer door het raam naar binnen komt. Geef hiervoor verschillende redenen (gevolgtrekkingen die je zou kunnen maken).
2. Een paar minuten nadat de zon is verdwenen, zie je door het raam dat het begint te regenen. Geeft dit extra bewijzen voor de gevolgtrekkingen die je in vraag 1 hebt gedaan? Verklaar je antwoord.
3. Wat is jouw gevolgtrekking? Kun je er zeker van zijn dat, zonder naar buiten te gaan, je gevolgtrekking ook waar is?

## Toepassen van de vaardigheid

1. De onderstaande beweringen komen uit een overdrachtsrapportage. Sommige zijn feiten en sommige zijn gevolgtrekkingen. Geef aan welke beweringen meer gegevens behoeven om ze te ondersteunen. Welke vragen zou jij aan de verpleegkundige stellen om de bewering te verduidelijken?

   a. Mevrouw Brandse heeft geklaagd over het eten.
   b. Gerry heeft de hele week geen bezoek gehad.
   c. Meneer Yilmaz is opgelucht omdat de operatie is uitgesteld.
   d. De wond van mevrouw Karels is geïnfecteerd.

2. Geef telkens aan of er sprake is van een feit of een gevolgtrekking:

   a. _____ De patiënt weegt 113 kilo.
   b. _____ De patiënt is zwaarlijvig.
   c. _____ De temperatuur is 37,8 °C.
   d. _____ De patiënt is angstig.
   e. _____ De patiënt zegt: 'Ik ben heel erg bang.'

3. Onderstreep in de volgende casus de feiten (aanwijzingen).

---

**Casus**    Marja de Gruiter heeft een routineoperatie ondergaan. Om 16.00 uur is ze naar haar kamer teruggebracht; ze was nog wat suf maar reageerde wel op haar naam. De urinekatheter druppelde heldere, lichtgele urine. Het infuus liep goed door: 75ml/uur. De huidturgor was goed. Vitale functies waren: bloeddruk 124/76 – 130/82 mm Hg, pols 72 – 86, ademhaling 12 – 20 gedurende de avond. Om 20.00 uur heeft ze een kwartier met hulp op de rand van haar bed gezeten. Ze bewoog traag en klaagde over pijn bij de wond (op een schaal van 1 tot 10 gaf ze de pijn een score van 10). Ze diende zichzelf morfine toe met een PCA-pomp en gaf haar pijn een score van 5 toen ze stil in bed lag. Het wondverband bij haar buik was tijdens de nacht droog en intact. Om 21.00 uur heeft ze wat slokjes koolzuurhoudende limonade gedronken. Om 21.20 uur klaagde ze dat ze misselijk was.

4. In de bovenstaande casus heeft de verpleegkundige een aantal conclusies getrokken (a-f). Benoem de gegevens die maakten dat de verpleegkundige dit kon doen (gebruik de aanwijzingen die je in vraag 3 hebt onderstreept):

   a. Mevrouw De Gruiter was suf door de anesthetica.
   b. Er waren geen problemen met de urineproductie van mevrouw De Gruiter.
   c. Mevrouw De Gruiter was voldoende gehydrateerd.
   d. Mevrouw De Gruiter had acute pijn aan de wond.
   e. De morfine werkte doeltreffend om de pijn aan de wond van mevrouw De Gruiter te verlichten.
   f. Mevrouw De Gruiter werd misselijk omdat haar gastro-intestinale motiliteit na de anesthetica nog niet volledig was hersteld.

5. Hebben al deze gevolgtrekkingen evenveel ondersteunende bewijzen? Welke hebben volgens jou meer bewijs nodig?

6. Onderzoek de verklaringen die worden gegeven voor elk van de volgende groepen aanwijzingen. Omcirkel de getrokken gevolgtrekkingen en onderstreep de delen die deze rechtstreeks ondersteunen.

   a. *Aanwijzingen*: Jouw patiënte heeft een algehele narcose gehad. Patiënte dronk 100 ml en braakte vrijwel direct. Patiënte klaagde over misselijkheid.
   *Verklaring*: De misselijkheid en het braken van de patiënte zijn veroorzaakt door de algehele narcose waarbij een verminderde gastro-intestinale motiliteit een rol kan spelen.

   b. *Aanwijzingen*: Jouw patiënt is zojuist in het ziekenhuis opgenomen. Hij ziet bleek en trilt. Zijn handpalmen zijn koud en klam. Hij praat heel vlug.
   *Verklaring*: De patiënt is angstig omdat hij in een vreemde omgeving is.

   c. *Aanwijzingen*: Jouw patiënt is niet in staat om iets te drinken. Hij braakt en heeft hevige diarree. Hij heeft in de afgelopen twaalf uur 500 ml meer vocht uitgescheiden dan dat hij heeft gekregen. Zijn huidturgor is slecht; zijn slijmvliezen zijn droog.
   *Verklaring*: De patiënt heeft een vochttekort doordat hij niet in staat is om te drinken, door diarree en door braken.

7.  Schrijf van de gevolgtrekkingen uit vraag 6 op of jij vindt dat de bewijzen vol-
    doende of onvoldoende zijn. Als ze onvoldoende zijn, wat heb je dan nog meer
    nodig om de gevolgtrekking voldoende te ondersteunen?

Opmerking: Bespreek je antwoorden met je medestudenten of begeleider. Wanneer je kritisch denkt, kun je tot de ontdekking komen dat er niet één goed antwoord is. Wanneer iemand de dingen van een andere kant benadert, kan dit jouw
standpunt ook beïnvloeden.

*Bron*: gebaseerd op Wilbraham *et al.* (1990), *Critical thinking worksheets*. Een supplement van *Addison-Wesley Chemistry*. Menlo Park, CA: Addison Wesley.

## Casus: Kritisch denken en klinisch redeneren

Bespreek de casus met je medestudenten en zoek onbekende begrippen – heup-
fractuur of dementie – op in een studieboek. Steven de Bruin is een 82-jarige man
die is opgenomen in een verpleeghuis omdat hij niet meer alleen kan wonen. Zijn
medische diagnose is de ziekte van Alzheimer. Tijdens de opname weet hij zijn
naam en hij weet dat jij een verpleegkundige bent; tegelijkertijd denkt hij dat hij
op bezoek is bij zijn dochter.

1.  Welke informatie moet je verzamelen voor het plannen van de *veiligheids-
    maatregelen* bij de zorg voor meneer De Bruin?
2.  Stel dat meneer De Bruin een andere medische diagnose had, namelijk 'heup-
    fractuur, één week na de operatie'. Zou dat een verschil maken voor de infor-
    matie die je moet verzamelen?
3.  Welke methode van gegevens verzamelen zou je gebruiken om alle informatie
    uit vraag 1 te verkrijgen? Welke bronnen zou je aanboren?
4.  Beschrijf welke speciale gesprekstechnieken je zou toepassen om met meneer
    De Bruin te communiceren? Noem ten minste drie vragen die je kunt stellen
    (of uitspraken die je kunt doen) om de informatie van hem te verkrijgen.
5.  Welke houdingen of vaardigheden van kritisch denken heb je voor deze oefe-
    ning gebruikt? Als het nodig is, kun je terugbladeren naar hoofdstuk 2 om je
    geheugen op te frissen.

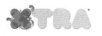 Kijk op www.pearsonxtra.nl voor de antwoorden op de
vragen en nog meer oefenmateriaal.

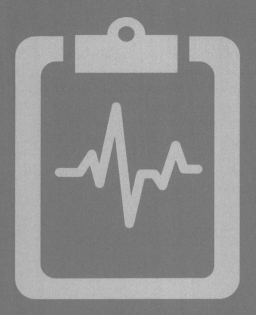

# 4

# Diagnostisch redeneren

## Leerdoelen

Na bestudering van dit hoofdstuk ben je in staat om:
- de relatie aan te geven tussen de diagnose en de andere fasen van het verpleegkundig proces;
- uit te leggen wat bedoeld wordt met huidige gezondheidstoestand;
- de mogelijkheden van de patiënt (patiëntenvermogens) in kaart te brengen, verpleegkundige diagnosen te stellen en multidisciplinaire problemen te beschrijven;
- feitelijke, dreigende en mogelijke verpleegkundige diagnosen te herkennen;
- de voor- en nadelen van elektronische diagnosestelling te vergelijken;
- de manieren aan te geven waarop verpleegkundige diagnosen kunnen worden gebruikt om klinische zorgpaden te bewandelen;
- het proces van diagnostisch redeneren te beschrijven;
- kwaliteitseisen van redeneren toe te passen bij het evalueren van jouw diagnostisch denken;
- veelvoorkomende fouten bij het diagnosticeren te benoemen en uit te leggen hoe je deze door kritisch denken kunt voorkomen;
- de ethische implicaties van het diagnostisch proces te bespreken.

## 4.1  Introductie

Dit hoofdstuk bespreekt (a) de diagnosefase van het verpleegkundig proces; (b) definieert wat de *gezondheidstoestand van de patiënt* is; (c) legt uit wat het verschil is tussen een probleem en andere fenomenen zoals symptomen of verschijnselen, en (d) legt het proces van diagnostisch redeneren uit. Het helpt je de gezondheidstoestand van de cliënt en de bijbehorende problemen nauwkeuriger vast te stellen en te beschrijven. Het diagnoseproces is niet alleen een kwestie van het best passende label uit een lijst kiezen. De labels moeten een correcte weergave zijn van de toestand van de cliënt. Dit hoofdstuk behandelt de ruime begrippen *problemen* en *gezondheidstoestand*, en niet alleen verpleegkundige diagnosen.

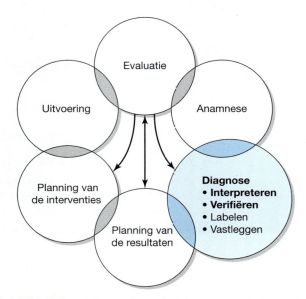

**Afbeelding 4–1**    De diagnosefase: interpreteren van gegevens en verifiëren van de diagnosen

Zowel studenten als verpleegkundigen in de praktijk vinden de diagnose vaak het moeilijkste onderdeel van het verpleegkundig proces. Een van de moeilijkheden is dat de diagnose zowel een proces als een product is:

1. *Diagnose* is de naam van een fase van het verpleegkundig proces.
2. *Diagnose* (of *diagnostisch redeneren*) is het redeneerproces dat verpleegkundigen gebruiken om patiëntengegevens te interpreteren.
3. Het eindproduct van dit redeneerproces is een uitspraak over de gezondheidstoestand van de patiënt en wordt *verpleegkundige diagnose* genoemd.
4. Om de diagnose te stellen, hanteren verpleegkundigen een gestandaardiseerde begrippenlijst met *verpleegkundige diagnosen* (zie bijvoorbeeld www.pearsonxtra.nl).

In de literatuur wordt de term *diagnose* op al deze manieren gebruikt. Om de verwarring zo klein mogelijk te houden, gebruikt dit boek de begrippen zoals ze in afbeelding 4-2 getoond worden.

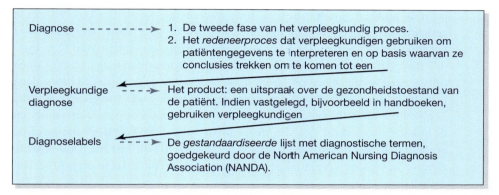

**Afbeelding 4-2**    Diagnostische terminologie

## 4.2  Diagnose: de tweede fase van het verpleegkundig proces

In de tweede fase van het verpleegkundig proces gebruikt de verpleegkundige het diagnostisch redeneren om gegevens te analyseren en conclusies te trekken over de gezondheidstoestand van de cliënt. Ze bespreekt deze conclusies met de cliënt, kiest gestandaardiseerde labels en legt deze vast in het zorgplan.

Je weet nog uit hoofdstuk 1 dat de fasen van het verpleegkundig proces alles met elkaar te maken hebben en elkaar overlappen. De diagnose is een fase waar alles omheen draait. Alle activiteiten die aan deze fase voorafgaan, hebben als doel een verpleegkundige diagnose te formuleren. Alle planningsactiviteiten die na deze fase volgen, zijn op de verpleegkundige diagnose gebaseerd (zie afbeelding 4-3).

De diagnose is afhankelijk van de anamnesefase omdat de kwaliteit van de gegevens die in de anamnesefase zijn verzameld de juistheid van de verpleegkundige diagnosen beïnvloedt. De twee fasen overlappen elkaar ook. Net als de meeste verpleegkundigen probeert de verpleegkundige in het volgende voorbeeld de betekenis van bepaalde gegevens te interpreteren (diagnose) terwijl ze ook gegevens verzamelt (anamnese).

**Voorbeeld:** De kinderverpleegkundige is in gesprek met Kim Manders. Het valt de kinderverpleegkundige op dat Kim zacht en aarzelend praat, korte antwoorden geeft en geen oogcontact maakt. De verpleegkundige vraagt zich af of het kind verlegen, teruggetrokken of angstig is, of misschien moeite heeft met haar zelfbeeld. Om haar vermoedens te bevestigen of te weerleggen, probeert ze in het gesprek meer van Kim te weten te komen. In de diagnosefase zal de verpleegkundige alle verzamelde gegevens kritisch beoordelen, zodat ze een op onderzoek gebaseerde conclusie kan trekken.

De diagnose beïnvloedt ook de plannings-, uitvoerings- en evaluatiefase. Hoe beter de problemen en vermogens in de diagnosefase worden vastgesteld, des te gerichter kan de verpleegkundige doelen stellen en interventies selecteren voor het zorgplan (planning). De diagnose- en uitvoeringsfase vinden soms bijna tegelijkertijd plaats. In een spoedeisende situatie bijvoorbeeld kan ze in actie komen (uitvoering) zodra ze een probleem onderkent – dus nog voordat ze bewust een plan heeft opgesteld, de overige verpleegproblemen heeft vastgesteld, of zelfs nog voordat de initiële anamnese is afgerond. Soms overlappen de diagnose- en de evaluatiefase elkaar ook. Bij de evaluatie bepaalt de verpleegkundige of de gezondheidstoestand van de patiënt is veranderd. Als dit niet het geval blijkt te zijn, worden de verpleegkundige diagnosen opnieuw onderzocht op juistheid en volledigheid.

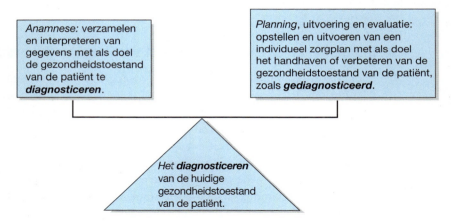

**Afbeelding 4–3**    De diagnose: een cruciale fase binnen het verpleegkundig proces

## 4.2.1    De geschiedenis van de verpleegkundige diagnose

Het begrip *verpleegkundige diagnose* verscheen voor het eerst in de verpleegkundige literatuur rond 1950 en werd gebruikt bij de omschrijving van de taken van een professioneel verpleegkundige (McManus, 1951). Fry (1953) stelde dat de verpleegkundige diagnose gebaseerd was op de behoefte van de cliënt aan verpleegkundige zorg in plaats van medische zorg. Tot die tijd omvatte het verplegen een reeks van taken en de verpleegkundige zorg werd hierop afgestemd. De verpleegkundigen assisteerden de artsen bij de behandeling van ziekte. Ze verzamelden patiëntengegevens zodat de artsen een medische diagnose konden stellen – niet om verpleegkundige zorg te plannen.

Rond 1960 werd de verpleegkundige diagnose een steeds belangrijker deel van het verpleegkundig proces. Het was hierbij essentieel dat de verpleegkundigen uitdroegen dat het verpleegkundig proces een denkproces was dat zij konden hanteren terwijl ze zich niet op medisch terrein zouden begeven.

Vanaf 1980 werd het begrip *verpleegkundige diagnose* steeds meer opgenomen in de verpleegkundige beroepspraktijk. De diagnose wordt nu op alle verpleegkundige opleidingen geleerd, alom gebruikt in de verpleegkundige literatuur en steeds meer door verpleegkundigen toegepast bij de uitoefening van hun beroep. Zie kader 4–1 voor de huidige kwaliteitseisen.

In 2011 wordt de verpleegkundige diagnose besproken in zowel de nieuwe Richtlijn Verpleegkundige en verzorgende verslaglegging (V&VN, 2011) als in het nieuwe verpleegkundige beroepsprofiel (Beroepsprofiel Verpleegkundige 2020, 2012).

De Richtlijn beschrijft de verpleegkundige diagnose ook als (een soort) 'zorgprobleem' of 'ondersteuningsvraag'. Een zorgprobleem wordt beschreven als een overkoepelende term (p. 11). Het vaststellen van zorgproblemen en verpleegkundige diagnosen wordt in de Richtlijn omschreven als onderdeel van het verpleegkundig proces en het daar aan gerelateerde systematisch handelen en rapporteren. De Richtlijn stelt:

Zorgprofessionals horen systematisch te handelen. Dit handelen bestaat uit de volgende stappen of fasen:
1. verzamelen van gegevens.
2. vaststellen van ondersteuningsvragen, zorgproblemen en zo mogelijk verpleegkundige diagnosen.

Het doorlopen van deze fasen moet tot uitdrukking komen in het dossier. Dit betekent dat het dossier in ieder geval de volgende onderdelen moet bevatten:
1. gegevensverzameling.
2. ondersteuningsvragen, zorgproblemen en zo mogelijk verpleegkundige diagnosen.

Bij de invulling van deze onderdelen kan gebruikgemaakt worden van hulpmiddelen, zoals standaardzorgplannen, klinische paden en classificaties als de NANDA, NOC, NIC, ICF en Gordon. (p. 15-16)

Naast de *verpleegkundige diagnose* wordt dus ook gesproken over *ondersteuningsvragen* en *zorgproblemen*. Hierbij wordt gesteld dat:

Ondersteuningsvragen en zorgproblemen de basis vormen voor het zorgplan en de planning van de zorg. Het zijn verschijnselen waarop zorgprofessionals zich richten. Het betreft *gezondheidsvragen* en problemen en daarmee verbandhoudend *bestaansproblemen* die feitelijk optreden of die een zorgprofessional op basis van haar deskundigheid voorziet.

# Kader 4–1 Kwaliteitseisen van verpleegkundige diagnosen

Diagnose
De verpleegkundige analyseert de uit de anamnese verzamelde gegevens om de diagnosen vast te stellen.

*Competenties*
De verpleegkundige:

1. stelt de diagnosen op basis van de anamnesegegevens;
2. verifieert de diagnosen met de patiënt, het gezin en zo nodig met andere disciplines;
3. beschrijft de diagnosen op een dusdanige wijze dat de verwachte resultaten in het verpleegplan kunnen worden opgesteld;
4. stelt vast wat de feitelijke of potentiële risico's voor de gezondheid en veiligheid van de patiënt zijn of welke barrières voor de gezondheid bestaan; hiertoe behoren de interpersoonlijke, omgevingsfactoren;
5. gebruikt, indien beschikbaar, gestandaardiseerde classificatiesystemen bij het beschrijven van de diagnose.

## Zorgprobleem

Een zorgprobleem wordt bij voorkeur omschreven met behulp van de PES-structuur:- een omschrijving van het eigenlijke probleem (P)- de mogelijke etiologie (oorzaken) van het probleem of daaraan gerelateerde factoren (E)- de symptomen/verschijnselen waaraan het probleem herkend wordt (S).

Het Beroepsprofiel Verpleegkundige 2020 (V&VN, 2012) hanteert de term *patiëntprobleem*. Een term die net als *zorgprobleem* verband houdt met de *verpleegkundige diagnose*. Het Beroepsprofiel Verpleegkundige 2020 beschrijft een kernset van patiëntproblemen als volgt:

### Kernset van patiëntproblemen

De problemen van mensen waar verpleegkundigen zich in belangrijke mate op richten kunnen geordend worden op vier gebieden van het menselijk functioneren: het lichamelijke, het psychische, het functionele en het sociale. De problemen van patiënten zoals verpleegkundigen die aantreffen in de verschillende velden van de gezondheidszorg, zijn ondergebracht in het overzicht hieronder. Veel van deze problemen zijn terug te vinden in de verschillende theorieën, modellen en classificatiesystemen, ontwikkeld binnen de verpleegkunde.
Er is hier niet gekozen voor één theorie, model of systeem maar er is gezocht naar de gemeenschappelijke problemen die verpleegkundigen in de dagelijkse praktijk tegenkomen.

Deze problemen zijn niet ziektespecifiek, zij kunnen optreden bij zowel acuut als chronisch zieke mensen, bij kinderen en ouderen en bij mensen met zeer verschillende aandoeningen. Voor de inschatting van het risico, het vroegsignaleren, het herkennen van het probleem, de interventies en de monitoring maakt de verpleegkundige gebruik van kennis van het betreffende probleem in combinatie met kennis van een specifieke ziekte of aandoening.

In het Beroepsprofiel wordt eveneens een voorbeeld gegeven van bovenstaande uitwerking:

Bijvoorbeeld: een kind met kanker, een patiënt met een nierziekte en een oude patiënt met een depressie kunnen als primair probleem hebben dat ze moe zijn en daardoor tot niets komen. Het vaststellen van het risico op vermoeidheid zal per ziekte verschillen, maar het signaleren, het herkennen van het probleem en de verpleegkundige interventies en monitoring zullen bij de drie mensen met de verschillende aandoeningen meer overeenkomsten dan verschillen laten zien. (V&VN, 2012)

Deze lijst van problemen kan beschouwd worden als 'kernset' van patiëntproblemen in de verpleegkunde. Dat wil niet zeggen dat alles wat verpleegkundigen doen in deze lijst terug te vinden is. Naast deze generieke problemen kunnen verpleegkundigen, afhankelijk van de groep mensen aan wie zij zorg verlenen, te maken krijgen met specifieke problemen.
In deze kernset kan het verpleegkundig handelen zichtbaar tot resultaat komen. De problemen komen voor in alle settings en vrijwel altijd in combinatie.

**Lichamelijk**
Bedreigde of verstoorde vitale functies (ademhaling, circulatie, hersenfuncties)
Koorts
Smetten
Jeuk
Wonden
Pijn
Vermoeidheid
Verlies van eetlust
Misselijkheid, braken
Gewichtsverlies
Gewichtstoename
Uitdroging, verstoorde vochtbalans
Uitscheidingsproblemen (mictie, diarree, obstipatie, overmatige transpiratie, incontinentie)

**Functioneel**
Tekort zelfmanagement
Tekort zelfredzaamheid ADL IADL HDL
Zintuiglijke beperkingen
Verstoorde mobiliteit
Vallen
Slaap-/waakproblemen

**Psychisch**
Bewustzijnsstoornissen
Stemmingsstoornissen
Stoornissen in geheugen
Stoornissen in denken en waarnemen (achterdocht, wanen, hallucinaties)
Persoonlijkheidstoornissen
Stoornissen in gedrag (agitatie, agressie, claimen, obsessie, automutilatie)
Angst, paniek
Stress
Verslaving
Verlies
Rouw
Onzekerheid
Kennistekort
Ineffectieve coping
Zingevingsproblemen

**Sociaal**
Seksualiteitsstoornissen
Participatieprobleem
Sociale incompetentie
Eenzaamheid
Gebrek aan sociaal netwerk
Tekort aan mantelzorg
Overbelaste mantelzorg (V&VN, 2012)

Omdat verschillen kunnen bestaan tussen de omschrijving en opvatting van wat een *ondersteuningsvraag*, een *zorgprobleem*, een *gezondheidsvraag*, een *bestaansprobleem* of een *patiëntprobleem* nu precies is en hoe het begrepen moet worden, wordt in dit boek de term *verpleegkundige diagnose* als kernbegrip gehanteerd. Enerzijds uit praktische overweging, anderzijds gemotiveerd door het feit dat de term internationaal begrepen wordt vanuit het perspectief van zowel de verpleegkundige praktijk als de verplegingswetenschap. De verpleegkundige diagnose wordt vastgesteld aan de hand van de verzamelde gegevens in samenwerking met de patiënt (Paans *et al.*, 2010, Paans *et al.*, 2012).

## 4.2.2    Het belang van de verpleegkundige diagnose

De verpleegkundige diagnose biedt voordelen voor verpleegkundigen en voor cliënten in de gezondheidszorg:

- **Verpleegkundige diagnosen bevorderen dat de zorg op het individu wordt afgestemd.** De huidige gezondheidszorg legt de nadruk op het verlenen van gestandaardiseerde zorg om zo de efficiëntie te bevorderen en de kosten te verminderen. Ook al hebben patiënten hetzelfde medische probleem en hebben ze min of meer dezelfde verpleegkundige zorg nodig, toch zullen de prioriteiten bij iedere patiënt anders liggen, zoals je kunt zien in kader 4–2. De verpleegkundige diagnose richt zich op de individuele behoeften van de patiënt, waaraan een standaardzorgplan wellicht niet tegemoet zou komen.

> Een *verpleegkundige diagnose* is een klinisch oordeel over de reactie van een individu, gezin of gemeenschap op feitelijke of potentiële gezondheidsproblemen/levensprocessen. Verpleegkundige diagnosen vormen de basis voor de keuze van verpleegkundige interventies en resultaten, waarvoor de verpleegkundige verantwoordelijk is (goedgekeurd op de negende conferentie in 1990). (NANDA International, 2009, p. 41)

- **Verpleegkundige diagnosen bevorderen de autonomie van de verpleegkundige door het beschrijven van het onafhankelijke deel van de verpleegkundige verantwoordelijkheid.** De verpleegkundige diagnosen laten zien dat verpleegkundigen veel meer doen dan het uitvoeren van medische instructies. Dankzij deze diagnosen kunnen verpleegkundigen politici, consumenten en zorgverzekeraars duidelijk maken welke unieke bijdrage ze leveren aan de gezondheid van de patiënt.
- **Verpleegkundige diagnosen zijn een effectief middel voor de communicatie met collega's en andere professionals in de gezondheidszorg.** Omdat in een verpleegkundige diagnose een heleboel gegevens zijn samengevat, kun je zeer beknopt duidelijk maken hoe de gezondheidstoestand van de patiënt is.
- **Verpleegkundige diagnosen helpen parameters voor de anamnese vast te stellen.** In het voorbeeld van 'aangetast mondslijmvlies' zul je, als je eenmaal weet wat deze diagnose inhoudt, bedacht zijn op aanwijzingen die bij deze diagnose horen. Wanneer je bijvoorbeeld ziet dat een patiënt via zijn mond ademt, controleer je of zijn mondslijmvliezen droog zijn en of hij wel voldoende drinkt.

**4-1 Test je kennis**

1. Wanneer werd de verpleegkundige diagnose opgenomen in de verpleegkundige praktijk?
2. Noem drie redenen waarom de verpleegkundige diagnose belangrijk is.

Zie voor de antwoorden www.pearsonxtra.nl.

## Kader 4–2 Het aangeven van prioriteiten bij twee patiënten met dezelfde medische diagnose (hartinfarct)

*Patiënt 1:*
1. risico op verstoorde vochtbalans gerelateerd aan misselijkheid en braken door pijn en stress;
2. pijn op de borst gerelateerd aan een verminderde zuurstofvoorziening van het hart;
3. verminderd activiteitenpatroon (activiteitenvermogen) gerelateerd aan een verminderde cardiac output.

*Patiënt 2:*
1. angst gerelateerd aan verwachte financiële problemen wegens afwezigheid op de zaak;
2. ineffectief ademhalingspatroon gerelateerd aan de medicatie die een ademdepressie kan veroorzaken;
3. obstipatie gerelateerd aan een verminderde mobiliteit, medicatie en de angst voor een nieuw infarct.

### 4.3 Menselijke reacties

Verpleegkundigen diagnosticeren menselijke reacties op een gebeurtenis of een stressveroorzakende factor zoals ziekte of letsel. Hier volgen enkele kenmerken van menselijke reacties. Je weet dat menselijke reacties in verschillende dimensies voorkomen; ze kunnen biologisch (fysiek), psychisch, intermenselijk/sociologisch of spiritueel zijn.

**4-1 Om over na te denken**

Bedenk enkele manieren waarop iemand kan reageren op de stress van een hysterectomie (verwijdering van de baarmoeder) voor ieder van de dimensies (fysieke, psychosociale, interpersoonlijke, sociale of spirituele dimensie).

Zie voor de antwoorden www.pearsonxtra.nl.

- **Menselijke reacties komen op alle niveaus voor:** op celniveau, systeemniveau, weefselniveau of op het niveau van de gehele persoon. Een reactie op celniveau vindt plaats op het niveau van de individuele cellen, bijvoorbeeld veranderingen in het vermogen van de lichaamscellen om glucose te gebruiken. Een reactie op systeemniveau vindt plaats in de lichaamssystemen, bijvoorbeeld het hart- en bloedvatenstelsel en het ademhalingsstelsel (perifere vaatverwijding en versnelde ademhaling). Een voorbeeld van een reactie op weefselniveau is een plaatselijke vermoeidheid (verzuring) van de spieren van een hardloper. Verplegen doe je op alle niveaus en verplegen beïnvloedt alle niveaus, maar de verpleegkundige diagnose richt zich meestal op de gehele persoon of op het systeemniveau. Een enkelvoudige stressveroorzakende factor kan op verschillende niveaus tegelijkertijd reacties teweegbrengen.

**Voorbeeld:** Iemand met ernstige brandwonden verliest veel vocht. Als geen vocht wordt toegediend, zal er vanuit de cellen vocht naar de bloedbaan vloeien (celniveau). Op het systeemniveau zal het zenuwstelsel op het trauma reageren door de activiteiten van het gastro-intestinale stelsel te verminderen. Op het niveau van de gehele persoon zal de mens eerst reageren met pijn en in een latere fase met sociaal isolement (sociaal niveau).

- **Reacties op stressveroorzakende factoren kunnen zowel helpen als schadelijk zijn.** Sommige menselijke reacties zijn positief en helpen je om weer gezond te worden (adaptatie); andere reacties maken je ziek en zijn schadelijk voor je gezondheid (maladaptatie). In feite kan dezelfde reactie in de ene situatie positief zijn, terwijl in de andere situatie de reactie schadelijk is voor je gezondheid.

**Voorbeeld:** Mevrouw Maas is verkouden en heeft een nare hoest. Ze voelt zich erg ziek. Haar psychische reactie is angst (voor een longontsteking). Deze angst maakt dat ze naar de huisarts gaat om zich te laten onderzoeken – een positieve reactie.

**Voorbeeld:** Een paar jaar later, na haar menopauze, heeft mevrouw Maas last van bloedingen. Haar psychische reactie is wederom angst (voor kanker). Dit keer is haar angst zo groot dat ze niet naar de huisarts durft te gaan, omdat ze bang is dat hij zal zeggen dat ze kanker heeft. In deze situatie is haar angst een negatieve reactie omdat ze geen actie onderneemt om zichzelf te laten onderzoeken.

In tabel 4–1 zie je enkele voorbeelden van stressveroorzakende factoren en verschillende soorten en niveaus van menselijke reacties. Wat opvalt, is dat een reactie een stressveroorzakende factor kan oproepen en dat dit tot een andere reactie leidt (in het voorbeeld zag je dat de angst van mevrouw Maas leidde tot vermijdingsgedrag).

Je kunt de verpleegkundige diagnose (maladaptie/schadelijke reactie) herkennen aan de volgende kenmerken:

1. Het is een menselijke reactie op een levensproces, een gebeurtenis of een stressveroorzakende factor.
2. Het is een aan gezondheid gerelateerde toestand die de patiënt en de verpleegkundige willen veranderen.
3. Er is een interventie nodig om ziekte te voorkomen of te genezen, of om ermee te leren omgaan.

4.  Het resulteert in een ineffectief copingsgedrag en heeft een negatief effect op het dagelijks functioneren van de patiënt.
5.  Het is een onwenselijke situatie.

**Tabel 4–1**   Voorbeelden van stressveroorzakende factoren en menselijke reacties

| Stressveroorzakende factor | Menselijke reactie | Dimensie | Niveau | Gevolg |
|---|---|---|---|---|
| Blokkade in een hartslagader leidt tot verminderde zuurstofvoorziening van de hartspier | Schade aan de hartspier (ischemie) | Fysiek | Cel- en weefselniveau | Maladaptatie |
| | Pijn | Psychologisch en fysiek | Niveau van de totale persoon | Adaptatie als de pijn tot minder activiteiten en daardoor een lager zuurstofverbruik leidt; maladaptatie als de pijn tot meer activiteiten en daardoor een hoger zuurstofverbruik leidt |
| | Doodsangst | Psychologisch | Niveau van de totale persoon | Adaptatie of maladaptatie (zie hiervoor) |
| Angst om aan een hartinfarct te overlijden | Versnelde hartslag | Fysiek | Systeemniveau | Waarschijnlijk maladaptatie |
| | Bidden | Spiritueel | Niveau van de totale persoon | Waarschijnlijk maladaptatie |

Beginnend verpleegkundigen verwarren soms verpleegkundige problemen met verschijnselen die weliswaar met een probleem te maken hebben, maar zelf geen probleem zijn. Af en toe zijn dingen op zichzelf *geen* probleem, maar roepen ze menselijke reacties op die wel een probleem zijn. In tabel 4–2 vind je daar enkele voorbeelden van.

## 4.4   Diagnosticeren van de gezondheidstoestand

Het doel van diagnosticeren is de *huidige gezondheidstoestand* van de patiënt vaststellen. Een zorgplan omvat beweringen over de gezondheidstoestand van de patiënt in termen van vermogens, feitelijke, potentiële en mogelijke verpleegkundige diagnosen, van multidisciplinaire problemen en van medische problemen. Verpleegkundigen analyseren gegevens voor alle soorten diagnosen, hoewel hun verantwoordelijkheid kan verschillen.

Verpleegkundigen mogen geen medische diagnosen stellen, maar van hen wordt wel verwacht dat ze situaties die buiten de verpleegkundige competenties vallen, kunnen herkennen en op waarde schatten (bijvoorbeeld medische problemen). Denk eraan dat alle problemen bij de patiënt horen. Geen enkele discipline kan

**Tabel 4–2** Misvattingen over gezondheidsproblemen

| Een gezondheidsprobleem is niet: | Voorbeelden (onjuist) | Het probleem (een menselijke reactie) is: |
|---|---|---|
| Een verpleegdoel of een verpleegprobleem | Urineopvangsysteem raakt niet verstopt en loopt goed door | Een overvolle blaas |
| | De patiënt is luidruchtig en valt andere patiënten lastig | Angst, verwardheid, desoriëntatie |
| **Suggesties voor de verpleegkundige:** Bekijk het probleem vanuit het standpunt van de patiënt. Het 'probleem' is de menselijke reactie (a) die optreedt als het verpleegdoel niet wordt gehaald, of (b) die een probleem wordt voor de verpleegkundige. | | |
| Een verpleegkundige interventie of routine | Bied emotionele steun | Angst, verdriet, machteloosheid |
| | Controleer ieder uur of het urineopvangsysteem goed loopt | Risico op een urineweginfectie |
| **Suggesties voor de verpleegkundige:** Bovenstaande onjuiste voorbeelden richten zich op de verpleegkundige en de interventies die zij uitvoert. Problemen zijn uitspraken over de gezondheidstoestand van de *cliënt* – richt je op hem. | | |
| Een diagnostisch onderzoek, medische behandeling of hulpmiddelen | Patiënt krijgt een colononloop | Risico op obstipatie |
| | Nieuw colostoma | Gebrek aan kennis en vaardigheden om met de stoma om te gaan |
| | Moet zich houden aan zoutarm dieet | Gebrek aan motivatie om het eetpatroon te veranderen |
| | Patiënt heeft zijn been in gipsverband | Verminderde mobiliteit |
| | Heeft een nieuwe gebitsprothese | Verandering van zelfbeeld |
| **Suggesties voor de verpleegkundige:** Patiënten kunnen zeer verschillend reageren op dezelfde behandeling. Een lijst van behandelingen geeft onvoldoende richting aan individuele zorg. Het probleem is de *reactie* van de patiënt op een onderzoek of behandeling. | | |
| Een behoefte van de patiënt | Heeft meer slaap nodig | Vermoeidheid |
| | Heeft emotionele steun nodig | Verdriet |
| **Suggesties voor de verpleegkundige:** Een behoefte waarin niet kan worden voorzien, kan de *oorzaak* van het probleem zijn; dit is niet hetzelfde als het probleem. Stelregel: vermijd het woord 'behoefte' bij het weergeven van de gezondheidsproblemen. | | |

zich die problemen 'toe-eigenen'. Verpleegkundige, multidisciplinaire en medische problemen zijn allemaal in meer of mindere mate gericht op het gehele multidisciplinaire team.

## 4.4.1 Vaststellen van patiëntenvermogens

Het is belangrijk dat patiëntenvermogens (en vermogens van het gezin, de groep en de gemeenschap) in het zorgplan worden opgenomen. **Vermogens (strengths)** zijn die aspecten van een normaal en gezond functioneren die de patiënt helpen een hoger niveau van welbevinden te bereiken, of die problemen helpen voorkomen, beheersen of oplossen. Vermogens kunnen in dezelfde categorieën worden verdeeld als menselijke reacties, zoals hiervoor besproken:

- fysiek (een goede voedingstoestand maakt dat een patiënt sneller herstelt na een operatie);
- psychologisch (sterke copingvermogens en probleemoplossende vaardigheden);
- psychosociaal (ondersteuning van gezinssysteem);
- levensbeschouwelijk (sterke persoonlijke waarden).

Wanneer je spirituele vermogens moet vaststellen, kun je vragen stellen als: 'Wat is het allerbelangrijkste in uw leven? Speelt vertrouwen in uw leven een grote rol? Wat kun je doen om jezelf lief te hebben?' (Burkhardt, geciteerd in Dossey, 1988, p. 45). Vermogens kun je aantreffen in de verpleegkundige anamnesegegevens (bijvoorbeeld gegevens over uitingen van gezondheid, thuissituatie, onderwijs, ontspanning, oefeningen, werk, vrienden en geloofsovertuiging).

Voorbeelden van verpleegkundige diagnosen zijn:

- Verstoring van de integriteit van de huid (excoriatie), gerelateerd aan incontinentie
- Risico van infectie (van incisie in de buik), gerelateerd aan slechte voedingstoestand
- Disfunctioneel rouwen gerelateerd aan onverwerkte schuldgevoelens

**Kernpunt**   Verpleegkundige diagnosen kunnen feitelijke, potentiële of dreigende (risico) verpleegkundige diagnosen zijn.

**Kernpunt**   Andere voorbeelden van vermogens:

- gevoel voor humor
- motivatie om te veranderen
- uitgebreid ondersteuningsnetwerk (familie)
- goede kennis van ziekteprocessen
- in het verleden goed met problemen/nieuwe situaties kunnen omgaan (coping)

- gezond hart- en bloedvatenstelsel en ademhalingsstelsel
- sterke geloofsovertuiging

## 4.4.2   Herkennen van verpleegkundige diagnosen

Een **verpleegkundige diagnose** is een bewering over de huidige gezondheidstoestand van de patiënt. Deze beschrijft een feitelijk, dreigend (risico) of potentieel probleem. De verpleegkundigen zijn competent om deze problemen vast te stellen en verantwoordelijk voor de behandeling en preventie van het probleem (zie tabel 4–3). Verpleegkundigen mogen niet *alle* zorg voorschrijven die uit een verpleegkundige diagnose voortvloeit. Bij patiënten met de diagnose 'pijn' is voor een pijnstiller een voorschrift van een arts nodig, maar meestal is het zo dat in het geval van een verpleegkundige diagnose de verpleegkundige de interventies zelf kan bepalen om het probleem te voorkomen of op te lossen. Over het algemeen hoeft de verpleegkundige niet met een arts te overleggen over de interventies die uit haar verpleegkundige diagnose voortvloeien.

Omdat menselijke reacties nogal variëren, kun je niet met zekerheid voorzien welke verpleegkundige diagnosen zich zullen presenteren bij een bepaalde ziekte of behandeling. Bepaalde verpleegkundige diagnosen kunnen zich al dan niet voordoen bij een bepaalde medische diagnose (zie ook kader 4–2). Zo kun je niet zomaar aannemen dat iemand met diabetes angst voor injecties heeft of een kennistekort heeft met betrekking tot aangepaste voeding.

## Feitelijke verpleegkundige diagnosen

Een feitelijke verpleegkundige diagnose is een probleem dat bij de anamnese duidelijk aanwezig is en dat je herkent aan de aanwezigheid van bijpassende verschijnselen en symptomen (bepalende kenmerken). De verpleegkundige zorg richt zich op het verlichten en oplossen van die problemen of op het de patiënt hiermee leren omgaan.

**Voorbeeld:** De familie Kraan staat onder grote druk. De ouders, Ton en Diana, zorgen voor hun zoon Billy, die leukemie heeft. Diana heeft haar baan moeten opzeggen. Tijdens een huisbezoek ziet de wijkverpleegkundige dat Ton zijn zoon tot de orde roept. Diana komt tussenbeide en neemt Billy in bescherming. Later zegt Ton tegen de wijkverpleegkundige: 'Meestal bemoei ik me niet met dit soort dingen. Diana kan bovendien beter voor hem zorgen dan ik.' Diana bevestigt dat Ton zich steeds meer terugtrekt uit het contact met zijn zoon. De verpleegkundige stelt vast dat er een *feitelijk probleem* is: 'gebrekkige probleemhantering binnen het gezin gerelateerd aan gezinsontregeling en rolveranderingen binnen het gezin'.

## Dreigende verpleegkundige diagnosen (verpleegkundige risicodiagnosen)

Een **dreigende verpleegkundige diagnose** wordt opgesteld aan de hand van de aanwezigheid van risicofactoren waardoor een patiënt een probleem kan ontwikkelen. Een dreigende verpleegkundige diagnose wordt daarom ook wel een risicodiagnose of potentiële diagnose genoemd. De verpleegkundige zorg richt zich op het voorkomen van het probleem door de risicofactoren te minimaliseren of door een vroegtijdige onderkenning van het probleem, waardoor de gevolgen tot een minimum beperkt blijven.

**Tabel 4–3**   De vergelijking tussen verpleegkundige diagnosen, multidisciplinaire problemen en medische diagnosen

| Categorie | Verpleegkundige diagnosen | Multidisciplinaire problemen | Medische diagnosen |
|---|---|---|---|
| Voorbeeld | Beperkte inspanningsintolerantie bij een verminderde cardiac output | Potentiële complicatie: hartinfarct door decompensatio cordis | Myocardinfarct |
| Beschrijving | Beschrijven menselijke reacties ten aanzien van een ziekteproces of stressveroorzakende factoren | Beschrijven dreigende fysiologische complicaties bij ziekten, onderzoeken of behandelingen | Beschrijven ziekten en aandoeningen; laten menselijke reacties buiten beschouwing |
| Probleemstatus | Feitelijk, dreigend of potentieel | Altijd dreigend | Feitelijk of potentieel ('principe van uitsluiten') |
| Duur | Kunnen snel wisselen; hebben geen relatie met een bepaalde medische diagnose | Altijd aanwezig als de ziekte (of medische diagnose) aanwezig is | De diagnose blijft bestaan zolang er sprake is van de ziekte |
| Oriëntatie | Gericht op het individu | Gericht op de pathofysiologie (potentiële complicaties) | Gericht op de ziekte en medische procedures |
| Verantwoordelijkheid voor diagnostiek | De verpleegkundige is verantwoordelijk voor de diagnostiek | Verpleegkundige is verantwoordelijk voor de diagnosen | De arts is verantwoordelijk voor de diagnose; de diagnostiek behoort niet tot de verantwoordelijkheid van de verpleegkundige |
| Verpleegkundige focus | Gericht op behandeling en preventie | Signaleren en voorkomen van complicaties | Het uitvoeren van medische behandelinstructies; observeren van toestand of status van de patiënt |
| Behandelingsinstructies | De verpleegkundige bepaalt de meeste preventieve en curatieve interventies zelf | De verpleegkundige heeft meestal instructies van de arts nodig om interventies met betrekking tot preventie en behandeling uit te voeren | De verpleegkundige heeft instructies van de arts nodig om interventies met betrekking tot preventie en behandeling uit te voeren |
| Verpleegkundige interventies | De verpleegkundige handelt onafhankelijk | De verpleegkundige handelt soms zelfstandig, vooral in haar signalerende functie | De verpleegkundige handelt in opdracht van de arts |
| Classificatiesysteem | Classificatiesystemen (bijvoorbeeld van de NANDA) worden ontwikkeld en gehanteerd, maar nog niet door iedereen geaccepteerd | Er is geen classificatiesysteem | Goed ontwikkelde classificatiesystemen die door de medische beroepsgroep volledig worden geaccepteerd |

*Bron:* met toestemming van Kozier *et al.* (2012). *Fundamentals of nursing (*9e ed.). Upper Saddle River, NJ: Prentice Hall Health

**Voorbeeld:** Marianne Balk is een alleenstaande moeder en heeft zojuist gehoord dat haar dochter Janneke aan leukemie lijdt. De verpleegkundige weet dat Marianne maar een paar mensen in haar omgeving heeft die haar emotioneel of op een andere manier kunnen steunen. In een gesprek geeft Marianne aan dat zij niets over de ziekte weet en niet weet hoe ze voor haar dochter moet zorgen. De verpleegkundige ziet geen tekenen van ineffectieve probleemhantering, maar realiseert zich dat dit gezin toch risico loopt door een kennistekort en een tekort aan sociale steun. De verpleegkundige stelt vast dat er een *dreigende verpleegkundige diagnose* is: 'risico op een gebrekkige probleemhantering binnen het gezin gerelateerd aan een kennistekort en een beperkt ondersteuningssysteem'.

Een dreigende verpleegkundige diagnose moet alleen voor die patiënten gesteld worden die een groter risico lopen op het ontwikkelen van een probleem – zij die meer risicofactoren met zich meedragen dan de groep waartoe ze behoren. De NANDA-I (2009, p. 25) definieert de **verpleegkundige risicodiagnose** als volgt:

> Menselijke reacties op gezondheidsomstandigheden/levensprocessen die zich kunnen ontwikkelen in een kwetsbaar individu, gezin of gemeenschap. De diagnose wordt ondersteund door risicofactoren die bijdragen aan een toegenomen kwetsbaarheid.

Alle patiënten die een algehele narcose krijgen, hebben een risico op ademhalingsproblemen. Voor degenen die geen verhoogd risico lopen op complicaties tijdens de operatie, is de standaardprocedure voldoende; de planning van de zorg is gebaseerd op het multidisciplinaire probleem 'potentiële complicatie bij operatie (ademhaling)'. Als je echter te maken hebt met een patiënt die rookt en een bovenbuikoperatie moet ondergaan onder algehele narcose, dient zijn ademhalingsstelsel extra aandacht te krijgen omdat hij meer risicofactoren met zich meedraagt. De verpleegkundige moet daarom de diagnose 'risico op ineffectief ophoesten gerelateerd aan bovenbuikoperatie en roken' stellen.

## Potentiële verpleegkundige diagnosen

Een **potentiële verpleegkundige diagnose**, vergelijkbaar met het 'principe van uitsluiten' dat artsen hanteren, is een voorlopige diagnose omdat je er toch niet helemaal zeker van bent. Je hebt nog net niet voldoende gegevens om de diagnose te kunnen bevestigen; er moeten dus meer gegevens verzameld worden om een diagnose uit te sluiten of te bevestigen. Door het opstellen van potentiële diagnosen voorkom je (1) dat een belangrijke diagnose over het hoofd wordt gezien, en (2) dat je een onjuiste diagnose stelt doordat je nog niet over voldoende gegevens beschikt. Een potentiële diagnose wordt ook wel een hypothetische diagnose genoemd. Je moet onderzoeken of je hem wel/niet kunt aannemen als actuele- of dreigende diagnose.

**Voorbeeld:** Een niet-rokende patiënte heeft een buikoperatie ondergaan. Voor haar is een schema opgesteld waarin ze elke twee uur gedraaid wordt, ademhalingsoefeningen moet doen en moet ophoesten. Ze ziet nog steeds bleek en zegt dat ze wat kortademig is. De verpleegkundige hoort geen abnormale ademhalingsgeluiden. Er zijn ook geen andere aanwijzingen die op ademhalingsproblemen wijzen, maar de verpleegkundige wil er zeker van zijn dat er ook tijdens de andere diensten op gelet wordt. Ze beschrijft daarom een *potentiële diagnose*: 'mogelijk ineffectief ophoesten'.

### 4.4.3   Herkennen van multidisciplinaire problemen

Multidisciplinaire problemen zijn voorspelbare fysiologische complicaties van medische gezondheidsproblemen of bij een behandeling. Het verpleegkundig handelen is gericht op het observeren van de patiënt waardoor complicaties in een vroeg stadium worden herkend.

De onafhankelijke verpleegkundige interventies bij multidisciplinaire problemen richten zich op het observeren en minimaliseren van complicaties. De feitelijke behandeling van de gezondheidstoestand van de patiënt behoeft zowel medische als verpleegkundige interventies (zie tabel 4–3) (Carpenito-Moyet, 2012).

Omdat voor iedere ziekte een beperkt aantal fysiologische complicaties bestaat, zijn het meestal dezelfde multidisciplinaire problemen die zich voordoen bij een bepaalde behandeling of ziekte; dit in tegenstelling tot verpleegkundige diagnosen. Van iedere ziekte of behandeling is dus bekend welke complicaties zich kunnen voordoen. Bij kraamvrouwen doen zich dezelfde multidisciplinaire problemen voor (potentiële complicaties), zoals postpartumbloedingen en -trombose. Maar niet alle kraamvrouwen hebben dezelfde verpleegkundige diagnosen. Een enkeling heeft bijvoorbeeld de diagnose 'risico op verstoorde hechting' en weer andere kraamvrouwen hebben de diagnose 'kennistekort'.

Multidisciplinaire problemen (potentiële complicaties) zijn *dreigende* problemen. De medische diagnose, behandelingen en medicatie zijn de risicofactoren (of stressveroorzakende factoren). De onderstaande richtlijnen kunnen je helpen bij het voorzien en ontdekken van potentiële complicaties:

1. **Verdiep je in de medische diagnose van de patiënt.** Welke complicaties komen het meest voor? Je kunt deze informatie opzoeken in studieboeken, vakbladen en in patiëntendossiers (bijvoorbeeld diagnostische onderzoeken, medische achtergronden). Op www.pearsonxtra.nl staat een uitgebreid overzicht van multidisciplinaire problemen die veel voorkomen bij verschillende ziekten en pathofysiologieën. Ook vind je daar een overzicht van multidisciplinaire problemen die voorkomen bij chirurgische ingrepen.
2. **Zoek op welke medicatie de patiënt gebruikt.** Ernstige bijwerkingen, toxiciteit, wisselwerking met andere medicijnen en overige antagonistische interacties zijn potentiële complicaties (bijvoorbeeld 'potentiële complicatie bij gebruik van magnesiumsulfaat: hypermagnesemie'). Deze informatie vindt je onder andere in het *Farmacotherapeutisch Kompas*.

3. **Zoek op welke complicaties het meest voorkomen bij de ingreep, behandeling of het onderzoek.** Je kunt deze informatie opzoeken in een studieboek of op internet. Op www.pearsonxtra.nl staat een overzicht van multidisciplinaire problemen die voorkomen bij chirurgische ingrepen.

4. **Wees er zeker van dat je de verschijnselen en symptomen van de potentiële complicatie kent, zodat je weet wat onderzocht moet worden.** De eerste symptomen van 'potentiële complicatie bij gebruik van magnesiumsulfaat: hypermagnesemie' zijn hevige dorst, verminderde reflexen, sufheid, verwardheid en spierzwakte. Dus moet je de patiënt regelmatig onderzoeken op deze symptomen. Kijk naar protocollen en klinische zorgpaden die op de patiënt van toepassing zijn (de instelling heeft bijvoorbeeld een protocol voor peritoneale dialyse of zuurstoftoediening).

---

**4-2 Test je kennis**

1. Als verschijnselen en symptomen ontbreken, is het probleem dan een feitelijke diagnose, een potentiële diagnose of een risicodiagnose?
2. Een multidisciplinair probleem is een fysiologische complicatie van een ziekte of behandeling die verpleegkundigen onafhankelijk kunnen behandelen. Waar of niet waar?

Zie voor de antwoorden www.pearsonxtra.nl.

---

### 4.4.4  Herkennen van medische diagnosen

Ondanks het feit dat zowel bij de medische als bij de verpleegkundige diagnose gebruik wordt gemaakt van een diagnostisch redeneerproces zijn ze toch erg verschillend. Een **medische diagnose** betreft een ziekte of aandoening en wordt gesteld om de ziekte of aandoening te behandelen. Menselijke reacties op de ziekte of aandoening zijn daar niet noodzakelijkerwijs bij inbegrepen.

**Voorbeeld:** De arts constateert een te hoge bloeddruk en schrijft antihypertensiva voor en een zoutbeperkt dieet. De verpleegkundige zal haar diagnose en interventies richten op de reacties van de patiënt en zijn gezin op de medische diagnose. Is de patiënt gemotiveerd zijn voedingsgewoonten te veranderen? Welke veranderingen moeten binnen het gezin plaatsvinden om het dieet van de patiënt in te passen in hun gebruikelijke voedingspatroon? Begrijpt de patiënt het belang van de inname van zijn medicatie, ook al zijn er mogelijk vervelende bijwerkingen? Als de patiënt in het ziekenhuis is opgenomen, zal de verpleegkundige ervoor zorgen dat de patiënt zijn voorgeschreven medicatie krijgt.

Zolang het ziekteproces bestaat, verandert de medische diagnose niet. Daarentegen zullen de verpleegkundige diagnosen wel veranderen zodra verandering optreedt in de reacties van de patiënt. In het laatste voorbeeld zou de verpleegkundige diagnose in eerste instantie kunnen luiden: 'risico op therapieontrouw

gerelateerd aan kennistekort ten aanzien van het therapeutisch effect en de bijwerkingen van de medicatie'. Echter, zodra de patiënt laat merken dat hij begrijpt
waarom hij medicatie krijgt en deze ook inneemt zoals is voorgeschreven, zal
de diagnose niet langer van toepassing zijn. Indien de patiënt de bijwerkingen
vervelend vindt en hij daarom de medicatie niet inneemt, zal de diagnose in een
feitelijke diagnose veranderen: 'therapieontrouw'. Wees er dus op bedacht dat
patiënten met dezelfde medische diagnose totaal verschillende verpleegkundige
diagnosen kunnen hebben; kijk nog maar eens naar het voorbeeld in kader 4–2.

Verpleegkundigen doen observaties die betrekking hebben op de medische
diagnose van de patiënt en ondernemen acties in opdracht van artsen. Ook al
stellen verpleegkundigen geen medische diagnosen en schrijven ze geen medische behandelingen voor, er wordt wel van hen verwacht dat ze verantwoorde
keuzen maken. Verpleegkundigen moeten daarom een grondige kennis hebben
van (de achtergronden van) ziekten en weten waarom bepaalde medicatie is voorgeschreven of waarom bepaalde behandelingen zijn ingezet.

Afbeelding 4–4 is een beslisboom die je helpt te bepalen of een probleem
een verpleegkundige diagnose, een multidisciplinair probleem of medische
diagnose is.

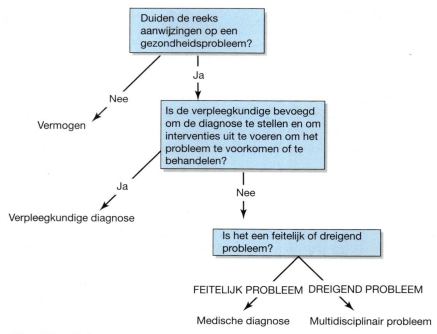

**Afbeelding 4–4** Beslisboom voor verpleegkundige diagnosen en multidisciplinaire
problemen

## 4.4.5    Diagnosticeren met behulp van een computer

In sommige instellingen maken verpleegkundigen gebruik van een computer voor het classificeren en interpreteren van anamnesegegevens. Zulke applicatieprogramma's worden ook wel **expertsystemen** (of **kennisgebaseerde systemen**) genoemd en zijn een vorm van kunstmatige intelligentie die het principe van de redenering gebruikt om conclusies te trekken uit opgeslagen feiten. Nadat de verpleegkundige de diagnostische gegevens heeft ingevoerd, vergelijkt de software de gegevens met die van de verpleegkundige diagnosen in het gegevensbestand.

Vervolgens genereert de computer een overzicht met abnormale aanwijzingen of een overzicht van mogelijke diagnosen. De verpleegkundige besluit daarna welke diagnosen ze accepteert en welke niet, of welke ze aan het overzicht wil toevoegen. Wanneer de verpleegkundige het diagnoselabel kiest, toont het volgende scherm dit label met alle bijbehorende verschijnselen en symptomen, die de verpleegkundige vervolgens kan vergelijken met de feitelijke patiëntengegevens.. Wanneer de verpleegkundige het diagnoselabel accepteert, maakt ze de beschrijving van de diagnose compleet door de juiste etiologieën (oorzaken) van het probleem te kiezen uit het volgende scherm.[1]

De voordelen van diagnosticeren met behulp van de computer zijn dat computers consistent, systematisch en gestructureerd zijn. Ze kennen geen vermoeidheid, afleiding of andere menselijke zwakheden; daarom zijn ze in staat patronen te ontdekken die de verpleegkundige wellicht over het hoofd ziet. Maar je moet wel deskundig kunnen oordelen bij het evalueren van de door de computer gegenereerde diagnosen. De computer neemt aan dat alle patiëntengegevens waar, juist en recentelijk zijn. Je moet er zeker van zijn dat dit zo is.

Bovendien reageren patiënten op de meest uiteenlopende manieren op gezondheidsproblemen en is het dus onmogelijk om alle aanwijzingenclusters en mogelijke diagnosen te voorzien. Ten slotte bestaan sommige NANDA-diagnosen uit een zeer beperkte hoeveelheid gegevens waardoor het moeilijk wordt om nauwkeurige diagnosen te stellen.

## 4.4.6    Verpleegkundige diagnosen en klinische zorgpaden

Veel instellingen hebben een systeem van gestandaardiseerde zorg (protocol) voor de medische diagnosen die ze het meest behandelen. Iedere gangbare medische diagnose heeft een voorgedrukt, gestandaardiseerd zorgplan, dat klinisch zorgpad wordt genoemd en dat de patiënten- en gezinsresultaten weergeeft die binnen een bepaald tijdsbestek bereikt moeten zijn. Het klinische zorgpad is een multidisciplinair plan dat de benodigde zorg uitzet voor een bepaalde patiëntencategorie (bijvoorbeeld alle patiënten die een hartkatheterisatie ondergaan). Klinische

---

1 Noot van de bewerkers: Etiologie is de leer der oorzaken. In de verpleegkunde is een oorzakelijk verband vaak moeilijk vast te stellen. Het vinden van de oorsprong, van een oorzakelijk verband, is van belang, maar er zijn vaak onvoldoende gegevens beschikbaar. In veel gevallen is een oorzakelijk verband tussen een gezondheidsprobleem en een 'gerelateerde factor' wel aannemelijk. Daarom wordt zowel van etiologie als van 'gerelateerde factoren' gesproken (Albersnagel *et al.*, 2007).

zorgpaden zijn niet bedoeld om tegemoet te komen aan de unieke behoeften van individuele patiënten. Toch kunnen verpleegkundige diagnosen prima samen worden gebruikt met klinische zorgpaden.

### Verpleegkundige diagnosen als onderdeel van het klinische zorgpad

Het klinische zorgpad vervangt bij veel cliënten het traditionele zorgplan gebaseerd op verpleegkundige diagnosen. Het is een gestandaardiseerd plan dat een overzicht geeft van de zorgresultaten en -interventies voor *alle* cliënten. Verpleegkundige diagnosen zijn voor ieder individu uniek. Daarom kan niet echt worden voorzien of ze bij bepaalde ziekten en behandelingen voorkomen. Sommige instellingen laten de verpleegkundige diagnosen die het meest voorkomen bij medische diagnosen wel opnemen in de klinische zorgpaden (bijvoorbeeld: het klinische zorgpad voor een totale knievervanging kan de verpleegkundige diagnose 'pijn' en 'verminderde mobiliteit' bevatten).

### Verpleegkundige diagnosen bij afwijkingen van het klinische zorgpad

Sommige instellingen gebruiken verpleegkundige diagnosen om afwijkingen in het klinische zorgpad te beschrijven, bijvoorbeeld wanneer verwachtingen over de opnameduur niet uitkomen en zorgresultaten niet worden behaald.

**Voorbeeld:** Het klinische zorgpad voor een patiënt bij wie zojuist de diagnose diabetes type 1 is gesteld, bevat geen verpleegkundige diagnosen maar geeft de behoefte aan patiënteneducatie per dag weer. Op dag vijf kan de patiënt niet voldoen aan het verwachte resultaat van zelfinjectie en de verpleegkundige stelt dit verschil vast en analyseert hoe dit gekomen is. De verpleegkundige stelt vervolgens de verpleegkundige diagnose 'inadequate therapiediscipline' om de verpleegkundige zorg op het individu af te stemmen en het wenselijke resultaat te bespoedigen.

**4-3 Test je kennis**

1. Wat is een klinisch zorgpad?
2. Wat is een afwijking van het klinische zorgpad?

Zie voor de antwoorden www.pearsonxtra.nl.

### Verpleegkundige diagnosen en problemen die niet voorkomen in het klinische zorgpad

Je dient verpleegkundige diagnosen te gebruiken om de zorg op het individu af te stemmen wanneer je tegemoet wilt komen aan de unieke behoeften van de patiënt die niet binnen de klinische zorgpaden vallen.

**Kernpunt** Als alleen de gestandaardiseerde zorg gegeven wordt, kan deze waarschijnlijk ook door iemand anders dan de verpleegkundige geboden worden.

**Voorbeeld:** Ad Kok heeft een hartinfarct gehad. Bovendien is hij blind. Het klinische zorgpad beschrijft alleen de benodigde zorg voor zijn hartproblemen. De verpleegkundige stelt aparte diagnosen op met betrekking tot de hoeveelheid hulp die meneer Kok nodig heeft bij het eten, het uit bed komen en de overige ADL-activiteiten.

Klinische zorgpaden kunnen de zorg verbeteren door aan te geven wat de belangrijkste zorg is in bepaalde situaties (bijvoorbeeld bij een patiënt met longontsteking). Ze kunnen de kwaliteit van de zorg echter ook in de weg staan, wanneer verpleegkundigen de klinische zorgpaden volgen zonder kritisch na te denken. Drukbezette, taakgerichte verpleegkundigen die de routine van het klinische zorgpad kennen, kunnen zich te snel door de anamnese en de evaluatie van uitkomsten heen haasten.

**Kernpunt** Laat het klinische zorgpad, of welke andere richtlijn ook, geen robot van je maken. Wees bedacht op behoeften van de patiënt die niet binnen het klinische zorgpad vallen.

## 4.5 Diagnostisch redeneren

Diagnosticeren is een intellectuele activiteit waarbij verpleegkundigen hun vaardigheden van het kritisch denken gebruiken om patronen te ontdekken in de verzamelde gegevens en hier vervolgens conclusies uit te trekken. Het diagnostisch redeneren komt ook in andere disciplines voor, wanneer men conclusies trekt over fenomenen die zich voordoen binnen dat vakgebied. Zo diagnosticeert de logopedist spraakstoornissen, de docent leerproblemen en de automonteur problemen met de auto. Diagnostisch redeneren kan worden ingedeeld in drie fasen: interpreteren van gegevens; verifiëren van de diagnosen, en het labelen (en vastleggen) van de diagnosen. In kader 4-3 staat hiervan een overzicht.

### 4.5.1 Het toepassen van verpleegkundige modellen

Hoe je patiëntenproblemen definieert en herkent, hangt in zekere mate af van het verpleegkundig model (zie hoofdstuk 3) dat je toepast. In het model van Roy (1984) bijvoorbeeld herken je een probleem als sprake is van niet-effectieve aanpassing. In het model van Gordon (1994) herken je een probleem als een disfunctioneel gezondheidspatroon; dat wil zeggen dat een groep samenhangende aanwijzingen niet aan de verwachte norm voldoet. Het model helpt je ook om de etiologie van het probleem of de gerelateerde factoren vast te stellen.

Als je een fysiologische theorie toepast, is de oorzaak van koliek bij kinderen ingeslikte lucht en darmgassen. Als je een psychologische theorie toepast, kan de oorzaak een overmatige bezorgdheid van de ouders en spanning zijn. De concepten van een kader of theorie helpen je om samenhang tussen de afzonderlijke gegevens te ontdekken. De concepten kunnen clusters vormen die je aandacht trekken. Het concept 'vochttekort' in afbeelding 3–2 bijvoorbeeld zal de verpleegkundige van Loes Sanders helpen om op te merken dat Loes' verminderde urineproductie, haar slechte huidturgor en verhoogde temperatuur op de een of andere manier bij elkaar horen. In dit hoofdstuk maken we gebruik van de functionele gezondheidspatronen van Gordon als classificatie om gegevens te analyseren, waarbij we het voorbeeld van Loes Sanders (zie pp. 89-91) aanhouden.

### 4.5.2   Gegevens interpreteren

Nadat de anamnesegegevens zijn geordend en vastgelegd, moeten ze worden geanalyseerd en geïnterpreteerd om vast te stellen wat ze betekenen. In deze paragraaf wordt de gegevensinterpretatie weergegeven als een reeks stappen, om het proces te leren begrijpen. In werkelijkheid is het een complex proces en niet een reeks van vaststaande stappen die je een voor een moet nalopen. Natuurlijk moet je eerst de ene stap zetten voordat je een andere kunt nemen, maar je moet ze zien als een richtlijn waarbinnen je de stappen soms tegelijkertijd neemt, soms tussen de stappen heen en weer springt en soms je intuïtie volgt, in het bijzonder wanneer je ruime klinische ervaring hebt opgedaan.

De gegevensinterpretatie vindt op vier niveaus plaats (zie kader 4–3). Op het eerste niveau identificeer je opvallende gegevens/aanwijzingen; op het tweede niveau cluster je de gegevens en stel je hiaten in de informatie vast; op het derde niveau stel je de gezondheidstoestand van de cliënt vast; en op het laatste niveau stel je de mogelijke oorzaken van de problemen vast.

#### Niveau I – Vaststellen van belangrijke (opvallende) gegevens/aanwijzingen

In je eerste analyse (niveau I) orden je de gegevens en vergelijk je ze met de bestaande normen om zo belangrijke aanwijzingen vast te stellen (stap 1 en 2).

**Stap 1. Orden de gegevens.** Wanneer je de initiële anamnese hebt afgerond, staan de gegevens al geordend bij elkaar op het anamneseformulier

a. *Herschrijf alle gegevens in het verpleegkundig model of de theorie die je hebt gekozen* (zie kader 4–4). Zeker als je nog ervaring op moet doen, ontdek je op deze manier gemakkelijker ontbrekende gegevens en tegenstrijdigheden, en je kunt ook beter verbanden leggen tussen de gegevens.

b. *Je hoeft niet hetzelfde kader te gebruiken als op het anamneseformulier.* Het opnameformulier van Loes Sanders (afbeelding 3–2, pp. 89-91) was geordend volgens lichaamssystemen en specifieke verpleegkundige aandachtsgebieden

# Kader 4–3 Een overzicht van diagnostisch redeneren

### Gegevensinterpretatie
Niveau I – Vaststellen van belangrijke (opvallende) gegevens/aanwijzingen
1. *Structureer de gegevens* met behulp van een verpleegkundig kader (raamwerk of theorie).
2. *Vergelijk de individuele gegevens met de bestaande normen* om belangrijke aanwijzingen vast te stellen.

Niveau II – Clusteren van aanwijzingen en vaststellen van ontbrekende gegevens
3. *Cluster belangrijke aanwijzingen*; zoek naar patronen en verbanden.
4. *Categoriseer de clusters* in overeenstemming met het gekozen verpleegkundig kader of model.
5. *Stel ontbrekende gegevens en tegenstrijdigheden vast.*

Niveau III – Conclusies trekken uit de huidige gezondheidstoestand
6. *Zoek voor ieder cluster zo veel mogelijk verklaringen. Besluit vervolgens welke hypothese deze het best verklaart.* (Opmerking: soms kun je in deze stap ook al het probleem en de etiologie ofg e r e l a - teerde factoren vaststellen.)
7. *Stel het probleem vast* (feitelijke, dreigende en mogelijke verpleegkundige diagnosen; multidisciplinaire problemen; medische problemen).
8. *Stel de patiënten- en gezinsvermogens vast.*

Niveau IV – Vaststellen van etiologie of gerelateerde factoren en categoriseren van problemen
9. *Bepaal de etiologie of gerelateerde factoren van de problemen.*
10. *Categoriseer de problemen in overeenstemming met het gekozen verpleegkundig kader.*

### Verifiëren van de diagnosen
11. *Verifieer de diagnosen en de vermogens* met patiënt, zijn gezin, collega's, andere disciplines.

### Labelen van de diagnosen
12. *Selecteer een gestandaardiseerd label van het probleem.* Leg de gezondheidstoestand van de patiënt schriftelijk vast: verpleegkundige diagnosen, multidisciplinaire problemen en vermogens.
13. *Breng prioriteiten aan in de problemen.*

### Vastleggen van de gegevens
14. *Leg de probleemstellingen vast* in de juiste documenten: zorgplan, patiëntendossier, enzovoort.

(bijvoorbeeld onderzoek naar vallen). In kader 4–4 zijn deze gegevens geordend volgens de functionele gezondheidspatronen van Gordon. In de regel gebruiken verpleegkundigen de categorieën op het anamneseformulier om hun gegevens te ordenen. Hier wordt echter een aantal verschillende modellen gebruikt om aan te tonen dat je niet gebonden bent aan het kader van het anamneseformulier.

## Kader 4–4 De gegevens van Loes Sanders, geordend aan de hand van de functionele gezondheidspatronen van Gordon

Loes Sanders, 33 jaar, is in het ziekenhuis opgenomen omdat ze veel hoest en snel en moeizaam ademhaalt. Ze zegt dat ze al twee weken verkouden is en last heeft van kortademigheid bij inspanning. Sinds gisteren heeft ze koorts en 'pijn in de longen' (zie afbeelding 3–2 op pp. 89-91).

**Patroon van gezondheidsbeleving en -instandhouding**
Kent haar medische diagnose.
Vertelt uitgebreid over haar medische
   geschiedenis.
Gebruikt Thyrax® volgens voorschrift.
Vertelt in detail over het verloop van haar ziek-zijn.
Realistisch verwachtingspatroon (een antibioticumkuur en met twee of drie dagen weer naar huis).
Eet doorgaans drie keer per dag.

**Voedings- en stofwisselingspatroon**
Lengte: 1.58 m, gewicht 56 kilo.
'Geen eetlust' sinds 'de verkoudheid'.
Zegt last te hebben van misselijkheid.
Lichaamstemperatuur 39,4 °C.
Verminderde huidturgor.
Droge en bleke slijmvliezen.
Warme en bleke huid, blossen op de wangen.
Thyrax® 0,1 mg per dag.
Medische geschiedenis: appendectomie en gedeeltelijk thyroïdectomie.

Oude littekens: hals, rechtsonder in buik.
Heeft vandaag nog niets gegeten; vanmiddag voor het laatst gedronken.

**Uitscheidingspatroon**
Gisteren normale ontlasting gehad.
Urineert al twee dagen minder dan normaal.
Zachte buik, niet opgezet.
Transpireert veel.

**Activiteitenpatroon**
Geen spierverzwakking.
Zegt: 'Ik voel me zwak.'
Kortademig bij inspanning.
Heeft dagelijkse lichaamsbeweging.
Oppervlakkige ademhaling; uitzetting van de borst
   < 3cm
Bloeddruk 122/80 mm Hg zittend.
Zwakke, regelmatige pols: 92.
Hoest bleek, lichtroze sputum op.

**Slaap-/rustpatroon**
Heeft moeite met slapen door het hoesten.
'Ik krijg geen lucht als ik lig.'

**Cognitie- en waarnemingspatroon**
Geen zintuiglijke beperkingen.
Georiënteerd in tijd, plaats en persoon.
Reageert goed maar is vermoeid.
Reageert gepast op verbale en fysieke prikkels.

Korte- en langetermijngeheugen goed.
'Ik kan normaal denken. Voel me gewoon zwak.'
Zegt 'kortademig te zijn bij inspanning'.
'Pijn in de longen', vooral bij hoesten.
Heeft koude rillingen.
Zegt last te hebben van misselijkheid.

**Rollen- en relatiepatroon**
Woont samen met echtgenoot en dochter van drie
  jaar.
Seksuele relatie: 'bevredigend'.
Echtgenoot is op zakenreis; komt morgen terug.
Dochter is bij de buren totdat echtgenoot terug-
  komt.
Zegt 'goede' contacten met vrienden en collega's
  te onderhouden.
Werkende moeder, is advocate.
Echtgenoot helpt 'af en toe' mee in het huishou-
  den.

**Zelfbelevingspatroon**
Maakt zich zorgen over dochter omdat ze haar tot
  morgen bij de buren heeft moeten onderbrengen.
Heeft een verzorgd uiterlijk; zegt dat ze 'nu te moe
  is om zichzelf te fatsoeneren'.

**Stressverwerkingspatroon**
Angstig: 'Ik krijg geen lucht.'
Gespannen gezichtsuitdrukking; trilt.
'Ik kan normaal denken. Voel me gewoon zwak.'
Maakt zich ook zorgen over werk. 'Deze achter-
  stand werk ik nooit meer weg.'

**Waarde- en levensovertuiging**
Katholiek: geen speciale wensen behalve Sacra-
  ment der Zieken.
Hogere klasse, gericht op beroepsontwikkeling.
Momenteel geen wens om met een pastor te
  spreken.

**Stap 2. Vergelijk de individuele gegevens met de bestaande normen** (zie tabel
4–4). Bij deze stap maak je gebruik van je kennis over anatomie, fysiologie, psychologie, ontwikkelingstheorieën en dergelijke om *belangrijke aanwijzingen te
verkrijgen*. Vergelijk alle gegevens met de normaalwaarden voor bijvoorbeeld
lengte en gewicht, laboratoriumuitslagen, voedingsbehoeften, sociaal functioneren en copingsvaardigheden. Soms helpt het je om, net als in kader 4–4, *belangrijke (of abnormale) gegevens te accentueren, omcirkelen of onderstrepen.*

## Niveau II – Clusteren van aanwijzingen en vaststellen van ontbrekende gegevens

In het tweede niveau van de analyse cluster je de belangrijke aanwijzingen en stel
je de ontbrekende en tegenstrijdige gegevens vast (stap 3, 4 en 5).

**Stap 3. Cluster belangrijke aanwijzingen en zoek naar onderlinge patronen en
verbanden.**

a  *Kijk bij het clusteren eerst naar aanwijzingen die in meer dan één categorie
   (of patroon) voorkomen.* Loes Sanders zegt bijvoorbeeld in het zelfbelevingspatroon dat ze 'nu te moe is om zichzelf te fatsoeneren'. Ze spreekt over 'zwak'
   in het activiteitenpatroon en in het cognitie- en waarnemingspatroon. 'Zwak'
   zal daarom waarschijnlijk een belangrijke diagnostische aanwijzing zijn.

**Tabel 4–4**  Het vergelijken van aanwijzingen met normen (voorbeelden)

| Soort aanwijzing | Aanwijzingen van de cliënt (voorbeelden) | Norm |
|---|---|---|
| Afwijken van de bevolkingsnormen | Lengte is 1,58 m. Vrouw met een tengere bouw. Weegt 109 kilo | De BMI geeft aan dat het 'ideale' gewicht van een vrouw met een tengere bouw en een lengte van 1,58 m tussen de 49 en 53 kilo ligt |
| Ontwikkelingsachterstand | Kind is achttien maanden oud. Ouders zeggen dat het kind nog niet probeert te praten. Kind lacht hardop en maakt brabbelende geluiden | Kinderen zeggen doorgaans hun eerste woordjes wanneer ze tussen de tien en twaalf maanden zijn |
| Veranderingen in de normale gezondheidstoestand van de cliënt | Zegt: 'Ik heb de laatste tijd niet zo'n honger.' Heeft maar 15 procent van zijn ontbijt opgegeten. Is in de afgelopen drie maanden 13 kilo afgevallen | Cliënten eten meestal drie uitgebalanceerde maaltijden per dag. Kenmerkend voor volwassenen is dat hun gewicht stabiel blijft |
| Disfunctioneel gedrag | De moeder van Emma zegt dat ze al twee dagen haar kamer niet is uitgekomen. Emma is 16 jaar. Emma gaat niet meer naar school en heeft geen sociale contacten meer | Pubers brengen doorgaans hun tijd door met leeftijdsgenoten; de sociale groep waartoe ze behoren is erg belangrijk. Onder functioneel gedrag wordt ook het naar school gaan verstaan |
| Veranderingen in het normale gedrag | Mevrouw Stuger zegt dat haar man de laatste tijd zo snel boos wordt. 'Gisteren schreeuwde hij zelfs tegen de hond.' 'Hij is nu gewoon te gespannen' | Meneer Stuger is meestal ontspannen en gemakkelijk in de omgang. Hij is vriendelijk en lief voor dieren |

*Bron:* met toestemming van Kozier *et al.* (2012). *Fundamentals of nursing* (9e ed.). Upper Saddle River, NJ: Prentice Hall Health

**b**  *Cluster vervolgens de aanwijzingen die een verband met elkaar lijken te hebben.* Denk na over de vraag of er een verband bestaat tussen de feiten.
- Heeft de verminderde hoeveelheid urine (uitscheidingspatroon) van mevrouw Sanders te maken met haar verminderde huidturgor en verhoogde temperatuur (voedings- en stofwisselingspatroon)?
- Waarom voelt ze zich zwak? Is er een verband met haar misselijkheid (voedings- en stofwisselingspatroon), haar hoesten (activiteitenpatroon) of met allebei? Of ontbreekt het verband?

Als je gegevens uit alle categorieën van het gekozen verpleegkundig model met elkaar vergelijkt, kunnen schijnbaar normale gegevens soms een andere betekenis krijgen. In kader 4–4, in het rollen- en relatiepatroon, is het niet zorgwekkend dat de echtgenoot van Loes Sanders op zakenreis is. Maar gegeven haar uitingen van bezorgdheid (zelfbelevingspatroon) en angst (stressverwerkingspatroon) lijkt deze informatie meer betekenis te krijgen. Dit is ook de reden waarom dit in kader 4–4 onderstreept is, hoewel het normaal lijkt als je dit op zichzelf ziet staan.

c *Omdat je je in een leerproces bevindt, is dit een goed moment om een ander overzicht te maken, waarin je alleen de belangrijke (abnormale) gegevens clustert.* Hoe je de aanwijzingen clustert, hangt af van het feit of je deductief of inductief redeneert (zie 'Redeneren' in hoofdstuk 2 op p. 59).

Als je *deductief redeneert*, zul je eerst een lijst maken van alle belangrijke aanwijzingen die in kader 4–4 onderstreept zijn, waarna je die invult in het gekozen verpleegkundig model. De abnormale gegevens uit twee categorieën uit kader 4–4 worden dan als volgt weergegeven:

### Zelfbelevingspatroon

Maakt zich 'zorgen' over dochter omdat ze haar tot morgen bij de buren heeft moeten onderbrengen.
Is 'nu te moe is om zichzelf te fatsoeneren'.

### Rollen- en relatiepatroon

Echtgenoot is buiten de stad (komt morgen terug).
Dochter is bij de buren.

In tabel 4–5 wordt het *inductieve redeneren* weergegeven; je maakt een nieuw overzicht met aanwijzingen waarin je alle aanwijzingen die met elkaar lijken samen te hangen (onderstreepte aanwijzingen in kader 4–4) clustert, ongeacht de patronen waarin de individuele aanwijzingen voorkomen. Zoek voor iedere belangrijke aanwijzing naar gegevens die ermee te maken kunnen hebben. Je zult zien dat een aanwijzing in meer dan één cluster kan voorkomen (zo komt in tabel 4–6 'Ik krijg geen lucht als ik lig' zowel in cluster 4 als in cluster 6 voor). De rest van dit hoofdstuk illustreert een inductieve benadering voor het interpreteren van gegevens.

**4-2 Om over na te denken**

Denk na over elk van de onderstaande clusters. Horen de clusters bij elkaar?Licht je antwoord toe.

**Cluster 1** – Artritis, moeite met het uit bed komen, stijve gewrichten, loopt met looprek.

**Cluster 2** – Jarenlang diabetes, ernstig visueel gehandicapt, zegt zich eenzaam te voelen, brildragend.

**Cluster 3** – Incontinent van urine, draagt incontinentieluiers, drinkt voldoende, rode huid rond de stuit.

**Cluster 4** – Eens in de drie tot vier dagen ontlasting, leidt een zittend leven, in het verleden bekend met urineweginfecties.

Zie voor de antwoorden www.pearsonxtra.nl.

**Stap 4. Besluit welke categorie in het raamwerk (patroon) tot uiting komt in elke nieuwe cluster.** Stel de manier vast waarop de categorie waarin het probleem voorkomt, helpt om je zoektocht naar het specifieke probleem te verkleinen. Het is

**Tabel 4–5**   De gegevens van Loes Sanders – aanwijzingen gerelateerd aan probleemreacties (op inductieve wijze geclusterd)

| Gerelateerde aanwijzingen (clusters) | Functioneel gezondheidspatroon | Voorlopige probleemstelling (gevolgtrekking) |
| --- | --- | --- |
| **Cluster 1**<br>• Geen belangrijke aanwijzingen | Patroon van gezondheidsbeleving en -instandhouding | *Vermogens*: gezonde levensstijl, heeft ziekte-inzicht en adequate therapiediscipline |
| **Cluster 2**<br>• 'Geen eetlust' sinds 'de verkoudheid'<br>• Heeft twee dagen last van misselijkheid<br>• Heeft vandaag nog niets gegeten; gistermiddag voor het laatst gedronken | Voedings- en stofwisselingspatroon | *Verpleegkundige diagnose:* 'ondervoeding' |
| **Cluster 3**<br>• 'Geen eetlust' sinds 'de verkoudheid'<br>• Heeft twee dagen last van misselijkheid<br>• Gistermiddag voor het laatst gedronken<br>• Lichaamstemperatuur 39,4 °C<br>• Warme en bleke huid, blossen op de wangen<br>• Droge slijmvliezen<br>• Slechte huidturgor<br>• Verminderde urinefrequentie en -hoeveelheid sinds de afgelopen twee dagen<br>• Transpireert veel | Voedings- en stofwisselingspatroon (inclusief vochtbalans) | *Verpleegkundige diagnose:* 'vochttekort'. De gegevens over de uitscheiding wijzen niet op een uitscheidingsprobleem. Verminderde urineproductie is een verschijnsel van een tekort aan vocht |
| **Cluster 4**<br>• Heeft moeite met slapen vanwege het hoesten<br>• 'Ik krijg geen lucht als ik lig'<br>• Zegt: 'Ik voel me zwak'<br>• Kortademigheid bij inspanning | Slaap-rustpatroon | *Verpleegkundige diagnose:* 'verstoorde slaap' |
| **Cluster 5**<br>• Neemt 1 keer daags Thyrax® 0,1 mg<br>• Oud operatielitteken in de hals | Voedings- en stofwisselingspatroon | *Medische behandeling:* er is geen probleem zolang de patiënte de voorschriften opvolgt |
| **Cluster 6**<br>• Heeft moeite met slapen vanwege het hoesten.<br>• 'Ik krijg geen lucht als ik lig.'<br>• Kortademigheid bij inspanning.<br>• Zegt: 'Ik voel me zwak.'<br>• Reageert goed, maar is vermoeid.<br>• 'Ik kan normaal denken. Voel me gewoon zwak.'<br>• Zwakke, regelmatige pols: 92. | Activiteitenpatroon | *Verpleegkundige diagnose:* 'verminderd activiteitenvermogen' of 'zelfzorgtekort' (heeft hulp nodig bij onder andere wassen/ lichaamsverzorging door verzwakking). Aanwijzingen uit andere patronen dragen ook bij aan het probleem in het activiteitenpatroon |

| Gerelateerde aanwijzingen (clusters) | Functioneel gezondheidspatroon | Voorlopige probleemstelling (gevolgtrekking) |
|---|---|---|
| Cluster 7<br>• Heeft last van koude rillingen<br>• Lichaamstemperatuur 39,4 °C<br>• Transpireert veel | Cognitie- en perceptiepatroon | *Verpleegkundige diagnose*: probleem is veranderd ongemak (rillingen); verhoogde temperatuur draagt bij aan het probleem |
| Cluster 8<br>• Echtgenoot is buiten de stad; komt morgen terug<br>• Dochter is bij de buren totdat echtgenoot terugkomt | Rollen- en relatiepatroon | *Verpleegkundige diagnose*: 'belemmerd gezinsfunctioneren' omdat ouders tijdelijk niet in staat zijn om voor hun kind te zorgen |
| Cluster 9<br>• Echtgenoot is buiten de stad; komt morgen terug<br>• Dochter is bij de buren totdat echtgenoot terugkomt<br>• Maakt zich zorgen over dochter omdat ze haar tot morgen bij de buren heeft moeten onderbrengen<br>• Angstig: 'Ik krijg geen lucht'<br>• Gespannen gezichtsuitdrukking; trilt<br>• Maakt zich ook zorgen over werk. 'Deze achterstand werk ik nooit meer weg' | Cognitie- en perceptiepatroon | *Verpleegkundige diagnose*: 'angst' is een probleem; de aanwijzingen in het rollen- en relatiepatroon en stressverwerkingspatroon dragen bij aan (veroorzaken) de angst |
| Cluster 10<br>• 'Pijn in de longen', vooral bij hoesten<br>• Hoest bleek, lichtroze sputum op | Cognitie- en perceptiepatroon | *Verpleegkundige diagnose*: 'pijn op de borst' |
| Cluster 11<br>• Warme en bleke huid<br>• Oppervlakkige ademhaling; uitzetting van de borst < 3cm<br>• Hoest bleek, lichtroze sputum op<br>• Maakt piepende ademhalingsgeluiden, rechtsboven en -onder in borst<br>• Verminderde ademhalingsgeluiden aan de rechterkant<br>• Bleke slijmvliezen | Activiteitenpatroon (inclusief ademhaling en cardiovasculaire toestand) | *Medische diagnose*: longontsteking<br><br>*Multidisciplinaire problemen*: insufficiënte ademhaling, septische shock<br><br>*Verpleegkundige diagnose*: 'ineffectief ophoesten door ziekteproces' |

De clustering in functionele patronen in het schema van Loes Sanders is, zoals gezegd 'inductief' van aard. Dat wil zeggen dat er sprake is van subjectiviteit in de gemaakte keuzen en dat de verpleegkundige op basis van de combinatie van aanwijzingen ook tot een correcte keuze in een iets andere indeling kan komen. De wijze waarop de verpleegkundige in samenspraak met de patiënt een indeling maakt, is niet puur theoretisch, maar praktisch en situationeel van aard. De gekozen indeling is afhankelijk van persoonlijke inschattingen en omgevingsfactoren, omdat de keuze praktisch moet zijn én het meest passend bij de omstandigheden van de patiënt.

soms moeilijk om aanwijzingen te clusteren omdat ze niet precies in één bepaalde categorie vallen.

- *Soms passen meer aanwijzingen bij één patroon* (zie tabel 4–5: clusters 2 en 3 geven het voedings- en stofwisselingspatroon weer).
- *Een cluster kan bij diverse patronen horen.* In dit geval zet je ze toch allemaal op het overzicht, want het is mogelijk dat het hier om een aantal problemen gaat. Cluster 3 bijvoorbeeld behelst twee problemen: een vochttekort en een dreigend probleem met de slijmvliezen van de patiënt.
- *Een cluster hoort maar in één patroon, maar je weet niet zeker in welk patroon.* In dat geval noteer je alle patronen die in aanmerking lijken te komen (zoals in tabel 4–5). Nadat je meer hebt nagedacht over de samenhang tussen de aanwijzingen en wanneer je specifieke problemen herkent, ben je waarschijnlijk beter in staat het patroon te bepalen. Er zijn bijvoorbeeld aanwijzingen in cluster 3 die zowel in het voedings- en stofwisselingspatroon als in het uitscheidingspatroon passen. Pas als je naar de oorzaken van het probleem gaat zoeken, wordt duidelijk dat deze aanwijzingen bij het voedings- en stofwisselingspatroon horen en dat de aanwijzingen van het uitscheidingspatroon slechts symptomen of verschijnselen van het probleem zijn. Aanwijzingen binnen één cluster kunnen dus in sommige gevallen ook uit verschillende patronen komen.

Kijk welke clusters elkaar overlappen. Als dit het geval is, kijk dan of je een manier kunt vinden om de clusters of aanwijzingen op een andere wijze te combineren. Het doel is een reeks van volledig en efficiënt weergegeven clusters te krijgen die alle vermogens en problemen van de patiënt omvatten. Wees zeker dat je hebt nagedacht over de verschillende manieren van het clusteren van aanwijzingen.

**Stap 5. Stel ontbrekende gegevens en tegenstrijdigheden vast.** De ideale situatie zou zijn dat alle gegevens verzameld en geverifieerd worden in de anamnesefase. Soms is de behoefte aan bepaalde gegevens echter niet aanwezig totdat je begint met het clusteren ervan en zoekt naar hun betekenis.

- *Zoek naar tegenstrijdigheden.* Zijn de gegevens in de ene cluster tegenstrijdig met gegevens uit een andere cluster? Komen jouw objectieve bevindingen niet overeen met wat de patiënt zegt? Heeft de cliënt jou dezelfde informatie gegeven over problemen en vermogens als de overige teamleden?
- *Kijk of je over voldoende gegevens beschikt om het eerste idee dat je gevormd hebt over de betekenis van de clusters te bevestigen of uit te sluiten.* Als je bijvoorbeeld in cluster 8 en 9 niet wist dat de echtgenoot van mevrouw Sanders 'tot morgen de stad uit was', zou je je waarschijnlijk afvragen waar haar echtgenoot was, wanneer hij terug zou komen, hoe lang het kind bij de buren moest blijven en waarom mevrouw Sanders bezorgd was om het kind bij hen achter te laten.

## Niveau III – Gevolgtrekkingen maken uit de huidige gezondheidstoestand

In de stappen 6 tot en met 8 stel je de betekenis van de clusters van aanwijzingen vast. Begin met het geven van een eerste oordeel van de betekenis van iedere cluster van aanwijzingen. Geeft de cluster een probleem weer? Of veroorzaakt deze een probleem in een andere cluster? Ook in de discussie hierna wordt gebruikgemaakt van een inductief proces.

**Stap 6. Zoek voor iedere cluster van aanwijzingen zo veel mogelijk verklaringen.** Op deze manier trek je geen voorbarige conclusies over de betekenis van de gegevens. Blijf zoeken naar ontbrekende gegevens. Sommige hypothesen moet je laten vallen omdat je onvoldoende gegevens hebt en andere kun je op basis van je kennis (van bijvoorbeeld standaarddiagnosen) en ervaring aannemen. Er zijn verschillende redenen om een hypothese (in dit geval *een mogelijk* relevante diagnose) te verwerpen. Bijvoorbeeld omdat je vergelijking met standaarddiagnosen je toch een ander inzicht verschaffen. Ook kan het zijn dat je aanvullende kennis opdoet doordat je informatie van andere disciplines in het dossier aantreft die je helpen andere keuzes te maken. Twee mogelijke verklaringen voor cluster 3 in tabel 4–5 zijn:

1. De verminderde hoeveelheid urine van mevrouw Sanders kan duiden op een urineweginfectie. Bovendien heeft ze rillingen en koorts, wat verschijnselen zijn van een nierinfectie. Ze is al door een arts onderzocht en deze heeft de diagnose 'longontsteking' gesteld en ze vertoont geen andere symptomen van een urineweginfectie. Deze verklaring is dus niet erg waarschijnlijk.

2. De verminderde hoeveelheid urine van mevrouw Sanders kan het gevolg zijn van een probleem van het voedings- en stofwisselingspatroon. Een onvoldoende inname van vocht, gecombineerd met vochtverlies door koorts en veel transpireren kan betekenen dat er onvoldoende vocht is om via de nieren uit te scheiden. In deze verklaring is de koorts van mevrouw Sanders de oorzaak van het probleem, in plaats van een verschijnsel van het probleem. Voordat je aan stap 7 kunt beginnen, moet je eerst de symptomen van de verpleegkundige diagnose in kaart gebracht hebben. Vind je voldoende aanwijzingen die naar het probleem verwijzen, dan kun je besluiten de diagnose aan te nemen als actuele diagnose

**Stap 7. Stel de verpleegkundige diagnosen vast.** Bij deze stap kies je voor iedere cluster van aanwijzingen de beste verklaring, waarbij je bij elke cluster een van de volgende uitspraken doet:

- *Geen probleem:* geen verpleegkundige interventie nodig.
- Een *medisch probleem:* mogelijk de noodzaak om door te verwijzen.
- Een *multidisciplinair probleem:* de medische diagnose toont de noodzaak aan de patiënt te observeren op potentiële complicaties.
- Een *feitelijke verpleegkundige diagnose:* de cliëntengegevens tonen de noodzaak aan van verpleegkundige interventie.
- Een *dreigende of potentiële verpleegkundige diagnose (verpleegkundige risico-diagnose):* er zijn geen verschijnselen en symptomen die duiden op een feitelijk probleem, maar risicofactoren zijn wel aanwezig; een probleem kan zich voordoen als verpleegkundige interventie uitblijft.
- Een *potentiële verpleegkundige diagnose:* je hebt redenen om aan te nemen dat een probleem bestaat, maar je hebt onvoldoende gegevens om dit te bevestigen.

Tabel 4–5 geeft de conclusies weer voor alle acht clusters van aanwijzingen. Voor de verklaringen van cluster 3 (zoals eerder voorgesteld in stap 6) zou de conclusie kunnen zijn:

1. Er is geen probleem met de uitscheiding.
2. Er is een feitelijke verpleegkundige diagnose: 'vochttekort', en deze komt voort uit het voedings- en stofwisselingspatroon.

Met uitzondering van drie problemen zijn alle problemen van mevrouw Sanders verpleegkundige diagnosen. De verpleegkundige kan hierop dus onafhankelijk interventies uitvoeren om problemen te behandelen of te voorkomen (met uitzondering van die drie problemen). Cluster 5 is een medisch probleem: hypothyroïdie ten gevolge van een thyroïdectomie. Dit probleem wordt onder controle gehouden door het medicijn Thyrax® dat door een arts wordt voorgeschreven. Cluster 11 geeft de medische diagnose 'longontsteking' en die is al door een arts vastgesteld. Dit wordt medisch behandeld en hoeft niet in het verpleegkundig zorgplan te worden opgenomen (mogelijk bestaat er een protocol voor longontsteking). Cluster 11 bevat ook enkele multidisciplinaire problemen ('longontsteking – potentiële complicatie: respiratoire insufficiëntie en septische shock') die niet duidelijk naar voren komen uit de clusters van aanwijzingen in tabel 4–5. Ze zijn vastgesteld naar aanleiding van het feit dat mevrouw Sanders longontsteking heeft, en zouden in het gestandaardiseerde zorgplan of klinische zorgpad zijn opgenomen van iedere patiënt met longontsteking.

**Stap 8. Stel de patiënten- en gezinsvermogens vast.** Vraag aan de patiënt en zijn gezin hoe ze in het verleden succesvol problemen hebben opgelost en wat zij zelf als hun vermogens beschouwen. In de anamnesefase ga je op zoek naar zowel gegevens die iets zeggen over problemen/bedreigingen/behoeften als vermogens van zorgvragers. Hieronder volgen enkele vermogens van mevrouw Sanders:

| Patroon | Vermogens |
|---------|-----------|
| Patroon van gezondheidsbeleving en -instandhouding | Heeft gezonde levensstijl, heeft ziekte-inzicht en adequate therapiediscipline |
| Voedings- en stofwisselingspatroon | Heeft een normaal gewicht in relatie tot haar lengte |
| Rollen- en relatiepatroon | Krijgt steun van echtgenoot; buren zijn bereid om bij te springen. |

## Niveau IV – Bepalen van etiologieën en categoriseren van problemen

Dit is het laatste niveau van het diagnostisch redeneerproces. Zie ook kader 4–3.

**Stap 9. Bepaal de etiologie of gerelateerde factoren van de verpleegkundige diagnosen.** Bij deze stap bepaal je wat de waarschijnlijkste oorzaken zijn of oorzaak is van de verpleegkundige diagnosen die je in stap 8 hebt vastgesteld.

Etiologie wil zeggen: 'leer van de oorzaken'. In dit kader wordt gesproken over de **oorzaken** van de problemen – de fysiologische, psychologische, sociologische, spirituele of omgevingsfactoren die het probleem veroorzaken of eraan bijdragen. De oorzaak (etiologie) of gerelateerde factoren moeten duidelijk zijn vastgesteld om de verpleegkundige interventies effectief te laten zijn. Stel jezelf de volgende vragen:

• Waardoor wordt dit probleem beïnvloed?
• Wat is het probleem en wat is mogelijk de etiologie?
• Hoe waarschijnlijk is het dat de etiologie bijdraagt aan het probleem?
• Welke gegevens, kennis of eerdere klinische ervaring bevestigen de relatie tussen de gerelateerde factoren en het probleem? Of bevestigen het juist niet?

In deze stap dien je gevolgtrekkingen te maken omdat je de relatie tussen het probleem en de oorzaak in feite niet kunt waarnemen. In cluster 3 kun je bijvoorbeeld zien dat mevrouw Sanders droge slijmvliezen, een verminderde urinehoeveelheid, een warme huid en een slechte huidturgor heeft, en concluderen dat het probleem 'vochttekort' is. Je kunt echter niet zien dat de verhoogde lichaamstemperatuur, het vele transpireren en de beperkte inname van vocht de *oorzaken* van het probleem zijn. Dit kun je alleen maar beredeneren door op basis van je kennis over koorts en de vochthuishouding, en door eerdere gelijksoortige ervaringen, een verband te leggen tussen het probleem en de oorzaak van het probleem.

Je zult de etiologie niet altijd binnen hetzelfde patroon vinden als het probleem. In het volgende voorbeeld uit tabel 4–5 wordt het probleem uit het activiteitenpatroon veroorzaakt door factoren uit het voedings- en stofwisselingspatroon, het activiteitenpatroon en het cognitie- en waarnemingspatroon.

| **Probleem:** | **Functioneel gezondheidspatroon** |
|---|---|
| ineffectief ophoesten | activiteitenpatroon |

| **Etiologie:** | |
|---|---|
| (1) taai sputum door vochttekort; | voedings- en stofwisselingspatroon; |
| (2) oppervlakkige ademhaling door pijn, verzwakking en vermoeidheid. | cognitie- en waarnemingspatroon, activiteitenpatroon. |

Verschillende patiënten kunnen dus hetzelfde probleem hebben, terwijl de oorzaken verschillen.

**Voorbeeld:** Er zijn drie patiënten met het probleem 'therapieontrouw gerelateerd aan medicatie'.
*Patiënt A, etiologie*: ontkenning van ziekte.
*Patiënt B, etiologie*: vergeetachtigheid.
*Patiënt C, etiologie*: *zowel* ontkenning van ziekte *als* vergeetachtigheid.

Wanneer je een verpleegkundige diagnose stelt, kun je je het best richten op die oorzaken en gerelateerde factoren die je door onafhankelijke verpleegkundige interventies kunt beïnvloeden.

**?**

**Kritisch denken** Soorten oorzaken van problemen (voorbeelden)

- omgevingsfactoren
- sociaaleconomische factoren
- persoonlijk verlies
- religieuze en ethische factoren
- fysiologische factoren
- psychologische factoren
- juridische factoren

- aangeboren afwijkingen
- erfelijke en genetische factoren
- rolveranderingen
- politieke factoren
- culturele factoren
- communicatieve problemen
- gebrek aan opleiding/informatie

**Kernpunt**    Je kunt het verband tussen oorzaak en probleem niet zien, dus alle etiologieën moeten worden nagegaan.

**Stap 10. Neem een definitief besluit over de plaatsing van de problemen in een gezondheidspatroon.** Door elk probleem een plaats te geven in een gezondheidspatroon (zie tabel 4–5, middenkolom) ben je beter in staat een label te kiezen wanneer je de diagnosen gaat stellen. Het kan nuttig zijn om de uiteenzetting over de verpleegkundige modellen in hoofdstuk 3 nog eens door te lezen.

De aanwijzingen in cluster 3 leken in eerste instantie met zowel het voedings- en stofwisselingspatroon als het uitscheidingspatroon te maken te hebben. Maar de meest logische verklaring was dat het 'vochttekort' van mevrouw Sanders (voedings- en stofwisselingspatroon) de oorzaak is van haar afnemende urineproductie (uitscheidingspatroon). Haar vochttekort is dus het probleem – een menselijke reactie die moet veranderen. In deze stap categoriseer je het probleem en niet de etiologie; cluster 3 past dus het best in het voedings- en stofwisselingspatroon. Als je in een later stadium de verpleegkundige diagnosen beschrijft, kijk je dus eerst naar de diagnoselabels in het voedings- en stofwisselingspatroon. Volg dit proces voor iedere cluster van aanwijzingen totdat je alle patiëntenproblemen hebt vastgesteld en bij het juiste patroon hebt ondergebracht (zie kolom 'Voorlopige probleemstelling' in tabel 4–5).

---

**4-4 Test je kennis**

Noem de vier belangrijkste niveaus van gegevensinterpretatie.

Zie voor het antwoord www.pearsonxtra.nl.

---

### 4.5.3 Verifiëren van de diagnosen

Nadat je de gezondheidstoestand van de patiënt hebt vastgesteld, moet je je conclusies verifiëren bij de patiënt. Een diagnose is jouw interpretatie van de gegevens en een interpretatie is niet hetzelfde als een feit. Je kunt er nooit helemaal zeker van zijn dat een interpretatie juist is, zelfs als je deze hebt geverifieerd. Probeer de diagnose niet als goed of fout te zien, maar eerder in termen van meer of minder juist. Stel je diagnosen zo nauwkeurig mogelijk op, maar sta ervoor open om ze te veranderen wanneer je over nieuwe gegevens of inzichten beschikt. Als de patiënt niet in staat is om de gegevens samen met jou te verifiëren, kun je dit het best met zijn partner of andere belangrijke personen uit zijn omgeving doen.

**Voorbeeld:** Je zou tegen mevrouw Sanders kunnen zeggen: 'U lijkt zich zorgen te maken over de achterstand die u op uw werk oploopt, maar u lijkt nog meer zorgen te hebben over uw dochter die u bij de buren moest achterlaten. Klopt dat?'

Als de patiënte je hypothese bevestigt, neem je het probleem op in haar zorgplan. Is de patiënte het niet eens met de problemen die je hebt vastgesteld, dan moet je deze verhelderen en opnieuw formuleren totdat je haar gezondheidstoestand wel exact weergeeft. Soms zul je een diagnose in het zorgplan opnemen, ook al heb je deze niet met de patiënt kunnen verifiëren. Dit kan een probleem zijn waar de patiënt zich niet bewust van is (in het geval van een bewusteloze patiënt) of een probleem dat de patiënt ontkent.

# Kader 4–5 Criteria om diagnosen te valideren (bevestigen)

- De verzamelde gegevens zijn volledig en accuraat.
- De gegevensanalyse is gebaseerd op een verpleegkundig model.
- De clusters van aanwijzingen duiden op het bestaan van een patroon.
- De aanwijzingen zijn kenmerkend voor de diagnose.
- Er zijn voldoende aanwijzingen aanwezig die duiden op het bestaan van een probleem.
- De veronderstelde relatie tussen oorzaak en gevolg is gebaseerd op wetenschappelijke, verpleegkundige kennis en klinische ervaring.

**Voorbeeld:** Een cliënt kan zich niet realiseren dat ze een laag zelfbeeld heeft. Omdat je gegevens hier wel op wijzen, wil je meer gegevens hierover zoeken en verpleegkundige interventies hierop afstemmen. Als je wilt dat je collega's dit ook doen, dan moet je het probleem in het zorgplan opnemen als een mogelijk probleem.

Daarnaast zul je alle diagnosen valideren (bevestigen) door ze te vergelijken met de criteria van kader 4–5. Als de patiënt de diagnose bevestigt en de diagnose voldoet aan de criteria, dan is je diagnose zeer waarschijnlijk juist.

### 4.5.4    Labelen en vastleggen van de diagnosen

Nadat de problemen en de vermogens van de cliënt zijn vastgesteld en geverifieerd, is het schriftelijk vastleggen de laatste stap. Om de labels te kiezen voor de verpleegkundige diagnosen vergelijk je de clusters van aanwijzingen met de definities en de bepalende kenmerken van de NANDA-I-diagnoselabels zoals deze worden omschreven in het NANDA-I-handboek met verpleegkundige diagnosen. Het proces van het kiezen van de labels en het vaststellen van de verpleegkundige diagnosen en de multidisciplinaire problemen wordt uitvoerig behandeld in hoofdstuk 5.

## 4.6  Kritisch denken en de diagnose

Bij het diagnosticeren zul je kritisch moeten denken om gegevens te analyseren en te combineren, kennis toe te passen, patronen te herkennen en gevolgtrekkingen te maken. Om de kwaliteit van je kritisch denken in de diagnosefase van het verpleegkundig proces te beoordelen, stel je jezelf de vragen uit tabel 4–6 (indien nodig kun je de kwaliteitseisen van redeneren uit tabel 2–3 nog eens doornemen).

### 4.6.1 Reflecteren

Kritische denkers zoeken de beste manier om te handelen: ze zoeken de beste interventies bij een probleem, de beste techniek voor een procedure, enzovoort. In de diagnosefase zoek je naar de beste manier waarop je de gezondheidstoestand van de patiënt kunt beschrijven. De kernvragen voor reflectie zijn:

- Wat is de bruikbaarste en nauwkeurigste manier om de huidige gezondheidstoestand van de patiënt te beschrijven?
- Wat is voor deze patiënt het probleem waar alles om draait (het thema)?

Om het thema te kunnen vinden, moet je prioriteiten aanbrengen in je zorg en besluiten op welke problemen de zorg vooral gericht moet zijn. Als eerste reflecteer je op de clusters van aanwijzingen om een balans te vinden tussen de clusters die zijn weggelaten en de clusters die te veel overlappingen hebben; overdenk daarna de diagnosen. Kijk of je een thema kunt vinden. De problemen van mevrouw Sanders (zie tabel 4–5) zijn bijvoorbeeld: 'ineffectief ophoesten', 'angst' en 'verstoorde slaap'. 'Ineffectief ophoesten' valt onder de etiologie van zowel 'angst' als 'verstoorde slaap'. Terwijl je reflecteert, zie je dat 'ineffectief ophoesten' (of de oorzaken hiervan) in andere diagnosen voorkomt. Het verschijnt als een thema – als het centrale probleem. Zodra het ophoesten van mevrouw Sanders beter gaat, zal ze minder angstig zijn en beter kunnen slapen. Zoals je kunt zien, dragen effectieve interventies voor een centraal probleem bij aan de verlichting van enkele ondergeschikte problemen. Kijk naar het totaalplaatje van de patiënt terwijl je elke diagnose onderzoekt. In dit deel van het proces dien je echt op alles tegelijk te letten – daarom is het zo noodzakelijk dat je reflecteert.

### 4.6.2 Voorkomen van fouten in de diagnose

Ook al weet je nooit helemaal zeker of een diagnose klopt, het is belangrijk dat je diagnose zo accuraat mogelijk is. De volgende suggesties kunnen je helpen om fouten in de diagnosen te voorkomen. Houd in je achterhoofd dat de meeste oorzaken van fouten in diagnosen vaak liggen op het gebied van een verkeerde gegevensinterpretatie. Als je te veel vertrouwt op je eigen interpretaties, kan dit leiden tot vergissingen en diagnostische fouten. Zie kader 4–6 voor manieren om fouten in de diagnose te voorkomen.

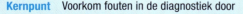

**Kernpunt**  Voorkom fouten in de diagnostiek door

- je bewust te zijn van de oorzaken van fouten;
- een open denkwijze te hanteren;
- te zorgen dat de gegevens volledig zijn;
- conclusies te onderbouwen met gegevens;
- het bevestigen van de diagnosen door de patiënt.

## Kader 4–6 Veelvoorkomende fouten in de diagnostiek

Uit onderzoek blijkt dat de volgende punten vaak een rol spelen bij het maken van fouten in de diagnostiek maken:

- het toepassen van een diagnostisch label zonder de patiëntengegevens te vergelijken met de bepalende kenmerken van die diagnose;
- het ontbreken van etiologische of gerelateerde factoren;
- het trekken van voorbarige conclusies; dat wil zeggen: het trekken van een conclusie die niet wordt ondersteund door de uit de anamnese verkregen gegevens;
- een reële zorg van de patiënt verkeerd interpreteren (door deze zorg bijvoorbeeld gelijk het label 'angst' of 'ineffectieve coping' te geven;
- het onzorgvuldig lezen van gegevens of diagnosecriteria;
- het niet opmerken van aanwijzingen door een gebrek aan kennis en ervaring.

*Bron:* gebaseerd op O'Neil, J. A. (1997). The consequences of meeting 'Mrs.Wisdom': Teaching the nursing diagnostic process with case studies. In M. J. Rantz and P. LeMone (red.), *Classification of nursing diagnoses: Proceedings of the Twelfth Conference, North American Nursing Diagnosis Association.* Philadelphia: NANDA, pp. 131-138

1.  **Trek geen voorbarige conclusies gebaseerd op slechts enkele aanwijzingen. Zoek naar patronen in de gegevens en kijk naar gedrag over langere tijd in plaats van incidenteel.** In tabel 4–5 kun je onmogelijk de diagnose 'belemmerd gezinsfunctioneren' stellen op basis van de twee aanwijzingen in cluster 8. Er zijn geen aanwijzingen dat het gezin eerder ontwricht is of dat het weer zal gebeuren. Je moet kijken of de situatie aanhoudt of dat er andere gegevens zijn die de hypothese ondersteunen.

2.  **Wacht met het trekken van conclusies wanneer de gegevens onvolledig zijn.** In het volgende voorbeeld had de verpleegkundige meer gegevens moeten verzamelen voordat ze de aanwijzingen interpreteerde als 'pijn'.

**Voorbeeld:** Tijdens de postoperatieve observatie ziet de verpleegkundige mevrouw Vonk huilen. De verpleegkundige zegt: 'Ik kom zo terug met uw pijnmedicatie', en ze verlaat de kamer. Op het medicatieoverzicht ziet de verpleegkundige dat de patiënte haar pijnmedicatie al gehad heeft. De patiënte huilde omdat de arts haar net verteld had dat de operatie niet het gewenste resultaat had opgeleverd.

3.  **Houd je kennis en vaardigheden op peil en ontwikkel je verder.** Kennis uit andere vakgebieden (bijvoorbeeld de fysiologie) kunnen je helpen om de patiëntengegevens op andere manieren te bekijken, zodat je de nauwkeurigheid van je verpleegkundige diagnosen kunt verbeteren.

**Tabel 4–6** Diagnose: nadenken over je denken

| Kwaliteitseis | Vragen om jezelf te stellen |
|---|---|
| **Duidelijkheid** – Een bewering moet duidelijk zijn om na te gaan of ze nauwkeurig, relevant, enzovoort is | Heb ik de aanwijzingen geclusterd zodat ze elkaar niet te veel overlappen? Hoe heb ik deze gegevens in het verleden geclusterd? Begreep de patiënt, bij het bevestigen van de diagnosen, mijn beschrijvingen van zijn problemen en vermogens? Heb ik de problemen en vermogens duidelijk geformuleerd? Geven ze een helder beeld van de gezondheidstoestand van de patiënt? |
| **Nauwkeurigheid** – Een bewering kan duidelijk zijn, maar niet accuraat. | Is dit de beste verklaring voor de cluster van aanwijzingen? Heb ik voldoende gegevens om mijn diagnosen te staven? Heb ik alle ontbrekende gegevens vastgesteld? Heeft de patiënt de diagnosen bevestigd? |
| **Precisie** – Een bewering kan duidelijk en nauwkeurig zijn, maar niet gedetailleerd | Heb ik een zo specifiek mogeljke beschrijving gegeven van de gezondheids- toestand van de patiënt ('zware hoofdpijn' is bijvoorbeeld specifieker dan 'pijn')? |
| **Relevantie** – Een bewering kan duidelijk, nauwkeurig en gedetailleerd zijn, maar voor deze kwestie niet relevant | Heb ik me gericht op de belangrijke aanwijzingen? Welke gegevens vallen er buiten de normale waarden? Is dat voor deze patiënt normaal? Heb ik relevante aanwijzingen weggelaten uit de clusters? Vallen de problemen binnen het domein van de verpleegkunde? |
| **Belang** – Gerelateerd aan relevantie: wat is het belangrijkst? | Wat zijn op dit moment de belangrijkste problemen als je de gehele situatie in ogenschouw neemt? Welke problemen zijn realistisch om te behandelen? Zijn er problemen die ik onmiddellijk moet melden aan een andere discipline? |
| **Diepte** – Een bewering kan duidelijk, nauwkeurig, gedetailleerd en relevant zijn, maar oppervlakkig | Op welke manieren kan ik de aanwijzingen nog meer clusteren? Ben ik gekwalificeerd om vast te stellen wat het probleem is, of heb ik hulp nodig? Valt de gestelde diagnose binnen het domein van de verpleegkunde? Heb ik rekening gehouden met sociale, culturele en spirituele factoren? Heb ik voor de problemen en etiologie of gerelateerde factoren verder gekeken dan de medische diagnose en heb ik rekening gehouden met de menselijke reacties? |
| **Breedte** – Een redenering kan aan alle andere kwaliteitseisen voldoen, maar eenzijdig zijn | Duiden de clusters van aanwijzingen nog op andere problemen? Heb ik de diagnosen geverifieerd met de patiënt en zijn directe naasten? Heb ik vooroordelen of ben ik vooringenomen over de gezondheidstoestand van de patiënt? Heb ik niet alleen verpleegkundige diagnosen vastgesteld, maar ook vermogens en multidisciplinaire problemen? |
| **Logica** – Redeneren brengt verschillende gedachten in een bepaalde volgorde bijeen. Wanneer de combinatie van gedachten zinnig is, dan is het denken logisch | Staan de aanwijzingen binnen elk cluster met elkaar in verbinding? Hoe is de etiologie gerelateerd aan het probleem? Heeft het werkelijk deze menselijke reactie veroorzaakt? Heb ik voorbarige conclusies getrokken over de gezondheidstoestand van de patiënt? Of heb ik de tijd genomen om de gegevens zorgvuldig te analyseren en samen te voegen? |

*Bron:* gebaseerd op Paul, R. (1996). *Critical thinking workshop handbook.* Dillon Beach, CA: Foundation for Critical Thinking. Zie www.criticalthinking.org.

*Een gedegen kennisbasis maakt dat je belangrijke aanwijzingen en patronen herkent.* Je moet weten wat voor de meeste mensen 'normaal' is als het gaat om vitale functies, laboratoriumwaarden, spraakontwikkeling, ademhalings- geluiden, enzovoort. Bovendien moet je weten wat 'normaal' is voor een bepaalde persoon, waarbij je rekening houdt met zijn leeftijd, lichaamsbouw, levensstijl, cultuur en zijn opvattingen over wat 'normaal' is. Vergelijk je bevin- dingen dus, indien mogelijk, altijd met de uitgangswaarden van de patiënt. De normale bloeddruk bij volwassenen ligt bijvoorbeeld tussen de 110/60 en 120/80 mm Hg. Een bloeddruk van 90/50 mm Hg kan echter bij een bepaald individu volkomen normaal zijn. Voor iemand die al langere tijd hypertensie heeft, is een bloeddruk van 150/90 mm Hg geen belangrijke aanwijzing.

*Een gedegen kennisbasis maakt dat je vertrouwen kunt hebben in je eigen redeneren en voorkomt dat je te afhankelijk wordt van autoriteiten.* Je dient zeker ervaren collega's te consulteren voor hun inzichten in patiëntengege- vens, maar wees je ervan bewust dat ook zij fouten kunnen maken. Patiën- tenproblemen die je met hulp van een ervaren collega vaststelt, moeten op dezelfde wijze worden geverifieerd als ieder ander probleem.

4. **Onderzoek je overtuigingen en waarden.** Overtuigingen worden in de regel niet rationeel verkregen en kunnen misleidend zijn. We zijn geneigd te geloven wat de mensen rondom ons geloven, waar we voor worden beloond, wat onze belangen dient en waar we ons goed bij voelen. Reflecteer op je overtuigingen, waarna je die overtuigingen vasthoudt die gesteund worden door goede rede- neringen en bewijs; zo voorkom je dat je fouten maakt op grond van vooroor- delen en stereotypen.

*Vooroordelen:* de neiging van mensen om je beoordeling een bepaalde lading te geven. We hebben allemaal zo onze ideeën over mensen, waarom ze zich op een bepaalde manier gedragen en zelfs waarom ze ziek worden. Sommige mensen denken dat ze verkouden worden als ze natte voeten krijgen terwijl andere mensen denken dat ziekte een straf is voor de zonden die ze hebben begaan. Zulke ideeën zijn gebaseerd op levenservaring, niet op bewijs, en ze kunnen juist of onjuist zijn.

**Voorbeeld:** Een verpleegkundige is ervan overtuigd dat iedereen zelf verantwoor- delijk is voor zijn gezondheid. Deze verpleegkundige kan niet onbevooroordeeld omgaan met een patiënt met longkanker die al veertig jaar rookt en met een patiënt met een longemfyseem die vraagt of zijn beademingsapparatuur uitgezet kan worden. Dergelijke persoonlijke vooroordelen kunnen de interpretatie van de verpleegkundige over de gegevens ook beïnvloeden bij patiënten met aids of andere seksueel overdraagbare aandoeningen.

*Stereotypen* zijn verwachtingen die je van iemand hebt op grond van overtuigingen die je hebt over de groep waartoe hij behoort (bijvoorbeeld artsen, ouderen, verpleegkundigen, drugsgebruikers). Twee voorbeelden van stereotypen zijn dat dikke mensen gezellig zijn en vrouwen emotioneel zijn. Stereotypen met een negatieve lading noemen we een vooroordeel. Stereotypen zijn meer op 'horen zeggen' gebaseerd dan op een feit of ervaring. Als je op stereotypen afgaat in plaats van op feiten, ga je voorbij aan de uniciteit van het individu. Een voorbeeld dat je veel ziet is de verpleegkundige die de patiënt aanduidt met 'die patiënte met een hysterectomie' en 'die puber van kamer 220'.

5. **Sta open voor alle mogelijke verklaringen van de gegevensclusters.** Je weet inmiddels dat diagnosen slechts voorlopige conclusies zijn. Wees bereid om je diagnosen te veranderen wanneer je reflecteert op nieuw verkregen gegevens. Dit helpt voorkomen dat je de volgende denkfouten maakt:

   a *Het trekken van voorbarige conclusies gebaseerd op de context.* Soms vormen verpleegkundigen zich al een oordeel over een cliënt nog voordat ze hem hebben ontmoet. Dit doen ze op basis van de medische diagnose, de omgeving waarin ze zich bevinden of het dossier, of op basis van wat anderen over de cliënt zeggen (bijvoorbeeld: 'hij is een klager'). Dergelijke informatie kan je helpen om de juiste verpleegkundige diagnose te stellen, maar laat het je denken niet beïnvloeden. Verpleegkundige Tanja heeft bijvoorbeeld gelezen dat het verliezen van een orgaan of lichaamsdeel veel verdriet kan veroorzaken. Ook weet ze dat het baren van een kind voor de identiteit van veel vrouwen belangrijk is. Ze neemt daarom aan dat vrouwen die een hysterectomie hebben ondergaan verdriet zullen hebben omdat ze geen kinderen meer kunnen krijgen. Deze verpleegkundige ziet haar patiënten dus niet als individuen en zal bij deze patiëntencategorie, als ze beginnen te huilen, verdrietig of van slag zijn, te snel concluderen dat er sprake is van rouw - gebaseerd op wat ze 'denkt' te weten. Patiënten kunnen om velerlei redenen uitingen vertonen van verdriet, en de veronderstelling van verpleegkundige Tanja dat er sprake is van rouw zal voor veel van haar patiënten niet opgaan.

   b *Te veel vertrouwen op vroegere ervaringen.* Dit is anders dan uitgaan van stereotypen omdat deze op weinig tot geen ervaring zijn gebaseerd. Conclusies trekken op basis van eerdere gelijksoortige ervaringen is heel gewoon en legitiem. Diagnosen stellen op basis van vroegere ervaringen is geoorloofd, mits je verifieert of je aannames kloppen.

**Voorbeeld:** In het afgelopen half jaar heeft verpleegkundige Tanja verschillende patiënten verpleegd die een hysterectomie hebben ondergaan. Al deze patiënten hebben enige vorm van verdriet getoond na de operatie. Onbewust heeft ze hierdoor deze specifieke gevallen veralgemeniseerd. Ze verwacht nu een reactie van rouw na een hysterectomie en stelt de clusters van aanwijzingen vaak op deze manier vast.

6. **Verifieer alle diagnosen met gegevens; ga niet af op je intuïtie.** Ondersteun je diagnosen met patiëntengegevens (verschijnselen en symptomen) en verifieer je conclusies met de patiënt en zijn directe omgeving. Je kunt een gevoel hebben, maar geen bewijs, dat er een probleem is. Dit is een signaal dat je de patiënt nog scherper dient te observeren op verschijnselen en symptomen die duiden op het probleem. Wellicht kun je je gevoel delen met een collega, met de patiënt zelf of met de arts – 'Ik kan mijn vinger er niet achter krijgen, maar ik heb het gevoel dat er iets aan de hand is.'

7. **Ontwikkel je culturele sensitiviteit.** Een probleem in de ene cultuur hoeft in de andere cultuur geen probleem te zijn. Zo is het geven van flesvoeding in de ene cultuur heel gewoon en is in de andere cultuur het geven van borstvoeding standaard. Vanuit dit culturele perspectief kan het geven van flesvoeding beschouwd worden als een probleem of een verschijnsel van een probleem. Het is zaak om te begrijpen dat persoonlijke en culturele betekenissen verbonden clusters van aanwijzingen zijn. De volgende richtlijnen zullen de nauwkeurigheid van je diagnosen verbeteren:
   - Verdiep je in de culturele of etnische groepen in je omgeving.
   - Oordeel niet zomaar over het gedrag van iemand zonder dit eerst in diens context van de cultuur en achtergrond te plaatsen.
   - Weet wat je eigen overtuigingen en attitudes zijn in relatie tot gezondheid; onderzoek de logica en oorsprong hiervan.

## 4.7 Ethische overwegingen

Het verpleegkundig proces heeft betrekking op personen in plaats van op zaken/objecten. Daarom heeft iedere verpleegkundige handeling, inclusief het diagnosticeren, een normen- en waardendimensie. Jouw waarden, en in het bijzonder hoe je denkt over de rol van de verpleegkundige en haar verantwoordelijkheden, bepalen welke gegevens je verzamelt, en vooral wanneer je onder tijdsdruk staat. Wanneer een verpleegkundige bijvoorbeeld vindt dat het belangrijk is dat de patiënt weer snel naar huis terugkeert, zal ze haar prioriteiten leggen bij de medische anamnese – die een vast onderdeel vormt van het klinische zorgpad – in plaats van dat ze een holistische anamnese afneemt (Gordon *et al.*, 1994).

Wanneer je de anamnesegegevens analyseert, kun je sommige gegevens interpreteren als zijnde een weergave van morele/ethische problemen – voor de patiënt en zijn gezin, voor andere disciplines of jezelf. Als een cluster bijvoorbeeld de verpleegkundige diagnose 'chronische verwardheid' suggereert, dan kunnen ethische vragen ontstaan over het feit of de patiënt wel in staat is om behandelingstoestemming te geven. Het vaststellen van een feitelijk of dreigend ethisch probleem maakt dat je van alle betrokken partijen gegevens moet verzamelen, wat zij willen dat er gaat gebeuren, en wat hun morele gedachten hierachter zijn. Pas dan kun je een probleemstelling formuleren, net zoals je dat voor de andere gezondheidsaspecten doet.

## Samenvatting

Een samenvatting van het diagnoseproces vind je in kader 4–3.

De diagnose:
- is een cruciale fase in het verpleegkundig proces;
- is het proces van het interpreteren van gegevens, het verifiëren van hypothesen (met de cliënt of ander zorgverleners), het labelen van problemen en het vastleggen van de diagnosen;
- is een fase waarin verpleegkundige diagnosen, multidisciplinaire problemen of medische problemen kunnen worden vastgesteld;
- is een fase waarin feitelijke, dreigende of mogelijke problemen en patiënten-vermogens kunnen worden vastgesteld;
- vereist kennis, kritisch denken, onbevooroordeeld te werk gaan en het kunnen openstaan voor andere ideeën;
- is een fase waarin problemen op ethisch vlak kunnen worden vastgesteld.

Verpleegkundige diagnosen:
- hebben betrekking op de menselijke reacties op ziekte en andere stressveroorzakende factoren op het gebied van gezondheid;
- zijn problemen waarbij verpleegkundigen onafhankelijk (preventieve) interventies kunnen uitvoeren;
- worden cultureel beïnvloed;
- kunnen worden gebruikt om gestandaardiseerde zorgplannen, zoals klinische zorgpaden, op het individu af te stemmen.

**Checklist: diagnose**
- Is het probleem correct vastgesteld?
- Beschrijft het probleem de gezondheidstoestand van de patiënt?
- Wat kan ik doen om het probleem te voorkomen, te verlichten of op te lossen?

## Kritisch denken in de praktijk: analyse en synthese

Bij het diagnostisch redeneren moet je gebruikmaken van je vaardigheden op het gebied van analyse en synthese.

### Leren van analytische vaardigheden

**Analyseren** is een cognitieve vaardigheid waarin je de informatie opdeelt in stukken en je de relatie tussen de delen vaststelt. Iedere dag word je overspoeld door uitspraken. Sommige lijken in eerste instantie correct, maar als je er langer over nadenkt, blijkt dat je het er niet mee eens bent. Het is belangrijk dat je analyseert waarom je het er wel of niet mee eens bent. Het volgende proces kan je hierbij behulpzaam zijn:

**Stap 1.**     Bestudeer de uitspraak om zeker te zijn dat je begrijpt wat wordt gezegd. (Heeft de auteur of spreker trefwoorden op dezelfde wijze gehanteerd als jij?)

**Stap 2.**     Bepaal of je het met de uitspraak eens/oneens bent. (Bijvoorbeeld: heeft de auteur een aanname gedaan waar je het niet mee eens bent? Heeft de auteur een fout gemaakt, zoals een onjuiste logica gehanteerd of foutieve berekeningen gemaakt?)

**Stap 3.**     Geef duidelijk aan of je het met de uitspraak eens/oneens bent en geef de argumenten hiervoor.

Analyseer de volgende uitspraak. Geef duidelijk aan of het je het met de uitspraak eens/oneens bent en geef je argumenten.

> Verpleegkundige diagnosen zijn een effectief middel waarmee verpleegkundigen onderling en met andere beroepsbeoefenaars kunnen communiceren.

**Stap 1**. Bestudeer de uitspraak om zeker te zijn dat je begrijpt wat wordt gezegd. (Heeft de auteur of spreker trefwoorden op dezelfde wijze gehanteerd als jij?)
1. Onderstreep de trefwoorden in de uitspraak.
2. Komen de gekozen trefwoorden overeen?

**Stap 2**. Bepaal of je het met de uitspraak (on)eens bent.
3. Welke aannames heeft de auteur gedaan?
4. Ben je het eens met deze aannames? Waarom wel/niet?
5. Heeft de auteur onderdelen weggelaten in zijn uitspraak?

**Stap 3**. Geef duidelijk aan of je het met de uitspraak (on)eens bent en geef de argumenten.

## Toepassen van analytische vaardigheden

Analyseer de volgende uitspraak. Geef in je antwoord duidelijk aan of je het met de uitspraak eens/oneens bent en geef je argumenten. Neem in gedachten de drie stappen door voordat je je antwoord formuleert.

> Verpleegkundigen moeten zich bewust zijn van hun waarden en deze onderzoeken zodat ze hun besluiten en oordelen er niet door laten beïnvloeden.

## Leren van vaardigheden van synthese

**Synthese** betekent dat je dingen samenvoegt om iets nieuws te vormen. Scheikundigen mengen verschillende stoffen om zo nieuwe stoffen samen te stellen die ze bijvoorbeeld voor geneesmiddelen kunnen gebruiken. Zo kun je ook begrippen, gegevens en ideeën vanuit verschillende bronnen met elkaar verbinden om zo nieuwe ideeën te ontwikkelen. Dit is een belangrijke vaardigheid omdat het je de mogelijkheid geeft nieuwe ideeën te vormen in alledaagse situaties die continu veranderen – ook in de verpleegkunde. Verpleegkundigen gebruiken synthese om ideeën uit de verpleegkunde en uit aan de verpleegkunde verwante gebieden (bijvoorbeeld de diëtiek) te combineren om zo de patiëntengegevens een bredere betekenis te geven – zoals we ook doen in het diagnostisch proces.

| | |
|---|---|
| **Stap 1.** | Cluster de aanwijzingen, op basis van je kennis, om zo te ontdekken hoe de aanwijzingen met elkaar in verband staan. |
| **Stap 2.** | Gebruik je kennis van fysiologische en psychologische processen en van andere begrippen om zo de geclusterde gegevens te verklaren. |
| **Stap 3.** | Maak van de verklaringen en de gegevens een betekenisvol geheel: de verpleegkundige diagnose. |

Lees de onderstaande casus. Naast de gegevens uit deze casus staan er zeven feiten/principes in beschreven waar je over na kunt denken:

**Casus:**  Max Dupree is 75 jaar oud. Zijn medische diagnose luidt 'perifeer arterieel vaatlijden'. De ziekte kenmerkt zich door een verminderde circulatie in de beide onderbenen. Meneer Dupree heeft atherosclerose en arteriosclerose, waardoor zijn arteriën minder elastisch en kleiner in diameter worden en meer weerstand geven. Hij is een zware roker.

Ook als je niet bekend bent met de verpleegkundige zorg voor een patiënt met een aandoening van de perifere arteriën moet je aan de hand van de volgende feiten in staat zijn om een dreigende verpleegkundige diagnose (verpleegkundige risicodiagnose) te formuleren (probleem + etiologie) voor meneer Dupree:

- Alle lichaamcellen hebben zuurstof en voedingsstoffen nodig en zijn gevoelig voor een vermindering hiervan.
- Zuurstof en voedingsstoffen worden via de arteriën naar de weefsels gebracht.
- De vaatweerstand (inclusief de omvang van de vaten) is een van de belangrijkste factoren die de bloedtoevoer bepalen.
- De fysiologische effecten van een verminderde perifere circulatie hangen af van de vraag of de verminderde bloedtoevoer de behoefte van de weefsels aan zuurstof en voedingsstoffen overschrijdt. Als de behoefte van de weefsels groot is, kan zelfs een kleine afname symptomen veroorzaken.
- De stofwisseling is de mate waarin energie wordt verbruikt. Een verhoogde stofwisseling veroorzaakt een verhoogd zuurstofgebruik.
- Lichaamsbeweging verhoogt de stofwisseling aanzienlijk.
- Stofwisselingsactiviteiten in slecht doorbloede spieren resulteren in hypoxie en een opeenstapeling van metabolieten. Dit kan weer leiden tot spierspasmen.

(Opmerking: Stel niet een verpleegkundige diagnose als 'ineffectief zuurstoftransport', want de zelfstandige verpleegkundige interventies zijn in dat geval nogal beperkt. Bovendien zal bij deze diagnose de etiologie alleen bestaan uit een pathofysiologie of een medische diagnose, en die kunnen allebei niet ondervangen worden met verpleegkundige interventies.)

## Toepassen van de vaardigheden van synthese
Terwijl je je door de volgende vragen heen werkt, oefen je de vaardigheden van synthese door de zeven oorspronkelijke feiten samen te voegen tot een nieuw idee.

A. Stel eerst een dreigend probleem (risico) voor meneer Dupree vast met behulp van synthese.
 1. Wat is de relatie tussen de diameter van de arteriën/arteriolen en de hoeveelheid bloedtoevoer naar de weefsels?
 2. Wat is de relatie tussen de verminderde bloedtoevoer en de hoeveelheid zuurstof die de weefsels bereikt?
 3. De diagnose van meneer Dupree kennende, en gebruikmakend van de feiten uit (1) en (2), wat kun je zeggen over het waarschijnlijke zuurstofgehalte van het spierweefsel in de onderbenen van meneer Dupree?
 4. Wat is de relatie tussen hypoxie, spierspasmen en pijn?

 5. Hoe beïnvloedt de balans (of onbalans) tussen een verminderde bloedtoevoer en de behoeften van de weefsels de ernst van de symptomen of de kans dat de patiënt symptomen zal ontwikkelen?
 6. Wanneer je (4) en (5) in aanmerking neemt, dan kun je zeggen dat meneer Dupree pijn heeft als_____.
 7. Daarom kun je het probleem diagnosticeren als _____.

B. Gebruik nu de synthese om een etiologie vast te stellen van het dreigende probleem van 'pijn'.

1. Wat bepaalt de kans op het ontstaan van een symptoom als de perifere bloedstroom vermindert?
2. Wat is de relatie tussen de stofwisseling en het zuurstofverbruik?
3. Wat is relatie tussen lichaamsbeweging en de stofwisseling?
4. Voeg de ideeën uit (1) en (2) samen. Wat is de relatie tussen lichaamsbeweging en de behoefte van de skeletspierweefsels aan zuurstof (in het bijzonder in de onderbenen van meneer Dupree)?
5. Combineer de ideeën uit (1) en (4). Onder welke omstandigheden is de kans het grootst dat meneer Dupree het probleem (pijn) ervaart?
6. Daarom is voor meneer Dupree de etiologie van zijn 'risico op pijn in de onderbenen': _____.

## Wat heb je nu geleerd?

Leg in je eigen woorden uit wat de synthese van een idee betekent. Vergelijk je verpleegkundige diagnosen met die van je medestudenten. Als ze van elkaar verschillen, vergelijk dan je antwoorden op de vragen A1-7 en B1-6. Klopten al je feiten? Of heb je andere conclusies uit de feiten getrokken? Kun je je redeneringen ondersteunen of wil je je diagnose veranderen?

*Bron*: gebaseerd op Wilbraham *et al.* (1990). *Critical thinking worksheets*. Supplement van *Addison-Wesley Chemistry*. Menlo Park, CA: Addison-Wesley

## Casus: Toepassen van kritisch denken en het verpleegkundig proces

Bespreek de onderstaande casus met je medestudenten. Zoek onbekende begrippen zo nodig op (bijvoorbeeld COPD).

Stel je voor dat je wijkverpleegkundige bent die zorg verleent aan een cliënt met 'chronic obstructive pulmonary disease' (COPD). Hij is al vaak in het ziekenhuis opgenomen geweest vanwege acute ademnood en soms heeft hij zelfs beademing nodig. Zijn activiteiten zijn altijd beperkt omdat hij onvoldoende zuurstof krijgt; hij heeft hulp nodig van de thuiszorg bij het douchen en koken. In zijn hele huis hangt een verschraalde sigarettenrook en de asbakken zitten vol as en peuken. Tijdens je huisbezoek steekt de cliënt een sigaret op.

1. Welke gevoelens zou je hebben? (Geef nu alleen je gevoelens weer.)
2. Welke gedachten, wellicht op vroegere ervaringen gebaseerd, versterken je gevoelens?
3. Welke waarden heb je die mogelijkerwijs van invloed zijn op hoe je tegen de situatie aankijkt? (Voorbeelden van waarden zijn: 'moeders moeten goed voor hun kinderen zorgen' en 'het is belangrijk dat je eerlijk bent'.)

4. Wat zou je tegen de cliënt zeggen – met vraag 1-3 in je achterhoofd – als hij een sigaret opsteekt (als je al wat zegt)?

Als je het opsteken van de sigaret bespreekbaar probeert te maken (zie vraag 4), wordt de cliënt erg boos. Hij slaat met zijn vuist op tafel en schreeuwt: 'Bemoei je met je eigen zaken!'

5. Wat denk je dat er nu door de cliënt heen gaat?
6. Welke gedachten of vroegere ervaringen kunnen aan zijn boosheid hebben bijgedragen?
7. Zou je voor deze cliënt de verpleegkundige diagnose 'inadequate therapie-discipline' stellen? Zo ja, wat is dan de etiologie? Zo nee, waarom niet?
8. Zou je voor deze cliënt de verpleegkundige diagnose 'kennistekort' (gevolgen van roken bij COPD) stellen? Waarom wel? Waarom niet?
9. Zijn er andere verpleegkundige diagnosen die je op basis van de aanwezige gegevens zou stellen?

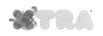 Kijk op www.pearsonxtra.nl voor de antwoorden op de vragen en nog meer oefenmateriaal.

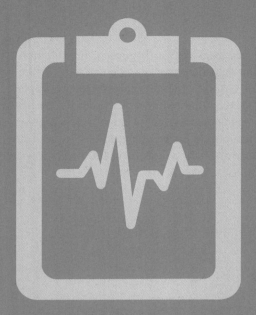

# 5

# Diagnostische begrippen

**Leerdoelen**

Na bestudering van dit hoofdstuk ben je in staat om:
- in het kort de geschiedenis van de verpleegkundige diagnose weer te geven;
- het belang aan te geven van een gestandaardiseerd verpleegkundig begrippenkader op basis van afspraken over diagnosen;
- meerdere systemen (taxonomieën) om diagnosen te standaardiseren te benoemen en beschrijven;
- diagnoselabels van NANDA International (NANDA-I) te hanteren om zo nauwkeurige, bondige en juiste verpleegkundige diagnosen te stellen voor individuen, gezinnen en gemeenschappen;
- multidisciplinaire problemen op een gestructureerde manier te formuleren;
- de ethische kwesties te beschrijven die samenhangen met de beschrijving van diagnostische uitspraken;
- de culturele implicaties te herkennen die inherent zijn aan veel verpleegkundige diagnosen;
- verpleegkundige diagnosen op levensbeschouwelijk vlak te beschrijven;
- prioriteiten aan te brengen in de problemen van de cliënt, waarbij gebruikgemaakt wordt van een raamwerk of model met eerste levensbehoeften;
- kwaliteitseisen van redeneren te hanteren om zo kritisch te denken over de diagnosestelling.

## 5.1 Introductie

In hoofdstuk 4 heb je geleerd om verpleegkundige diagnosen, multidisciplinaire problemen en de vermogens van de patiënt vast te stellen en te verifiëren. Dit hoofdstuk legt uit hoe de door de NANDA-I gestandaardiseerde begrippen gebruikt worden bij de verpleegkundige diagnosestelling; ook worden de structuren voor de multidisciplinaire problemen beschreven en worden kaders gegeven voor het prioriteren van de problemen van de patiënt. Afbeelding 5–1 geeft de aspecten weer van de diagnostische fase die in dit hoofdstuk aan de orde komen.

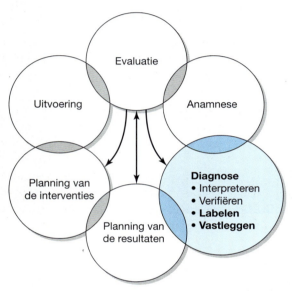

**Afbeelding 5–1**   De diagnosefase: het stellen van de diagnose

## 5.2 Gestandaardiseerde verpleegkundige begrippen

Gestandaardiseerde begrippen zijn niet alleen essentieel voor het structureren en overbrengen van kennis en ervaring, maar ook voor het evalueren van de kosten en kwaliteit van de verpleegkundige zorg. Voorbeelden van gestandaardiseerde begrippen zijn de toonladder, de Arabische cijfers en de symbolen van chemische elementen. Terwijl de verpleegkundige kennis zich uitbreidt, zijn verpleegkundige theoretici en verplegingswetenschappers begonnen met het samenstellen van begrippenlijsten die beschrijven en uitleggen wat verpleegkundigen weten en doen. Ook ontwikkelen zij systemen waarmee deze kennis geïntegreerd kan worden in de praktijk, het onderwijs en in onderzoek.

## 5.2.1 Classificatiesystemen

Een classificatiesysteem (ook wel taxonomie genoemd) identificeert en classificeert ideeën of objecten op grond van hun overeenkomsten. In de anatomie bijvoorbeeld zijn lichaamsdelen benoemd en daarna geclassificeerd volgens lichaamssystemen – het spaakbeen en de ellepijp zijn beenderen van het skeletsysteem. Classificatiesystemen worden voor diverse doeleinden gemaakt en gebruikt. Hieronder staan enkele voorbeelden van niet-verpleegkundige classificatiesystemen die in de gezondheidszorg worden gehanteerd.

- De *International Classification of Diseases* (ICD) benoemt en classificeert medische aandoeningen, inclusief psychische stoornissen (Wereldgezondheidsorganisatie, 2007).
- De *Diagnostic and Statistical Manual* (DSM) van de *American Psychiatric Association* (2000) wordt gebruikt door beroepsbeoefenaars uit de geestelijke gezondheidszorg om psychiatrische ziektebeelden te benoemen en te omschrijven.
- De *International Classification of Functioning, Disability and Health* (ICF) is een raamwerk van classificaties die gezamenlijk een gestandaardiseerd begrippenapparaat vormen voor het beschrijven van het menselijk functioneren en de problemen die daarin kunnen optreden. Het doel van de ICF is, door middel van het in kaart brengen van begrippen op dat terrein, een basis te leggen voor een gemeenschappelijke standaardtaal (http://www.rivm.nl/who-fic/in/ICFwebuitgave.pdf). In het Beroepsprofiel Verpleegkundige 2020 wordt aandacht besteed aan de ICF.

**Kernpunt**  Gestandaardiseerde talen zijn nodig voor het structureren en communiceren van kennis en praktijk en voor het beoordelen van de kosten en de kwaliteit van de verpleegkundige zorg.

## 5.2.2 De noodzaak van uniforme verpleegkundige begrippen

Goed ontwikkelde classificatiesystemen voor gestandaardiseerde verpleegkundige begrippen zijn om de volgende redenen nodig:

1. **Vergroten verpleegkundige kennis.** Taxonomieën structureren herinneringen, denken en besluitvorming. Door hun systematische structuur kan worden gesignaleerd welke informatie ontbreekt en welke verbanden kunnen worden gelegd tussen kennis. Bestaande verpleegkundige taxonomieën hebben veelvoorkomende begrippen inmiddels verzameld en gestructureerd om daarmee praktijkgerichte verpleegkundige theorieën te ontwikkelen (Blegen & Tripp-Reimer, 1997).
2. **Ondersteunen geautomatiseerde bestanden.** Geautomatiseerde informatiebestanden en geautomatiseerde patiëntengegevens vereisen gestandaardiseerde begrippen die omgezet kunnen worden in numerieke codes. Een gemeenschappelijk, verpleegkundig begrippenkader is nodig om verpleeg-

kundige gegevens en documentatie te kunnen opnemen in patiëntenrapportages en onderzoeksdatabases.

3. **Definiëren en overbrengen unieke verpleegkundige kennis.** Verpleegkundigen zijn de grootste groep van beroepsbeoefenaars binnen de gezondheidszorg. Niettemin bestaat onder hen verwarring over wat de beroepsgroep nu eigenlijk doet. Een gemeenschappelijke terminologie zou door alle verpleegkundigen kunnen worden gebruikt om met elkaar en met buitenstaanders te communiceren; het stelt ze in staat om te omschrijven wat ze voor patiënten doen en aan te tonen welk verschil ze maken in de patiëntenresultaten. In een poging de kosten te verminderen, zijn de meeste instellingen in de gezondheidszorg de functies aan het onderzoeken en reorganiseren, in het bijzonder die van de verpleegkundige. Als de verpleegkunde als discipline wil overleven, dan moeten twee vragen worden beantwoord: (a) wat doen verpleegkundigen nu precies? en (b) zorgen verpleegkundige interventies voor een verschil in de resultaten bij de patiënt? Dit vereist onderzoeksgegevens waarvoor gestandaardiseerde verpleegkundige terminologie nodig is.

4. **Verbeteren kwaliteit verpleegkundige zorg.** Iedere discipline dient de gegevens te kenschetsen die nodig zijn om (klinische) zorg te definiëren en te evalueren. Voor de verpleegkunde zijn dit de diagnosen, interventies en resultaten. Wanneer gestandaardiseerde begrippen toegevoegd worden in de documentatiesystemen, kunnen de gegevens die nodig zijn om de effectiviteit van verpleegkundige interventies te evalueren hieruit worden afgeleid.

5. **Beïnvloeden besluitvorming gezondheidszorgbeleid.** Gestandaardiseerde begrippen zullen gegevens genereren die de verpleegkundige praktijk nauwkeuriger weergeven dan de resultaatafhankelijke maatstaven die nu worden gebruikt (Rutherford, 2008). Deze gegevens maken het mogelijk de effectiviteit en de kosten van verpleegkundige zorg te vergelijken, niet alleen binnen een instelling maar ook tussen verschillende organisaties. De resultaten van deze onderzoeken kunnen gebruikt worden om de besluitvorming in de gezondheidszorg te beïnvloeden op lokaal, regionaal en nationaal niveau.

### 5.2.3   Bestaande verpleegkundige taxonomieën

Tabel 5–1 geeft een overzicht van enkele gestandaardiseerde verpleegkundige taxonomieën die momenteel internationaal en in Nederland gebruikt worden. Ieder systeem zal uitvoerig worden besproken in dit hoofdstuk en in de volgende hoofdstukken. De NANDA-I, Nursing Interventions Classification (NIC) en Nursing Outcomes Classification (NOC) richten zich ieder op één element van de verpleegkunde. Het Omaha-systeem bestaat uit drie elementen: diagnosen, resultaten en interventies. Omdat dit hoofdstuk zich richt op verpleegkundige diagnosen wordt de NANDA-I-taxonomie uitvoeriger besproken dan de andere classificatiesystemen.

Behalve de genoemde taxonomieën heeft de International Council of Nurses (ICN) een International Classification for Nursing Practice (ICNP) ontwikkeld die verpleegkundige fenomenen (diagnosen), verpleegkundige interventies en verpleegkundige resultaten classificeert en tot doel heeft een gemeenschappelijk wereldwijd verpleegkundig begrippenkader te ontwikkelen (ICN, 2009).

**Tabel 5–1**  Enkele erkende verpleegkundige taxonomieën

| Taxonomie | Classificatie | Verklaring |
|---|---|---|
| NANDA International (NANDA-I) | Diagnosen | De eerste taxonomie van verpleegkundige terminologie. Ontwikkeling van gestandaardiseerde, eenduidige begrippen voor verpleegkundige resultaten en -interventies volgden. Gericht op alle specialisaties en praktijkgebieden |
| NIC (Nursing Interventions Classification) | Interventies | De eerste, uitvoerige, gestandaardiseerde classificatie van verpleegkundige interventies. Ontwikkeld door een onderzoeksteam van de Universiteit van Iowa; beschrijft directe en indirecte verpleegkundige zorgactiviteiten (Bulecheck, Butcher & McCloskey Dochterman, 2010). Gericht op alle specialisaties en praktijkgebieden |
| NOC (Nursing Outcomes Classification) | Resultaten | De eerste gestandaardiseerde classificatie van verpleegkundige zorgresultaten. Ontwikkeld door een onderzoeksteam van de Universiteit van Iowa; beschrijft resultaten die kunnen worden beïnvloed door zelfstandig verpleegkundig handelen (Moorhead, Johnson & Maas, 2011). Gericht op alle specialisaties en praktijkgebieden |
| Omaha-systeem | Diagnosen, interventies, resultaten | Een systeem voor het classificeren en coderen van problemen, resultaten en verpleegkundige interventies voor patiënten die thuiszorg ontvangen. Ontwikkeld door de Visiting Nurses Association of Omaha, Nebraska (Martin & Scheet, 1992) |

*Bron:* Nursing Information and Data Set Evaluation Center (herzien 2006).
Te vinden op http://www.nursingworld.org/npii/terminologies.htm.

**5-1 Test je kennis**

1. Noem vier redenen waarom gestandaardiseerde verpleegkundige terminologie nodig is.
2. Waar of niet waar? Taxonomieën classificeren ideeën en objecten op basis van hun overeenkomsten.

Zie voor de antwoorden www.pearsonxtra.nl.

## 5.3 NANDA International

In de jaren rond 1950 en 1960 erkenden vooraanstaande verpleegkundig leiders de noodzaak om het werk en de kennis van de verpleegkundigen te beschrijven. Verschillende onderzoeken werden gedaan om vast te stellen welke patiëntenproblemen in aanmerking kwamen voor verpleegkundige interventies. Dit resulteerde in een lijst van verpleegproblemen (Abdellah, 1957) en behoeften van patiënten (Henderson, 1964). Deze lijsten gaven geen omschrijvingen van de patiëntenproblemen zoals we deze tegenwoordig kennen, maar ze toonden wel degelijk aan dat de verpleegkundige zorg zich op andere zaken richtte dan op ziekteprocessen. In 1973 bepaalde de American Nursing Association dat de verpleegkundige diagnose een belangrijke plaats moest innemen binnen de verpleegkundige beroepsuitoefening. Sindsdien behoort diagnosticeren tot de functie van de verpleegkundige.

Voor 1973 ontbrak terminologie die de conclusies uit de verpleegkundige anamnese omschreef. Hoewel de NANDA-I een organisatie is die op vrijwilligers draait, verricht ze pionierswerk op het gebied van verpleegkundige terminologie en classificatie door verpleegkundige diagnosen te classificeren. In 1973 startten Kristine Gebbie en Mary Ann Lavin, verpleegkundige stafleden aan de Universiteit van St. Louis, de eerste conferentie over classificatie. Een landelijke taakgroep werd geformeerd en honderd verpleegkundigen namen deel aan de First Conference on Nursing Diagnosis (Gebbie, 1976). Deze groep kwam iedere twee jaar bijeen en op de vijfde conferentie in 1982 (Kim *et al.*, 1984), werd de North American Nursing Diagnosis Association (NANDA) officieel opgericht. De leden zijn actief in het onderwijs, de praktijk, in het verpleegkundig onderzoek en management, en in alle verpleegkundige specialisatiegebieden (bijvoorbeeld intensive care, kinderverpleegkunde en thuiszorg). Door deze diversiteit is een inbreng vanuit verschillende vakgebieden gegarandeerd.

De belangrijkste taak van de eerste bijeenkomsten was om een diagnostische categorisering aan te brengen, te benoemen en te implementeren. Het accent verschoof daarna naar het verduidelijken van de bestaande labels, het uitwerken van de oorzaken en het bepalen van de kenmerken. Deze prioriteiten bestaan nog steeds, naast de wens de taxonomie te herzien, onderzoek te stimuleren om zo diagnoselabels te valideren en verpleegkundigen te stimuleren om een eenduidige terminologie te hanteren tijdens de beroepsuitoefening.

In 1994 ging het onderzoeksteam **Nursing Diagnosis Extension Classification (NDEC)** van de Universiteit van Iowa een samenwerking aan met de NANDA-I, om het werk van de NANDA-I uit te breiden en te verfijnen door enkele van de onderwerpen over begrijpelijkheid, specificiteit, klinische bruikbaarheid en klinische toetsing van de NANDA-I -taxonomie te beoordelen. Veel van de diagnosen van de officiële NANDA-I -lijst zijn slechts minimaal onderzocht.

### 5.3.1   De NANDA-I-taxonomie

Om dingen te classificeren kan ieder ordeningsprincipe worden gebruikt, bijvoorbeeld ordenen naar grootte, gewicht en kleur. De eerste NANDA-I-taxonomie was alfabetisch en niet hiërarchisch geordend. Een kader of raamwerk dat NANDA Taxonomie II (zie tabel 3–13) heet, wordt gebruikt om de diagnostische labels van NANDA-I te organiseren. Deze taxonomie blijft zich ontwikkelen en veranderen en wordt tweejaarlijks gepubliceerd in *Nursing Diagnosis: Definitions & Classification*.

De NANDA-I werkt samen met andere organisaties om de NANDA-I-labels in andere classificatiesystemen te laten opnemen – bijvoorbeeld de World Health Organization International Classification of Diseases (ICD). Artikelen die NANDA-diagnosen beschrijven, worden geïndexeerd in de Cumulative Index of Nursing and Allied Health (CINAHL) en in de National Library of Medicine Medical Metathesaurus ten behoeve van een *Unified Medical Language* (eenduidige, medische terminologie).

### 5.3.2   Het beoordelingsproces van de NANDA-I

Het herzien en verfijnen van diagnoselabels is een continu proces. Nieuwe en gewijzigde labels worden op iedere tweejaarlijkse conferentie besproken. Iedere verpleegkundige kan een diagnose aan de NANDA-I voorleggen; ook worden diagnosen voorgelegd door verenigingen van gespecialiseerde verpleegkundigen. De Diagnostic Review Committee beoordeelt iedere diagnose op grond van hoe goed deze ontwikkeld is en in welke mate er ondersteunend bewijs voor de diagnose bestaat (bijvoorbeeld door een conceptanalyse of onderzoek). Diagnosen op de officiële NANDA-I-lijst zijn geen eindproducten, maar zijn slechts goedgekeurd voor toepassing in de praktijk en voor verder onderzoek. De NANDA-I doet in een eigen tijdschrift – *International Journal of Nursing Knowledge* (voorheen *International Journal of Nursing Terminologies and Classifications*) – verslag van de voortgang van de ontwikkeling van verpleegkundige diagnosen.

## 5.4   Kiezen van een probleemlabel

De diagnoselabels van de NANDA-I bieden een eenduidig begrippenkader dat verpleegkundigen kunnen gebruiken bij het beschrijven van gezondheidsproblemen voor iedere cliënt in iedere zorgsituatie. Een goed begrip van de NANDA-I-labels is nodig om diagnosen te stellen die de problemen van de patiënt accuraat weergeven.

### 5.4.1   Elementen van een NANDA-I-diagnose

**Kernpunt**   Iedere NANDA-I-diagnose bestaat uit vier elementen: het label, de definitie, de bepalende kenmerken en óf gerelateerde factoren óf risicofactoren.

## Het label

Het **label** wordt ook wel *titel* of *naam* genoemd en is een beknopte omschrijving van de gezondheidstoestand van de cliënt. Bij het stellen van de diagnose kan een label zowel voor het probleem als voor de etiologie worden gebruikt. De meeste labels bevatten een kwalificatie als *feitelijk, mogelijk, ineffectief, verzwakt* of *toegenomen*.

De taxonomie II kent zeven 'assen' die gebruikt worden om een diagnose te beschrijven. Tabel 5–2 laat de assen zien die je gebruikt bij het stellen van diagnosen. De diagnosen die door de NANDA-I zijn goedgekeurd, zijn met behulp van deze assen geformuleerd. Niet alle assen zijn nodig voor iedere diagnose. In het voorbeeld van een puber die mogelijk problemen met zijn ouders kan ontwikkelen, zou de diagnose 'risico op tekortschietende ouderlijke zorg' gesteld kunnen worden. Merk op dat de diagnose 'risico op tekortschietende ouderlijke zorg' door de NANDA-I is goedgekeurd. Je voegt woorden uit andere assen alleen maar toe als dit nodig is om de diagnose te verhelderen (bijvoorbeeld 'individuele, puber').

Uit as 1: ouderlijke zorg
Uit as 2: individueel
Uit as 3: verzwakt
Uit as 7: risico

Wees ervan bewust dat veel NANDA-I-labels een heel algemene aanduiding geven; het is niet te zien wat het diagnostisch concept inhoudt door alleen maar naar het label te kijken. Betekent 'verminderd activiteitenvermogen' bijvoorbeeld dat de patiënt snel moe is wanneer hij voetbalt, of dat hij pijn op de borst heeft wanneer hij de trap op loopt? Wat is het verschil tussen de labels 'beperkte inspanningstolerantie' en 'oververmoeidheid'? Om hierover helderheid te verkrijgen heb je ook de andere elementen van een NANDA-I-diagnose nodig.

### 5-1 Om over na te denken

Gebruik de assen uit de taxonomie II (tabel 5–2) om een probleemstelling te formuleren met behulp van de volgende gegevens: een oudere cliënt met een linkszijdige verlamming heeft een rode en geschaafde 'open' huid rond zijn stuit. (Het begrip, as 1, is 'huidbeschadiging'.)

Zie voor het antwoord www.pearsonxtra.nl.

## Definitie

De definitie geeft de essentie van het diagnoselabel helder en precies weer en maakt duidelijk waarin het label van alle andere labels verschilt. 'Verminderd activiteitenvermogen' en 'oververmoeidheid' bijvoorbeeld hebben allebei betrekking op een verminderde energie en verminderde vermogens; echter, de definitie 'verminderd activiteitenvermogen' richt zich op 'het onvermogen om de activitei-

**Tabel 5–2** De diagnostische concepten in taxonomie II (uit NANDA International)

| As 1: Het diagnostisch concept |
|---|
| Dit is het voornaamste en wezenlijkste onderdeel van de diagnose. Het bestaat uit een of meer zelfstandige naamwoorden. Voorbeelden zijn verminderd activiteitenvermogen, aanpassing en ouderschap. Elk diagnoselabel vindt zijn oorsprong in een van de diagnostische concepten. |

**As 2: Onderwerp van de diagnose**

Dit is de persoon bij wie de diagnose is gesteld.

| | |
|---|---|
| Individu | Een persoon |
| Familie of gezin | Twee of meer personen die samen een relatie hebben, waarin wederzijdse verplichtingen en gevoelens van een gemeenschappelijke zingeving worden ervaren en zekere verplichtingen tegenover anderen worden gedeeld; verbonden door bloedverwantschap en/of keuze |
| Groep | Een aantal individuen met gemeenschappelijk kenmerken |
| Gemeenschap | Een groep mensen die onder hetzelfde bestuur bij elkaar in de buurt wonen; voorbeelden zijn woonwijken en steden |

**As 3: Kwaliteitsbeschrijving**

Dit beschrijft specificaties van het diagnostische concept. Samen met het concept vormt dit het diagnostische label. Dit zijn woorden die de betekenis van een verpleegkundige diagnose specificeren of begrenzen.

(Suggesties; niet beperkt tot onderstaande beschrijvingen)

| Descriptor | Definitie |
|---|---|
| Gecompliceerd | Ingewikkeld, complex |
| Kwetsbaar | Gevoelig voor dreiging |
| Verminderd/verkleind | Kleiner in omvang, aantal of mate |
| Tekort | Onvoldoende, inadequaat |
| Defensief | Gebruikt om te verdedigen of beschermen |
| Invalideren | Beperkt, invalide |
| Vertraagd/uitgesteld | Laat, langzaam, opgeschort |
| Onevenredig | Te groot of te klein vergeleken met de norm |
| Ontregeld | Niet goed gerangschikt of geregeld |
| Verstoord | Niet normaal werkend |
| Disfunctioneel | Abnormaal, incompleet functioneren |
| Effectief | Produceren van gewenst of verwacht resultaat |
| Toegenomen | Verbeterd in kwaliteit, waarde of omvang |
| Excessief | Groter dan nodig of wenselijk is |
| Onevenwichtig | Ongelijke verhouding, onbalans |
| 'Impaired' | Beschadigd, verzwakt |
| Onvermogen | Niet in staat te handelen of actief te zijn |
| Toegenomen | Groter in omvang, aantal of mate |
| Ineffectief | Produceert niet het gewenste effect |
| Onderbroken | De continuïteit of eenduidigheid is verbroken |
| Laag gehalte | Hoeveelheid van een bepaald element is minder dan normaal |
| Systematisch georganiseerd | Correct gerangschikt of geregeld |
| Vermeend/waargenomen | Door middel van zintuigen zich bewust worden van iets; toekenning van een betekenis |
| Bereidheid tot verbetering | De kwaliteit verbeteren om te bereiken wat meer gewenst is |
| Situationeel | Gerelateerd aan bepaalde omstandigheden |

| As 4: Locatie | |
|---|---|
| Dit verwijst naar de lichaamsdelen en gerelateerde lichaamsfuncties | |
| Gehoor | Reuk |
| Blaas | Mond |
| Darmen | Perifere vaten |
| Hart | Hersenen |
| Perifere vaten | Maag-darmkanaal |
| Hart-longstelsel | Weefsel |
| Nieren | Intracranieel |
| Smaakzin | Vaten |
| Tastzin | Kinesthetiek (preventieve bewegingsstimulatie) |
| Huid | Slijmvliezen |
| Gezichtsvermogen | Neurovasculair |
| Spraakzin | Urinewegen |
| **As 5: Leeftijd** | |
| Ongeboren kind, pasgeborene, zuigeling, peuter, kleuter, kind in de basisschoolleeftijd, adolescent, volwassene, oudere | |
| **As 6: Tijd** | |
| Acuut | Korter dan zes maanden |
| Chronisch | Langer dan zes maanden |
| Intermitterend | Met intervallen stoppen of weer beginnen, periodiek, cyclisch |
| Continu | Ononderbroken, doorgaan zonder te stoppen |
| **As 7: Status van de diagnose** | |
| Feitelijk | In werkelijkheid of realiteit bestaand, op dit moment in tijd bestaand |
| Risico | Kwetsbaarheid, vooral als gevolg van blootstelling aan factoren die de kans op letsel of verlies vergroten |
| Gezondheidsbevordering | Gedrag gemotiveerd door de wens het welzijn te vergroten en het menselijke gezondheidspotentieel te verwezenlijken |

*Bron*: NANDA International (2009). *NANDA International nursing diagnoses: Definitions and classification 2009-2011*. Ames, Iowa: Wiley-Blackwell.

ten van het dagelijkse leven uit te voeren', terwijl de definitie 'oververmoeidheid' de aanwezigheid vereist van 'een overweldigend en langdurig gevoel van uitputting'.

## Omschrijving bepalende kenmerken

Bepalende kenmerken zijn de (objectieve en subjectieve) *aanwijzingen* die de keuze van het diagnoselabel rechtvaardigen. Bij feitelijke diagnosen zijn dit de *verschijnselen (objectieve gegevens) en symptomen (subjectieve gegevens)* van de patiënt. Om een label te kunnen rechtvaardigen is het niet noodzakelijk dat alle bepalende kenmerken aanwezig zijn; doorgaans zijn twee of drie aanwezige kenmerken voldoende om de diagnose te stellen.

**Voorbeeld:** De diagnose 'obstipatie' kan al gesteld worden als een of twee van de volgende bepalende kenmerken aanwezig zijn:
a. problemen met de spijsvertering;
b. harde en droge ontlasting;
c. moeite met defecatie;
d. pijnlijke defecatie;
e. abdominale zwelling;
f. voelbare harde onderbuik.

Het is eenvoudig vast te stellen dat een cliënt met de diagnose 'obstipatie' een of meer van deze symptomen kan hebben, in verschillende variaties. De meeste cliënten met obstipatie hebben een voelbare harde onderbuik, maar bij sommigen komt dit helemaal niet voor. Bovendien zou je de diagnose 'obstipatie' kunnen stellen voor een cliënt met alleen de symptomen *b* en *c*, maar kun je dezelfde diagnose niet stellen voor een cliënt met alleen de symptomen *a* en *e*.

### 5.4.2 Het kiezen van een label

Om het juiste label te kiezen, vergelijk je de verschijnselen en symptomen (bepalende kenmerken) *van de patiënt* met de definitie en bepalende kenmerken die gekoppeld zijn aan de *NANDA-I-labels*. Denk er wel aan dat er ongeveer 200 verschillende labels zijn en het dus niet praktisch is om willekeurig te zoeken. Tegen de tijd dat je de keuze van het label wilt bepalen, moet je de mogelijkheden al hebben verkleind. Eerder hebben we gezien hoe je bij het interpreteren van de gegevens voor elk cluster van aanwijzingen naar de meest waarschijnlijke verklaring (probleem en etiologie) zoekt en daarna besluit welk raamwerk hier het beste bij past. Daarna is het niet meer zo heel moeilijk om in de lijst de bijbehorende diagnose te vinden. We gaan terug naar de abnormale clusters van aanwijzingen in het voorbeeld van mevrouw Sanders in tabel 4–5. Cluster 11 ziet er als volgt uit:

**Cluster 11 in tabel 4–5**
1. hoest lichtroze sputum op
2. oppervlakkige ademhaling
3. uitzetting van de borst < 3cm
4. maakt piepende ademhalingsgeluiden, rechtsboven en -onder in borst
5. bleke slijmvliezen
6. warme en bleke huid

**Functioneel gezondheidspatroon**
activiteitenpatroon
(inclusief de ademhaling)

De verpleegkundige doet de volgende vooronderstelling op basis van deze gegevens:

De aanwijzingen 2 tot en met 4 vormen de bepalende kenmerken van 'ineffectief ophoesten'. Dit probleem kan onvoldoende zuurstofuitwisseling tot gevolg hebben, hetgeen resulteert in aanwijzing 5. Aanwijzingen 1 en 6 zijn indicatoren van een longontsteking, het medische probleem dat 'ineffectief ophoesten' veroorzaakt. Andere problemen kunnen ook een rol spelen: de 'verstoorde vochtbalans' veroorzaakt waarschijnlijk het dikke en taaie slijm dat de patiënt moeilijk kan ophoesten (aanwijzing 4 ); pijn en zwakte dragen bij aan aanwijzingen 2 en 3.

De verpleegkundige concludeerde dat deze interpretatie een feitelijk probleem weergaf en dat dit probleem een verpleegkundige diagnose is, en geen multidisciplinair of medisch probleem. Haar voorlopige probleemstelling was 'ineffectief ophoesten'.

Om voor dit probleem het juiste NANDA-I-label te vinden, loop je de alfabetische lijst na op zoek naar labels die op de een of andere manier samenhangen met de interpretatie (zoals de lijst in Appendix A, pp. 449-451). In dit geval dien je te zoeken naar labels met woorden als 'luchtwegen', 'ademhalen' of 'ademhaling' en vervolgens kun je de labels opzoeken in een handboek met verpleegkundige diagnosen (bijvoorbeeld *NANDA International Nursing Diagnoses: Definitions and classification 2009-2011*; Wilkinson & Ahern, 2009) en ze vergelijken met je clusters van aanwijzingen.

## Gebruik een theoretisch begrippenkader om labels te ordenen

Het is echter efficiënter om je lijst met diagnoselabels te ordenen op basis van een theoretisch begrippenkader (hetzelfde begrippenkader dat je gebruikte om je gegevens te ordenen) zodat de gerelateerde diagnosen bij elkaar staan. In het voorbeeld van mevrouw Sanders zijn de gegevens geanalyseerd aan de hand van de functionele gezondheidspatronen van Gordon. Daarom zoek je vervolgens naar de labels die bij dit activiteitenpatroon gerangschikt zijn (zie Appendix A, pp. 455-457). Er zijn weliswaar behoorlijk wat labels die onder dit patroon vallen, maar het zijn er in ieder geval minder dan de ruwweg 200 op de alfabetische lijst op pp. 449-451. Van de labels die onder dit activiteitenpatroon vallen, zijn degene die een mogelijk, soms minimaal verband aantonen met cluster 11:

*   ineffectief ophoesten;
*   ineffectief ademhalingspatroon;
*   gestoorde gaswisseling.

## Kies het label dat het beste overeenkomt met de cluster van aanwijzingen

De volgende stap is het zoeken van het meest logisch lijkende label. Komt de definitie van 'ineffectief ophoesten' overeen met de verklaring die de verpleegkundige voor de aanwijzingen in cluster 11 bedacht heeft? Komen de aanwijzingen overeen met de bepalende kenmerken van dat label? En hoe zit het met het label 'ineffectief ademhalingspatroon'? Komt dit beter overeen?

In het geval van mevrouw Sanders is 'ineffectief ophoesten' het label dat het best overeenkomt met cluster 11. Er zijn onvoldoende bepalende kenmerken aanwezig voor het label 'gestoorde gasuitwisseling' of 'ineffectief ademhalingspatroon'. Merk ook op dat een van de aanwijzingen van mevrouw Sanders terug te vinden is in de gerelateerde factoren van 'ineffectief ophoesten: 'infectie'. De volledige verpleegkundige diagnose voor mevrouw Sanders zou zijn: 'ineffectief ophoesten gerelateerd aan taai, dik slijm en een oppervlakkige ademhaling door pijn, verstoorde vochtbalans en vermoeidheid'.

*Overige diagnosen voor mevrouw Sanders*
De diagnosen voor de overige clusters van aanwijzingen bij mevrouw Sanders worden als volgt bepaald: vergelijk de clusters van aanwijzingen in tabel 4–5 met de definities en bepalende kenmerken in een handboek met verpleegkundige diagnosen (bijvoorbeeld NANDA-I, 2009; Wilkinson & Ahern, 2009, Carpenito-Moyet, 2012). Wees erop bedacht dat de NANDA-I-labels voor zowel problemen als oorzaken kunnen worden gebruikt. Lees zo nodig de informatie over menselijke reacties uit hoofdstuk 1 en 4 nog eens door. Bedenk dat reacties op alle niveaus voorkomen en dat een reactie weer andere reacties kan oproepen.

Cluster 1: Geen probleem. Vermogens zijn een gezonde levensstijl, het hebben van ziekte-inzicht en toepassen van adequate therapiediscipline.

Cluster 2: 'Ondervoeding gerelateerd aan een verminderde eetlust en misselijkheid en een verhoogde stofwisseling door ziekteprocessen.' (Bedenk dat dit een kortetermijnprobleem betreft dat zich min of meer vanzelf oplost zodra de medicamenteuze behandeling van haar longontsteking gestart is. Ondertussen heeft ze wel een voedingsanamnese en aanvullende voeding nodig.)

Cluster 3: 'Verstoorde vochtbalans gerelateerd aan een inname van vocht die onvoldoende is om het vochtverlies door koorts, veel transpireren en misselijkheid te compenseren.'

Cluster 4: 'Verstoorde slaap gerelateerd aan hoesten, pijn, koorts en veel transpireren.'

Cluster 5: Geen probleem zolang het medisch voorschrift wordt opgevolgd.

Cluster 6: 'Zelfzorgtekort (niveau 2) gerelateerd aan een verminderd activiteitenvermogen door ineffectief ophoesten en verstoorde slaap.'

Cluster 7: Hyperthermie: koude rillingen gerelateerd aan koorts en veel transpireren.

Cluster 8: 'Risico op belemmerd functioneren in het gezin gerelateerd aan ziekte van de moeder en tijdelijke afwezigheid van de vader die nu niet voor het kind kan zorgen. (Let op: de bepalende kenmerken van deze diagnose zijn niet aanwezig in cluster 8; er zijn echter wel risicofactoren.)

Cluster 9: 'Angst gerelateerd aan een moeizame ademhaling en bezorgdheid over werk en ouderlijke zorg.'

Cluster 10:    'Pijn op de borst (acuut) gerelateerd aan hoesten door een longont-
               steking.'
Cluster 11:    (Zie eerdere uiteenzetting op p. 200)

De volgende multidisciplinaire problemen (potentiële complicaties) maken het
overzicht van problemen van mevrouw Sanders compleet:

- *Potentiële complicaties bij longontsteking*: (a) ademhalingsinsufficiëntie,
  (b) septische shock;
- *Potentiële complicaties bij intraveneuze therapie: (a) ontsteking, (b) flebitis,
  (c) infiltratie;*
- *Potentiële complicaties bij behandeling met antibiotica*: (a) allergische reacties,
  (b) maag-darmklachten, (c) overige bijwerkingen, afhankelijk van welke antibiotica worden toegediend.

De potentiële complicaties van mevrouw Sanders vereisen geen samenwerking
met andere disciplines tenzij ze een feitelijk probleem worden. De verpleegkundige houdt dit zelfstandig in de gaten en neemt ook zelf de nodige maatregelen
om de potentiële complicaties van intraveneuze therapie te voorkomen. Omdat
mevrouw Sanders niet meer risico loopt op het krijgen van complicaties dan een
andere patiënt met longontsteking, zijn geen individuele verpleegkundige diagnosen gesteld (zoals 'risico op infectie'). Potentiële complicaties worden voorkomen door gebruik te maken van instellingsprotocollen en richtlijnen die geen
speciale interventie vereisen. In hoofdstuk 10, 'Het opstellen van een zorgplan',
zal hier verder op worden ingegaan.

### 5.4.3    Het leren herkennen van NANDA-I-labels

Hoe meer je bekend raakt met de NANDA-I-probleemlabels, hoe eenvoudiger het
wordt om clusters van aanwijzingen bij je patiënten te herkennen – het is altijd
gemakkelijker om iets te vinden als je weet waarnaar en waar je moet zoeken. De
beste manier om je de labels eigen te maken is door ze te gebruiken; echter, net als
bij de meeste vaardigheden moet je ze eerst wel enigszins onder knie krijgen voordat je ze in de praktijk kunt gebruiken. 'Het verpleegkundig proces in de praktijk'
aan het einde van dit hoofdstuk zal je helpen de betekenis van de labels te leren.
Raadpleeg regelmatig een handboek met verpleegkundige diagnosen voor definities, bepalende kenmerken en gerelateerde factoren/risicofactoren.

## 5.5  De structuur van het schrijven van diagnosen

Zoals je inmiddels weet, beschrijft de diagnose de problemen van de patiënt én de
gerelateerde factoren. Deze basisstructuur van *probleem + etiologie* kan variëren
naargelang het een verpleegkundige diagnose of een multidisciplinair probleem
betreft en naargelang de aard van de verpleegkundige diagnose (actueel, drei-

gend). In het kort ziet de basisstructuur van een diagnose, zoals ook te zien is in tabel 5–3, er als volgt uit:

1. **Probleem.** Het probleem geeft de gezondheidstoestand van een cliënt duidelijk en precies weer. Onthoud dat het probleem aangeeft wat veranderd moet worden in de gezondheidstoestand van de cliënt; het geeft dus de doelen/resultaten weer. Gebruik waar mogelijk voor dit deel van de diagnose een NANDA-I-label.
2. **Etiologie.** De etiologie beschrijft de factoren die de actuele problemen veroorzaken of eraan bijdragen. De etiologie of de gerelateerde factoren stellen je in staat om de verpleegkundige zorg op de individuele cliënt af te stemmen. Hoewel het probleem hetzelfde is, zul je bijvoorbeeld voor de diagnose 'verstoorde verbale communicatie gerelateerd aan het niet in staat zijn om Nederlands te spreken' andere interventies plannen dan voor de diagnose 'verstoorde verbale communicatie gerelateerd aan een tracheostoma'.
3. **Gerelateerd aan** (uit het Engels "related **to**", verder weergegeven met r/t). Dit zinsdeel verbindt de twee delen van de diagnose. Het zinsdeel 'ten gevolge van' (door) wordt niet gebruikt omdat dit een direct oorzakelijk verband suggereert, wat bij een verpleegkundige diagnose moeilijk is aan te tonen. Mensen en menselijke reacties zitten gecompliceerd in elkaar. Meestal zijn er diverse factoren die een probleem 'veroorzaken', en het is zelfs mogelijk dat, wanneer deze factoren niet aanwezig zijn, de reactie op het probleem nog wel aanwezig is. Hoogstens kun je stellen dat het zeer waarschijnlijk is dat de factoren het probleem beïnvloeden, veroorzaken of eraan bijdragen.

# Kader 5–1 Kwaliteitseisen van de diagnose

De verpleegkundige analyseert de verzamelde gegevens om de diagnosen of problemen vast te stellen.

### Competenties
De verpleegkundige:

1. stelt de diagnosen of problemen vast op basis van de anamnesegegevens;
2. verifieert de diagnosen of problemen met de patiënt, gezin en indien nodig met andere disciplines;
3. legt de diagnosen en problemen op een dusdanige wijze vast dat het verpleegplan en de verwachte resultaten kunnen worden opgesteld.
4. stelt feitelijke of potentiële risico's vast voor de gezondheid en veiligheid of barrières voor de gezondheid, onder andere interpersoonlijke, systemische en omgevingsfactoren.
5. gebruikt gestandaardiseerde classificatiesystemen voor de benoeming van 1068 diagnosen.

**5-2 Test je kennis**

Waarom gebruiken verpleegkundigen 'r/t' in plaats van 'ten gevolge van' om het probleem en de etiologie in de diagnose te verbinden?

Zie voor het antwoord www.pearsonxtra.nl.

**Tabel 5–3**   Componenten van de diagnose

|  | Probleem | Etiologie | Zich uitend in |
|---|---|---|---|
| Feitelijke of actuele diagnose | label | gerelateerde factoren, andere diagnoselabels | bepalende kenmerken |
| Potentiële diagnose | label | risicofactoren | geen |
| Dreigende of risicodiagnose | label | gerelateerde factoren en/of risicofactoren | weinig bepalende kenmerken |

## 5.5.1   Feitelijke verpleegkundige diagnosen

Als de bepalende kenmerken van een cliënt overeenkomen met de bepalende kenmerken van een label, dan is er sprake van een feitelijke diagnose. Het woord 'feitelijk' wordt bekend verondersteld en wordt dus niet in de diagnose opgenomen. Deze paragraaf geeft de basisstructuur, met enkele variaties, van de feitelijke diagnose weer.

**Kernpunt**   Feitelijke verpleegkundige diagnosen kunnen bestaan uit één, twee, drie of vier delen.

### Basisstructuur: tweeledige diagnose

De basisstructuur van een feitelijke verpleegkundige diagnose bestaat uit drie delen: het label (=P), de gerelateerde factoren (=E [r/t]) en de bepalende kenmerken (=S).

| *probleem* | r/t | *etiologie* |
|---|---|---|
| NANDA-I-label | r/t | gerelateerde factoren |
| obstipatie | r/t | onvoldoende inname van vezelrijke voeding |

Sommige NANDA-I-labels bevatten het woord 'specificeer'. Hierbij wordt gevraagd het probleem specifieker te maken door woorden toe te voegen.

**Voorbeeld:** 'Therapieontrouw' (specificeer). 'Therapieontrouw (van dieet bij diabetes) r/t onverwerkte boosheid over het hebben van diabetes.'

De NANDA-I-labels zijn meestal gerangschikt met het bepalende kenmerk achter het hoofdwoord (infectie, risico op) om het alfabetische zoeken te vergemakkelijken. Schrijf je diagnosen niet op deze wijze op, maar in de normale spreektaal.

**Voorbeeld:** Onjuist: 'ophoesten, ineffectief r/t zwakke hoestreflex'. Juist: 'ineffectief ophoesten r/t zwakke hoestreflex'.

## PES-structuur

De hele structuur van probleemlabel, etiologie en signs (verschijnselen) en symptoms (symptomen) (zie 3.2.1) wordt de PES-structuur genoemd. Verschijnselen of symptomen worden ook wel de bepalende kenmerken genoemd waaraan je de verpleegkundige diagnose kunt herkennen. Je vindt het terug in het volgende format:

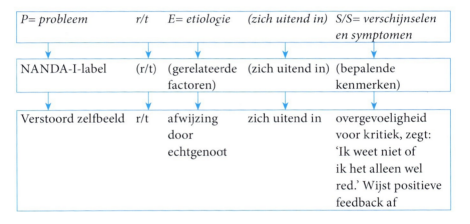

| P= probleem | r/t | E= etiologie | (zich uitend in) | S/S= verschijnselen en symptomen |
|---|---|---|---|---|
| NANDA-I-label | (r/t) | (gerelateerde factoren) | (zich uitend in) | (bepalende kenmerken) |
| Verstoord zelfbeeld | r/t | afwijzing door echtgenoot | zich uitend in | overgevoeligheid voor kritiek, zegt: 'Ik weet niet of ik het alleen wel red.' Wijst positieve feedback af |

Bij het volgende voorbeeld van de PES-structuur zul je zien dat de methode tot lange diagnosen kan leiden:

**Voorbeeld:** 'Therapieontrouw' (bij een zoutarm dieet) r/t onverwerkte boosheid over de diagnose zich uitend in een verhoogde bloeddruk, gewichtstoename van vijf kilo, en zegt: 'vergeten mijn pillen in te nemen' en 'ik kan niet zonder zout op mijn eten'.

De symptomen van de patiënt kunnen een goede indicatie geven voor het plannen van de interventies; het is dus belangrijk dat ze allemaal opgeschreven zijn. Wordt de diagnose hierdoor te lang, dan kun je ze opschrijven in de verpleegkundige voortgangsrapportage zodat je in één oogopslag kunt zien wat de problemen zijn. Een andere mogelijkheid is de verschijnselen en symptomen *onder* de verpleegkundige diagnosen te schrijven, waarbij je een onderscheid maakt tussen de verschijnselen, de objectieve (S) gegevens, en symptomen, de subjectieve (O) gegevens; deze methode is in het bijzonder aan te raden voor studenten.

**Voorbeeld:** 'Therapieontrouw (bij een zoutarm dieet) r/t onverwerkte boosheid over de diagnose.'

S:    'Vergeten mijn pillen in te nemen.'
      'Ik kan niet zonder zout in mijn eten.'
O:    Gewicht 107 kilo (toename van 5 kilo)
      Bloeddruk 190/100 mm Hg

Studenten die diagnosen leren stellen volgens de PES-structuur maken regelmatig de fout dat ze het probleem en de etiologie vaag en niet-specifiek omschrijven, in de hoop dat de gezondheidstoestand van de cliënt duidelijk wordt door het opsommen van verschijnselen en symptomen. Wees hierop bedacht en omschrijf het probleem en de etiologie zo specifiek en duidelijk mogelijk voordat je de verschijnselen en symptomen toevoegt. Zelfs zonder de opsomming van verschijnselen en symptomen moet je diagnose een duidelijk beeld geven van de gezondheidstoestand van de cliënt.

### 'Door'

Soms is de diagnose duidelijker als de etiologie is opgesplitst in twee delen met daartussen het woord 'door'. Het deel dat na 'door' komt, is vaak een aandoening of ziekteproces, zoals in 'risico op huidbeschadiging (decubitus) gerelateerd aan verhoogde perifere circulatie door diabetes'. Gebruik 'door' alleen als dit de enige manier is om je diagnose te specificeren.

### Onbekende etiologie

Je kunt een diagnose stellen als de bepalende kenmerken aanwezig zijn, zelfs als je de oorzaak of de samenhangende factoren niet weet. Je kunt bijvoorbeeld schrijven 'therapieontrouw r/t onbekende etiologie'. Als je een etiologie vermoedt, maar je hebt te weinig gegevens om dit vermoeden te bevestigen, gebruik dan *mogelijk r/t*. Als je meer gegevens hebt verkregen die de etiologie kunnen bevestigen, dan kun je de diagnose stelliger opschrijven. Je kunt bijvoorbeeld zeggen: 'therapieontrouw mogelijk r/t onverwerkte boosheid over de diagnose'.

### Complexe etiologie

Soms zijn er te veel etiologische factoren of zijn die te complex om in korte bewoordingen weer te kunnen geven. De feitelijke oorzaken van 'beslisconflict' of 'chronisch lage zelfwaardering' kunnen bijvoorbeeld al lang bestaan en ingewikkeld zijn. In dit soort uitzonderlijke gevallen kun je de etiologie weglaten en vervangen door de woorden 'complexe factoren' (bijvoorbeeld: 'chronisch lage zelfwaardering r/t complexe factoren').

**5-2 Om over na te denken**

Bedenk een probleem, anders dan 'beslisconflict' of 'chronische lage zelfwaardering', dat door een complexe etiologie kan worden veroorzaakt.

Zie voor het antwoord www.pearsonxtra.nl.

## Drie- en vierledige diagnosen

Sommige diagnoselabels bestaan uit twee delen: het eerste deel geeft een algemene reactie weer en het tweede deel maakt deze specifieker. Door het toevoegen van een etiologie aan deze labels ontstaat er een drieledige diagnose; door het toevoegen van *door* ontstaat er een vierledige diagnose.

**Voorbeeld:**

| | |
|---|---|
| Labels: | 'belemmerd gezinsfunctioneren: alcoholisme', 'ondervoeding' en 'zelfzorgtekort eten (niveau 3)' |
| Verpleegkundige diagnose: | 'ondervoeding r/t misselijkheid door chemotherapie' |

Het kan nodig zijn dat je een derde deel aan andere NANDA-I-labels moet toevoegen. Diagnosen moeten een nauwkeurige omschrijving geven van de gezondheidstoestand van de cliënt omdat je op basis van algemene begrippen en categorieën geen effectieve verpleegkundige zorg kunt plannen. Niet alle NANDA-I-labels zijn heel specifiek omschreven. Soms kun je ze inzichtelijker maken met de PES-structuur of met een tweeledige etiologie met behulp van *door*, zoals in het voorgaande voorbeeld. Soms moet je echter een derde deel toevoegen, waarin je je eigen woorden gebruikt. Merk op dat in het volgende voorbeeld niet wordt aangegeven wat de mate van de verminderde mobiliteit is, echter de etiologie is zeer duidelijk omschreven. Kan de patiënte haar handen überhaupt gebruiken? Of is haar mobiliteit slechts gedeeltelijk beperkt? Kan ze bijvoorbeeld haar bestek optillen en zelf eten of haar haren kammen? In sommige gevallen zal de definitie die bij het label hoort het probleem specifieker maken, maar in dit voorbeeld gaat dat niet op.

**Voorbeeld:** 'Verminderde mobiliteit r/t stijfheid en pijn in de handen door gewrichtsveranderingen vanwege artritis.'

*Definitie van het label*: een beperking in het onafhankelijk, doelbewust kunnen bewegen van het lichaam of van een of meer extremiteiten.

Om de verpleegkundige diagnose specifieker te maken, moet je een derde deel toevoegen (omschrijving):

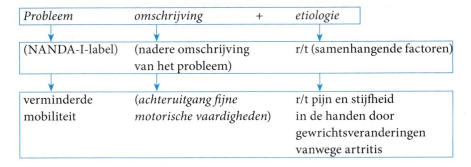

In dit voorbeeld biedt de PES-structuur geen uitkomst omdat de verschijnselen en symptomen hetzelfde zijn als de oorzaak: pijn en stijfheid in de handen. De diagnose wordt al duidelijker door de toevoeging *door*. Bovendien zijn pijn en stijfheid in de handen in werkelijkheid eerder *symptomen* van het probleem dan een oorzaak van de verminderde mobiliteit; daarom horen ze dus niet bij de etiologie maar bij het probleem thuis. Het meest logische is een kolom toe te voegen waarin je een specifieke omschrijving geeft van het algemene probleem van 'verminderde mobiliteit'.

**Voorbeeld:** 'Verminderde mobiliteit r/t stijfheid en pijn in handen.'
*PES:*      'Verminderde mobiliteit r/t stijfheid en pijn in handen zich uitend in stijfheid en pijn in de handen.'
*Beter:*    'Verminderde mobiliteit r/t stijfheid en pijn in handen door gewrichtsveranderingen vanwege artritis.'
*Best:*     'Verminderde mobiliteit: achteruitgang fijne motorische vaardigheden r/t stijfheid en pijn in handen door gewrichtsveranderingen vanwege artritis.'
*Structuur: algemeen probleem: (specifieke omschrijving) r/t etiologie.*

'Pijn' is ook een label dat vaak een aanvullende omschrijving (derde deel) vereist. Zelfs wanneer we oorzaak en definitie in aanmerking nemen, is het probleem van de cliënt niet altijd volledig specifiek te beschrijven. Uit het volgende voorbeeld blijkt niet hoe ernstig de pijn is, noch waar deze is gelokaliseerd. In het 'beter'-voorbeeld zijn woorden toegevoegd die de diagnose nauwkeuriger omschrijven en specifiek van toepassing zijn op de cliënt. Wat in het 'beter'-voorbeeld opvalt, is dat het NANDA-I-label het algemene probleemgebied omschrijft en dat de definitie het specifieke probleemgebied omschrijft.

**Voorbeeld:** 'Acute pijn r/t angst voor verslaving aan verdovende middelen.'
*Beter:*       'Acute pijn: zware hoofdpijn r/t angst voor verslaving aan verdovende
              middelen.'

Je kunt deze diagnose zien als 'pijn r/t zware hoofdpijn'. Hoofdpijn is echter een
*soort* pijn en niet een *oorzaak* van pijn; het tweede deel van de diagnose zou dus
moeten bestaan uit oorzakelijke factoren en niet uit problemen. Hoewel met deze
diagnose wel de plaats en ernst van de pijn wordt aangeduid, geeft die geen indicatie voor een oorzakelijke of gerelateerde factor.

'Risico op infectie' en 'belemmerd gezinsfunctioneren' zijn andere labels die
mogelijk een derde aanvullende omschrijving behoeven om ze specifieker te
maken. 'Risico op infectie' wordt vaak specifieker gemaakt door het toevoegen
van *door*. In het volgende voorbeeld geeft de eerste diagnose echter niet aan of de
cliënt risico loopt op een sepsis of een lokale infectie van een wond of incisie.

**Voorbeeld:** 'Risico op infectie r/t vatbaarheid voor ziekteverwekkers door een verzwakt immuunsysteem.'
*Beter:*       'Risico op infectie: r/t vatbaarheid voor ziekteverwekkers door een ver-
              zwakt immuunsysteem', of 'risico op infectie: incisie van het abdomen r/t
              vatbaarheid voor ziekteverwekkers door een verzwakt immuunsysteem.'

Bedenk dat de diagnose het probleem, de oorzaken, de samenhangende factoren (of risicofactoren) volledig en specifiek omschrijft. Dit is wat jouw structuur
bepaalt. Om een zo volledig mogelijke definitie te geven, gebruik je bij de PES-
structuur een derde aanvullende omschrijving of zo nodig een combinatie hiervan.

## Eenledige diagnosen

Enkele NANDA-I-labels zijn zo specifiek dat beschrijving van de oorzaak in de
diagnose onnodig is. De volgende NANDA-I-syndroomdiagnosen worden ook
zonder een oorzaak opgeschreven (een syndroomdiagnose is in feite een verzameling van verschillende verpleegkundige diagnosen die onder één label zijn
gegroepeerd):
• syndroom van verstoorde omgevingsinterpretatie;
• posttraumasyndroom;
• verkrachtingssyndroom;
• overplaatsingsstresssyndroom.

Voor de volgende labels is het bovendien moeilijk om een etiologie aan te geven
anders dan een medische diagnose en kan de etiologie achterwege blijven zonder
afbreuk te doen aan de duidelijkheid:
• angst voor de dood;
• verminderde cardiac output;

- defensieve probleemhantering;
- latexallergie.

'Angst voor de dood' wordt bijvoorbeeld volledig omschreven door zijn definitie, die stelt dat het angst betreft die gerelateerd is aan het sterven. In een diagnose als 'angst voor de dood r/t angst voor het sterven', voegt de oorzaak niets toe aan het inzicht in het probleem.

Zie tabel 5–4 voor een samenvatting van de structuren voor feitelijke verpleegkundige diagnosen.

**Tabel 5–4 Structuren van actuele verpleegkundige diagnosen**

| | |
|---|---|
| *Basis tweeledige beschrijving* | Probleem r/t etiologie |
| *Tweeledige beschrijving met PES-structuur* | Probleem r/t etiologie S/S |
| *Drieledige beschrijving tgv* | Probleem r/t etiologie tgv pathofysiologie |
| *Vierledige beschrijving* | Algemeen probleem: specifieke beschrijving |
| | r/t etiologie tgv pathofysiologie |
| *Onbekende etiologie* | Probleem r/t onbekende etiologie |
| *Complexe etiologie* | Probleem r/t complexe factoren |

### 5.5.2   Dreigende (risico) verpleegkundige diagnosen

Een *dreigende diagnose* is een diagnose die kan ontstaan als preventieve interventies ontbreken. De dreigende diagnose stel je vast aan de hand van de aanwezigheid van risicofactoren in plaats van aan de hand van bepalende kenmerken. Verpleegkundige risicodiagnosen hebben dezelfde structuur als actuele.

**Voorbeeld:** 'Risico op huidbeschadiging (decubitus) *r/t immobiliteit tgv gips en tractie.*'

Risicodiagnoses kunnen de meeste van de genoemde structuren hebben (bijvoorbeeld eenledige beschrijving, drieledige beschrijving). Natuurlijk kan de PES-structuur niet worden gebruikt omdat de patiënt geen bepalende kenmerken vertoont. Als verschijnselen en symptomen aanwezig zijn, dan is sprake van een feitelijke of actuele diagnose, geen risicodiagnose.

### 5.5.3   Mogelijke verpleegkundige diagnosen

Wanneer je onvoldoende gegevens hebt om een diagnose te stellen die je vermoedt, of wanneer je wel een probleem hebt vastgesteld maar geen oorzaak, dan wordt een mogelijke verpleegkundige diagnose gesteld. Het woord *mogelijk* kan zowel slaan op het probleem als op de etiologie. Net als bij de andere soorten diagnosen kan de etiologie complex, samengesteld of onbekend zijn.

**Voorbeeld:**
- '*Situationeel lage zelfwaardering* r/t baanverlies en afwijzing door familie.'
- 'Verstoorde denkprocessen *mogelijk r/t een onbekende omgeving.*'
- '*Mogelijk lage zelfwaardering* r/t onbekende etiologie.'

Schrijf *gerelateerd aan onbekende etiologie* als de etiologie niet bekend is; schrijf *mogelijk gerelateerd aan* als de etiologie vermoedelijk bekend is, maar nog niet bevestigd. Denk eraan dat je nooit met *absolute* zekerheid kunt stellen dat een etiologie correct is.

## 5.5.4 Multidisciplinaire problemen

De regel is dat geen etiologie wordt gegeven bij een multidisciplinair probleem. Multidisciplinaire problemen zijn complicaties als gevolg van ziekte, onderzoek of behandeling die verpleegkundigen niet zelfstandig kunnen behandelen. Verpleegkundigen richten zich voornamelijk op het observeren en voorkomen van deze problemen. De etiologie van multidisciplinaire problemen is meestal een ziekte, behandeling of pathologie. In het volgende voorbeeld kun je zien dat als je de standaardstructuur van *probleem + etiologie* gebruikt, de etiologie suggereert dat er een noodzaak is tot medische interventies.

**Voorbeeld:** 'Risico op toename intracraniale druk r/t hoofdletsel.'

De probleemstelling moet zowel de potentiële complicatie bevatten die je hebt geobserveerd, als de ziekte, behandeling of andere factoren die deze veroorzaken. In het volgende voorbeeld moeten de verschijnselen en symptomen van een toegenomen intracraniale druk, die het gevolg zouden kunnen zijn van het hoofdletsel van de patiënt, gemonitord worden.

**Voorbeeld:** 'Potentiële complicatie van hoofdletsel: toename intracraniale druk.'

Soms zul je verschillende complicaties van een ziekte monitoren. In dat geval benoem je de ziekte gevolgd door een opsomming van de desbetreffende complicaties.

**Voorbeeld:** 'Potentiële complicaties bij een door zwangerschap veroorzaakte hypertensie':
- convulsie;
- foetale nood;
- longoedeem;
- lever- of nierstoornissen;
- vroeggeboorte;
- bloeding centrale zenuwstelsel.

Je kunt de PES-structuur niet gebruiken bij multidisciplinaire problemen omdat het dan meestal om dreigende problemen gaat. De patiënt heeft de verschijnselen en symptomen niet – jij observeert om te zien of ze optreden. Bij sommige multidisciplinaire problemen kan een oorzaak je echter helpen met het plannen van de interventies, bijvoorbeeld als de complicatie wordt veroorzaakt door iets anders dan alleen een ziekteproces. Als student vermeld je een etiologie als (a) die de diagnose duidelijker maakt, (b) het beknopt kan, of (c) die bijdraagt aan het bepalen van de verpleegkundige interventies. Zie ook de volgende voorbeelden:

**Voorbeeld:**

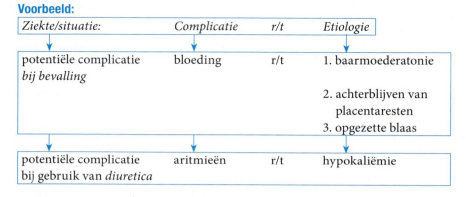

| *Ziekte/situatie:* | *Complicatie* | *r/t* | *Etiologie* |
|---|---|---|---|
| potentiële complicatie *bij bevalling* | bloeding | r/t | 1. baarmoederatonie |
| | | | 2. achterblijven van placentaresten |
| | | | 3. opgezette blaas |
| potentiële complicatie bij gebruik van *diuretica* | aritmieën | r/t | hypokaliëmie |

Zie tabel 5–5 voor een samenvatting van de structuur van feitelijke, potentiële en dreigende diagnosen, en voor multidisciplinaire problemen.

**Tabel 5–5**   Structuur voor verschillende probleemsituaties

| |
|---|
| **Feitelijke verpleegkundige diagnosen**: probleem r/t etiologie |
| **Verpleegkundige risicodiagnosen of dreigende diagnosen**: risico op problemen r/t risicofactoren |
| **Mogelijke verpleegkundige diagnosen**: mogelijk probleem r/t actuele (of) mogelijke etiologie |
| **Multidisciplinair probleem**: potentiële complicatie bij ziekte of behandeling: (specificeer complicatie) |

## 5.6  De relatie tussen verpleegkundige diagnosen en de resultaten en de verpleegkundige interventies

Het eerste deel van de diagnose (het probleem) geeft aan wat moet veranderen. Uit het probleem kun je dus de patiëntenresultaten afleiden, waaraan je naderhand kunt afmeten of de verandering is bereikt of niet. In het volgende voorbeeld zou het doel kunnen zijn: angst verminderen. Dit doel suggereert dat je de patiënt observeert op symptomen als een versnelde spraak en trillerigheid.

**Voorbeeld:** 'Angst r/t gebrek aan kennis over het geplande venogram.'

        ↓

      **doelen (resultaten)**

Het tweede deel van de diagnose (de etiologie) stelt de factoren vast die bijdragen aan het feitelijke probleem of aan de risicofactoren van een dreigend probleem. In veel gevallen bepaalt de etiologie de keuze van de verpleegkundige interventies. In het voorgaande voorbeeld suggereerde de etiologie om de patiënt inzicht te laten verkrijgen in het venogram. Behalve de patiënteneducatie over het venogram zal de verpleegkundige waarschijnlijk ook meer directe interventies verrichten om de angst te verminderen, bijvoorbeeld door de patiënt te helpen de angst te herkennen en te verwoorden. Zoals je ziet, kan zowel het probleem als de etiologie richting geven aan de verpleegkundige interventies.

**Voorbeeld:** 'Angst r/t gebrek aan kennis over het geplande venogram.'

        ↓                        ↓

**verpleegkundige interventie**    **verpleegkundige interventie**

Enkele andere probleemlabels die ook een specifieke verpleegkundige interventie suggereren, ongeacht de oorzaak van het probleem, zijn 'beslisconflict', 'vrees', 'hopeloosheid', 'ineffectieve ontkenning' en 'risico van op zichzelf of anderen gerichte agressie'.

Omdat de NANDA-I-labels steeds specifieker worden, zul je waarschijnlijk steeds meer gevallen tegenkomen waarin de etiologie niet beïnvloed kan worden door zelfstandig verpleegkundig handelen, en zullen de verpleegkundige interventies volgen uit het probleem in plaats van uit de etiologie. In het volgende voorbeeld kan de verpleegkundige een dwarslaesie niet beïnvloeden; zowel de resultaten als de verpleegkundige interventies vloeien voort uit het probleem 'reflex urine-incontinentie'.

**Voorbeeld:** 'Reflexincontinentie      r/t      een dwarslaesie.'

              ↙       ↘

    **resultaten en verpleegkundige interventies**

Indien mogelijk moet je de etiologie dusdanig herschrijven dat je hieruit de verpleegkundige interventies kunt afleiden. Dit betekent meestal dat de ziekte of medische conditie vervangen moet worden door een pathofysiologische omschrijving die de situatie verduidelijkt. Ervaren verpleegkundigen hebben dit niet nodig. De etiologie is de grondslag voor het formuleren van de interventies en de bepalende kenmerken zijn de grondslag voor het formuleren van doelen.

Bij dreigende diagnosen of mogelijke diagnosen ontbreken bepalende kenmerken; het doel is dan dat het probleem niet optreedt, bijvoorbeeld: Kans op decubitus r/t voorgeschreven bedrust en slechte conditie van de vaten. Doel is: decubitus blijft uit.

**Voorbeeld:**     'Risico op infectie r/t *chirurgische ingreep*.'
*Herschreven*:  'risico op infectie r/t toegangspoort voor ziektekiemen door chirurgische ingreep.'

---

**5-3 Test je kennis**

1. Welk deel van de diagnostische uitspraak bepaalt de patiëntenresultaten die nodig zijn om de verbetering van het probleem te meten?
2. Waar of niet waar? Interventies worden soms gestuurd door het probleemlabel in plaats van door de etiologie.

Zie voor de antwoorden www.pearsonxtra.nl.

---

## 5.7  Kritisch denken over de inhoud van de diagnose

Naast het gebruiken van de juiste structuur bij je diagnose, moet je ook nadenken over de kwaliteit van de inhoud - je moet reflecteren op de betekenis. Nadat je de diagnosen hebt gesteld, toets je ze aan de hand van onderstaande criteria, die gebaseerd zijn op de kwaliteitseisen van redeneren zoals uiteengezet in de voorgaande hoofdstukken. Indien nodig kun je ze nog eens nalezen in hoofdstuk 2 en in tabel 4–6.

1. *(Eis: duidelijkheid)* **De diagnose is duidelijk geformuleerd en geeft een helder beeld van de toestand van de patiënt.** De gehanteerde terminologie is algemeen bekend bij andere disciplines, en jargon en afkortingen worden vermeden.

**Voorbeeld:**
*Onjuist*: 'ZZT: toiletgang r/t *zelfst. UB* komen.'
*Juist*: '*zelfzorgtekort*: toiletgang r/t *niet zelfstandig uit bed komen*.'

2. *(Eis: duidelijkheid)* **De diagnose is bondig.** Uitvoerige diagnosen zijn vaak onduidelijk. Door de NANDA-I-labels te gebruiken, houd je je probleembeschrijving kort en bondig.
   - Als de etiologische factoren lang en gecompliceerd zijn, gebruik dan 'r/t complexe etiologie'.
   - Als de PES-structuur tot een lange probleembeschrijving leidt, geef dan een opsomming van de bepalende kenmerken onder de diagnose.

**Voorbeeld:** 'Chronische lage zelfwaardering r/t langdurige gevoelens van misluk-king versterkt door de afwijzing van haar echtgenoot en zich uitend in overge-voeligheid voor kritiek en de uitspraak: "Ik weet niet of ik het alleen red." Wijst positieve feedback af en maakt geen oogcontact.'
*Beter*: 'Chronisch lage zelfwaardering r/t complexe etiologie.'
S: 'Ik weet niet of ik het alleen red.'
O: Overgevoeligheid voor kritiek, wijst positieve feedback af en maakt geen oog-contact.

3. *(Eis: nauwkeurigheid)* **De diagnose is nauwkeurig en onderbouwd.** De diag-nose moet aan de volgende criteria voldoen:
   - De bepalende kenmerken van de patiënt komen overeen met de bepalende kenmerken van de NANDA-I
   - Bij dreigende problemen komen de risicofactoren van de patiënt overeen met de risicofactoren van de NANDA-I.
   - Het cluster van aanwijzingen past binnen de definitie van het NANDA-I-label.
   - De patiënt heeft de diagnose bevestigd.

4. *(Eis: precisie)* **De diagnose is beschrijvend en specifiek.** De **diagnose** dient het probleem van de cliënt volledig te beschrijven. Aan dit criterium moet worden voldaan, ook al wordt de stelling hierdoor langer dan je zou willen. De NANDA-I-labels worden altijd specifieker gemaakt door:
   - kennis van de definitie van het label (als je de definitie kent, realiseer je je waarschijnlijk dat het label specifieker is dan je dacht);
   - de etiologie toe te voegen om zo te komen tot de volledige probleembe-schrijving;
   - de bepalende kenmerken van de patiënt toe te voegen (PES-structuur).

   **Als de diagnose nog niet beschrijvend genoeg is, maak je deze specifieker door:**
   - toevoeging van kwalificaties (bijvoorbeeld met tussenpozen);
   - toevoeging van 'door' aan de etiologie;
   - toevoeging van een derde deel (een kolom met een andere omschrijving van het probleem).

**Voorbeeld:** 'Acute pijn r/t angst voor verslaving aan verdovende middelen.'
*Beter*: 'Acute pijn: *zware hoofdpijn* r/t angst voor verslaving aan verdovende middelen.'

5. *(Eis: correct en neutraal)* **De diagnose is in neutrale termen geformuleerd.** Vraag jezelf af: Wat zijn de moeilijkheden van deze diagnose? (bijvoorbeeld

juridische verwikkelingen). In de **diagnose** mag nooit een beschuldiging of een negatieve strekking besloten zijn met betrekking tot de patiëntenzorg.

**Voorbeeld:**

*Onjuist*: 'Huidbeschadiging: decubitus r/t het te weinig toepassen van wisselligging.'
*Juist*:    'Huidbeschadiging: decubitus r/t *het onvermogen om zelfstandig te draaien*.'

6. *(Eis: correct, neutraal en compleet)* **De volledige opsomming van verpleegkundige diagnosen en multidisciplinaire problemen geeft de totale gezondheidstoestand van de cliënt weer.** Hoewel multidisciplinaire problemen niet altijd in het zorgplan zijn opgenomen, moet het hoofdprobleem van de patiënt naast deze multidisciplinaire problemen ook de feitelijke, dreigende en mogelijke verpleegkundige diagnosen en het cliëntenvermogen bevatten. Een volledige opsomming helpt je om al de benodigde verpleegkundige zorg te plannen.

7. *(Eis: onbevooroordeeld)* **De diagnose bevat geen vooroordelen.** Vraag jezelf steeds af of je bevooroordeelde ideeën of waarden hebt die bepalen hoe je tegen het probleem aankijkt.

**Voorbeeld:**

*Onjuist:* 'Risico op letsel: vallen r/t *matig gevoerd huishouden*.'
*Beter:*    'Risico op letsel: vallen r/t aan *rommel op de vloer*.'

8. *(Eis: logisch)* **Oorzaak en gevolg zijn op de juiste manier geformuleerd.** Dit houdt in dat de etiologie het probleem 'veroorzaakt' of dat de etiologie de patiënt aan het probleem blootstelt.

**Voorbeeld:**

*Juist*:    'Aangetast mondslijmvlies r/t vochttekort zich uitend in verminderde speekselproductie en wondjes in de mond.'
*Onjuist*: 'Vochttekort r/t aangetast mondslijmvlies zich uitend in verminderde speekselproductie en wondjes in de mond.'

Om na te gaan of de formulering klopt, kun je de onderdelen van je diagnose in de volgende structuur plaatsen (in feite lees je de diagnose dan in omgekeerde volgorde):

'*(etiologie)* veroorzaakt *(probleem)*'

**Voorbeeld:** 'Disfunctionele rouw r/t onvermogen om de dood van de echtgenoot te accepteren.'

In omgekeerde volgorde:

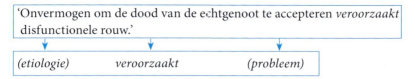

**Voorbeeld:** 'Risico op infectie r/t een verminderde afweer door incisie van het abdomen.'

In omgekeerde volgorde:

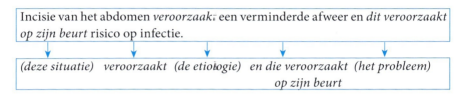

**9.**    *(Eis: logisch)* **Voor het probleem wordt slechts één diagnoselabel gebruikt.**

**Voorbeeld:**
*Onjuist*:  'Risico op verstoorde vochtbalans en obstipatie r/t onvoldoende inname van vocht.'
*Juist*:     'Obstipatie r/t onvoldoende inname van vocht' en 'risico op verstoorde vochtbalans r/t onvoldoende inname van vocht.'

**10.**    *(Eis: logisch)* **De etiologie is niet louter een andere bewoording van het probleem.**

**Voorbeeld:**
*Onjuist*: 'Chronische pijn r/t hoofdpijn.'
*Juist*:    'Chronische pijn (hoofdpijn) r/t onbekende etiologie.'

**11.**  **(Eis: logisch) Ten minste één zijde van de diagnose moet richting geven aan verpleegkundige interventies.** Als je geen verpleegkundige interventie uit de etiologie of het probleem kunt afleiden, moet je de diagnose nog eens bekijken. Misschien is wat je als probleem hebt gezien slechts de aanleiding voor de menselijke reactie. In het volgende voorbeeld kan de verpleegkundige niets veranderen aan het vastgestelde gehoorprobleem van de patiënt. Het gehoorprobleem veroorzaakt echter een sociaal isolement, waaraan de verpleegkundige wel iets kan doen.

**Voorbeeld:**

*Onjuist*: 'Verstoord zintuiglijke waarneming (horen) r/t toenemende verslechtering van het gehoor door een zenuwbeschadiging.'

*Juist*: 'Inadequate sociale interactie r/t schaamte over het niet kunnen volgen van gesprekken door een toenemende verslechtering van het gehoor door een zenuwbeschadiging.'

a. Verpleegkundige diagnosen geven richting aan verpleegkundige interventies of met betrekking tot het nemen van preventieve maatregelen.

b. Multidisciplinaire problemen geven richting aan verpleegkundige interventies met betrekking tot het verzamelen en vastleggen van gegevens en het nemen van preventieve maatregelen.

12. **De diagnose bevat geen enkele van de beschreven misvattingen uit tabel 4–2.** Bijvoorbeeld het vaststellen van een behoefte van de patiënt, een verpleegdoel of verpleegkundige interventie; en diagnostisch onderzoek, medische behandeling of hulpmiddelen in plaats van het vaststellen van een menselijke reactie op het probleem.

## 5.8 Diagnosen binnen het gezin en de thuiszorg

Er worden pogingen ondernomen om gezinsdiagnosen in het classificatiesysteem van de NANDA-I op te nemen. De labels in kader 5–2 kun je gebruiken om de

---

## Kader 5–2 NANDA International-gezinsdiagnosen

- Effectieve borstvoeding
- Onderbroken borstvoeding
- Ineffectieve borstvoeding
- Overbelasting van mantelzorgverlener
- Risico op overbelasting van mantelzorgverlener
- Gebrekkige probleemhantering binnen het gezin
- Bereidheid tot verbetering probleemhantering binnen het gezin
- Belemmerd gezinsfunctioneren: alcoholisme
- Ineffectief gezinsfunctioneren

- Bereidheid tot verbetering gezinsprocessen
- Verminderde zorg voor huishouden
- Tekortschietende ouderlijke zorg
- Risico op tekortschieten ouderlijke zorg
- Bereidheid tot verbetering ouderlijke zorg
- Risico op verstoorde hechting
- Verstoorde rolvervulling
- Inadequate sociale interactie
- Inadequate therapietrouw: gezin

*Bron:* NANDA International (2009). *NANDA International nursing diagnoses: Definitions and classification 2009-2011.* Ames, Iowa: Wiley-Blackwell.

## Kader 5–3 Veelvoorkomende diagnosen in de thuiszorg

In een onderzoek dat onder 96 wijkverpleegkundigen is gehouden, kwamen onderstaande diagnosen het meest naar voren. Ze betreffen vier diagnosegebieden: gezondheidsinstandhouding, activiteiten, voeding en cognitie/waarneming. Het label dat het meest voorkwam, was 'kennistekort'.

- Kennistekort
- Zelfzorgtekort: wassen/lichaamsverzorging
- Zelfzorgtekort: kleden/uiterlijke verzorging
- Risico op infectie
- Risico op huidbeschadiging
- Huidbeschadiging (decubitus)

- Pijn
- Ondervoeding (specificeer)
- Risico op letsel
- Verminderde mobiliteit
- Verminderd activiteitenvermogen
- Verminderde cardiac output

*Bron*: uit Gordon, M., & Butler-Schmidt, B. (1997): 'High frequency-high treatment priority nursing diagnoses in home health care nursing'. In M.J. Rantz & P. LeMone (red.), *Classification of nursing diagnoses: Proceedings of the Twelfth Conference, North American Nursing Diagnosis Association.* Glencale: CA: CINAHL Information Systems.

gezondheidstoestand van een gezin te beschrijven, en je kunt andere diagnosen aanpassen door de toevoeging 'binnen het gezin' (bijvoorbeeld 'beslisconflict binnen het gezin' en 'sociaal isolement binnen het gezin').

## 5.9 Diagnosen van een gemeenschap (community)

Wijkverpleegkundigen en public health-verpleegkundigen hebben diagnoselabels nodig om de gezondheidstoestand te beschrijven van individuen, gezinnen, groepen (bijvoorbeeld alle zwangere adolescenten binnen een gemeenschap) en gemeenschappen als geheel. Een gemeenschap kan bijvoorbeeld een hoge mate van luchtvervuiling of een hoog werkeloosheidsgehalte hebben; allebei zijn van invloed op de gezondheid van de leden van die gemeenschap. Pogingen worden ondernomen om de diagnosen van een gemeenschap te laten opnemen in het classificatiesysteem van de NANDA-I. Momenteel zijn er slechts enkele NANDA-I-labels die de gezondheidstoestand van een gemeenschap weergeven:
- inadequate probleemhantering van een gemeenschap;
- bereidheid tot verbetering probleemhantering van een gemeenschap;
- inadequate therapiediscipline: gemeenschap.

Lesh (1997) meldde dat public health-verpleegkundigen (openbare gezondheidszorg) de volgende tien verpleegkundige diagnosen het meest stelden:
1. onvoldoende financiële middelen;
2. kennistekort;

3. tekort in gezondheidsinstandhouding;
4. gewijzigde ouderrol;
5. verandering in gezondheidsinstandhouding;
6. risico op ouderrolconflict;
7. risico op inadequate therapiediscipline;
8. verminderde zorg voor huishouden;
9. tekort in ondersteuningssysteem;
10. therapieontrouw.

**Kernpunt**   Het Omaha-systeem is ontwikkeld door wijkverpleegkundigen in de Verenigde Staten (zie tabel 5–1) en kan worden gebruikt in de thuiszorg, maatschappelijke gezondheidszorg, op scholen en in penitentiaire inrichtingen (Martin & Norris, 1996).

Zie tabel 5–6 voor domeinen en probleemlabels. Er is een tweetal kwalificaties die verpleegkundigen gebruiken voor het formuleren van diagnosen:
1. gezondheidsbevordering, potentieel tekort en tekort;
2. gezin en individu.

**Tabel 5–6**   Het Omaha-systeem: domeinen en problemen

| Domeinen | Probleemlabels |
|---|---|
| Omgeving | Inkomen, veiligheid in de buurt of op de werkplek, hygiëne |
| Psychosociaal | Misbruik, zorgverlening of ouderschap, communicatie met mensen uit de gemeenschap, rouw, groei en ontwikkeling, interpersoonlijke relaties, geestelijke gezondheid, verwaarlozing, rolwisselingen, seksualiteit, sociaal contact, spiritualiteit |
| Fysiologisch | Darmfunctie, bloedsomloop, kennis, infectieziekten, bewustzijn, spijsvertering, vochtbalans, gehoor, functioneren van zenuwen, spieren en skelet, gebitsgezondheid, pijn, zwangerschap, postpartum, voorplanting, ademhaling, spraak en taal, urineren, gezichtsvermogen |
| Gedrag r/t gezondheid | Gezinsplanning, toezicht op de gezondheidszorg, medicijntrouw, voeding, persoonlijke zorg, lichamelijke activiteit, slaap- en rustpatroon, misbruik van middelen |

*Bron: The Omaha System* (2009, herzien) Schema voor probleemclassificatie. Domeinen en problemen van het probleemclassificatiesysteem. Te vinden op http://www.omahasystem.org/problemclassificationscheme.html en in Martin, K.S. (2005). *The Omaha System: A key to practice, documentation, and management* (2e druk). New York: Elsevier.

## 5.10  Discussiepunten met betrekking tot het classificatiesysteem van de NANDA-I

Er is nogal wat kritiek op de NANDA-I-taxonomie en op de diagnoselabels: ze zijn onduidelijk, te abstract (bijvoorbeeld: 'tekortschietende ouderlijke zorg'), te medisch (bijvoorbeeld: 'verminderde cardiac output'), ze worden niet door anderen begrepen, enzovoort. Deze problemen zullen waarschijnlijk verholpen zijn als het systeem zich verder ontwikkelt en de diagnosen worden verfijnd. Als je het in de tussentijd niet eens bent met een diagnoselabel, hoef je het niet te gebruiken; je kunt ook woorden toevoegen om een en ander duidelijker en specifieker te maken. Je moet het idee van een gestandaardiseerde, eenduidige diagnosticering niet verwerpen vanwege een paar lastige diagnosen. Het systeem is in ontwikkeling, net als alle classificatiesystemen. Ook zal er in de nabije toekomst naar combinaties en integratie van classificatiesystemen gezocht worden. Zo lijkt een praktische combinatie van en integratie in documentatiesystemen van NANDA-I en ICF in de toekomst voor de hand te liggen. Dan zal niet meer een keuze voor ICF *of* NANDA-I, NIC en NOC gemaakt te hoeven worden, maar kunnen ze alle gezien worden als hulpmiddelen om tot eenduidigheid te komen.

### 5.10.1  Onrealistische verwachtingen

De meer serieuze problemen hebben betrekking op het hele zorgsysteem in plaats van op de individuele diagnosen. Misschien verwachten we te veel van de verpleegkundige diagnosen als het gaat om een bijdrage aan de verpleegkundige professie en aan de patiënten. Definieert de verwachting die wij hebben de verpleegkunde zoals ze is? Zo ja, maakt dat op de lange termijn enig verschil? De verpleegkunde ontwikkelt zich snel en wordt (mede) gevormd door gebeurtenissen buiten de professie (bijvoorbeeld de technologie, economie en demografische veranderingen). We moeten onthouden dat de verpleegkundige diagnosen een belangrijk onderdeel zijn van de verpleegkunde. Verwacht niet dat verpleegkundigen alleen de oplossing hebben voor het gebrek aan autonomie en voor problemen aangaande verpleegkundige aansprakelijkheid; daar zijn andere (politieke) maatregelen voor nodig.

### 5.10.2  Gevolgen voor het holistisch standpunt

Sommige mensen vinden dat verpleegkundigen die 'kant-en-klare' labels gebruiken, creatieve oplossingen voor verpleegproblemen minder snel zullen opmerken. Andere mensen vinden dat een stapsgewijze, wetenschappelijke methode een intuïtieve probleemoplossing verhindert en een holistische patiëntenzorg in de weg staat. Iedereen kent natuurlijk voorbeelden van de gevolgen van wetenschap en technologie op de ontmenselijking van de samenleving. We kunnen de wetenschap echter op een menselijke wijze toepassen. Kritek (1985, p. 396) zegt hierover het volgende:

> Het uiten van onze bezorgdheid beperkt ons niet in onze perceptie van onze cliënten; deze wordt verbreed. Als een kind huilt, probeer je te ontdekken waarom. Je probeert het probleem op te lossen. Het is vanzelfsprekend dat je het kind in zijn totaliteit troost, en dat je niet alleen het probleem oplost. De verpleegkunde behoudt op deze manier haar loyale karakter ten aanzien van holisme.

Een eenduidig woordgebruik gecombineerd met kritisch denken helpt verpleegkundigen om de uniciteit van elk patiëntenprobleem vast te stellen en te communiceren, ook van patiëntenproblemen die ze anders mogelijkerwijs over het hoofd zouden zien.

### 5.10.3   Ethische overwegingen

Noch het diagnoseproces noch de diagnosen zijn waardevrij. De normen en waarden van een verpleegkundige maken dat hij bij het afnemen van de anamnese bepaalde gegevens kan benadrukken of negeren, wat weer kan leiden tot onnauwkeurige of gemiste diagnosen. Verpleegkundige diagnosen bepalen voor een deel hoe anderen de patiënt zien en hoe ze met hem verbonden zijn. Ook bepalen verpleegkundige diagnosen welke zorg verleend moet worden. Onnauwkeurige diagnosen leiden daarom vaak tot ineffectieve verpleegkundige interventies.

**Voorbeeld:** De patiëntveiligheid is van de allergrootste waarde voor de verpleegkundige. De autonomie van de patiënt vindt hij minder belangrijk. Wanneer hij een oudere cliënt verzorgt, stelt hij de diagnose 'risico op letsel r/t verstoorde denkprocessen door het ouder worden zich uitend in verwardheid en desoriëntatie'. Hij neemt in zijn besluit niet mee dat de verwardheid een bijwerking van de medicatie van de cliënt is. Deze diagnose zorgt ervoor dat ook de andere verpleegkundigen meer toezicht houden op de cliënt dan hij eigenlijk nodig heeft. Geleidelijk verliest de cliënt zijn autonomie; hij raakt steeds afhankelijker.

Zelfs al is het *diagnoseproces* waardeneutraal, dan nog kan de *formulering* van de diagnose ethische implicaties bevatten. Een diagnose die met waardeoordelen is geformuleerd, beïnvloedt mogelijk de wijze waarop andere zorgverleners de patiënt bejegenen. De etiologie is meestal dat deel van de diagnose dat de negatieve of veroordelende begrippen bevat, omdat de etiologie vaak complex is en niet makkelijk eenduidig te formuleren.

**Voorbeeld:** 'Gebrekkige gezinscoping r/t *promiscuïteit van de moeder*' en 'angst r/t *onrealistische verwachtingen van anderen*'.

De NANDA-I-diagnoselabels zijn ook niet geheel waardevrij. 'Therapieontrouw' bijvoorbeeld kan de suggestie wekken dat de patiënt niet meewerkt zoals hij zou 'moeten'; dit kan de houding van de verpleegkundige ten opzichte van de patiënt negatief beïnvloeden (Keeling *et al.*, 1993). Je kunt het stigma dat aan zulke probleemlabels hangt weghalen door de etiologie zorgvuldiger te formuleren: 'Therapieontrouw met betrekking tot klinische afspraken r/t het onvermogen om betrouwbaar vervoer te vinden voor lange afstanden'. Geissler (1992) stelt een minder negatief begrip voor in plaats van *therapieontrouw*, namelijk *het zich niet houden aan.*

Er zijn NANDA-I-labels die van zichzelf niet negatief zijn, maar wel zo worden geïnterpreteerd door verpleegkundigen vanwege hun eigen waarden. *Angst* heeft een negatieve bijklank voor her die geloven in kracht en zelfbeheersing; zij zien een 'angstige' patiënt mogelijk als zwak of niet-aandachtwaardig. *Kennistekort* kan impliceren dat er een gebrek aan vaardigheid of motivatie om te leren bij de patiënt aanwezig is; allebei kunnen ze een negatieve reactie oproepen bij zorgverleners die veel waarde toekennen aan leren.

Onthoud dat het de verpleegkundige is die de kwaliteit en de moraliteit van de patiëntenzorg bepaalt en niet de diagnose. Sommige verpleegkundigen hadden al waardeoordelen over hun patiënten lang voordat verpleegkundige diagnosen bestonden. Een onderdeel van de verpleegkundige taakuitvoering is het interpreteren van de ervaringen van patiënten, ongeacht of deze interpretaties verpleegkundige diagnosen heten of niet, en net als alle interpretaties worden die van de verpleegkundige ook door waarden beïnvloed. Veel oordelen worden zonder meer als waar verondersteld en nooit onderzocht. Door het stellen van een verpleegkundige diagnose wordt het oordeel van de verpleegkundige ten minste openbaar en expliciet gemaakt, zodat het door de verpleegkundige en anderen kan worden onderzocht.

Hoewel het onmogelijk is bij de diagnosestelling neutraal in je waarden te zijn, hoeft het niet onethisch te gebeuren. Om op een ethisch verantwoorde wijze een diagnose te stellen, moet je je bewust zijn van je waarden en hoe ze van invloed zijn op het diagnoseproces. Je moet beseffen wat het effect is van je verpleegkundige diagnosen op andere zorgverleners; probeer ze in neutrale, niet-veroordelende woorden weer te geven. Tot slot, en dat is belangrijk, moet je de verpleegkundige diagnosen verifiëren bij de patiënt om er zeker van te zijn dat je, naar *het oordeel van de patiënt*, een *probleem* weergeeft (disfunctie en verslechtering) en niet een verschil in standpunten en waarden. Het zieke individu is kwetsbaar en bevindt zich in een ongelijke positie tegenover de zorgverleners; het is daarom belangrijk dat je een relatie met de patiënt opbouwt waarin hij vrij is om zijn mening te uiten. Daarnaast ben je gehouden aan de Beroepscode, die stelt dat je de patiënt betrekt bij het opstellen van het zorgplan (art. 2.5, Beroepscode (V&VN/NU'91, 2007)).

### 5.10.4 Culturele overwegingen

Veel verpleegkundigen (bijvoorbeeld Geissler, 1992; Leininger, 1990) vinden de NANDA-I-diagnosen niet cultuurgevoelig. Dit kan leiden tot het onjuist diagnosticeren van problemen en etiologieën. Onthoud dat diagnosen de reacties op problemen weergeven van cliënten en gezinnen vanuit het *eigen* culturele standpunt, vanuit de eigen waarden. Ongetwijfeld staan alle problemen en etiologieën onder invloed van culturele factoren. Het is echter bijzonder eenvoudig om te zien hoe de volgende labels vanuit verschillende culturele standpunten verschillend worden geïnterpreteerd:

- verminderd vermogen om gezond te blijven;
- verstoorde rolvervulling;
- beslisconflict;
- inadequate sociale interactie;
- probleemhantering: ineffectieve ontkenning;
- inadequate probleemhantering;
- ondervoeding/overvoeding;
- angst;
- effectieve/ineffectieve borstvoeding;
- verstoorde verbale communicatie;
- verstoorde gezinscoping;
- pijn.

**5-3 Om over na te denken**

In cultuur A wordt pijn beschouwd als een straf voor je zonden en wordt pijn zonder klagen ondergaan om zo boete te doen. In cultuur B wekt pijn aandacht en medeleven op. Stel je voor dat je de zorg hebt voor een patiënt met een gebroken arm. Hij ondersteunt zijn arm, loopt vloekend heen en weer en klaagt luidkeels over de ondraaglijke pijn.

- Wat is je waarschijnlijke interpretatie naar aanleiding van deze aanwijzingen als je afkomstig bent uit cultuur A?
- Wat is je waarschijnlijke interpretatie naar aanleiding van deze aanwijzingen als je afkomstig bent uit cultuur B?
- Als zowel jij als de cliënt afkomstig is uit cultuur A, is je interpretatie dan nauwkeurig?
- Als jij afkomstig bent uit cultuur A en de cliënt uit cultuur B komt, is je interpretatie dan nauwkeurig?

Zie voor de antwoorden www.pearsonxtra.nl.

## 5.11 Vastleggen van verpleegkundige diagnosen

Nadat de diagnosen geverifieerd zijn bij de cliënt, is het zaak ze op de juiste wijze en op de daarvoor bestemde plaats vast te leggen; dit kan het elektronisch patiëntendossier (epd) of zorgplan zijn. Sommige documentatiesystemen hebben een lijst met multidisciplinaire problemen opgenomen in het patiëntendossier. In veel instellingen is het zorgplan onderdeel van het patiëntendossier, dat na ontslag gearchiveerd wordt; de diagnosen mogen daarom niet met potlood worden genoteerd. Als een verpleegprobleem is opgelost of veranderd, kun je het doorstrepen of dit kenbaar maken met een markeerstift. In sommige zorgplannen wordt naast de diagnose ruimte vrijgelaten om de datum in te vullen waarop het probleem werd opgelost of voortgezet. Zie ook kader 5–1, dat de kwaliteitseisen voor het vastleggen van de verpleegkundige diagnosen weergeeft.

### Prioriteren van diagnosen

**Prioriteiten stellen** wordt soms gezien als een stap in de planningsfase, maar als je prioriteit moet aanbrengen in het vastleggen van de diagnosen vindt dit al tijdens de diagnosefase plaats. Prioriteiten worden gesteld op basis van het oordeel van de verpleegkundige en de wensen van de patiënt. Een mogelijkheid is om de diagnosen naar belangrijkheid te rangschikken en te voorzien van een getal (hoogste naar laagste prioriteit: 1, 2, 3, enzovoort) of je vermeldt bij iedere diagnose of het probleem een hoge, matige of lage prioriteit heeft. Prioriteren van diagnosen heeft als voordeel dat de belangrijkste problemen als eerste verpleegkundige zorg krijgen. Dit betekent niet dat het ene probleem opgelost moet zijn voordat je een ander probleem kunt aanpakken.

**Voorbeeld:** Een 'zelfzorgtekort bij het wassen' kan voor sommige patiënten gedurende lange tijd een probleem zijn. Dit betekent niet dat je daarom moet wachten tot de patiënt zichzelf kan wassen voordat je een ander probleem met hoge prioriteit aanpakt, zoals 'obstipatie'.

Bij het stellen van prioriteiten moet je ook rekening houden met dreigende problemen. Het voorkómen van een probleem is minstens zo belangrijk als het behandelen van een feitelijk probleem.

**Voorbeeld:** Voor een immobiele patiënt met een slechte voedingstoestand heeft de diagnose 'risico op huidbeschadiging' een hogere prioriteit dan de diagnose 'gebrek aan afleiding'.

### 5.11.1 Levensbehoud

Als je levensbehoud van de patiënt als criterium gebruikt, dan rangschik je de diagnosen naargelang de mate van levensbedreiging voor de patiënt. Levensbedreigende problemen krijgen een hogere prioriteit dan problemen die pijn of ongemak veroorzaken. Een **probleem met een hoge prioriteit** is levensbedreigend, zoals een 'ernstig vocht- en elektrolytentekort' of 'obstructie van de ademhaling'. Een **probleem met een matige prioriteit** is niet direct levensbedreigend, maar kan lichamelijk of emotioneel letsel veroorzaken ('verkrachtingssyndroom'). Een **probleem met een lage prioriteit** is een probleem dat voortvloeit uit normale levensbehoeften of een probleem dat slechts minimale verpleegkundige interventie vraagt (bijvoorbeeld: 'gewijzigd seksueel patroon r/t kennistekort'). Nadat je de prioriteiten hebt gesteld (hoog, matig of laag) kun je de problemen in volgorde van belangrijkheid vastleggen.

**Voorbeeld:**

| Rangorde | Diagnose | Prioriteit |
|---|---|---|
| 1 | 'Vochttekort r/t braken' | Matig |
| 2 | 'Verstoorde slaap...' | Laag |
| 3 | 'Gebrek aan afleiding...' | Laag |

### 5.11.2  De behoeftehiërarchie van Maslow

De behoeftehiërarchie van Maslow biedt ook een goed kader voor het prioriteren van verpleegkundige diagnosen. Uit hoofdstuk 3 herinner je je dat er volgens het model van Maslow vijf niveaus van menselijke behoeften zijn. Wanneer we beginnen met de meest fundamentele behoefte (met de hoogste prioriteit) is de hiërarchie als volgt: fysiologische behoeften, veiligheid en zekerheid, sociale behoeften, waardering en zelfrealisatie. De regel is dat er eerst in de basisbehoeften moet zijn voorzien voordat de cliënt andere behoeften kan aanpakken.

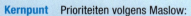

**Kernpunt**   Prioriteiten volgens Maslow:
- fysiologische behoeften
- veiligheid en zekerheid
- sociale behoeften
- waardering
- zelfrealisatie

Kalish (1983) heeft het systeem van Maslow bruikbaarder gemaakt door de fysiologische behoeften onder te verdelen in overlevingsbehoeften en stimulerende behoeften. Overlevingsbehoeften zijn de meest basale behoeften; alleen als deze bevredigend zijn, kan een cliënt zich met andere behoeften bezighouden. Als voorzien is in de overlevingsbehoeften, tracht de cliënt zijn stimulerende behoeften te bevredigen. Pas daarna richt hij zich op veiligheid en zekerheid, en zo verder de behoefteladder op. De onderverdeling in overlevingsbehoeften en stimulerende behoeften volgens Kalish is als volgt:
- *Overlevingsbehoeften*: voedsel, lucht, water, temperatuur, uitscheiding, rust, vermijden van pijn;
- *Stimulerende behoeften*: seks, activiteiten, exploratie, verandering, nieuwigheden.

Binnen dit kader hebben overlevingsbehoeften een hogere prioriteit dan stimulerende behoeften.

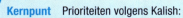

**Kernpunt** Prioriteiten volgens Kalish:
- overlevingsbehoeften
- stimuleringsbehoeften
- veiligheid en zekerheid
- sociale behoeften
- waardering
- zelfrealisatie

**Voorbeeld:** De volgende diagnosen zijn gerangschikt van de hoogste naar de laagste prioriteit:

*Behoefte*      *Verpleegkundige diagnose*
Overleving      'Ondervoeding r/t vermoeidheid'
Stimulering      'Gebrek aan afleiding r/t isolement door infectieziekte'
Waardering      'Chronische lage zelfwaardering r/t het onvermogen om rolfuncties te vervullen'

**5-4 Test je kennis**

1. Geef aan, met levensbehoud als criterium, of de volgende diagnosen hoge, matige of lage prioriteit hebben. Degene die:
   a. levensbedreigend zijn
   b. te maken hebben met de ontwikkeling en minimale verpleegkundige ondersteuning vergen
   c. destructieve fysieke of emotionele veranderingen met zich meebrengen
2. Noem de behoeften van Maslow/Kalish in volgorde van laagste (overleven) tot hoogste prioriteit.

Zie voor de antwoorden www.pearsonxtra.nl.

### 5.11.3 Wensen van de patiënt

Houd zo veel mogelijk rekening met de wensen van de patiënt wanneer je prioriteiten in de diagnosen aanbrengt. Geef een hoge prioriteit aan zaken die de patiënt zelf belangrijk vindt, tenzij ze in strijd zijn met de overlevingsbehoeften of medische behandeling. Een vrouw die net is bevallen is doodmoe, en haar eerste prioriteit is slapen. Jij moet haar echter zorgvuldig observeren op tekenen van nabloedingen en je kunt dus niet meegaan in de prioriteit die deze moeder stelt. Als je haar uitlegt waarom andere zaken een hogere prioriteit hebben, leidt dit vaak tot overeenstemming met de patiënt.

Gehoor geven aan de prioriteiten die de patiënt zelf belangrijk vindt, verhoogt de kans dat het probleem wordt opgelost, aangezien de patiënt gemotiveerd is en enthousiast meewerkt. In het volgende voorbeeld wordt een patiënte beschreven die niet gemotiveerd is andere problemen aan te pakken voordat haar voornaamste probleem is opgelost.

**Voorbeeld:** Patricia Zalm is 18 jaar en zojuist bevallen van haar eerste kind. De verpleegkundige weet dat ze haar moet leren hoe ze haar baby moet baden voordat Patricia wordt ontslagen – binnen 24 uur na de bevalling. De verpleegkundige heeft de hoogste prioriteit gegeven aan de diagnose 'kennistekort'. Patricia kan zich echter maar moeilijk concentreren als de verpleegkundige voordoet hoe ze de baby het beste kan baden omdat ze een andere prioriteit heeft. Ze hoopt dat de vader van de baby komt en heeft daarom meer aandacht voor haar eigen uiterlijk: ze wast haar haren en maakt zich op. Ze heeft nog niets van de vader gehoord sinds ze in het ziekenhuis is en ze maakt zich zorgen of hij haar en de baby wel wil zien.

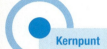

**Kernpunt**    Breng de voorkeuren van de patiënt in evenwicht met de therapeutische en veiligheidsbehoeften.

## Samenvatting

- Een gestandaardiseerd begrippenkader (terminologie) is binnen de verpleegkunde essentieel voor het ontwikkelen en communiceren van kennis en praktijk, voor het evalueren van de kosten en van de kwaliteit van de verpleegkundige zorg.
- Veelgebruikte, gestandaardiseerde verpleegkundige begrippenkaders zijn het classificatiesysteem van de NANDA-I, het Nursing Interventions Classification-systeem (NIC), het Nursing Outcomes Classification-systeem (NOC), de International Classification of Functioning, Disability and Health (ICF), en het Omaha-systeem.

Verpleegkundige diagnosen:
- gebruiken NANDA-I -labels;
- gebruiken de volgende structuur: *probleem r/t etiologie* of *probleem r/t etiologie zich uitend in verschijnselen en symptomen* (PES-structuur);
- kunnen van deze structuur afwijken (een eenledige diagnose, 'door', onbekende en complexe etiologieën, drieledige en vierledige diagnosen);
- moeten beschrijvend, nauwkeurig en specifiek zijn, geen vooroordelen bevatten en neutraal geformuleerd zijn;
- kunnen worden gebruikt om de reacties op gezondheid te beschrijven van individuen, gezinnen of gemeenschappen;
- zijn niet waardevrij en vereisen van de verpleegkundige dat ze zich bewust is van de eigen waarden en die van anderen;

- hebben ethische, culturele en levensbeschouwelijke dimensies;
- moeten in volgorde van prioriteit worden vastgelegd in het zorgplan.

Multidisciplinaire problemen:
- gebruiken de structuur: *potentiële complicatie bij (ziekte, onderzoek of behandeling): (complicatie).*

## Kritisch denken in de praktijk: verduidelijken (preciseren) en vergelijken

### I. Verduidelijken

Ga terug naar paragraaf 2.4.4 voor een uiteenzetting over wat verduidelijken (preciseren) inhoudt; in kader 2-7 vind je vragen die je bij deze oefening kunt gebruiken. Mensen doen vaak oppervlakkige, onnauwkeurige uitspraken. Gebruik het onderstaande stappenplan om complexe ideeën en situaties volledig te begrijpen:

1. Wees er zeker van dat je de betekenis van de woorden en zinsdelen in de uitspraak helemaal begrijpt.
2. Analyseer de uitspraak op duidelijkheid en nauwkeurigheid.
3. Onderzoek je eigen overtuigingen en standpunten.
4. Onderzoek de overtuigingen en standpunten van de spreker (of auteur).

### Leren van de vaardigheid: verduidelijken

*Situatie*: Steven Alders is een jongvolwassene die voor de tweede keer in twee maanden in het ziekenhuis wordt opgenomen vanwege insulten. In het verleden is hij hiervoor ook regelmatig opgenomen geweest. Hij wordt behandeld met een anti-epilepticum dat hij dagelijks moet innemen. Hij moet maandelijks naar de polikliniek komen, maar het personeel van de polikliniek zegt dat Steven zich niet aan de afspraken houdt; ook vermoeden ze dat hij zijn medicatie niet inneemt. In zijn zorgplan is de verpleegkundige diagnose 'therapieontrouw' opgenomen.

1. Welke woorden en zinsdelen moeten worden verduidelijkt? (Wat is bijvoorbeeld de naam van het anti-epilepticum dat hij gebruikt?)
2. Welke verklaringen moet je zeker helemaal begrijpen? Weet je in deze situatie zeker wat het personeel van de polikliniek bedoelt met 'dat Steven zich niet aan de afspraken houdt'? Wat moet je hierover nog meer weten?
   Je moet ook de verpleegkundige diagnose 'therapieontrouw' verduidelijken. Wat moet je weten om een duidelijkere diagnose te formuleren? Hoe zou de diagnose dan luiden?
3. Wat zijn jouw opvattingen over je aan afspraken houden en over het innemen van voorgeschreven medicatie? Wat vind je van de verpleegkundige diagnose 'therapieontrouw' voor patiënten? Gebruik hier elke vraag die je nodig hebt uit kader 2-7.
4. Wat denk je dat het standpunt van Steven zou kunnen zijn? Hoe zal het personeel van de polikliniek tegen de situatie aankijken?

## Toepassen van de vaardigheid: verduidelijken

*Situatie*: Je werkt als verpleegkundige in een verpleeghuis en leest het volgende overdrachtsrapport: 'Mevrouw Hart is een tachtigjarige vrouw en is hier vandaag opgenomen omdat ze niet langer zelfstandig kan wonen. Haar coördinatie is afgenomen en ze is af en toe verward. Ze moet nauwlettend in de gaten worden gehouden om haar veiligheid te waarborgen.'

1. Welke woorden moet je verduidelijken? Wat moet je hierover nog weten?
2. Verduidelijk zo nodig de overdrachtsrapportage (Begrijp je de situatie? Heeft de andere verpleegkundige de overdracht oprecht beschreven?). Wat moet je doen om de overdracht te verduidelijken?
3. Hoe kijk jij tegen de situatie aan? Welke van je overtuigingen zijn hier relevant?
4. Welke overtuigingen denk je dat mevrouw Hart heeft? Zijn ze relevant voor de situatie?
5. Wat zijn, denk je, de overtuigingen en standpunten van de verpleegkundige die de overdracht heeft geschreven?

## II. Toepassen van de vaardigheid: vergelijken

In dit hoofdstuk zijn diverse modellen uitgelegd voor het formuleren van een diagnose. De basisstructuur van een verpleegkundige diagnose is *probleem r/t etiologie*. Beschrijf de variaties op deze structuur.

1. Geef een overzicht van de criteria waaraan een ideale diagnose moet voldoen.

Kijk of je een standaardverpleegplan op internet of in de bibliotheek kunt vinden, of vraag een verpleegplan aan je docent, of informeer of het mogelijk is een geanonimiseerd verpleegplan van de stage-instelling te gebruiken. Haal hieruit ten minste zes verpleegkundige diagnosen. Bekijk in hoeverre deze diagnosen overeenkomen met de ideale diagnosen waarbij je de criteria in stap 2 in ogenschouw neemt.

2. Als je bij stap 3 een verschil hebt geconstateerd, verklaar dan waarom de ideale diagnosen verschillen van de gebruikte diagnosen.

## Casus: Toepassen van kritisch denken en het verpleegkundig proces

Bespreek de volgende casus met je medestudenten. Zoek onbekende begrippen, medische diagnosen en behandelingen zo nodig op. Maak gebruik van een handboek met verpleegkundige diagnosen voor informatie over specifieke diagnosen.

Situatie: Meneer De Boer, 55 jaar, bezoekt zijn huisarts vanwege vermoeidheidsklachten en omdat hij ruim drie kilo is aangekomen. Hij heeft vorig jaar een hartinfarct gekregen. Na die tijd heeft hij zijn levensstijl niet veranderd. Hij werkt nog steeds minstens zestig uur per week, eet veel vet en het is hem niet gelukt om te stoppen met roken.

Lichamelijk onderzoek wijst het volgende uit: moeizame ademhaling van 34 ademhalingen per minuut, een licht onregelmatige hartslag van 130 slagen per minuut, bloeddruk 184/110 mm Hg, oedeemvorming in de onderste extremiteiten. Hij zegt tegen de arts: 'Ik werk gewoon te hard. Geef me maar wat van die plaspillen die ik vorig jaar ook kreeg.'

De huisarts schakelt de wijkverpleegkundige in. Bij het maken van een verslag voor de thuiszorginstelling denkt de verpleegkundige aan de volgende verpleegkundige diagnosen:

- ineffectieve ontkenning r/t onbekende oorzaak;
- therapieontrouw r/t gebrek aan kennis over behandelingsvoorschriften;
- inadequate therapiediscipline r/t het er niet in slagen de levensstijl te veranderen.

1. Ga ervan uit dat de bepalende kenmerken van de diagnose 'ineffectieve ontkenning' aanwezig zijn. Onderzoek de etiologie van deze diagnose. Klopt de etiologie gebaseerd op de gegevens uit de casus? Waarom wel of waarom niet?
2. Ga ervan uit dat de bepalende kenmerken van de diagnose 'therapieontrouw' aanwezig zijn. Klopt de etiologie gebaseerd op de gegevens uit de casus? Waarom wel of waarom niet?
3. Ga ervan uit dat de bepalende kenmerken van de diagnose 'inadequate therapiediscipline' aanwezig zijn. Klopt de etiologie gebaseerd op de gegevens uit de casus? Waarom wel of waarom niet?
4. Doe nu *geen* aannames over de aanwezigheid van de bepalende kenmerken. Kies het NANDA-I-label op basis van de gegevens uit de casus. Welke van de drie diagnosen die de verpleegkundige overweegt, past het best bij meneer De Boer?
5. Gebruik nu **uitsluitend** de problemen en de etiologieën uit de diagnosen die de verpleegkundige overweegt. Voeg ze samen om *één* verpleegkundige diagnose te formuleren. Gebruik deze structuur: *NANDA-I-label (specifieke omschrijving van het probleem) r/t etiologie zich uitend in verschijnselen en symptomen.*
6. Naast de psychosociale verpleegkundige diagnose die je in opdracht 5 hebt geformuleerd, heeft de verpleegkundige ook de diagnosen 'vermoeidheid' en 'potentiële complicatie bij hartfalen: overvulling en decompensatio cordis' gesteld. Welke van deze drie problemen geef je de hoogste prioriteit en waarom?
7. Welke van deze drie problemen heeft volgens jou voor meneer De Boer de hoogste prioriteit? Leg uit waarom je dit denkt.
8. Welke vooroordelen heb je zelf (over de aspecten in de casus) die je interpretatie van de gegevens kunnen beïnvloeden?

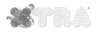 Kijk op www.pearsonxtra.nl voor de antwoorden op de vragen en nog meer oefenmateriaal.

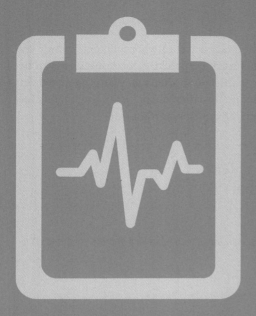

# 6 Planning: overzicht en resultaten

**Leerdoelen**

Na bestudering van dit hoofdstuk ben je in staat om:
- de verpleegkundige activiteiten te benoemen die in de planningsfase van het verpleegkundig proces plaatsvinden;
- de relatie uit te leggen tussen de planning en de andere fasen van het verpleegkundig proces;
- het belang aan te geven van de initiële planning, de vervolg- en de ontslagplanning;
- uit te leggen hoe je meetbare, observeerbare en geïndividualiseerde doelen/resultaten afleidt uit de verpleegkundige diagnosen;
- resultaten te ontwikkelen die gericht zijn op speciale behoeften (bijvoorbeeld op het gebied van patiënteneducatie en spiritualiteit);
- voorbeelden te geven van gezins- en groepsresultaten;
- te beschrijven wat een gestandaardiseerd begrippenkader voor zorgresultaten inhoudt;
- uit te leggen hoe je de Nursing Outcomes Classification (NOC) kunt toepassen;
- aan te geven wat het nut is van computers bij het selecteren van de resultaten;
- kwaliteitseisen voor kritisch denken te gebruiken bij de evaluatie van de kwaliteit van de resultaten en de denkprocessen die je hierbij hebt gebruikt;
- te bespreken welke ethische, culturele en juridische overwegingen met het ontwikkelen van cliëntenresultaten gepaard gaan.

## 6.1 Introductie

Het plannen van de patiëntenzorg valt onder de verantwoordelijkheid van de verpleegkundige (zie kader 6–1). Dit hoofdstuk bespreekt de planningsfase van het verpleegkundig proces, vergelijkt verschillende soorten van planning met elkaar en legt uit hoe je patiëntenresultaten kunt opstellen die op het individu zijn afgestemd. Afbeelding 6–1 geeft een overzicht van de planningsfase.

---

# Kader 6–1 Kwaliteitseisen van verpleegkundige diagnosen

**Vaststellen van de resultaten**

De verpleegkundige stelt in het zorgplan de te verwachte individuele resultaten vast voor de patiënt of de situatie.

*Competenties*

De verpleegkundige:

1. betrekt de patiënt, familie en andere zorgverleners bij het formuleren van de verwachte resultaten;
2. leidt de verwachte resultaten af van de diagnosen waarbij ze rekening houdt met de culturele achtergrond van de patiënt;
3. houdt bij het formuleren van de verwachte resultaten rekening met de risicofactoren, voordelen, kosten, de resultaten van wetenschappelijk onderzoek en klinische ervaring;
4. definieert de verwachte resultaten in voor de patiënt begrijpelijke termen, beschrijft waarden van de patiënt, en de gemaakte ethische overwegingen, de omgeving of de situatie, waarbij rekening gehouden wordt met de risicofactoren, voordelen, kosten, de resultaten van wetenschappelijk onderzoek en klinische ervaring;
5. geeft het tijdsbestek aan waarin de verwachte resultaten moeten zijn bereikt;
6. stelt de verwachte resultaten op een dusdanige wijze vast dat continuïteit van zorg wordt geboden;
7. past de verwachte resultaten aan als de toestand van de patiënt of de situatie verandert;
8. legt de verwachte resultaten vast in meetbare doelen.

Als aanvulling op de hierboven genoemde competenties verwijzen we je voor de specifieke competenties behorend bij het verzamelen van gegevens en het beschrijven van resultaten conform het Beroepsprofiel Verpleegkundige 2020 naar de originele tekst (V&VN, 2012).

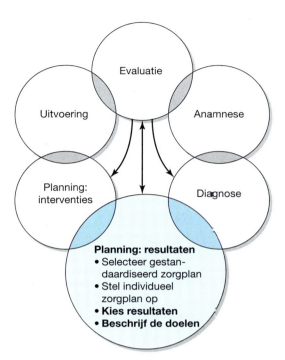

**Afbeelding 6–1** De planningsfase: resu taten en doelen

Het Beroepsprofiel Verpleegkundige 2020 (V&VN, 2012, p.12) beschrijft het begrip 'verpleegkundige interventie' als volgt:

> Verpleegkundige interventies zijn gericht op het versterken van het zelfmanagement van mensen, voor zover mogelijk. Dat betekent het krachtig maken van mensen en hen helpen bij het bereiken, handhaven of (opnieuw) verwerven van hun onafhankelijkheid.

Aangaande de resultaten van verpleegkundig handelen stelt het Beroepsprofiel Verpleegkundige het volgende:

**Resultaten van verpleegkundig handelen**
Het verpleegkundig handelen richt zich op versterking van het zelfmanagement (waar mogelijk) van mensen, met het oog op het dagelijks functioneren in relatie tot ziekte/gezondheid.
De beoogde resultaten van het verpleegkundig handelen zullen dus ook geformuleerd moeten worden op het niveau van de kwaliteit van leven of het voorkomen van verlies, het behoud of het verbeteren van aspecten van het dagelijks functioneren.
Het verpleegkundig handelen heeft in veel situaties direct impact op het beloop van de ziekte en de behandeling. De meeste problemen zijn echter niet enkelvou-

dig gelinkt aan het verpleegkundig handelen, maar het verpleegkundig handelen is wel medebepalend voor de uitkomsten. Veel van de resultaten van het verpleegkundig handelen kunnen dan ook gedefinieerd worden in termen van het niet optreden van een van de problemen uit de kernset bij patiënten met een verhoogd risico. Veel van wat verpleegkundigen doen kan gevat worden onder de noemer 'zorggerelateerde preventie'. Hierbij valt te denken aan het voorkómen van pijn, ondervoeding, uitdroging, immobiliteit, incontinentie, intoxicatie, en aan het voorkómen van eenzaamheid, somberheid, overbelasting. Op het niveau van de individuele patiënten/of diens naasten kan de verpleegkundige het gewenste resultaat formuleren, afhankelijk van het risico, de ervaren problemen, de oorzaak van de problemen en de fase waarin het probleem optreedt. Niet bij iedereen is het voorkómen van een probleem haalbaar. Evenmin is het verminderen van een probleem altijd een realistisch doel; soms is het best haalbare resultaat dat het probleem niet verder toeneemt. Resultaten kunnen ook geformuleerd worden op het niveau van de eenheid van verpleegkundige zorgverlening. Hierbij kan bijvoorbeeld op gezette tijdsintervallen gekeken worden hoe de resultaten zijn en kan op basis hiervan verpleegkundige zorg geëvalueerd worden.

Aan resultaten op patiëntniveau kunnen resultaten op zorgniveau gekoppeld worden. Zorgresultaten zijn bijvoorbeeld opnameduur en zorgintensiteit.

De verpleegkundige zorg is op deze wijze niet alleen proces- maar ook resultaatgericht. Goed te monitoren en te evalueren.

## 6.2  Een overzicht van de planning: de derde en vierde fase van het verpleegkundig proces

In de planningsfase (planning van de resultaten en planning van de interventies) bepaalt de verpleegkundige, samen met de patiënt en zijn familie, de wenselijke resultaten op basis van de diagnose en selecteert interventies om deze doelen te bereiken. Het doel en het eindproduct van deze twee planningsfasen is een holistisch zorgplan dat gericht is op de problemen en de vermogens van de patiënt. De planningsfase eindigt als het plan is opgesteld. Een *plan* is niet altijd een geschreven, individueel verpleegkundig zorgplan. Het kan ook een denkbeeldig plan zijn dat de verpleegkundige hanteert om een resultaat te bereiken. Ook kan het plan bestaan uit een standaardprocedure (bijvoorbeeld iedere vier uur de vitale functies meten) om tegemoet te komen aan de behoeften van een bepaalde patiëntencategorie (bijvoorbeeld alle postoperatieve patiënten op een afdeling). In de planningsfase houdt de verpleegkundige zich met de volgende activiteiten bezig:

1. het besluiten voor welke problemen een individueel plan moet worden opgesteld en welke kunnen worden aangepakt door middel van een protocol, een zorgstandaard, beleid en procedures en andere vormen van gestandaardiseerde zorg;

2. het kiezen en vastleggen van individuele resultaten en verpleegkundige interventies voor problemen die buiten de geplande, routinematige zorg vallen;
3. het kiezen en zo nodig aanpassen van geprotocolleerde interventies en zorgplannen (deze activiteit wordt uitvoerig uitgelegd in hoofdstuk 10: 'Het opstellen van een zorgplan').

Eerder zagen we al dat de fasen van het verpleegkundig proces onderling met elkaar samenhangen en elkaar overlappen. De planning van de resultaten en de planning van de interventies vormen hierop geen uitzondering. Hun effectiviteit is direct afhankelijk van de anamnese- en diagnosefase. Als de anamnesegegevens volledig en accuraat zijn en de diagnosen kloppen, dan vloeien de doelen en verpleegkundige interventies hier logisch uit voort (planning) en zullen waarschijnlijk tot de gewenste resultaten leiden. Op dezelfde logische wijze hangen uitvoering en evaluatie samen met de planningsfase. De resultaten en verpleegkundige opdrachten, zoals vastgelegd in de planningsfase, dienen als leidraad voor de uitvoering van de verpleegkundige zorg. Bovendien worden de resultaten gebruikt als criteria aan de hand waarvan de zorg wordt geëvalueerd (meer hierover in hoofdstuk 9).

De fasen overlappen elkaar bij een *informele planning* (terwijl je met de andere fasen bezig bent). Je bepaalt bijvoorbeeld de bloeddruk van een patiënt (anamnese) terwijl je tegelijkertijd in gedachten een notitie maakt (planning) om de arts je bevindingen door te geven. Dit hoofdstuk legt de nadruk op de **formele planning**: een bewuste, weloverwogen activiteit waarvan besluitvorming, kritisch denken en creativiteit onderdelen zijn.

## Tijdsplanning

Naast de planning voor het ontwikkelen van het verpleegkundige zorgplan dien je ook rekening te houden met het **tijdsbestek** waarin je de zorg plant gedurende een dienst of voor een periode van 24 uur:

1. Het tijdstip en de volgorde van de verpleegkundige interventies moeten worden gepland (je geeft bijvoorbeeld de pijnmedicatie voordat je met een pijnlijke wondverzorging begint).
2. Verpleegkundigen moeten het tijdstip van hun activiteiten afstemmen op de activiteiten van andere zorgverleners, de bezoeken van familie en vrienden en de dagelijks terugkomende activiteiten van de patiënt.
3. Verpleegkundigen moeten een dagelijks werkschema opstellen. Naast de zorg voor elke *individuele* patiënt moeten ze hun tijd zo indelen dat ze aan alle hun toegewezen patiënten zorg verlenen.

## 6.2.1 Initiële planning versus voortgangsplanning

De **initiële planning** begint bij het eerste contact met de patiënt en wordt voortgezet totdat de verpleegkundige-patiëntrelatie wordt afgesloten. Dit is meestal wanneer de patiënt ontslagen wordt uit de zorginstelling. De verpleegkundige die de opnameanamnese afneemt, zou het initiële zorgplan moeten opstellen omdat zij persoonlijk contact met de patiënt heeft gehad. Ze kan informatie verwerken die niet beschikbaar is vanuit de schriftelijk vastgelegde gegevens alleen, maar die ze heeft vanwege haar persoonlijke contact met de patiënt. Juist omdat ziekenhuisopnamen steeds korter worden, moet je zo snel mogelijk na de anamnese beginnen met de planning. Zelfs een voorlopig zorgplan kan je helpen tijdens de eerste contacten met de patiënt. Vanwege de beperkte tijd of vanwege de conditie van de patiënt zijn de initiële gegevens soms onvolledig. In deze situaties moet je een voorlopig zorgplan opstellen op basis van de gegevens die je tot je beschikking hebt. Het voorlopig zorgplan verfijn je wanneer je in staat bent ontbrekende gegevens te verzamelen.

De **voortgangsplanning** kan worden opgesteld door iedere verpleegkundige die de zorg heeft voor de cliënt. Voortgangsplanning vindt plaats op basis van nieuwe gegevens en als de reacties van de cliënt op de zorg worden geëvalueerd. Het initiële zorgplan kan beter op de cliënt worden afgestemd naarmate de verpleegkundigen hem beter leren kennen. Verpleegkundigen die de cliënt niet zo goed kennen, kunnen mogelijk het belang van bepaalde gegevens niet herkennen en zo kan belangrijke informatie verloren gaan.

De voortgangsplanning geschiedt ook als je de verpleegkundige zorg plant aan het begin van je werkdag. Tijdens de dagelijkse planning blijf je gegevens verzamelen om:
1. vast te stellen of de gezondheidstoestand van de cliënt is veranderd;
2. prioriteiten te stellen in de cliëntenzorg van die dag;
3. te besluiten op welke problemen je je deze dienst zult richten;
4. je activiteiten zodanig te coördineren dat je bij elk cliëntencontact aan verschillende problemen aandacht kunt schenken.

**6-1 Test je kennis**

Geef voorbeelden van informele planning, formele planning, tijdplanning, initiële planning en voortgangsplanning.

Zie voor de antwoorden www.pearsonxtra.nl.

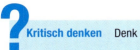

**Kritisch denken**    Denk na over het volgende klinische scenario:

Op bijna hetzelfde ogenblik krijg je de volgende verzoeken:
14.49 uur:    Meneer C verzoekt om pijnmedicatie: 'Ik heb heel veel pijn. Komt u alstublieft meteen.'
14.50 uur:    Mevrouw A, die bedrust heeft, vraagt om een glas water.
14.51 uur:    Mevrouw B, die hulp nodig heeft bij het uit bed komen, zegt dat ze nu naar het toilet moet: 'Haast u zich, alstublieft!'
14.52 uur:    De stagiaire zegt: 'Kom gauw, het wondverband van meneer D is doordrenkt met bloed; het sijpelt erdoorheen.'

Hoe deel je je tijd in zodat je aan al deze patiëntenbehoeften tegemoet kunt komen? Welke patiënt zou je het eerst helpen? Denk een minuut na voor je verder leest. Wat was je plan voor deze situatie? Je moet natuurlijk hebben gekeken naar de behoefte van ieder individu, evenals naar de behoeften van de hele groep. Je probeert natuurlijk eerst tegemoet te komen aan de urgente behoeften. In deze situatie zou je kunnen besluiten eerst het verband van meneer D te controleren om te zien of de bloeding onmiddellijk moet worden verzorgd. Wanneer behoeften gelijke prioriteit hebben (misschien mevrouw B en meneer C), moet je een volgorde in de zorg aanbrengen op basis van goed tijdmanagement. Je kunt eerst een eenvoudig probleem oplossen om daarna ongestoord aan een meer complexe situatie te kunnen werken. Je kunt bijvoorbeeld meneer C snel zijn pijnmedicatie geven als je op weg bent om mevrouw B te helpen. Bij al deze situaties wordt ervan uitgegaan dat je de patiënten in je eentje moet helpen.

### 6.2.2    Ontslagplanning

De **ontslagplanning** is het proces waarmee je de patiënt voorbereidt op het ontslag uit de zorginstelling. De patiënt wordt erop voorbereid dat hij zo veel mogelijk zelfstandig zelfzorgactiviteiten zal verrichten en er wordt voor gezorgd dat de zorg doorgang vindt in de thuissituatie. Omdat de meeste patiënten maar kort zijn opgenomen, is het belangrijk dat de ontslagplanning al bij aanvang van de opname begint en voortduurt totdat de patiënt de zorginstelling verlaat. In de regel is het ontslag niet het einde van het ziekteproces van de patiënt, maar een overgang naar een nieuwe fase van de ziekte. Onderzoek toont aan dat een goede ontslagplanning complicaties en heropnamen kan reduceren (Dedhia, 2009; Schneider *et al.*, 1993). Tuazon (1992) heeft het volgende ezelsbruggetje bedacht dat je kan helpen bij de ontslagplanning:

**M** Maak een schriftelijk plan.
**O** Overleg met de patiënt of hij andere zorgverleners nodig heeft (bijvoorbeeld maatschappelijk werk).
**D** Denk na over manieren om de patiënt te motiveren.
**E** Evalueer of de patiënt begrepen heeft wat je hem hebt verteld.
**L** Leg alles schriftelijk vast.

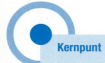

**Kernpunt**  Ontslagplanning moet beginnen bij de opname en voortgaan tot de patiënt weer vertrekt.

## Samenwerking bij de ontslagplanning

Alle patiënten hebben in zekere mate ontslagplanning nodig, maar dit hoeft niet altijd een apart, geschreven ontslagplan te zijn. Soms kun je het verzamelen van gegevens voor ontslag en educatie in het zorgplan opnemen. Een van de verpleegkundige instructies voor mevrouw Sanders (uit hoofdstuk 3, 4 en 5) is dat mevrouw Sanders haar antibioticakuur afmaakt na haar ontslag, zelfs als ze zich weer beter voelt. De meeste zorginstellingen hebben gestandaardiseerde, voorgedrukte ontslagformulieren, zoals het voorbeeld in afbeelding 6–2.

Een geschreven ontslagplan is nodig voor patiënten met speciale behoeften (bijvoorbeeld complexe zelfzorgbehoeften of bij patiënten bij wie net de diagnose diabetes is gesteld). Patiënten worden vaak al uit het ziekenhuis ontslagen terwijl ze nog wel verpleegkundige zorg nodig hebben. Soms worden ze overgeplaatst naar instellingen waar ze langdurige zorg krijgen en soms gaan ze naar huis om daar de gecompliceerde behandelingen en therapieën voort te zetten (bijvoorbeeld patiënten die thuis aan de beademing liggen of thuis infuustherapie krijgen). Aan de behoeften van patiënten na hun ontslag wordt vaak tegemoetgekomen door een multidisciplinair team, dat kan bestaan uit wijkverpleegkundigen, gezinshulpen, maatschappelijk werkers, fysiotherapeuten, logopedisten, ergotherapeuten, huisartsen en/of het gezin van de patiënt. Alle belanghebbende disciplines moeten bij de ontslagplanning worden betrokken.

## Ontslag naar de thuiszorg

Met de steeds korter wordende ziekenhuisopnamen is de overgang naar huis en zelfzorg belangrijker geworden. Ook wijkverpleegkundigen moeten de ontslagplanning zien als onderdeel van hun functie. In kader 6–2 vind je een overzicht van de prioriteiten waarmee de verpleegkundige rekening dient te houden bij de ontslagplanning van een patiënt naar de thuiszorg. Het volgende voorbeeld illustreert de noodzaak voor ontslagplanning.

**Voorbeeld:** Anna was in het ziekenhuis opgenomen vanwege een sepsis en nierfalen. Na twee maanden gaat ze volledig uitgeput naar huis: een eenkamerwoning. Het is voor haar onmogelijk om zich aan het dieet te houden dat de verpleegkundige en de diëtiste zo zorgvuldig met haar hebben opgesteld omdat ze weinig energie heeft en omdat haar kookfaciliteiten minimaal zijn. Het lukt haar niet om de voorschriften van de arts of verpleegkundig specialist (voorheen nurse practitioner of physician assistant) op te volgen. Binnen drie weken werd ze opnieuw opgenomen in het ziekenhuis, weer met nierfalen en sepsis (gebaseerd op Carr, 1990).

| | |
|---|---|
| **VERVOLGAFSPRAKEN** | Wanneer arts in te schakelen; beleid symptomen (pijn, misselijkheid); zorgplan ten aanzien van doelen die niet zijn bereikt tijdens opname: |

Bel de huisarts of er een verwijsbrief nodig is voor vervolgafspraken. Na het ontslag moet u eerst een afspraak maken om een arts te kunnen consulteren.

| Instelling/arts | Telefoon | Datum | Tijd | | | | |
|---|---|---|---|---|---|---|---|
| _____ | _____ | _____ | _____ | of _____ dagen | _____ weken | _____ maanden |
| _____ | _____ | _____ | _____ | of _____ dagen | _____ weken | _____ maanden |
| _____ | _____ | _____ | _____ | of _____ dagen | _____ weken | _____ maanden |

Vervolg laboratorium/onderzoeken/behandeling

| Datum | Tijd | Onderzoek/behandeling | Locatie | Opdrachtgever |
|---|---|---|---|---|
| _____ | _____ | _____ | _____ | _____ |
| _____ | _____ | _____ | _____ | _____ |

**PERSOONLIJKE ZORG**

**Baden:**  ☐ Geen beperkingen  ☐ Overig:

**Behandeling/therapie/wond- of huidzorg/benodigdheden**     Voorraad mee?     ☐ Ja

**ACTIVITEITEN/ HERSTEL**

| | | | |
|---|---|---|---|
| ☐ Geen beperkingen | ☐ Geen trappenlopen | ☐ Autorijden | ☐ Reïntegratie naar werk |
| ☐ Niet tillen | ☐ Mag tillen tot _____ kilo | ☐ Gewichtsbelasting _____ | ☐ Overig |

**DIEET**

☐ Geen beperkingen  ☐ Overig

Wisselwerking met voeding/medicijnen:     ☐ Antistolling     ☐ Benzodiazepinen     ☐ Overig

**MEDISCHE APPARATUUR**

☐ Reservepaar steunkousen meegegeven

**COMMUNITY RESOURCES**

| **Zorg thuis** | **Instelling** | **Telefoon** | Vervoer naar huis bij ontslag:_____ |
|---|---|---|---|
| Infuustherapie _____ | _____ | _____ | |
| Thuiszorg _____ | _____ | | |
| Zuurstof _____ | _____ | Instanties: scholen/gemeente _____ | |
| Fysiotherapie/ergotherapie/logopedie _____ | _____ | _____ | |
| Wijkverpleging team Oost _____ | | 8169326 | |

Ontslaginstructies meegegeven     ☐ n.v.t.     ☐ Ja
Lijst instructiebladen:

Ik begrijp de instructies en ga akkoord met het zorgplan _____
                                                                                              Patiënt / handtekening

**Afbeelding 6–2**    Multidisciplinair ontslagformulier

*Bron:* met dank aan Shawnee Mission Medical Center, Shawnee Mission, KS. Met toestemming

# Kader 6-2  Prioriteiten bij de ontslagplanning

1. In hoeverre wil de patiënt betrokken worden bij de planning?
2. Welk effect hebben de volgende aspecten op het zelfzorgvermogen van de patiënt?
   - leeftijd;
   - medische toestand;
   - financiële middelen;
   - handicaps/beperkingen (bijvoorbeeld als gevolg van slecht zien);
   - voedingstoestand (bijvoorbeeld een speciaal dieet);
   - mantelzorger (bijvoorbeeld gevoelens richting patiënt of vaardigheden);
   - thuissituatie (bijvoorbeeld gevaren, trappen en rolstoeltoegankelijk).
3. Bestaat er behoefte aan:
   - een verwijzing naar faciliteiten in de thuissituatie? (Bijvoorbeeld: tafeltje-dek-je.)
4. Instructies voor de zorg thuis:
   - Ga na welke informatie de patiënt denkt nodig te hebben.
   - Begin met patiënteninstructies als de patiënt hiervoor openstaat.
   - Betrek gezinsleden bij de instructies.
   - Geef aan de thuiszorg door welke instructies gegeven zijn en welke nog niet.
5. Controleer bij het ontslag of alles geregeld is, bijvoorbeeld:
   - vervoer naar huis (speciaal vervoer?);
   - of er medische hulpmiddelen thuis aanwezig zijn;
   - of de wijkverpleegkundige of gezinszorg is ingezet.

*Bron:* naar Anthony & Hudson-Barr (2004), Berman *et al.* (2011), Nazarko (1998), Tirk (1992), Tuazon (1992), Weissman & Jasovsky (1998) en Wilkinson & Treas (2011).

## 6.3  Zorgplannen voor de patiënt

Er zijn twee soorten zorgplannen: verpleegkundige zorgplannen en multidisciplinaire (samengestelde) zorgplannen. Beide soorten kunnen bestaan uit onderdelen die (a) gestandaardiseerd en voorgedrukt zijn en/of (b) afgestemd zijn op de unieke behoeften van de patiënt. Het belangrijkste voordeel van een geschreven zorgplan is dat het de *continuïteit van de zorg waarborgt*. Het is belangrijk – soms zelfs noodzakelijk – dat alle zorgverleners dezelfde werkwijze/benadering hanteren bij een patiënt.

**Voorbeeld:** Jaap Goudriaan wordt behandeld op een afdeling voor volwassenenpsychiatrie in een ziekenhuis. Het team zorgverleners probeert verandering aan te brengen in zijn manipulatieve gedrag. Valerie Bennink, verpleegkundige, is net overgeplaatst van een intensieve behandelafdeling naar deze afdeling. Ze kent

Jaap niet maar ze leest een verpleegkundige instructie in het zorgplan: 'Reageer niet op negatieve uitlatingen over collega's van de andere diensten.' Even later begint Jaap zijn beklag te doen over de verpleegkundige uit de nachtdienst. Valeries normale reactie naar de patiënten op de intensive care is zich neutraal op te stellen tegenover de patiënt en hem te stimuleren zijn gevoelens te uiten. Ze doet dit nu niet omdat ze zich de verpleegkundige instructies herinnert, en ze verandert van onderwerp. Valerie is geen ervaren psychiatrisch verpleegkundige; zonder het zorgplan zouden haar verzorgende instelling en eerdere ervaringen ertoe geleid hebben dat ze anders zou reageren. Dit zou bij Jaap geen therapeutisch effect hebben en het zou de inspanningen van de andere verpleegkundigen in andere diensten hebben ondermijnd.

Een geschreven zorgplan *bevordert het efficiënte functioneren van het verpleegkundig team* door ervoor te zorgen dat geen tijd verloren gaat aan ineffectieve zorgmethoden (zoals in het voorbeeld van Jaap Goudriaan) en dat verrichtingen niet dubbelop gebeuren. Door de verpleegkundige interventies en de verwachte resultaten van de cliënt specifiek te omschrijven, biedt een geschreven plan een leidraad voor het aanbrengen van structuur in de verpleegkundige voortgangsrapportage. Ook helpt het om een adequate ontslagplanning te verzekeren en een goed dossier aan te leggen waarmee je de zorg naar anderen kunt verantwoorden. Bovendien kan een geschreven zorgplan dienen als ondersteuning voor patiëntentoewijzing.

### 6.3.1  Elektronische zorgplanning (EPD)

Het kunnen omgaan met computers is een andere essentiële verpleegkundige vaardigheid geworden. Gestandaardiseerde en individuele zorgplannen worden ook met computers gemaakt. De verpleegkundige heeft toegang tot het opgeslagen zorgplan van de patiënt via de centrale computers, via een computer op de verpleegpost of via een beeldscherm op de kamer van de patiënt. Elektronische zorgplannen zijn gemakkelijk te bekijken en bij te werken, en omdat ze niet vertrouwen op het menselijke geheugen zijn ze meestal grondig en accuraat. Afbeelding 6–3 toont een computerscherm met een overzicht van het zorgplan van een patiënt met de medische diagnose 'ademhalingsstoornis'. Het bevat een aantal verpleegkundige diagnosen en een onderdeel 'algemene patiëntenzorg'. Afbeelding 6–4 is een voorbeeld van een zorgplan voor één verpleegkundige diagnose en hanteert een eenduidige verpleegkundige terminologie.

### 6.3.2  Verpleegkundige zorgplannen

Een **verpleegkundig zorgplan** is samengesteld uit verschillende documenten die onafhankelijke, multidisciplinaire en afhankelijke verpleegkundige functies (medische instructies) integreren. Het is een centrale bron van patiënteninformatie voor de zorgverlening. Een onderdeel van het plan dat de resultaten en interventies beschrijft voor de verpleegkundige diagnosen en multidisciplinaire problemen van de patiënt is het **zorgplan dat gebaseerd is op verpleegkundige**

Datum: 27/01/12                                                                                          Pagina 1
Tijd:  17.28
RUN USER:
SLW.AL

| ACTIEVE BESCHRIJVING | TYPE | DAGEN/ NIVEAUS | PROTOCOL | MEDEOORZAAK Afwijking | BEVESTIGING |
|---|---|---|---|---|---|
| ADEMHALING    Ja | | Ademhalings- stoornis | Zorgplan | | GERELATEERDE instructies     Nee |

| GERELATEERDE diagnosen | GERELATEERDE resultaten | GERELATEERDE interventies | DATUM | TIJD | FREQUENTIE |
|---|---|---|---|---|---|

1  APZ  ALGEMENE
            PATIËNTENZORG
                              1 . . . . . . . . . . . . .
                                   1 Resultaten: zelfzorg: ADL-activiteiten
                                   2 Vitale functies                              00.04.08.12.16.20
                                   3 Inname en uitscheiding /gewicht/scherpte      06.14.22
                                   4 Scherpte                                      QS
                                   5 Activiteit/mobiliteit
                                   6 Voeding
                                   7 Hygiëne
                                   8 Veiligheid
                                   9 Valgevaar                                     Bij naar bed gaan en zo nodig
                                  10 Infuustherapie
                                  11 Beoordeling verpleegkundige                   QS
                                  12 Defecatie
                                  13 Vaccinatie: pneumokokken
                                  14 Vaccinatie: influenza
                                  15 Samenvatting ontslag. Verpleegkundigen        Bij ontslag

2  KT   KENNISTEKORT

                              1 . . . . . . . . . . . . .
                                   1 Resultaat: kennis over ziekte en zorg
                                   2 Ontslagplanning/betrokkenheid naasten
                                   3 Instructie
3  IO   INEFFECTIEF OPHOESTEN.

                              1 . . . . . . . . . . . . .
                                   1 Resultaat: ademhalingstoestand: beademing
                                   2 Controleren ademhaling
                                   3 Handelingen om de luchtwegen open te houden
                                   4 Zuurstoftherapie
4  VG   VERSTOORDE
            GASUITWISSELING
                              1 . . . . . . . . . . . . .
                                   1 Resultaat: ademhalingstoestand: gasuitwisseling
                                   2 Zuur-basenevenwicht
                                   3 Zuurstoftherapie
                                   4 Ademhalingsondersteuning
                                   5 Controleren ademhaling
5  VA   VERMINDERD
            ACTIVITEITSVERMOGEN
                              1 . . . . . . . . . . . . .
                                   1 Resultaat: behoud van energie
                                   2 Energieregulering

**Afbeelding 6–3**   Computerscherm van het zorgplan met betrekking tot 'ademhalingsstoornis'

*Bron:* met toestemming van het Albert Lea Medical Center, Mayo Health System, Albert Lea, MN

**diagnosen**. Dit hoofdstuk richt zich op verpleegkundige zorgplannen die op de diagnose gebaseerd zijn; het volledig zorgplan wordt besproken in hoofdstuk 10.

Zorgplannen verschillen per instelling. De gebruikelijke structuur bestaat echter uit ten minste drie kolommen: verpleegkundige diagnosen, patiëntenresul-

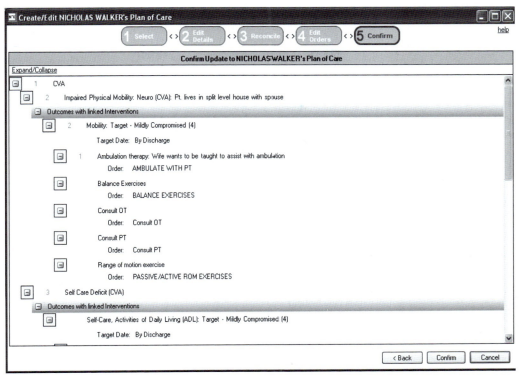

**Afbeelding 6–4**   Zorgplan op de computer voor een afzonderlijke verpleegkundige diagnose.

*Bron:* McKesson Corporation, 2007-2009, met toestemming. Alle rechten voorbehouden

taten en verpleegkundige interventies. Sommige instellingen voegen een vierde kolom toe waarin de reacties van de patiënt op de verpleegkundige interventies beschreven worden. De planning staat doorgaans horizontaal op de pagina: verpleegkundige diagnosen → patiëntenresultaten → verpleegkundige interventies → evaluatie. Afbeelding 6–5 laat een dergelijke structuur zien. In deze structuur kun je de anamnesegegevens in dezelfde kolom schrijven als de verpleegkundige diagnosen als je gebruikmaakt van de toevoeging *zich uitend in* (zie hoofdstuk 5). Sommige instellingen voegen een kolom toe waarin de belangrijkste (grond)**redenen of argumenten (ratio)** gegeven worden voor de selectie van een bepaalde verpleegkundige interventie; deze redenen bestaan uit principes of een wetenschappelijke onderbouwing van de vraag waarom juist voor deze interventie gekozen is. Deze kolom legt ook uit waarom de interventie naar alle waarschijnlijkheid tot het wenselijke resultaat zal leiden. Wil een verpleegkundige haar werk professioneel uitvoeren, dan moet ze de redenen achter de verpleegkundige interventies begrijpen, ook als deze niet zijn beschreven in het zorgplan.

| Datum | Verpleegkundige diagnose | Verwachte resultaten | Verpleegkundige interventies | Ratio | Evaluatie |
|---|---|---|---|---|---|
| 15/07/00 | Beslisconflict r/t waardeconflicten ten aanzien van het beëindigen van de behandeling zich uitend in huilen. Geeft aan geen besluit te kunnen nemen. | 1. Bespreekt vóór 16/07 gevoelens over de situatie met verpleegkundige of belangrijke naaste. 2. Enzovoort. | 1. Blijf minstens een kwartier bij ieder cliëntenbezoek om met de cliënt te kunnen praten. 2. Luister zonder te oordelen. 3. Enzovoort. | 1. Tonen van steun en betrokkenheid. 2. Tonen dat je onvoorwaardelijk de waarden van cliënt accepteert. 3. Enzovoort. | 16/07 Doel 1. Resultaat behaald. Heeft schuldgevoelens met echtgenote besproken. |

**Afbeelding 6–5**   Voorbeeld van een structuur van een verpleegkundig zorgplan

Zorgplannen moeten bondig zijn en eenvoudig in gebruik. De gekozen structuur dient wel genoeg ruimte te laten om individuele verpleegkundige instructies te noteren, ook als voorgedrukte plannen worden gebruikt.

## Zorgplannen voor studenten

Zorgplannen voor gebruik in de praktijk zijn ontwikkeld voor verpleegkundigen om zorg te verlenen. Zorgplannen van studenten dienen daarnaast de volgende doelen:

1. Studenten leren het verpleegkundig proces toe te passen.
2. Richting geven aan het afstemmen van de zorgverlening op de behoeften van de cliënt in een klinische omgeving.
3. Studenten meer leren over de pathofysiologie of psychopathologie van de cliënt en de bijpassende verpleegkundige zorg.

Daarom kan dus van je gevraagd worden dat je zorgplannen opstelt zonder gebruik te maken van voorgedrukte plannen. Je kunt verwachten dat je een lijst moet opstellen van alle feitelijke en dreigende (risico)diagnosen en multidisciplinaire problemen – niet alleen maar de gebruikelijke – en vervolgens hiervoor gedetailleerde verpleegkundige interventies moet bepalen. Je begeleiders kunnen je ook vragen een gedetailleerde toelichting te geven op de vraag waarom je bepaalde verpleegkundige interventies hebt geselecteerd; ze vragen ook om literatuur aan te halen die deze argumenten onderbouwen.

## Mindmapping als hulpmiddel bij het denkproces

Mindmapping is een methode waarbij je als verpleegkundige gebruikmaakt van afbeeldingen (cirkels, pijlen, iconen, stippellijnen) om de relatie tussen begrippen aan te geven. Het is een alternatieve methode om informatie in een zorgplan met elkaar in verband te brengen zodat clusters van gerelateerde begrippen ontstaan. Zo krijg je een soort web van begrippen die met elkaar verband houden. Het denkproces van de verpleegkundige wordt op die manier gevisualiseerd. Je weeft als het ware een inzichtelijk 'redeneerweb'. Mindmapping kan kritisch denken stimuleren terwijl je brainstormt over hoe je de relaties verheldert tussen gegevens, verpleegkundige diagnosen en andere onderdelen van het zorgplan (Paans, 2011). Het zorgplan is volledig als je alle onderdelen van het verpleegkundig proces in je zorgplan hebt betrokken (dat wil zeggen: gegevens, verpleegkundige diagnosen, resultaten, interventies en evaluatie), om het even in welke volgorde. Een mindmap maakt geen deel uit van het zorgplan, maar is een hulpmiddel dat je ernaast kunt gebruiken. In hoofdstuk 10 leer je meer over het mindmappen van informatie voor in het zorgplan.

### 6.3.3  Multidisciplinaire zorgplannen (klinische zorgpaden)

Een **klinisch zorgpad** (ook wel *interdisciplinair plan, multidisciplinair plan* en *actieplan* genoemd) is een gestandaardiseerd, multidisciplinair zorgplan dat de zorgverlening volgordelijk beschrijft en dat is gebaseerd op de aard van de diagnose of casus. Het zorgpad schetst in een bepaald tijdsbestek (a) de cruciale anamnesegegevens en interventies die door verpleegkundigen, artsen en andere leden van het zorgteam moeten worden uitgevoerd, en het beschrijft (b) per dag of zelfs per uur de noodzakelijke patiëntenresultaten die nodig zijn voor het verwachte ontslagtijdstip. Een deel van het klinische zorgpad voor een patiënte die een hysterectomie ondergaat, kan er als volgt uitzien:

|  | **Postoperatieve dag 1** | **Postoperatieve dag 2** |
|---|---|---|
| *Resultaten*: | Verwoordt pijn duidelijk aan de verpleegkundige; zal aangeven dat de pijn < 5 is op een schaal van 1–10. | Verwoordt pijn duidelijk aan de verpleegkundige; zal aangeven dat de pijn < 2 is op een schaal van 1–10. |
| *Interventies*: | Heeft zelf het beheer over de infuuspomp voor de toediening van de morfine. | Paracetamol 500 mg, 1 tablet *Interventies*: per os, zo nodig (maximaal 3xdd). |

De meeste klinische paden zijn ontwikkeld voor chirurgische diagnosen en de diagnosen van interne geneeskunde, en voor condities of procedures (bijvoorbeeld onderzoeken en behandelingen). Ze leggen de nadruk op de biomedische problemen en interventies en werken het beste bij cases die veel in de instelling voorkomen of relatief voorspelbare resultaten hebben. Voor ieder type casus is een ander klinisch pad ontwikkeld, bijvoorbeeld voor een myocard infarct, hartkatheterisatie, pneumonie of totale heupprothese. Een klinisch pad richt zich op de behoeften van *alle* patiënten die een bepaalde aandoening gemeenschappelijk hebben. Het houdt geen rekening met de individuele behoeften van de patiënt; deze moeten worden aangepakt met een individueel verpleegkundig zorgplan of soms door individuele diagnosen toe te voegen aan het klinische pad (zie ook hoofdstuk 4, waar de klinische paden uitgebreid zijn behandeld). Je voegt een individuele diagnose toe wanneer (a) het resultaat niet is behaald binnen een bepaald tijdsbestek of wanneer (b) een interventie niet is uitgevoerd in het aangegeven tijdsbestek. Zie afbeelding 10–7 voor een voorbeeld van een klinisch pad.

## 6.4  Planning van de resultaten

De marktwerking en de overheid eisen een vermindering van de kosten van de gezondheidszorg, bij voorkeur zonder dat de kwaliteit achteruitgaat. Daarom moeten gezondheidszorginstellingen met elkaar concurreren om hun 'klanten'; dit zijn geen individuele patiënten maar hun opdrachtgevers. Dit heeft geleid tot een type zorgverlening die door resultaten wordt geleid: de resultaten bepalen de behandelingen, de evaluatie van zorg en de betalingen door derden (bijvoorbeeld zorgverzekeraars). De eerdere uiteenzetting van de klinische paden is een voorbeeld van een zorg die gebaseerd is op resultaten. Klinische paden beschrijven de resultaten van multidisciplinaire interventies (waaronder medische interventies), maar zijn geen middel om de *verpleegkundige* effectiviteit en dus de verpleegkundige activiteit te meten. De rest van dit hoofdstuk richt zich op de individuele zorgplanning en de patiëntenresultaten die door verpleegkundige zorg te beïnvloeden zijn.

Nadat je de huidige gezondheidstoestand van de patiënt hebt vastgesteld (verpleegkundige diagnose), is de volgende stap de doelen te bepalen voor het veranderen of handhaven van de gezondheidstoestand. Een **doel**, of **wenselijk resultaat**, beschrijft de te verwachten reacties van de patiënt als gevolg van de interventies. Een resultaat dat ontvankelijk is voor verpleegkundige inbreng is te bereiken of te beïnvloeden met verpleegkundige interventies. Veel verpleegkundigen gebruiken de termen *doel* en *resultaat* door elkaar. Dit boek zal voornamelijk de terminologie van de Nursing Outcomes Classification (NOC) hanteren, waarin het woord *resultaat* gedefinieerd wordt als iedere (goede of slechte) reactie op interventies. Andere termen met dezelfde betekenis als *doelen* en *wenselijke resultaten* zijn *voorspelde resultaten*, *verwachte resultaten*, *beoogde resultaten* en *resultaatcriteria*.

**Voorbeeld:**

| | |
|---|---|
| *Resultaat*: | Uit bed komen: lopen |
| *Doel (verwacht, wenselijk of voorspeld)*: | Loopt zonder hulp naar het einde van de gang. |

Je dient je bewust te zijn van het feit dat in sommige literatuur een iets ander ordeningsprincipe gehanteerd wordt, waarbij de *doelen* een algemene bewering zijn over de wenselijke effecten van de verpleegkundige activiteiten, en waarbij de *resultaten* (en de andere vergelijkbare termen) de meer specifieke, waarneembare evaluatiecriteria weergeven als er aan een algemeen doel is voldaan.

**Voorbeeld:**

| Algemene beweringen (doelen): | Specifieke resultaten (criteria): |
|---|---|
| De voedingstoestand is verbeterd. ⟶ | Is op 25 april ruim twee kilo aangekomen. |
| De pijn is verminderd. ⟶ | Geeft aan dat de pijn op een schaal van 1 tot 10 < 3. |
| Het zelfzorgvermogen is verbeterd. ⟶ | Kan aan het eind van de week zelfstandig eten. |

Wanneer de doelen net als in de vorige voorbeelden in algemene termen zijn gedefinieerd, moet het zorgplan van de patiënt zowel de doelen als de resultaten weergeven. Soms kunnen ze echter in één stelling worden samengevoegd; eerst het algemene doel, gevolgd door het woord *als*, gevolgd door een opsomming van de waarneembare reacties waaruit blijkt dat het doel is bereikt. Haal *als* en *zich uitend in* (dat gebruikt wordt bij de diagnosestelling) niet door elkaar.

**Voorbeeld:**

| *Juist* | *Onjuist* |
|---|---|
| De voedingstoestand is verbeterd *als* het gewicht | De voedingstoestand is verbeterd *zich* |
| op 25 april met | *uitend in* een gewichtstoename |
| ruim twee kilo is toegenomen. | van ruim twee kilo. |

Tijdens je studie helpt het als je eerst het algemene doel formuleert en pas daarna kijkt naar de specifieke benodigde resultaten. Denk eraan dat, hoewel de algemene doelen het uitgangspunt vormen voor de zorgplanning, de specifieke, meetbare resultaten *nooit* mogen ontbreken in een zorgplan. Het woord 'doelen' wordt vaak gebruikt om vooruit te kijken, en om aan te geven wat je wilt bereiken, het beoogde resultaat. Het woord 'resultaat' wordt vaak gebruikt om achteraf terug te blikken en om vast te stellen of het doel bereikt is (behaald resultaat, evaluatiecriterium).

### 6.4.1 Het doel van het opstellen van resultaten

Uitspraken over de resultaten dienen als leidraad voor de planning van de zorg en de evaluatie van de veranderingen in de gezondheidstoestand van de patiënt. Hoe nauwkeuriger en duidelijker de resultaten geformuleerd zijn, hoe beter de planning zal verlopen. Uit de resultaten laat zich dan namelijk eenvoudig afleiden welke verpleegkundige interventies tot de gewenste veranderingen leiden. Uitspraken van de resultaten dienen ook om te beoordelen wat voor zowel de cliënt als de verpleegkundige haalbaar is. Bovendien motiveert het hen in hun pogingen de gezondheidstoestand van de cliënt te verbeteren.

**Voorbeeld:** Kay Stein heeft essentiële hypertensie. Ze heeft een veeleisende baan en een druk gezinsleven en zou 25 kilo moeten afvallen. Hoewel ze haar medicatie trouw inneemt, ze een laag calorieëndieet volgt en probeert stress te verminderen, voelt ze zich nog steeds niet beter. In feite voelt ze zich slechter omdat de medicatie hoofdpijn veroorzaakt. Samen met de verpleegkundige heeft Kay meetbare en haalbare doelen opgesteld, zoals 'valt deze week een kilo af' en 'de bloeddruk bedraagt aan het einde van deze week 124/80 mm Hg'. Als de bloeddruk van Kay 120/80 mm Hg is en ze twee kilo is afgevallen, geeft dit aan dat haar inspanningen werkelijk iets opleveren. Dit helpt haar om ermee door te gaan veranderingen aan te brengen in haar levensstijl, hoe moeilijk ze dit ook vindt.

### 6.4.2   Het opstellen van resultaten

Of je je uitspraken over de resultaten nu opstelt volgens gestandaardiseerde terminologie of in je eigen bewoordingen, ze moeten concreet worden geformuleerd om ze te kunnen gebruiken bij de planning en evaluatie van zorg. Afbeelding 6–6 geeft een voorbeeld van een computerscherm dat suggesties voor de resultaten geeft wanneer de verpleegkundige de verpleegkundige diagnosen invoert.

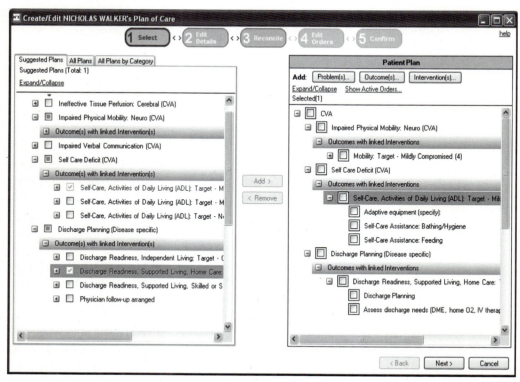

**Afbeelding 6–6**   Als de verpleegkundige een diagnose heeft ingevoerd, geeft de computer suggesties voor resultaten

*Bron:* McKesson Corporation, 2007-2009, met toestemming. Alle rechten voorbehouden

### Het afleiden van de resultaten uit de verpleegkundige diagnosen

Diagnosen beschrijven de menselijke reacties op gezondheidsproblemen van de individuele patiënt, het gezin of een gemeenschap. Door een reactie op een probleem te formuleren, suggereer je dat de tegenovergestelde reactie wenselijker is, en dat je die tracht te bereiken. De verpleegkundige diagnose 'obstipatie r/t inactiviteit en onvoldoende inname van vocht' geeft aan dat het ontlastingspatroon moet veranderen. Een verbetering in het ontlastingspatroon duidt op een tegenovergestelde (normale) reactie – een normaal ontlastingspatroon met goedgevormde, zachte ontlasting.

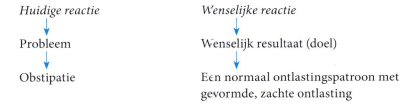

| *Huidige reactie* | *Wenselijke reactie* |
|---|---|
| ↓ | ↓ |
| Probleem | Wenselijk resultaat (doel) |
| ↓ | ↓ |
| Obstipatie | Een normaal ontlastingspatroon met gevormde, zachte ontlasting |

Wanneer je uitspraken over de doelen of resultaten doet, kijk dan naar het probleem en bedenk hoe de cliënt anders op zijn gezondheidsprobleem kan reageren. Om zijn reacties in termen van concreet gedrag te omschrijven, kun je jezelf de volgende vragen stellen:

1. Als het probleem is opgelost (of voorkomen), hoe zal de cliënt er dan uitzien of zich gedragen? Wat kan ik met mijn zintuigen zien, horen, voelen, ruiken of op een andere manier waarnemen?
2. Wat moet de cliënt doen om aan te tonen dat het doel is bereikt? In welke mate moet hij dit laten zien?

**Voorbeeld:** De verpleegkundige diagnose luidt: '*Vochttekort* r/t onvoldoende inname van vocht.' De ongezonde reactie is vochttekort; de tegenovergestelde, gezondere reactie zou zijn: *voldoende vocht.*

1. Wanneer het probleem opgelost is (voldoende vocht), hoe zal de patiënt er dan uitzien of zich gedragen? Een van de waarneembare reacties die je kunt zien en voelen is een *elastische huidturgor.*
2. Wat moet de cliënt doen om aan te tonen dat het doel is bereikt? Een mogelijk antwoord hierop is dat hij *meer moet drinken dan hij uitscheidt.* Je kunt dit specificeren door te schrijven: *drinkt een minimale hoeveelheid vocht van 100 ml per uur.*

Daarom kan je uitspraak over de doelen/resultaten als volgt luiden: Heeft voldoende vocht, als:

a. hij een elastische huidturgor heeft;
b. de opname van vocht gelijk is aan de uitscheiding van vocht (intake=output);
c. hij minimaal 100 ml per uur drinkt.

Resultaten hebben, net als verpleegkundige diagnosen, betrekking op een diversiteit aan menselijke reacties, zoals uiterlijk, lichamelijk functioneren, symptomen, intermenselijk functioneren en emoties (zie tabel 6–1). Omdat de resultaten direct af te leiden zijn uit de verpleegkundige diagnosen, zullen ze alleen maar tot de wenselijke resultaten kunnen leiden als de verpleegkundige diagnosen correct geformuleerd zijn.

**Voorbeeld:** Vincent Aarts is erg bang voor de operatie die hij moet ondergaan. Hij weet niet goed wat er staat te gebeuren en weet niet wat de voordelen en de risico's zijn. Erger nog, zijn vader is twintig jaar geleden overleden nadat hij eenzelfde operatie had ondergaan. De verpleegkundige die hem heeft opgenomen, heeft niet in de gaten hoe angstig Vincent is en noteert de volgende verpleegkundige diagnose: 'kennistekort (operatieprocedures) r/t geen eerdere ervaring en onvoldoende instructies'. Het doel voor dit probleem wordt als volgt geformuleerd: 'beschrijft nog voor de operatie de chirurgische ingreep in algemene termen en kan de risico's en voordelen hiervan benoemen'. Het lukt meneer Aarts om deze doelen te behalen. De verpleegkundige in de volgende dienst schenkt daarom geen aandacht meer aan het kennistekort en het verpleegkundig team doet geen verdere pogingen om de ingreep met meneer Aarts te bespreken. Hij gaat goed voorgelicht de operatie in, maar zijn angst is nog even erg.

**Tabel 6–1**   Voorbeelden van alternatieve gezondheidsreacties

| Verpleegkundige diagnose (huidige toestand): | Menselijke reacties: | Wenselijk resultaat: |
|---|---|---|
| Ineffectief ophoesten r/t onvoldoende kracht om op te hoesten door pijn van de operatiewond en angst dat de hechtingen loslaten | Uiterlijk | Heeft binnen 24 uur na de operatie geen bleke huid of cyanose |
| | Lichamelijk functioneren | De longen zijn schoon tijdens de gehele postoperatieve periode |
| | Symptomen | Heeft binnen 48 uur na de operatie geen last van kortademigheid wanneer hij naar de stoel loopt |
| | Kennis | Ziet na nieuwe instructies het belang in van wisselligging, ophoesten en diep ademen na de operatie |
| | Emoties | Zegt binnen 48 uur na de operatie niet meer bang te zijn om op te hoesten |

**Voorbeeld:**

| | Probleem | Etiologie |
|---|---|---|
| *Verpleegkundige diagnose:* | Ondervoeding:<br>Minder calorieën dan<br>lichamelijk noodzakelijk | r/t gebrek aan eetlust door<br>depressie  |
| *Doelen/wenselijke resultaten*<br>*met betrekking tot etiologie:* | 1. Is op 14/12 ruim twee kilo<br>aangekomen<br>2. Neemt dagelijks minstens<br>2.000 calorieën tot zich | 3. Geeft binnen drie dagen<br>aan dat zijn eetlust is<br>toegenomen<br>4. Geeft per 1 december aan<br>honger te hebben tegen<br>etenstijd<br>5. Is per 1 december minder<br>depressief als hij:<br>  a. maximaal één huilbui<br>    per dag heeft<br>  b. deelneemt aan<br>    activiteiten op de<br>    afdeling |

## Doelen voor feitelijke, dreigende en mogelijke verpleegkundige diagnosen

Uitspraken over de resultaten hebben, afhankelijk van de verpleegkundige diagnose, te maken met het bevorderen, het behouden of het herstellen van de gezondheid (zie tabel 6-2). Bij *feitelijke verpleegkundige diagnosen* richten de doelen zich op het herstellen van de gezondheid en het voorkomen van verdere complicaties. De doelen specificeren de gedragingen van de cliënt die erop wijzen dat het probleem is opgelost of verminderd, en die cliënten kunnen bereiken met behulp van onafhankelijke verpleegkundige activiteiten.

**Tabel 6-2** Doelen/wenselijke resultaten bij verschillende soorten problemen

| Soort probleem: | Uit de reactie van de patiënt blijkt dat: | De verpleegkundige richt zich op: |
|---|---|---|
| Feitelijke verpleegkundige<br>diagnose | het probleem is verminderd of opgelost | het verminderen of oplossen van het<br>probleem |
| Dreigende verpleegkundige<br>diagnose | het probleem zich nog niet heeft<br>voorgedaan | de preventie van complicaties; het<br>voorkomen dat de verschijnselen van<br>het probleem zich uitbreiden |
| Potentiële verpleegkundige<br>diagnose | hij niet op het probleem reageert | het voorkomen en vroegtijdig opsporen<br>van het probleem |
| Multidisciplinair probleem | het probleem zich nog niet heeft<br>voorgedaan | het bevestigen of uitsluiten van het<br>probleem |

*Doelen/resultaten*

De doelen die uit de etiologie gerelateerde factor worden afgeleid zijn anders dan de doelen die uit het probleem worden afgeleid. Als deze doelen bereikt zijn, kan het probleem opgelost zijn, maar ze kunnen ook bereikt worden *zonder* het probleem te hebben opgelost. In dat geval kan het zorgplan worden stopgezet omdat de doelen zijn bereikt terwijl de cliënt nog steeds een probleem heeft.

Als de doelen zijn bereikt, kun je ervan uitgaan dat het probleem is opgelost. Als Vincent Aarts ruim twee kilo is aangekomen en 2.000 calorieën per dag tot zich neemt, dan is geen sprake meer van ondervoeding. Dit geldt niet voor de doelen 3, 4 en 5. in het voorbeeld (tabel 6–1). De cliënt kan minder depressief zijn en meer eetlust hebben, maar hij kan evengoed nog blijven afvallen. Als je denkt dat het voedingsprobleem is opgelost door het probleem alleen maar te evalueren op wenselijke resultaten (doelen: 3, 4, 5) kun je de cliënt schade berokkenen. Daarom moet je voor elke verpleegkundige diagnose ten minste één doel opstellen waaruit blijkt dat het probleem is opgelost wanneer het doel is behaald.

**Voorbeeld:**

*Feitelijke verpleegkundige diagnose:*
Huidbeschadiging: ulcus op de stuit r/t onvermogen om zich te bewegen in bed.

*Doel/resultaat:*
- Het ulcus breidt zich niet uit tot de dieper gelegen weefsels.
- Het ulcus raakt niet geïnfecteerd; er is geen purulent exsudaat zichbaar.
- Op 1/12 is het ulcus goed aan het genezen als het ulcus minder rood ziet en als granulatieweefsel zichtbaar is.

**Kernpunt** Elke verpleegkundige diagnose moet ten minste één doel bevatten waaruit blijkt dat het probleem is opgelost als dat doel is behaald.

Bij dreigende verpleegkundige diagnosen richten de doelen zich op preventie van het probleem; de reacties van de cliënt laten zien dat hij geen probleem heeft of, als dit niet mogelijk is, minstens op het huidige niveau kan functioneren. Deze doelen zijn bereikt als op het tijdstip van de evaluatie blijkt dat het probleem niet aanwezig is.

**Voorbeeld:**

*Dreigende verpleegkundige diagnose:*
Risico op ineffectieve borstvoeding
r/t borststuwing.

*Doelen/resultaten:*
Bij elke voeding is te zien dat de
baby de tepel 'niet loslaat', goed zuigt en
slikt.
De moeder geeft aan tevreden te
zijn met de borstvoeding.

*Mogelijk verpleegkundige diagnosen* vormen een uitzondering op de regel; ze worden *niet* geformuleerd in termen van wenselijke reacties voor de cliënt. Je stelt een mogelijke diagnose als je onvoldoende gegevens hebt om vast te stellen dat er een probleem is. Het doel behorende bij een mogelijke diagnose is in feite een *verpleegkundig* doel: de aanwezigheid van de diagnose wordt bevestigd of uitgesloten. Je hoeft voor mogelijke diagnosen geen doelen op te stellen. Maar om er zeker van te zijn dat er vervolganamneses worden afgenomen, zal je wel een tijdstip vastleggen waarop duidelijk moet zijn of er wel of geen probleem is. Je kunt dan een verpleegkundig doel opstellen. Verpleegkundige doelen moeten niet in het zorgplan voor feitelijke of dreigende problemen worden genoteerd.

**Voorbeeld:**

*Mogelijk probleem:*
Mogelijke hopeloosheid r/t het in
de steek gelaten zijn door de partner
na het begin van de chronische ziekte.

*Verpleegkundig doel:*
Voor 12/6 de hopeloosheid
bevestigen of uitsluiten.

## Doelen voor multidisciplinaire problemen

Anders dan multidisciplinaire problemen zijn de resultaten van verpleegkundige diagnosen door verpleegkundigen te beïnvloeden. Dat wil zeggen dat ze door verpleegkundige interventies kunnen worden teweeggebracht. Verpleegkundigen en artsen zijn samen verantwoordelijk voor het bereiken van de resultaten van multidisciplinaire problemen. Daarom worden de resultaten van deze problemen meestal in een gestandaardiseerd zorgplan of klinisch pad vastgelegd.

**Kernpunt**  Verpleegkundige zorgplannen hebben geen doelen voor multidisciplinaire problemen nodig, omdat ze alleen verpleegkundige instructies bevatten en omdat het brede doel wel duidelijk is, namelijk de preventie of het vroegtijdig opsporen van problemen.

Tijdens je opleiding kan het leerzaam zijn om wel doelen te formuleren voor multidisciplinaire problemen. Het helpt je erachter te komen naar welke symptomen en verschijnselen je zoekt en zo leer je herkennen of een probleem zich ontwikkelt. Wanneer je dergelijke resultaten opstelt, moet je wel bedenken dat een multidisciplinair probleem een dreigend probleem is en geen feitelijk probleem. De verpleegkundige zorg richt zich op de preventie en het vroegtijdig opsporen van de complicatie. De verwachte resultaten die uit multidisciplinaire problemen worden afgeleid, moeten de waarneembare reacties van de cliënt beschrijven zolang het probleem zich nog niet heeft gemanifesteerd. De doelen kunnen het normale functioneren of de symptomen en verschijnselen beschrijven die zich *niet* mogen voordoen.

**Voorbeeld:**

*Multidisciplinair probleem:*
Potentiële complicatie bij
bevalling: nabloeding.

*Doelen/resultaten*:
Er is geen sprake van nabloedingen als:
1. er in de eerste 24 uur maximaal één kraamverband per uur verschoond hoeft te worden;
2. de ligging van de baarmoeder tijdens de eerste 24 uur onder de navel blijft en stevig aanvoelt;
3. de pols en de bloeddruk binnen de normale waarden vallen voor deze patiënte.

## Korte- en langetermijndoelen

**Kortermijndoelen** kun je binnen een paar dagen of uren behalen. Bij doelen die over leven of dood gaan, gaat het soms zelfs om minuten. Daarom zijn kortetermijndoelen nuttig op afdelingen waar acute zorg verleend wordt, zoals in ziekenhuizen waar verpleegkundigen zich vaak richten op dringende behoeften van patiënten. De patiënt kan al ontslagen zijn nog voordat de verpleegkundige de langetermijndoelen heeft geëvalueerd. Enkele voorbeelden van kortetermijndoelen zijn:

- urineert binnen zes uur na de bevalling;
- zegt binnen een uur minder pijn te ervaren na toediening van de morfine;
- loopt zonder hulp de gang op en neer op de tweede postoperatieve dag.

Kortetermijndoelen kun je gebruiken om de voortgang te meten richting langetermijndoelen. Als de cliënt enkele kortetermijndoelen heeft behaald, sterkt dat hem bij het werken aan de langetermijndoelen.

**Voorbeeld:**

*Langetermijndoel:*
Heeft *binnen twee maanden* dagelijkse ontlasting zonder gebruik van laxeermiddelen.

*Kortetermijndoelen:*
Heeft *binnen vier uur* ontlasting na toediening van het klysma.

Heeft *binnen 36 uur* weer ontlasting zonder gebruik van orale laxeermiddelen.

Tijdens je opleiding kan het een keer voorkomen dat je maar voor enkele uren de zorg voor een patiënt hebt. Je kunt dan realistische kortetermijndoelen voor de patiënt opstellen om jouw interverties in die periode te evalueren. In een zorgplan zul je ook langetermijndoelen moeten opnemen, zodat de andere verpleegkundigen de voortgang van de patiënt kunnen evalueren wanneer jij er niet bent.

**Langetermijndoelen** beschrijven de veranderingen in de patiëntenresultaten over een langere periode – meestal minimaal een week. Het ideale langetermijndoel richt zich op het herstel van het normaal functioneren in het probleemgebied. Wanneer dit niet haalbaar is, wordt het langetermijndoel omschreven in termen van wat het maximaal haalbare is voor de cliënt gezien zijn gezondheidstoestand en vermogens. Langetermijndoelen worden vooral gebruikt bij patiënten die chronisch ziek zijn in een verpleeghuis, en in de thuiszorg, revalidatiecentra en dergelijke.

**Voorbeeld:**
- Beheerst na zes weken zwangerschapsgymnastiek de techniek van buikademhaling.
- Kan de rechterschouder twaalf weken na de operatie weer helemaal bewegen.
- Kan binnen drie maanden (24/12) zelfstandig eten met vork of lepel.

## Componenten van de doelen of resultaten

Ieder doel of verwacht resultaat moet doorgaans bestaan uit een onderwerp, een actief werkwoord, uitvoeringscriteria en een termijn. Soms is het noodzakelijk dat je ook speciale voorwaarden formuleert. Zie tabel 6–3 voor voorbeelden van componenten van doelen of resultaten.

**Tabel 6–3**  Componenten van doelen/verwachte resultaten

| Onderwerp | Werkwoord | Speciale voorwaarden | Uitvoeringscriteria | Termijn |
|---|---|---|---|---|
| Patiënt | noemt | (na een gesprek met de diëtste) | twee voedingsmiddelen met een laag gehalte aan vet | voor ontslag. |
| De ademhaling van de patiënt | verloopt | | zonder ademgeruis | binnen 24 uur. |
| Cliënt | loopt | (met een looprek) | naar het toilet heen en terug zonder kortademig te zijn | binnen drie dagen. |

*Onderwerp.* Het onderwerp is een zelfstandig naamwoord. Het is de cliënt, een onderdeel van de cliënt of iets kenmerkends van de cliënt.

**Voorbeeld:**

- Cliënt
- Mevrouw Arts
- Slijmvliezen
- Angst

Het onderwerp is de cliënt tenzij dit anders is aangegeven. Als je de uitspraak formuleert, mag je denken: 'de cliënt...' maar je schrijft dit niet op.

**Voorbeeld:**

| *Onjuist:* | *Juist:* |
| --- | --- |
| *Cliënt* beschrijft dat de pijn op een schaal van 1 tot 10 < 3 is. | *Beschrijft* dat de pijn op een schaal van 1 tot 10 < 3 is. *Ervaart* de pijn op een schaal van 1 tot 10 als < 3. |

*Werkwoord.* Het werkwoord beschrijft de wenselijke actie van de cliënt (bijvoorbeeld wat de cliënt moet leren of moet doen). Wanneer je werkwoorden gebruikt voor zaken die kunnen worden gezien, gehoord, gevoeld, geroken of gemeten, worden je uitspraken specifieker en waarneembaar. Actieve werkwoorden geven een beeld van de wenselijke gezondheidstoestand of activiteit van de cliënt. Elk doel zou maar één wenselijke gezondheidstoestand beschrijven en zou daarom maar één werkwoord moeten bevatten.

**Voorbeeld:**

| *Onjuist:* | *Juist:* |
| --- | --- |
| Kan de voedingswijzer *uitleggen* en een evenwichtig dieet *samenstellen*. | Kan de voedingswijzer *uitleggen*. |

**6-1 Om over na te denken**

Geef zo veel mogelijk voorbeelden van actieve werkwoorden (niet meer dan vijftig).

Zie voor het antwoord www.pearsonxtra.nl.

*Uitvoeringscriteria.* Uitvoeringscriteria zijn de criteria die worden gebruikt om de kwaliteit van de activiteiten van de cliënt te meten. Ze beschrijven de *mate* waarin de cliënt verwacht wordt ander gedrag te laten zien. De uitvoeringscriteria geven aan wat geëvalueerd dient te worden en kunnen betrekking hebben op aantal, kwaliteit, snelheid, afstand, nauwkeurigheid enzovoort – ze vertellen *hoe, wat, waar* en/of *wanneer.*

**Voorbeeld:**

*Aantal*: valt – in de komende week – ruim twee kilo af.
wanneer wat

*Nauwkeurigheid*: zuigt – de juiste hoeveelheid – insuline op.
hoe wat

*Kwaliteit*: injecteert – de insuline – op steriele wijze.
wat hoe

*Afstand en aantal*: loopt – drie keer per dag – naar het eind van de gang.
wanneer waar

*Termijn*. Elk doel/resultaat moet het tijdsbestek aangeven waarbinnen je een realistische verandering in de reactie van de cliënt mag verwachten (bijvoorbeeld: bij ontslag, voor 2 april, te allen tijde). De termijn helpt om het tempo aan te geven van de patiëntenzorg, het motiveert om naar een doel toe te werken en bepaalt het tijdstip van de evaluatie van de voortgang van de patiënt.

**Voorbeeld:** Kan *binnen 24 uur* nadat zij schriftelijke informatie heeft gekregen, uitleggen hoe de voedingswijzer werkt.

De termijn is een soort uitvoeringscriterium omdat het de snelheid aangeeft waarmee een doel behaald moet zijn. In het bovenstaande voorbeeld zou de voortgang van de cliënte onvoldoende zijn als ze er langer dan 24 uur over doet om uit te leggen hoe de voedingswijzer werkt.
Om realistische termijnen te stellen zijn verpleegkundige kennis en ervaring nodig. Je zult moeten kunnen inschatten hoeveel tijd een cliënt met dezelfde medische en verpleegkundige diagnose gemiddeld nodig heeft; ook zul je rekening moeten houden met de mogelijkheden en beperkingen van je cliënt.

**Voorbeeld:** Esther Brandse heeft zojuist een abdominale hysterectomie ondergaan. In soortgelijke situaties krijgen patiënten in de regel eerst 24 uur lang intraveneuze of intramusculaire pijnmedicatie toegediend en vervolgens wordt overgegaan op een lichtere, orale pijnstiller. Mevrouw Brandse is echter erg angstig en van haar is bekend dat ze een lage pijndrempel heeft. De gestelde termijn van 24 uur zou in dit geval dus niet realistisch zijn. Een doel dat haalbaar zou kunnen zijn: 'Binnen 48 uur is de pijnbestrijding per os adequaat, waarbij ze haar pijn op een schaal van 1 tot 10 als < 3 beoordeelt.'

Merk op dat wenselijke resultaten voor dreigende problemen geen vaststelling van een termijn nodig hebben. Het brede doel is om te voorkomen dat een probleem ontstaat, in zekere zin is de termijn dus *te allen tijde*.

**Voorbeeld:**

*Verpleegkundige diagnose*:          *Verwachte resultaten*:
'Risico op huidbeschadiging          Huid zal intact blijven, zonder roodheid
r/t immobiliteit ...'                op de drukplekken.
                                     (Termijn: te allen tijde.)
                                     (Evaluatie: dagelijks.)

In het voorgaande voorbeeld wordt de termijn bekend verondersteld en dan hoeft hij niet in het zorgplan te worden beschreven. Je kunt wel overwegen om tijdstippen te vermelden waarop je de resultaten en het zorgplan evalueert.

*Speciale voorwaarden*. Het is belangrijk om op te schrijven onder welke voorwaarden het gedrag van de patiënt geacht wordt te veranderen; soms moet je nader te omschrijven factoren aan de uitvoeringscriteria toevoegen. Deze **nader te omschrijven factoren** geven de hoeveelheid hulp aan die een cliënt nodig heeft, ze omschrijven de beschikbaarheid van hulpmiddelen, omgevingsinvloeden en/of ervaringen die de cliënt nodig heeft om zijn gedrag te kunnen veranderen. Net als bij de uitvoeringscriteria gaat het hier om *hoe, wanneer, waar* en *hoeveel*.

**Kernpunt**    Een valkuil bij het formuleren van doelen kan zijn dat als je veel aandacht schenkt aan het formuleren van de speciale voorwaarden, het gevaar bestaat dat je in de doelstelling het gedrag van de verpleegkundige gaat beschrijven. Dat is niet de bedoeling; in een goed geformuleerde doelstelling staat het patiëntengedrag centraal.

**Voorbeeld:**                        **type hulpmiddel**
**Hoe:**      Kan vóór 8 april met een looprek drie keer per dag naar het einde van
              de gang lopen.
                                  **voorafgaande ervaring**
**Wanneer:**  Kan, na een gesprek met een diëtiste, een lijst maken van voedings-
              middelen met een hoog cholesterolgehalte.
                                              **omgevingsinvloed**
**Waar:**     Brengt voor vrijdag zijn verlatingsangst ter sprake in een persoonlijk
              gesprek.

Niet alle doelen hebben speciale voorwaarden nodig; ze worden alleen vastgelegd als ze van belang zijn. Als de uitvoeringscriteria het verwachte gedrag duidelijk specificeren, kunnen de speciale voorwaarden achterwege blijven.

**6-2 Test je kennis**
1. Noem de componenten van een doelstelling.
2. Waar of niet waar? Speciale voorwaarden moeten een onderdeel zijn van alle doelen.

Zie voor de antwoorden www.pearsonxtra.nl.

### 6.4.3 De Nursing Outcomes Classification (NOC)

De Nursing Outcomes Classification (NOC) is een gestandaardiseerde terminologie voor het beschrijven van de zorgresultaten. In dit systeem is een **resultaat** 'de algemene toestand, de gedraging of de opvatting van een individu, familie of gemeenschap die voortvloeit uit de verpleegkundige interventies, gemeten langs een continuüm' (Moorhead *et al.*, 2011). De editie uit 2011 heeft 385 resultaten die zijn ondergebracht in een taxonomie die uit zeven domeinen bestaat: functionele gezondheid, fysiologische gezondheid, psychosociale gezondheid, gezondheid: kennis en gedrag, gezondheid: gezin en familie, ervaren gezondheid, en gezondheid: gemeenschap. Ieder zorgresultaat bestaat uit een label (bijvoorbeeld mobiliteitsniveau), een definitie, een lijst van indicatoren en een beoordelingsschaal (zie tabel 6–4).

In de NOC-taxonomie geeft het **resultaatlabel** (ook wel het *resultaat* genoemd) een algemeen begrip weer dat bestaat uit één tot drie gestandaardiseerde termen (bijvoorbeeld: coping, mobiliteitsniveau, kennis: dieet). De verpleegkundige selecteert resultaten op basis van de verpleegkundige diagnosen. Voor een patiënt met bijvoorbeeld de verpleegkundige diagnose 'verminderde mobiliteit' kan de verpleegkundige kiezen voor mobiliteitsniveau, verplaatsingsvermogen en evenwicht.

**Indicatoren** zijn concrete, waarneembare gedragingen en toestanden (bijvoorbeeld evenwicht en gewrichtsbeweeglijkheid) die gebruikt kunnen worden om de toestand van de patiënt te evalueren. In tabel 6–4 observeer en beoordeel je het evenwicht en de gewrichtsbeweeglijkheid van de patiënt om zo zijn mobiliteitsniveau te evalueren. Ieder resultaat bestaat uit een opsomming van indicatoren; de verpleegkundige selecteert hieruit de indicatoren die van toepassing zijn op de patiënt. De toestand van de patiënt wordt op elke indicator geëvalueerd volgens een **vijfpuntsbeoordelingsschaal,** waarbij 1 de minst wenselijke en 5 de meest wenselijke toestand aangeeft. In tabel 6–5 vind je enkele voorbeelden van beoordelingsschalen.

Het is niet noodzakelijk om de wenselijke resultaten (of doelen) te formuleren wanneer je dit systeem gebruikt. Je beoordeelt bij iedere indicator alleen de toestand van de patiënt (door een cijfer toe te kennen) voor en na de interventies. Je kunt de NOC-resultaten wel gebruiken om doelen te formuleren (bijvoorbeeld in een zorgplan). Je noteert dan het label, de indicatoren die van toepassing zijn op de patiënt, en het niveau op de beoordelingsschaal dat je voor iedere indicator wilt bereiken. Wanneer je het resultaat uit tabel 6–4 gebruikt, kun je de individuele doelen voor de patiënt als volgt opstellen:

**Tabel 6–4**    Voorbeeld van een zorgresultaat van de NOC

| Definitie van mobiliteitsniveau: vermogen om doelbewust en zelfstandig te bewegen in de eigen omgeving met of zonder hulpmiddel | | | | | |
|---|---|---|---|---|---|
| Beoordelingsschaal ten aanzien van mobiliteit | Ernstig beperkt 1 | Aanzienlijk beperkt 2 | Matig beperkt 3 | Licht beperkt 4 | Niet beperkt 5 |
| Evenwicht | 1 | 2 | 3 | 4 | 5 |
| Coördinatie | 1 | 2 | 3 | 4 | 5 |
| Manier van lopen | 1 | 2 | 3 | 4 | 5 |
| Spierbeweging | 1 | 2 | 3 | 4 | 5 |
| Gewrichtsbeweeglijkheid | 1 | 2 | 3 | 4 | 5 |
| Lichaamspositionering | 1 | 2 | 3 | 4 | 5 |
| Verplaatsingsvermogen | 1 | 2 | 3 | 4 | 5 |
| Rennen | 1 | 2 | 3 | 4 | 5 |
| Springen | 1 | 2 | 3 | 4 | 5 |
| Kruipen | 1 | 2 | 3 | 4 | 5 |
| Lopen | 1 | 2 | 3 | 4 | 5 |
| Beweegt zich gemakkelijk voort | 1 | 2 | 3 | 4 | 5 |

*Bron:* uit Moorhead, S., Johnson, M., & Maas, M., (red.) (2011) *Verpleegkundige zorgresultaten* (2e ed.). Elsevier Gezondheidszorg.

**Tabel 6–5**    Voorbeelden van beoordelingsschalen van de NOC

| 1 | 2 | 3 | 4 | 5 |
|---|---|---|---|---|
| Ernstig aangetast >10 (aantal gevallen) | Aanzienlijk aangetast 7-9 | Matig aangetast 4-6 | Nauwelijks aangetast 1-3 | Niet aangetast Geen |
| Onvoldoende | Enigszins voldoende | Voldoende | Ruim voldoende | Goed |
| Geen | Beperkt | Matig | Aanzienlijk | Uitgebreid |
| Ernstig | Aanzienlijk | Gemiddeld | Licht | Niet/geen |

*Bron:* uit Moorhead, S., Johnson, M., & Maas, M., (red.) (2011). *Verpleegkundige zorgresultaten* (2e ed.). Amsterdam: Elsevier Gezondheidszorg.

**Mobiliteitsniveau:**
Verplaatsingsvermogen (5: volkomen zelfstandig).
Ambulantie: lopen (4: zelfstandig met hulpmiddel).
Beschreven als een doelstelling ziet het er als volgt uit:

> Mobiliteit zal verbeteren als het vermogen aanwezig is om zich zelfstandig te verplaatsen (5) en zelfstandig te lopen met hulpmiddel (4).

Afbeelding 6–3 op p. 244 laat het gebruik van de NOC-resultaten zien in de geautomatiseerde zorgplanning.

### 6.4.4  Zorgresultaten met betrekking tot gezin en thuiszorg

Wijkverpleegkundigen gebruiken zowel de individuele zorgresultaten als de zorgresultaten voor het gezin. De NOC-taxonomie bevat negen zorgresultaten die specifiek bedoeld zijn voor het gezin als groep (Moorhead *et al.*, 2011):

- gezinscoping
- gezinsfunctioneren
- gezondheidstoestand van het gezin
- gezinsintegriteit
- gezinsnormen
- gezinsdeelname in zorgverlening
- veerkracht van het gezin
- sociale klimaat van het gezin
- ondersteuning door het gezin tijdens behandeling

Voor de diagnose 'ineffectieve probleemhantering binnen het gezin' kan bijvoorbeeld het zorgresultaat 'meegaand gedrag' worden gebruikt. Indicatoren van meegaand gedrag kunnen zijn dat het gezin 'recentelijk informatie zoekt over ziekte en behandeling' en 'zich houdt aan afspraken met hulpverleners' (Moorhead *et al.*, 2011).

### Voorbeeld:

| | |
|---|---|
| *Verpleegkundige diagnose*: | verstoorde slaap. |
| *Doel/verwacht resultaat*: | verstoorde slaap: verbeterd. |
| *Feitelijke toestand bij ontslag*: | verstoorde slaap: gestabiliseerd. |

Omdat de doelen niet duidelijk en meetbaar zijn gedefinieerd, worden ze niet gebruikt om de effecten van de verpleegkundige interventies te evalueren (Parlocha & Henry, 1998). Het Omaha-systeem kan ook worden gebruikt om gezinsresultaten te beschrijven. Zie ook hoofdstuk 4 en de volgende paragraaf: 'Gemeenschapsresultaten'.

### 6.4.5  Gemeenschapsresultaten

Sociaal en thuiszorgverpleegkundigen hebben resultaten nodig voor individuen, gezinnen en **grote groepen mensen** (zoals grote gemeenschappen). De NOC heeft tien zorgresultaten in haar taxonomie opgenomen speciaal bedoeld voor grote groepen mensen (Moorhead *et al.*, 2011).

In het Omaha-systeem stelt de verpleegkundige de wenselijke resultaten op door een 'probleembeoordelingsschaal' toe te passen op iedere verpleegkundige diagnose. De beoordelingsschaal meet wat de cliënt weet (*kennis*), doet (*gedrag*) en het welzijn (*toestand*) ten aanzien van de verpleegkundige diagnose (zie tabel 6–6). Hieronder volgt een voorbeeld van een verwacht resultaat dat deze beoordelingsschaal gebruikt:

**Tabel 6–6**   De probleembeoordelingsschaal voor resultaten volgens het Omaha-systeem

| Concept | 1 | 2 | 3 | 4 | 5 |
|---|---|---|---|---|---|
| **Kennis** Vermogen van de cliënt om informatie te onthouden en te interpreteren. | geen kennis | minimale kennis | basale kennis | voldoende kennis | uitstekende kennis |
| **Gedrag** Waarneembare reacties, acties of activiteiten van de cliënt die het doel of de gelegenheid dienen. | ongepast | meestal ongepast | inconsequent gepast gedrag | meestal gepast | consequent gepast gedrag |
| *Toestand* Toestand van de cliënt in relatie tot objectieve en subjectieve bepalende kenmerken. | extreme verschijnselen/ symptomen | ernstige verschijnselen/ symptomen | matige verschijnselen/ symptomen | minimale verschijnselen/ symptomen | geen verschijnselen/ symptomen |

*Bron:* The Omaha System. Probleembeoordelingsschaal voor resultaten. Beschikbaar via www.omahasystem.org/ problemratingscaleforoutcomes.html.

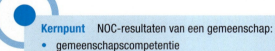

**Kernpunt**   NOC-resultaten van een gemeenschap:
- gemeenschapscompetentie
- gezondheidstoestand van de gemeenschap
- gezondheid van de gemeenschap: weerstand
- niveau van geweld binnen een gemeenschap
- gereedheid voor ramp binnen een gemeen- schap
- risicogehalte gemeenschap: chronische ziekte
- risicogehalte gemeenschap: besmettelijke ziekte
- risicogehalte gemeenschap: blootstelling aan gevaarlijke stoffen
- risicogehalte gemeenschap: geweld

**Voorbeeld:**

*Verpleegkundige diagnose*: tekort aan hygiëne in het gezin.

| *Beoordelingsschaal* | *Huidige toestand* | *Verwacht resultaat* |
|---|---|---|
| *Kennis:* | (2) Minimale kennis | (3) Basale kennis |
| *Gedrag:* | (3) Inconsequente toepassing | (4) Meestal consequente toepassing |
| *Toestand:* | (3) Matige hoeveelheid | (4) Minimale verschijnse- len en symptomen |

Omdat momenteel geen verpleegkundige diagnosen voor grote groepen mensen in het Omaha-systeem zijn opgenomen, ontbreken resultaten specifiek voor grote groepen mensen.

Hier volgen de vier overkoepelende doelen die worden aanbevolen door de Amerikaanse gezondheidszorginstantie voor het verbeteren van de volksgezondheid (U.S. Department of Health and Human Services (USDHHS), 2010). Het zijn voorbeelden van groeps- of samengestelde doelen:

1. Zorg voor langere levens van hoge kwaliteit met preventie van ziekten, handicaps, letsel en voortijdig overlijden.
2. Zorg voor gelijkheid in de gezondheidstoestand, maak ongelijkheden ongedaan en verbeter de gezondheid van alle groepen.
3. Schep sociale en fysieke omgevingen die een goede gezondheid voor ieder met zich meebrengen.
4. Bevorder de kwaliteit van leven, gezonde ontwikkeling en gezond gedrag gedurende alle levensfasen.

### 6.4.6    Doelen/resultaten van patiënteneducatie

Sommige patiënten hebben een speciaal educatieplan om tegemoet te komen aan hun leerbehoeften (zie hoofdstuk 10) **Leerdoelen** zijn zorgresultaten die beschrijven wat de patiënt moet leren of hoe hij laat zien dat hij leert. De doelen moeten aangeven of het leren plaatsvindt op cognitief, psychomotorisch of affectief gebied. **Cognitief leren** heeft betrekking op waarneming, begrip en het opslaan en herinneren van nieuwe informatie. **Psychomotorisch leren** heeft betrekking op lichamelijke vaardigheden. **Affectief leren** heeft betrekking op het veranderen van gevoelens, houdingen en waarden.

**Voorbeeld:**

| | |
|---|---|
| Cognitief gebied: | De patiënt *legt uit* welk effect het gewicht heeft op de bloeddruk. |
| Psychomotorisch gebied: | De patiënt *bevestigt* de bloeddrukband op de juiste manier. |
| Affectief gebied: | De patiënt geeft aan dat hij *zich zeker voelt* bij het meten van de correcte bloeddrukwaarden. |

Net als bij alle doelen moet je ook bij het opstellen van leerdoelen actieve werkwoorden gebruiken; ze helpen je om instructiestrategieën te bedenken en ze maken de evaluatie van de leerdoelen gemakkelijker. In tabel 6–7 vind je enkele suggesties van werkwoorden voor elk van de leergebieden.

Bij het opstellen van leerdoelen op het affectieve gebied moet je er wel aan denken dat je gevoelens of een mening niet direct kunt waarnemen. Daarom moet je niet een doel opstellen in de trant van: 'de patiënt voelt zich voor 2 mei wat gelukkiger'.

**Tabel 6–7**    Actieve werkwoorden bij het opstellen van leerdoelen

| Cognitief gebied | Psychomotorisch gebied | Affectief gebied |
|---|---|---|
| Vergelijken | Rangschikken | Kiezen |
| Definiëren | Samenstellen | Verdedigen |
| Beschrijven | Maken | Bespreken |
| Onderscheiden | Hanteren | Uitdrukken |
| Uitleggen | Organiseren | Helpen |
| Vaststellen | Tonen | Rechtvaardigen |
| Opsommen | Beginnen | Selecteren |
| Benoemen | Pakken | Delen |
| Stellen/verklaren | | |

Je kunt echter wel gedragingen observeren die *wijzen op* de gevoelens of stemmingen van de cliënt. Uit de volgende voorbeelden kun je afleiden dat de cliënt gelukkig is:

**Voorbeeld:**
- Geeft voor 2 mei aan dat hij zich gelukkiger voelt dan eerder.
- Voor 2 mei is waargenomen dat hij ten minste twee keer per dag lacht.
- Voor 2 mei zingt hij weer tijdens het douchen.

## 6.5    Kritisch denken: reflecteren op de planning

Je gebruikt kritisch denken wanneer je besluit welke patiëntenproblemen met richtlijnen, klinische paden of andere standaardprocedures kunnen worden aangepakt, en wanneer je doelen/resultaten opstelt voor verpleegkundige diagnosen die een individuele benadering van de patiënt vragen. De wenselijke resultaten berusten op een therapeutisch oordeel over wat mogelijk is, gegeven de beschikbare menselijke, materiële en economische middelen (Gordon *et al.*, 1994). Kernvragen voor reflectie in de planningsfase zijn:
- Is dit zorgplan bruikbaar en nuttig?
- Geven deze resultaten een goed beeld van de wenselijke veranderingen in de gezondheidstoestand van de patiënt?
- Zijn deze doelen/resultaten dusdanig geformuleerd dat ze bruikbaar zijn voor de planning en evaluatie van zorg?

Tabel 6–8 geeft een samenvatting van vragen die je helpen om kritisch te denken tijdens de planningsfase. De rest van dit hoofdstuk geeft richtlijnen voor de manier waarop je kritisch kunt kijken naar de geformuleerde resultaten en naar de juridische, ethische, spirituele en culturele implicaties.

**Tabel 6–8** Planning van de resultaten: denken over je denken

| Kwaliteitseis | Vragen voor reflectie |
|---|---|
| *Ga zo nodig terug naar hoofdstuk 2 voor een overzicht van de redeneerstandaarden.* | |
| **Duidelijkheid** | • Zijn de doelen/verwachte resultaten duidelijk geformuleerd zodat elke verpleegkundige ze kan gebruiken om de voortgang van de patiënt te evalueren? <br> • Zijn de resultaten kort en bondig geformuleerd? |
| **Nauwkeurigheid** | • Betekent het behalen van het doel dat het probleem is opgelost? <br> • Is het resultaat van toepassing op en afgeleid uit de verpleegkundige diagnose? <br> • Geven de resultaten veranderingen in de gezondheidstoestand van de patiënt weer? |
| **Precisie** | • Zijn de doelen/resultaten precies en gedetailleerd in plaats van vaag geformuleerd? <br> • Zijn de resultaten waarneembaar of meetbaar? |
| **Relevantie, betekenis, diepte** | • Wat zijn de belangrijkste doelen om te bereiken? <br> • Wat is globaal het voornaamste punt van aandacht met betrekking tot de zorg voor de patiënt? <br> • Ben ik competent om dit plan op te stellen of heb ik hulp nodig? <br> • Zijn voor elke verpleegkundige diagnose alle benodigde resultaten opgesteld? <br> • Bestaat ieder resultaat/doel uit alle benodigde componenten? |
| **Breedte** | • Dekt het gestandaardiseerde zorgplan of zorgpad alle belangrijke behoeften van de patiënt of moet ik een individueel plan opstellen? <br> • Weet ik zeker dat de patiënt en zijn familie het eens zijn met de doelen? <br> • Zijn de doelen in overeenstemming met het totale behandelplan? <br> • Zijn de doelen realistisch en haalbaar? |
| **Logica** | • Zijn de doelen/resultaten afgeleid van het probleem van de patiënt? <br> • Is ieder resultaat afgeleid van maar één verpleegkundige diagnose? <br> • Is het resultaat geformuleerd als een reactie van de patiënt en niet als een verpleegkundige activiteit? |

## 6.5.1 Richtlijnen voor het beoordelen van de kwaliteit van de resultaten

1. *(Eis: nauwkeurigheid, logisch)* **Het resultaat is van toepassing op en afgeleid van de verpleegkundige diagnose.** Voor iedere diagnose moet er minstens één wenselijk resultaat zijn dat een oplossing voor het probleem weergeeft. Resultaten b en c in afbeelding 6–7 laten deze richtlijn zien.

2. *(Eis: logisch)* **Ieder resultaat is afgeleid van één verpleegkundige diagnose.** Een resultaat moet maar één gedraging van de patiënt weergeven; anders is de evaluatie moeilijk. Stel je voor dat er in resultaat a in afbeelding 6–7 bij de patiënt geen sprake is van urge-incontinentie maar dat de patiënt pijn bij het plassen heeft. Kun je dan zeggen dat het doel bereikt is?

3. *(Eis: logisch)* **Het resultaat is geformuleerd in termen van reacties van de patiënt in plaats van in termen van verpleegkundige activiteiten.** Door bij elk doel te denken: 'de patiënt ...' zul je niet zozeer uitgaan van je eigen verpleegkundige interventies als wel van het gedrag van de patiënt; maar schrijf 'de patiënt ...' niet op.

**Onjuist voorbeeld:**

*Verpleegkundige diagnosen:*          *Resultaten/doelen:*

Acute pijn r/t plassen          a. Zegt binnen 24 uur na het innemen
door urineweginfectie.          van de eerste medicatie geen
          pijn meer te hebben bij het
Urge-incontinentie r/t          plassen en niet meer
irritatie van de blaas          urge-incontinent te zijn.
door urineweginfectie.

**Juist voorbeeld:**

*Verpleegkundige diagnosen:*          *Resultaten/doelen:*

Acute pijn r/t plassen ———————— b. Zegt binnen 24 uur na het innemen
door urineweginfectie.          van de eerste medicatie geen pijn
          meer te hebben bij het plassen.

Urge-incontinentie r/t ———————— c. Is binnen 24 uur na het innemen
irritatie van de blaas door          van de eerste medicatie niet meer
urineweginfectie.          urge-incontinent.

**Afbeelding 6–7**     Voorbeelden van richtlijnen 1 en 3

**Voorbeeld:**

*Verpleegkundige activiteit (onjuist):*   Voorkom infectie van de operatiewond.
*Reactie van de patiënt (juist):*   De operatiewond is niet geïnfecteerd als er:
    (1) geen roodheid en
    (2) geen wondvocht zichtbaar is en
    (3) de wondranden elkaar raken.

4. *(Eis: nauwkeurigheid)* **De wenselijke resultaten zijn dusdanig opgesteld dat
   ze de veranderingen in de toestand van de patiënt weergeven.** Wanneer je
   voor de cliënt zorgt, zul je een beter idee krijgen van zijn gezondheidstoestand
   en mogelijkheden. Pas dan ben je in staat om nauwkeurigere en individuelere
   resultaten te formuleren. In het volgende voorbeeld kun je zien hoe je resultaten meer op het individu kunt afstemmen en ze kan bijstellen voor een patiënt
   met een verpleegkundige diagnose 'verminderd activiteitenvermogen r/t langdurige immobiliteit'.

**Voorbeeld:**

*Initieel doel/resultaat:*   Is in staat het activiteitenvermogen te verhogen als
    blijkt dat:
(algemeen)   (1) hij elke dag een grotere afstand zelfstandig kan
        lopen en
    (2) zijn vermogen toeneemt om zelfzorgactiviteiten te
        verrichten (persoonlijke hygiëne enzovoort).

| *Herzien doel/resultaat:* | Is in staat het activiteitenvermogen te verhogen als blijkt dat: |
|---|---|
| *(specifieker)* | (1) hij voor 12/5 naar de stoel (ca. drie meter) kan lopen zonder kortademig te zijn en |
| | (2) hij voor 12/5 zelf zijn handen, gezicht en bovenlijf kan wassen. |

| *Herzien doel/resultaat:* | Is in staat het activiteitenvermogen te verhogen als blijkt dat: |
|---|---|
| *(nadat conditie is verslechterd)* | (1) hij voor 18/5 op de rand van het bed kan zitten zonder dat zijn vitale functies veranderen en |
| | (2) hij voor 18/5 zelf zijn gezicht kan wassen. |

5. *(Eis: duidelijkheid)* **De wenselijke resultaten zijn in positieve bewoordingen geformuleerd.** Met andere woorden: ze zijn geformuleerd in termen waarvan je hoopt dat het gebeurt in plaats van in termen waarvan je hoopt dat het *niet* gebeurt.

**Voorbeeld:**

| *In negatieve bewoordingen*: | De huid zal niet opengaan of zweren. |
|---|---|
| *In positieve bewoordingen*: | De huid zal intact blijven. |

Bij dreigende problemen is het soms lastig om positieve bewoordingen te vinden. Het is eenvoudiger om bijvoorbeeld te schrijven 'geen roodheid' in plaats van dat je de exacte kleur van de normale huid beschrijft. Je kunt ook niet opschrijven: 'de huidskleur is normaal' omdat *normaal* te vaag is. In zulke gevallen mag je wel negatieve bewoordingen gebruiken. Een meetbaar, te evalueren resultaat dat in negatieve termen is omschreven, is in feite een opsomming van de verschijnselen en symptomen die je probeert te voorkomen. In de al eerder omschreven richtlijn 3 zijn de resultaten 1 en 2 in negatieve bewoordingen geformuleerd; resultaat 3 is in positieve bewoordingen geformuleerd. De verpleegkundige tracht resultaat 1 en 2 te voorkomen en resultaat 3 te bewerkstelligen.

6. *(Eis: duidelijkheid)* **Het resultaat is kort en bondig geformuleerd.** Resultaten moeten zo beknopt mogelijk worden weergegeven, zonder aan duidelijkheid te verliezen.

**Voorbeeld:**

| *Omslachtig*: | De patiënt demonstreert voor 15 april adequate kennis van een dieet met weinig calorieën door voeding die hij moet vermijden en die is toegestaan te benoemen met behulp van de voedingswijzer. |
|---|---|
| *Bondig*: | Kan voor 15/4 voedingsmiddelen uit de voedingswijzer opnoemen die volgens zijn laagcalorieëndieet wel of niet zijn toegestaan. |

Een stelregel is dat je nooit 'de patiënt ...' schrijft. Specificeer wie het gedrag moet uitvoeren *alleen* als het iemand anders dan de patiënt betreft. Je kunt bijvoorbeeld opschrijven: 'Bij ontslag kan mevrouw Roels het verband van haar echtgenoot volgens voorschrift verwisselen.'

7. *(Eis: precisie)* **Het doel/resultaat is direct waarneembaar of meetbaar.** Gebruik actieve werkwoorden die beschrijven wat de cliënt kan en in welke mate. Hiermee kan iedereen observeren of meten of een bepaald doel is bereikt en het probleem is opgelost. In het volgende voorbeeld kun je niet observeren wat de patiënte weet. Je kunt wel observeren of ze de voedingsmiddelen met een hoog zoutgehalte kan benoemen.

### Voorbeeld:

*Onjuist*:       Voor 30/11 weet ze welke voedingsmiddelen ze moet vermijden.
*Juist*:          Voor 30/11 kan ze benoemen welke voedingsmiddelen uit de voedingswijzer met een hoog zoutgehalte ze moet vermijden.

Je kunt activiteiten als *begrijpen, weten, voelen* of *waarderen* niet observeren. Als je er niet onderuit kunt om zulke werkwoorden toch te gebruiken, kun je ze gedetailleerder maken door de toevoeging van 'als' gevolgd door de wenselijke reactie.

8. *(Eis: precisie)* **Het doel/resultaat is specifiek en concreet.** Bij geen enkele verpleegkundige mag, na het lezen van het resultaat, twijfel bestaan over het doel van de zorg. Vage, algemene bewoordingen kunnen op verschillende manieren worden geïnterpreteerd en leiden tot meningsverschillen of het doel wel of niet behaald is. Vermijd uitvoeringscriteria als *normaal, adequaat, voldoende, meer, minder* en *verhoogd*. Betekent 'verhoogd activiteitenvermogen' dat de patiënt anderhalve kilometer kan lopen of betekent het dat hij van de stoel naar het bed kan lopen zonder kortademig te zijn?
Waar mogelijk is het handig om uit te gaan van de normale waarden van een individuele patiënt. De maximale normaalwaarde voor de bloeddruk is bijvoorbeeld 140/90 mm Hg, en een doel als 'bloeddruk binnen de normale waarden' zou naar deze normaalwaarde kunnen verwijzen. Voor een patiënt wiens normale bloeddruk 90/50 mm Hg bedraagt, is de normaalwaarde echter te hoog.

9. *(Eis: diepte)* **Ieder doel/resultaat bestaat uit alle vereiste componenten.** Hierbij gaat het om onderwerp, actief werkwoord, uitvoeringscriteria, speciale voorwaarden (zo nodig) en termijn (meestal).

10. *(Eis: diepte)* **Voor iedere verpleegkundige diagnose zijn voldoende wenselijke resultaten (bijvoorbeeld in aantal) opgesteld.** Deze eis is gerelateerd aan richtlijn 1. Stel jezelf de vraag: 'Als de wenselijke resultaten zijn bereikt, is het probleem dan opgelost?' Naarmate de resultaten specifieker zijn omschreven, zullen verschillende resultaten per diagnose bereikt moeten zijn voordat aan deze richtlijn voldaan kan zijn. Voor de diagnose 'angst' bijvoorbeeld voldoet

geen enkele van de volgende resultaten *op zichzelf* om te kunnen concluderen dat het angstprobleem is opgelost:

**Voorbeeld:** *Verpleegkundige diagnose:* 'Hevige angst r/t onopgeloste rolconflicten (moeder/echtgenote/advocate)'.

*Resultaten:* Is na een persoonlijk gesprek minder angstig als:

(1) ze zelf zegt zich beter te voelen,

(2) ze minder dan twee huilbuien in de komende 24 uur heeft en

(3) ze niet meer dan één sigaret per uur rookt.

11. *(Eis: breedte)* **Het doel/resultaat wordt onderschreven door de cliënt, het gezin of de gemeenschap.** Het zorgplan heeft waarschijnlijk meer effect als doelen worden nagestreefd die de cliënt zelf onderschrijft. In de wetenschap dat een te hoog lichaamsgewicht hypertensie verergert, kun je bijvoorbeeld een doel stellen dat de cliënt twintig kilo afvalt. Als eten echter het enige is waar de cliënt bevrediging uit haalt, zal hij je doel waarschijnlijk niet ondersteunen; hij loopt liever het risico op een te hoge bloeddruk dan dat hij zijn enige plezier opgeeft. Als zijn doelen geen betrekking hebben op afvallen, kan je plan nog zo goed zijn maar zal het waarschijnlijk mislukken.
Wanneer jouw doelen en die van de patiënt niet met elkaar in overeenstemming zijn, moet je met elkaar overleggen, elkaars argumenten op een rij zetten en alternatieven bedenken. Hiermee betrek je de patiënt bij de besluitvorming over de zorgverlening en houd je de communicatie open. Betrek de patiënt en zijn familie bij de besluitvorming voor zover dit binnen hun interesse en vermogens ligt. Zorg ervoor dat ze achter de probleemstelling staan en dat het resultaat de moeite waard is. De tijd en energie die je aan zorgplannen besteedt waar de patiënt achter staat, zullen hun vruchten hoogstwaarschijnlijk afwerpen.

12. *(Eis: breedte)* **Het doel/resultaat is in overeenstemming met het totale behandelplan.** Bijvoorbeeld: het resultaat 'kan de baby, op de tweede dag na de bevalling, zelf in bad doen', zou niet passen in het medische behandelplan als de baby te ziek zou zijn om in bad te gaan.

13. *(Eis: breedte)* **Onthoud dat de doelen/resultaten zowel voor gezinnen en gemeenschappen als voor individuen gesteld kunnen worden.** Zie de paragrafen 'Zorgresultaten met betrekking tot gezin en thuiszorg' en 'Gemeenschapsresultaten' op pp. 263-265.

14. *(Eis: breedte en diepte)* **De wenselijke resultaten zijn realistisch en haalbaar** op het punt van interne en externe hulpbronnen van de cliënt. Houd rekening met zaken als de fysieke en geestelijke toestand van de cliënt, zijn copingsmechanismen, ondersteuningssysteem, financiële situatie en de beschikbare

diensten in zijn omgeving. Het resultaat 'houdt zich aan de poliklinische behandelafspraken' is niet realistisch voor een cliënt zonder auto die zich geen taxi kan permitteren. Dergelijke onrealistische doelen zijn niet erg motiverend voor een cliënt.

Houd ook rekening met de mogelijkheden van de zorgverleners, of de instelling: beschikken zij over voldoende middelen om de resultaten te kunnen bereiken? Het resultaat 'doet ontspanningsoefeningen om de pijn te verlichten' is alleen haalbaar als er voldoende zorgverleners met de juiste competentie zijn.

Enkele andere, relatief eenvoudige hulpmiddelen om doelen te stellen die in de verpleegkundige praktijk en in het verpleegkundig onderwijs gebruikt worden zijn de RUMBA-methode en de SMART-methode. Het zijn geheugensteuntjes in een acroniem. Er zijn meerdere vormen van zulke geheugensteuntjes en ze lijken vaak veel op elkaar. Hier worden kort de bekendste hulpmiddelen voor het formuleren van een doelstelling behandeld:

## De RUMBA-methode
De letters RUMBA staan voor:
- **R**elevance: is de doelstelling relevant? De doelstelling moet betrekking hebben op het probleem.
- **U**nderstandable: is de doelstelling begrijpelijk voor iedereen? Dit wordt vaak vertaald in de zin van haalbaar en bereikbaar.
- **M**easurable: is de doelstelling meetbaar? De doelstelling moet meetbaar zijn in de praktijk. Dat wil zeggen: concreet te tellen of waar te nemen.
- **B**ehavior: de doelstelling moet beschreven zijn in termen van een gedragsverandering. De doelstelling moet uitgedrukt zijn in waarneembaar gedrag.
- **A**ttainable: is de doelstelling haalbaar? Vaak vertaald als realistisch.

## De SMART-methode
De letters SMART staan voor:
- **S**pecifiek: de doelstelling moet ondubbelzinnig zijn.
- **M**eetbaar: de doelstelling moet meetbaar zijn in de praktijk. Dat wil zeggen: concreet te tellen of waar te nemen.
- **A**anvaardbaar: de doelstelling moet acceptabel genoeg zijn voor de patiënt/de doelgroep.
- **R**ealistisch: de doelstelling moet haalbaar zijn.
- **T**ijdgebonden: de doelstelling moet binnen een reëel tijdsbestek bereikt kunnen zijn.

## 6.5.2  Ethische overwegingen in de planning
Het planningsproces roept vragen op over de mate waarin patiënten betrokken moeten worden bij het plannen van hun eigen zorg en of ze wel in staat zijn om

hierover besluiten te nemen op basis van vrijwilligheid en verkregen informatie. Doelen zijn niet waardenneutraal – ook niet de doelen die de verpleegkundige en de patiënt samen opstellen. Alleen al door een doel te richten op het bereiken van een bepaalde mate van gezondheid, geven we aan dat gezondheid iets is waaraan we waarde toekennen. Dit zullen de meeste mensen ook wel doen, maar de situatie is niet zo duidelijk bij alle doelen.

### Informatieplicht

De Nationale Beroepscode (V&VN/NU'91, 2007, artikel 2.1 en 2.6) stelt dat:

> Als verpleegkundige/verzorgende heb ik als uitgangspunt dat iedere zorgvrager recht heeft op zorg.
> Dat betekent met name:
> - dat etnische afkomst, nationaliteit, cultuur, leeftijd, geslacht, seksuele geaardheid, ras, geloof, levensbeschouwing, politieke overtuiging, sociaaleconomische status, lichamelijke of verstandelijke beperking, aard van de gezondheidsproblemen, levensstijl niet van belang zijn voor de vraag of iemand zorg krijgt;
> - dat ik iedere zorgvrager en zijn naasten met hetzelfde respect tegemoet treed.
>
> Als verpleegkundige/verzorgende zorg ik ervoor dat de zorgvrager (en/of zijn vertegenwoordiger) de door hem benodigde informatie ontvangt.
> Dat betekent met name:
> - dat ik de zorgvrager in voor hem begrijpelijke taal informeer over de zorgverlening en over de handelingen die ik uitvoer;
> - dat ik de zorgvrager informeer over zijn recht om een behandeling of zorgaanbod te weigeren en over zijn recht om een klacht in te dienen als hij ontevreden is over de zorgverlening;
> - dat ik de juiste hulpverlener verzoek om de zorgvrager te informeren, indien ik de benodigde informatie niet zelf kan of mag geven;
> - dat ik bij de zorgvrager navraag of hij de benodigde informatie gekregen en begrepen heeft;
> - dat ik zo nodig informatiemateriaal verstrek als extra ondersteuning.

Respect voor de menselijke waardigheid is afgeleid van het morele principe van autonomie. Een autonoom persoon is iemand die de mogelijkheid en de vrijheid heeft om te kiezen. Dit suggereert dat wanneer is vastgesteld dat een cliënt fysiek en geestelijk capabel is, je hem moet voorzien van alle noodzakelijke informatie die hij nodig heeft om een onderbouwd besluit over zijn zorg te nemen – dat wil zeggen: informatie over de doelen voor het verbeteren van zijn gezondheid en informatie over de manieren om deze doelen te bereiken (interventies en behandelingen).

## Verplichting om keuzen te respecteren

Het is in praktisch opzicht goed om de cliënt te betrekken bij het opstellen van de doelen omdat hierdoor zijn motivatie toeneemt om de doelen te bereiken. Het motiveren van de cliënt is ook een morele verplichting. Door samen met de cliënt de doelen te bepalen en de zorg te plannen, toon je respect voor de waarden en waardigheid van de cliënt. Zieke mensen zijn kwetsbaar en afhankelijk. Ze hebben vaak het gevoel dat professionele beroepsbeoefenaars beter in staat zijn om besluiten te nemen over hun gezondheid, en soms zijn de eigen vaardigheden om besluiten te nemen afgenomen vanwege de ziekte. Wanneer cliënten in conflict komen bij het maken van keuzen, of wanneer ze te ziek zijn om een keuze te maken, is het terecht dat je alternatieven biedt. Je kunt in je geestdrift echter, zonder dat je het door hebt, jouw waarden opleggen aan de cliënt. Behalve als je zelf erg sensitief bent, zullen cliënten waarschijnlijk respecteren wat jij zegt dat ze moeten doen, zonder dat ze hun echte voorkeuren kenbaar maken. Wees je bewust van je macht waarmee je de besluiten van de patiënt kunt sturen, en wees er zeker van dat de keuzen echt van de patiënt zelf zijn. Artikel 2.7 van de Nationale Beroepscode zegt hierover (V&VN/NU'91, 2007):

> Als verpleegkundige/verzorgende vraag ik de zorgvrager (en/of zijn vertegenwoordiger) om toestemming voordat ik tot zorgverlening overga.
> Dat betekent met name:
> • dat ik de zorgvrager altijd uitleg wat ik ga doen en om toestemming vraag voor de handeling;
> • dat ik de weigering van een behandeling of zorgaanbod door een wilsbekwame zorgvrager respecteer;
> • dat ik de weigering van een behandeling of zorgaanbod voor de zorgvrager door een vertegenwoordiger respecteer, tenzij respecteren van die weigering in strijd is met de zorg die van mij als goed hulpverlener wordt verwacht.

## Beheer van zorg en verpleegkundige waarden

Tegenwoordig is het heersende beeld dat de gezondheidszorg een onderneming is. De gezondheidszorg zien als een product dat je kunt kopen en verkopen, wijkt erg af van het idee dat de gezondheidszorg een menselijke dienstverlening van de samenleving is om aan de behoeften van zieken te voldoen. De onderliggende waarden van het bedrijfsleven zijn economisch van aard: kosten, efficiëntie en effectiviteit. De oorspronkelijke, verpleegkundige, ethische waarden zijn respect voor het individu, belangenbehartiging en zaken als rechtvaardigheid en eerlijkheid (Aroskar, 1995). Multidisciplinaire klinische paden voor de meest voorkomende en kostbaarste behandelingen proberen een evenwicht te vinden tussen de financiële ondernemingswaarden en de kwaliteit van zorg. Hoewel ze kwalitatief goede zorg kunnen garanderen voor de grootste groep van patiënten, kunnen ze voor de individuele patiënt nadelig zijn. Laat je gedachten eens gaan over het volgende voorbeeld:

**Voorbeeld:** Mevrouw Es, een 65-jarige patiënte met diabetes, heeft vier dagen geleden een vierdubbele bypassoperatie ondergaan. Voor haar operatie hield ze haar diabetes onder controle met orale antidiabetica; nu heeft ze insuline-injecties nodig. Ze wordt vandaag (vrijdag) uit het ziekenhuis ontslagen, zoals bepaald door het klinische pad voor een vierdubbele bypassoperatie. In het ontslagplan staat dat de praktijkondersteuner haar moet leren om insuline te spuiten. De praktijkondersteuner is in het weekend echter vrij en komt niet eerder dan maandag bij mevrouw Es. Wie moet nu de insuline tussen vrijdag en maandag twee keer per dag toedienen? Hoe ethisch was het besluit om deze patiënte volgens protocol op vrijdag te ontslaan? Het was beter geweest als het ziekenhuis deze situatie had voorkomen. Als de familie betrokken was geweest bij de ontslagplanning had wellicht de echtgenoot of een van de kinderen kunnen leren hoe je insuline moet inspuiten (tijdens de ziekenhuisopname). (Gebaseerd op McGinty, 1997, pp. 267-268.)

Als de enige meetbare resultaten de kosten en de opnameduur zijn, dan kunnen de ethische, verpleegkundige verantwoordelijkheden in de patiëntenzorg in het geding komen (zie het voorbeeld over Anna op p. 240). Het is aan de verpleegkundige om vraagtekens te zetten bij het volgen van een klinisch pad als dit niet verantwoord of veilig is. De verpleegkundige moet inzien waarom het in sommige situaties noodzakelijk is van het klinische pad af te wijken en om voor de patiënt op te komen als dit niet gebeurt. Patiënten zijn afhankelijk van verpleegkundigen en of zij zich er nu van bewust zijn of niet, ze moeten de kosten van de zorg tegen de zorg zelf afwegen. Verpleegkundigen beseffen dat iedere interventie gericht is op een individu en niet op een 'casus'. Het is belangrijk dat ze de beleidsmakers in de gezondheidszorg hierop blijven attenderen.

De Nationale Beroepscode (V&VN/NU91, 2007, artikel 2.2) zegt hierover het volgende:

Als verpleegkundige/verzorgende stel ik in de zorgverlening de belangen van de zorgvrager centraal. Dat betekent met name:
- dat ik de zorg verleen die voor deze zorgvrager nodig is;
- dat ik, indien nodig, opkom voor de belangen van de zorgvrager;
- dat ik op een rechtvaardige manier prioriteiten stel in de belangen van verschillende zorgvragers die aan mijn zorgen zijn toevertrouwd;
- dat ik ervoor zorg dat de gezondheid en veiligheid van de zorgvrager niet in gevaar komen bij arbeidsonrust en stiptheidsacties.

## 6.5.3 Spirituele planning en resultaten

Verpleegkundigen hanteren een holistische werkwijze om ervoor te zorgen dat de zorgplannen de spirituele behoeften en resultaten weergeven. De spirituele zorg ontbreekt in de regel in zorgplannen, soms omdat de verpleegkundige hierover zelf onzeker is en soms omdat de verpleegkundige bang is dat ze de patiënt haar eigen spiritualiteit oplegt. Als je zorgvuldig de spirituele behoeften van de patiënt hebt onderzocht en vastgesteld (zie hoofdstukken 3, 4 en 5), zul je een duidelijk idee hebben of en welke spirituele zorg nodig is.

De planning moet gericht zijn op het helpen van de patiënt om zijn algemene doelen op het gebied van spirituele kracht, sereniteit en vervulling te bereiken. De specifieke doelen hangen natuurlijk af van de verpleegkundige diagnosen die je hebt opgesteld. De NOC geeft de volgende resultaten voor de verpleegkundige diagnose 'geestelijke nood' (Moorhead *et al.*, 2011):

- *Psychospirituele troost*: Psychospirituele troost is gerelateerd aan zelfconcept, emotioneel welzijn, bron van inspiratie en zingeving in iemands leven.
- *Coping*: Persoonlijke handelingen om om te gaan met stressoren die een beroep doen op de hulpbronnen van de persoon.
- *Hoop*: Optimisme waarin het individu bevrediging en steun vindt.
- *Sociale betrokkenheid*: Sociale interacties met personen, groepen of organisaties.
- *Geestelijke gezondheid*: In verbinding staan met jezelf, anderen, een hogere macht, het leven, de natuur en het universum dat je eigen wezen overstijgt.'

Als je het Omaha-systeem hanteert (Martin, 2005) gebruik je de probleembeoordelingsschaal om de wenselijke resultaten op te stellen bij de diagnose 'geestelijke nood'. Enkele voorbeelden:

- Geestelijke nood – doel: uitstekende kennis (5).
- *Geestelijke nood* – doel: toestand – minimale verschijnselen/symptomen (4).

Andere niet-gestandaardiseerde wenselijke resultaten kunnen betrekking hebben op:

- het vervullen van religieuze plichten;
- het aanwenden van innerlijke krachtbronnen om de huidige situatie het hoofd te kunnen bieden;
- het onderhouden of bereiken van een dynamische, persoonlijke relatie met een hogere macht (bijvoorbeeld God of Allah) wanneer je geconfronteerd wordt met vervelende omstandigheden;
- het vinden van betekenis in het bestaan en in het hier en nu;
- het hebben van toegang tot spirituele bronnen.

### 6.5.4   Culturele overwegingen in de planning

Bij het plannen van de zorg dien je zo veel mogelijk rekening te houden met de culturele achtergrond van de cliënt en hoe hij uiting geeft aan die cultuur; het moet natuurlijk niet een contra-indicatie voor zijn gezondheid vormen. Dit vraagt een open en leergierige houding van de verpleegkundige ten aanzien van andere overtuigingen en waarden; ook moet je je hierdoor niet bedreigd voelen. Als patiënten zich niet houden aan afspraken is dit wellicht omdat ze zich schikken naar hun eigen culturele waarden in plaats van naar het door de zorgverlening opgestelde zorgplan. De kans is groter dat ze zich houden aan een plan waarmee ze hebben ingestemd en dat rekening houdt met hun eigen culturele perspectief.

Specifieke resultaten, of ze nu geformuleerd zijn volgens gestandaardiseerde terminologie of in je eigen bewoordingen, zijn afhankelijk van de verpleegkundige diagnosen die je voor de patiënt hebt opgesteld. Voor bijvoorbeeld de diagnose 'verstoorde communicatie r/t taalbarrière' kun je een doel opstellen dat als volgt luidt: 'is in staat om zijn basisbehoeften kenbaar te maken aan het personeel'. Een zorgplan dat openstaat voor andere culturen bevordert een respectvolle en goede zorg voor elke patiënt (Walsh, 2004).

De Nationale Beroepscode (V&VN/NU'91, 2007, artikel 2.3) zegt hierover het volgende:

Als verpleegkundige/verzorgende stem ik de zorgverlening zo veel mogelijk af op de zorgbehoeften, waarden en normen, culturele en levensbeschouwelijke opvattingen van de zorgvrager.
Dat betekent met name:
- dat ik mij verdiep in de waarden en normen, cultuur en levensbeschouwing van de zorgvragers waarmee ik in aanraking kom;
- dat ik bij mijn zorgverlening rekening houd met de leefregels en gewoonten die voor de zorgvrager belangrijk zijn op grond van zijn culturele en levensbeschouwelijke identiteit voor zover dat niet schadelijk is voor de gezondheid van de zorgvrager, niet in strijd is met de plicht van een goede hulpverlener en rekening houdend met de belangen van andere zorgvragers;
- dat ik mij bewust ben van een mogelijk verschil tussen mijn eigen waarden en normen en de waarden en normen van de zorgvrager.

## Samenvatting

De planning:
- begint bij opname van de patiënt en houdt pas op bij het ontslag;
- voorziet in een schriftelijk vastgelegd kader voor de individuele zorg en een goede dossiervorming waarmee je de geleverde zorg kunt verantwoorden;
- draagt bij aan een continuïteit van zorg na ontslag.

Zorgplannen:
- kunnen gestandaardiseerd zijn of op het individu zijn afgestemd;
- kunnen multidisciplinair opgesteld zijn of alleen op de verpleegkundige zorg gericht.

Doelen/wenselijke resultaten:
- zijn richtlijnen voor de planning en evaluatie van zorg die de patiënt en de verpleegkundige stimuleren de doelen te behalen;
- zijn geformuleerd in termen van concreet, waarneembaar en haalbaar patiëntengedrag;
- moeten bestaan uit een onderwerp, een actief werkwoord, uitvoeringscriteria, een termijn en speciale voorwaarden;
- zijn gericht op de korte of de lange termijn;
- worden opgesteld voor individuen, gezinnen en gemeenschappen;
- houden rekening met de culturele achtergrond van de patiënt.

Een gestandaardiseerde terminologie voor verpleegkundige resultaten:
- geven de NOC en het Omaha-systeem;
- kan worden gebruikt voor het opstellen van doelen in de acute zorgverlening, de thuiszorg en de zorg voor een gemeenschap.

Ethische en juridische overwegingen bij de planning:
- zijn gebaseerd op het autonomieprincipe en houden een morele verplichting in om de cliënt te informeren over en te betrekken bij zijn eigen zorg;
- houden de verpleegkundige verantwoordelijk voor de resultaten in het verpleegkundige zorgplan;
- verlangen van de verpleegkundige dat zij een evenwicht zoekt tussen de kosten van de zorgverlening en de zorg zelf.

---

**Checklist: planning van de resultaten**
- Is het resultaat haalbaar voor de patiënt?
- Is de patiënt gemotiveerd om aan de doelen te werken?
- Is het doel geformuleerd in concrete en waarneembare termen?

---

## Kritisch denken in de praktijk: classificeren

Ga zo nodig terug naar het onderdeel 'Classificeren' uit hoofdstuk 2 en naar het onderdeel 'Verpleegkundige modellen' en de tabellen 3-10 tot en met 3-14 in hoofdstuk 3.

Bij het verzamelen van de patiëntengegevens classificeren de verpleegkundigen de gegevens volgens een door hen gekozen theoretisch kader (bijvoorbeeld Gordon, NANDA of Maslow). Gegevens van een patiënt die niet zijn geclassificeerd, zien er ongeveer als volgt uit:

Harold van der Zon is een timmerman van 35 jaar. Hij is getrouwd en heeft drie kinderen. Hij heeft een litteken van zo'n vijf centimeter op zijn onderarm. Hij vertelt dat hij kortademig is bij inspanning en veel hoest. Hij kan de krant lezen zonder bril. Hij zegt iedere dag ontlasting te hebben.

Kijk nu naar dezelfde gegevens, zoals ze hieronder zijn weergegeven in een opsomming. De afgeleide aanwijzingen staan vetgedrukt:

- leeftijd: 35 jaar;
- is timmerman;
- litteken van vijf centimeter op onderarm;
- vertelt **kortademig** te zijn bij inspanning;
- vertelt **veel te moeten hoesten**;
- kan de krant lezen zonder bril;
- getrouwd; drie kinderen;
- dagelijks ontlasting.

Hoewel dit slechts een klein deel is van de gegevens die je voor een patiënt verzamelt, zul je waarschijnlijk opmerken dat het lastig is om de afgeleide aanwijzingen te vinden, zelfs als ze vetgedrukt staan. Door met een model de gegevens te ordenen, geef je ze meer betekenis en maak je de patronen duidelijker. Een model helpt je ook om te voorkomen dat je gegevens over het hoofd ziet, omdat categorieën met geringe gegevens of helemaal zonder gegevens opvallen wanneer je klaar bent met de anamnese.

## Leren van de vaardigheid

1. Begin met een eenvoudige oefening. Breng de verschillende banen die mensen uit jouw omgeving hebben onder in de volgende categorieën. Zoek voor elke categorie enkele beroepen in je omgeving:
   - landbouw;
   - techniek;
   - gezondheidszorg;
   - administratie;
   - overig.

   Vergelijk je antwoorden met die van je medestudenten en bespreek de verschillen die jullie hebben. Leg uit waarom een beroep in een bepaalde categorie thuis hoort. Waarom denk je dat er in een classificatie een categorie 'overig' moet zijn?

2. Categoriseer onderstaande items op basis van hun gemeenschappelijke kenmerken. In eerste instantie zul je wellicht denken dat ze niets gemeenschappelijks hebben, maar als je doordenkt, zul je vast enkele overeenkomsten vinden.
   - grapefruit;
   - witte envelop;
   - witte tennisbal;

- gele knikker;
- sneeuw;
- biljet van € 5;
- gras in de lente;
- vel blauw papier.

3. Heb je de zaken uit oefening 2 geclassificeerd op kleur? Welke andere kenmerken had je kunnen gebruiken?

4. Kies een van de andere kenmerken en breng aan de hand van dit kenmerk een nieuwe classificatie aan. Heb je een categorie 'overig' nodig?

5. Hoewel de beide classificatiesystemen die je gebruikt hebt nogal verschillen, kun je toch met allebei de zaken ordenen. De criteria, of kenmerken, die je kiest, geven betekenis aan de ordening die je aanbrengt. Bespreek de oefening met je medestudenten. Welke classificatiesystemen hebben zij gebruikt?

## Toepassen van de vaardigheid

Classificeer de volgende patiëntengegevens met behulp van drie verschillende invalshoeken: die van Gordon en/of de NANDA-I en die volgens de componenten van de ICF. Zoek dit onderdeel weer op in hoofdstuk 3 en bestudeer zo nodig tabel 3–10 en 3-14. Over de indeling van de ICF is veel informatie op het internet te vinden. Zo kun je deze opdracht goed uitvoeren met de informatie onder de link: http://www.rivm.nl/who-fic/in/ICFwebuitgave.pdf.

Bespreek je antwoorden individueel of in groepsverband met je medestudenten. Voor deze oefening is geen antwoordsleutel omdat de nadruk hier niet ligt op de *juistheid* van de antwoorden, maar op het denkproces dat achter je antwoorden schuilgaat – dit is de vaardigheid van het *classificeren*. De enige manier om je denkproces te evalueren is het met anderen te bespreken en zo feedback te ontvangen.

Patiëntengegevens:
- Leeftijd: 37 jaar;
- Vertelt de afgelopen zes maanden last te hebben van aanhoudende vaginale bloedingen;
- Vertelt nooit zwanger te zijn geweest;
- Warme en droge huid;
- Kan gesprekken volgen op een afstand van drie meter;
- Slikt ijzertabletten;
- Weegt 59 kilo;
- Vertelt een 'gezelligheidsdrinker' te zijn;
- Vertelt astma te hebben;

- Vertelt zich geen zorgen te maken over de gevolgen van de hysterectomie op haar seksualiteit;
- Is kapster;
- 'Ik slaap veel' als ik stress heb;
- Bloedsuiker 5 mmol/l;
- Thoraxfoto normaal;
- Verricht ADL-activiteiten zelfstandig;
- Slikt dagelijks laxeermiddelen;
- Bloeddruk 120/80 mm Hg;
- Georiënteerd in tijd, plaats en persoon;
- Wil de geestelijke verzorger spreken voor de operatie;
- Vertelt dat gezichtsvermogen 20/20 is met bril;
- Goede huidturgor;
- Geen beperking in nekbewegingen;
- Hemoglobine 9.5;
- Lengte 1,65 meter;
- Rookt sinds zestien jaar een half pakje sigaretten per dag;
- Is allergisch voor penicilline;
- Vertelt drie keer per dag te eten, maar eet veel tussendoortjes;
- Vertelt dat haar moeder baarmoederhalskanker heeft gehad;
- Heeft regelmatig last van hoofdpijn, slikt hier aspirine voor;
- Ongetrouwd;
- Plast vijf tot zes keer per dag; 'geen moeilijkheden';
- Lichaamstemperatuur bedraagt 37,8°C;
- Drinkt 'heel veel water';
- Is in 1980 opgenomen geweest voor een appendectomie;
- Heeft één keer per dag ontlasting; soms obstipatie;

1. Classificeer de gegevens volgens het kader van Gordon. Herlees zo nodig tabel 3–10. (Enkele gegevens zijn al voor je geclassificeerd. Merk op dat sommige gegevens in meer dan één patroon voorkomen.)

Het zal je opgevallen zijn dat je onder sommige categorieën (of patronen) geen gegevens hebt gegroepeerd. Als je de gegevens op de juiste wijze hebt geclassificeerd, zal het je als ervaren verpleegkundige opvallen dat je gegevensverzameling incompleet is.

| Patroon | Gegevens |
|---|---|
| Patroon van gezondheidsbeleving en -instandhouding | Slikt ijzertabletten |
| Voedings- en stofwisselingspatroon | Slikt ijzertabletten |
| Uitscheidingspatroon | |
| Activiteitenpatroon | Vertelt astma te hebben |
| Cognitie- en waarnemingspatroon | |
| Slaap-/rustpatroon | |
| Zelfbelevingspatroon | |
| Rollen- en relatiepatroon | |
| Seksualiteits- en voortplantingspatroon | |
| Stressverwerkingspatroon | |
| Waarden en levensovertuiging | |
| Overig | Leeftijd: 37 jaar |

2. Classificeer dezelfde gegevens volgens een van de onderstaande modellen. Maak zelf een tabel met daarin een categorisering volgens het model dat je hebt gekozen.
   - Zelfzorgmodel van Orem, tabel 3–11 op p. 109.
   - Adaptatiemodel van Roy, tabel 3–12 op p. 110.
   - NANDA-taxonomie II, tabel 3–13 op p. 111.
   - Behoeftehiërarchie van Maslow, tabel 3–14 op p. 114.
   - Medisch model (lichaamssystemen) op p. 115.

## Casus: Toepassen van kritisch denken en het verpleegkundig proces in de praktijk

Jouw patiënt is een 69-jarige Marokkaanse man die al vijftien jaar bekend is met hypertensie en diabetes. Dit is de vierde dag na de operatie waarbij een deel van zijn voet is geamputeerd vanwege een slechte doorbloeding. Zijn diabetes is onder controle en voor zijn opname diende hij zichzelf insuline toe. Hij wordt ontslagen met een doorverwijzing naar de thuiszorg. Een verpleegkundige zal hem intraveneuze antibiotica toedienen, zijn wondverbanden op zijn voet verschonen en zijn bloedsuikergehalte controleren (zoek zo nodig informatie over diabetes en perifere vasculaire insufficiëntie op in een medisch naslagwerk om de vragen uit deze casus te kunnen beantwoorden).

1. Is het nodig voor deze patiënt dat een verpleegkundige zijn bloedsuikergehalte controleert na ontslag? Licht je antwoord toe, waarbij je de volgende zaken in overweging neemt:
   a. Wat is het effect van stress (bijvoorbeeld vanwege de operatie) op diabetes en bloedsuikergehalte?
   b. Wat is het verband tussen activiteiten en diabetes? Wat kun je zeggen over het activiteitenniveau van de patiënt?

c. In welke mate kun je voorspellen hoe zijn wondgenezing zal verlopen?

d. Wat is het verband tussen de inname van voedsel en diabetes? Zal zijn inname van voedsel nu verschillen met de dagen van voor de operatie?

e. Denk je dat zijn insulinebehoefte nu zal afnemen, toenemen, schommelen of hetzelfde zal blijven?

2. Het ontslagplan bevat de verpleegkundige diagnose 'risico op vertraagde wondgenezing r/t een verminderde perifere circulatie'. Welke risicofactoren zijn aanwezig om deze diagnose te ondersteunen?

3. Formuleer een doel dat een tegenovergestelde, gezonde reactie is van een vertraagde wondgenezing. Hoe kun je stellen dat het doel is bereikt? Wat zou je onderzoeken?

4. Zou je 'vertraagde wondgenezing' als een dreigende verpleegkundige diagnose of als een multidisciplinair probleem bestempelen? Waarom?

5. Vanwege het risico op infectie van zijn wond is het belangrijk dat je de patiënt leert wat de verschijnselen en symptomen van een infectie zijn, en dat je hem leert wat hij moet doen wanneer symptomen optreden. Hoe weet je dat hij het geleerde onder de knie heeft? Schrijf de resultaten op die je in een zorgplan kunt gebruiken.

6. Moet de thuiszorginstelling proberen de patiënt een Marokkaanse verpleegkundige toe te wijzen? Waarom wel of waarom niet? Moet de thuiszorginstelling proberen de patiënt een mannelijke verpleegkundige toe te wijzen? Waarom wel of waarom niet?

7. Denk je dat de patiënt, als hij weer thuis is, in staat is om te zorgen voor zijn:
   - voedingsbehoeften;
   - zelfzorgbehoeften (zoals baden, persoonlijke hygiëne, toiletgang, aankleden)?

   Licht je antwoord toe.

8. Formuleer doelen/wenselijke resultaten waaruit blijkt dat aan de voedings- en zelfzorgbehoeften van de patiënt is voldaan.

9. Vandaag is het de vierde dag na de operatie en de patiënt wordt morgen ontslagen. Wat heeft vandaag in de zorg jouw hoogste prioriteit? Licht je antwoord toe.

10. Wat heeft de hoogste prioriteit voor de wijkverpleegkundige in de eerste week van huisbezoeken? Licht je antwoord toe.

Denk eraan dat verschillende antwoorden mogelijk zijn; een en ander is gebaseerd op kennis, ervaring en waarden. Je leert het meest als je de casus met anderen bespreekt.

 Kijk op www.pearsonxtra.nl voor de antwoorden op de vragen en nog meer oefenmateriaal.

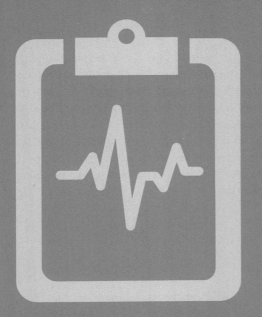

# 7

# Planning:
# interventies

## Leerdoelen

Na bestudering van dit hoofdstuk ben je in staat om:
- de begrippen verpleegkundige interventies, verpleegkundige activiteiten en verpleegkundige instructies te definiëren;
- de verpleegkundige interventies met betrekking tot observatie, preventie, behandeling en gezondheidsbevordering te herkennen;
- alternatieven voor verpleegkundige interventies te genereren aan de hand van een verpleegkundige diagnose of wenselijk patiëntenresultaat;
- de componenten van een verpleegkundige instructie te benoemen;
- de specifieke richtlijnen te volgen bij het schrijven van verpleegkundige instructies;
- standaarden met betrekking tot kritisch denken te hanteren bij de evaluatie van verpleegkundige interventies en instructies;
- het gebruik van gestandaardiseerde begrippen bij de verpleegkundige interventies te beschrijven;
- interventies te bespreken die specifiek gericht zijn op de gezondheid van het gezin, de thuissituatie en de gemeenschap;
- de ethische, juridische en culturele factoren te beschrijven waarmee je in de planning rekening moet houden.

## 7.1   Introductie

In het verpleegkundig proces legt de verpleegkundige (1) de verpleegkundige diagnose vast (de huidige gezondheidstoestand) en (2) stelt ze de doelen/verwachte resultaten (de wenselijke gezondheidstoestand) voor de patiënt vast. De volgende logische stap is de keuze van de interventies die hoogstwaarschijnlijk zullen leiden tot de wenselijke resultaten. Dit hoofdstuk richt zich op het kiezen van de verpleegkundige interventies en het schrijven van de verpleegkundige instructies. Afbeelding 7–1 geeft een overzicht van de fase waarin de planning van de interventies plaatsvindt. In kader 7–1 zijn kwaliteitseisen van planning vermeld voor het plannen van interventies.

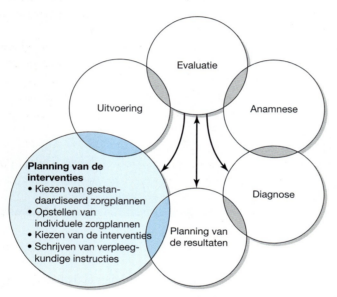

**Afbeelding 7–1**   De planningsfase: interventies en verpleegkundige instructies

## 7.2   Verpleegkundige interventies

Een **verpleegkundige interventie** is iedere handeling die door een verpleegkundige wordt uitgevoerd op grond van haar deskundige oordeel en verpleegkundige kennis om zo de resultaten van de patiënt/cliënt te verbeteren (Bulecheck *et al.*, 2010). Verpleegkundige interventies worden ook wel *verpleegkundige acties*, *activiteiten*, *maatregelen* en *strategieën* genoemd. Dit boek gebruikt interventies en de andere termen doorgaans door elkaar, behalve wanneer we specifiek verwijzen naar de Nursing Interventions Classification (NIC) omdat daarin de termen *interventies* en *activiteiten* een specifieke betekenis hebben.

Het Beroepsprofiel Verpleegkundige 2020 beschrijft het begrip 'verpleegkundige interventie' als volgt: 'Verpleegkundige interventies zijn gericht op het

# Kader 7-1 Kwaliteitseisen van planning

Planning

De verpleegkundige stelt een plan op dat de strategieën en alternatieven beschrijft om de verwachte resultaten te bereiken.

*Competenties*

De verpleegkundige:

1. stelt, in samenspraak met de persoon, het gezin en anderen, een individueel plan op waarbij ze rekening houdt met de kenmerken van de patiënt of de situatie (onder andere: waarden, overtuigingen, spiritueel en gezondheidsgedrag, voorkeuren, keuzen, ontwikkelingsniveau, copingstijl, cultuur, omgeving en beschikbare technologie);
2. stelt samen met de patiënt, gezinsleden en eventuele derden een zo goed mogelijk plan op, met inachtneming van de waarden en opvattingen van de patiënt, zijn ontwikkelingsniveau en copingstijl;
3. hanteert een strategie middels een plan dat rekening houdt met vastgestelde diagnosen en aandachtspunten en dat onder andere gericht is op het bevorderen en herstellen van de gezondheid en het voorkomen van letsel en ziekten, evenals het verlichten van lijden en voorzien in ondersteunende zorg voor stervenden;
4. draagt zorg voor de continuïteit van het plan;
5. geeft in het plan duidelijk aan hoe de activiteiten moeten worden uitgevoerd en in welk tijdsbestek;
6. brengt samen met de patiënt, gezinsleden en eventuele derden, prioriteiten aan in het plan;
7. gebruikt het plan om richting te geven aan de andere leden van het zorgteam;
8. schrijft het plan conform de Richtlijn Verpleegkundige en verzorgende verslaglegging (V&VN/NU'91, 2011);
9. integreert de huidige wetenschappelijke ontwikkelingen en kennis die van invloed zijn op de zorg in het planningsproces;
10. houdt bij de planning rekening met de economische gevolgen van het plan voor de patiënt, het gezin, voor zorgverleners en andere betrokken partijen;
11. documenteert het zorgplan met gebruikmaking van gestandaardiseerde taal of erkende terminologie die door alle betrokkenen wordt begrepen;
12. includeert strategieën voor gezondheid, en groei van de kindertijd tot op hoge leeftijd;
13. past het plan aan, op basis van de voortdurende beoordeling van de patiëntenreactie en andere uitkomstindicatoren.

versterken van het zelfmanagement van mensen, voor zover mogelijk. Dat betekent het krachtig maken van mensen en hen helpen bij het bereiken, handhaven of (opnieuw) verwerven van hun onafhankelijkheid' (V&VN, 2012, p. 12). Ongeacht welke term wordt gebruikt, omvatten verpleegkundige interventies een breed scala aan activiteiten.

### 7.2.1   Soorten interventies

Verpleegkundige interventies en activiteiten worden vastgesteld en gerangschikt in de planningsfase, maar pas uitgevoerd in de uitvoeringsfase. Ze kunnen onafhankelijk, afhankelijk of onderling afhankelijk zijn. Volgens het Beroepsprofiel past 'De verpleegkundige een groot scala aan interventies toe. Niet alleen interventies die voortkomen uit haar eigen vaststelling van de problemen van een individu en diens sociale context, maar ook interventies die bijvoorbeeld door huisartsen en medisch specialisten, fysiotherapeuten, diëtisten, logopedisten en andere paramedici of door verpleegkundig specialisten worden voorgeschreven' (V&VN, 2012).

**Onafhankelijke interventies** zijn interventies die door verpleegkundigen zelfstandig kunnen worden geïnitieerd of uitgevoerd op grond van hun kennis en ervaring. De NIC noemt ze 'zelfstandige verpleegkundige behandelingen', autonome handelingen die zijn gebaseerd op wetenschappelijke gronden (Bulechek *et al.*, 2010). Verpleegkundigen zijn verantwoordelijk voor hun besluiten en acties ten aanzien van de onafhankelijke activiteiten. Een verpleegkundige kan bijvoorbeeld de diagnose 'aangetast mondslijmvlies' stellen en de mondverzorging voor de patiënt plannen en hem die geven. De verpleegkundige is verantwoordelijk voor de gevolgen van die interventies.

**Afhankelijke interventies** zijn interventies die de verpleegkundige op voorschrift van de arts uitvoert. Bij medische voorschriften gaat het meestal om het toedienen van medicatie, infuustherapie, diagnostische onderzoeken, behandelingen, dieetvoorschriften en activiteiten. Verpleegkundigen zijn verantwoordelijk voor het verduidelijken, toelichten, uitwerken en uitvoeren van die voorschriften. Zij kunnen instructies schrijven om het medische voorschrift af te stemmen op de toestand van de individuele patiënt.

**Onderling afhankelijke interventies** (ook wel *multidisciplinaire interventies* genoemd) zijn interventies die verpleegkundigen uitvoeren samen met andere disciplines, zoals fysiotherapeuten, maatschappelijk werkers, diëtisten en artsen. Multidisciplinaire activiteiten geven de overlappende verantwoordelijkheden weer van de verschillende disciplines en de relaties tussen de verschillende disciplines. De arts kan bijvoorbeeld fysiotherapie voorschrijven om de patiënt te leren lopen met krukken. De verpleegkundige is dan verantwoordelijk voor het inschakelen van de afdeling fysiotherapie en voor de coördinatie van de patiëntenzorg die nu ook fysiotherapie omvat. Als de patiënt weer op de verpleegafdeling is, assisteert de verpleegkundige hem bij het lopen met krukken. Samen met de fysiotherapeut evalueert de verpleegkundige de voortgang van de patiënt.

### 7.2.2   Op de theorie gebaseerde planning

Je weet nog uit hoofdstuk 3 dat theorieën gebruikt worden om anamnesegegevens te ordenen; uit hoofdstuk 4 herinner je je dat je met behulp van theorieën kunt inschatten wat het probleem zal zijn. Dit idee gaat verder in de planning, waar doelen en verpleegkundige acties gegenereerd worden om het vastgestelde probleem aan te pakken. Als een kind bijvoorbeeld koliekpijn heeft en een verpleeg-kundige benadert het probleem vanuit fysiologisch perspectief, dan zou ze kun-nen zeggen dat de etiologie een 'ineffectieve darmperistaltiek met darmgassen en een opgezette buik' is. Een logische verpleegkundige actie is dan de darmgassen te laten afnemen door het kind regelmatig te laten opboeren.

Een verpleegkundige die het probleem vanuit een perspectief van 'ouderlijke ongerustheid, waardoor onderlinge spanning ontstaat' benadert, zou kunnen zeggen dat de etiologie een overstimulering is van de ouderlijke ongerustheid met onderlinge spanning tot gevolg. Deze verpleegkundige kan een verpleegkundige instructie schrijven die gericht is op het verminderen van de ongerustheid bij de ouders door ze aan te moedigen meer te ontspannen en een paar dagen samen, zonder de baby, door te brengen (Ziegler, 1993).

✓

**7-1 Test je kennis**

1. Welk type verpleegkundige interventie wordt opgedragen door de primaire zorgverlener: onafhankelijke, afhankelijke of multidisciplinaire?
2. Welk type verpleegkundige interventie is een autonome actie, gebaseerd op wetenschappelijke kennis: onafhankelijke, afhankelijke of multidisciplinaire?

Zie voor de antwoorden www.pearsonxtra.nl.

## 7.2.3 Verpleegkundige interventies en de aard van het probleem

**Kernpunt** Afhankelijk van de aard van de verpleegkundige diagnose zul je een verpleegkundige interven-tie kiezen die gericht is op observatie, preventie, behandeling en gezondheidsbevordering (zie tabel 7–1).

1. **Observatie.** Bij de observatie wordt gekeken of zich complicaties voordoen en hoe de patiënt reageert op de verpleegkundige zorg, de medische behande-ling en andere therapieën. Interventies gericht op de observatie zijn voor ieder probleem nodig: feitelijke, dreigende en mogelijke verpleegkundige diagnosen en multidisciplinaire problemen.

**Voorbeeld:**
- Controleer de stuit om de twee uur op roodheid.
- Observeer de frequentie van de uitscheiding van de urine.
- Meet ieder uur de vochtinname en -uitscheiding.

2. **Preventie.** Preventie is gericht op het voorkomen van complicaties en het ver-minderen van risicofactoren. Preventie is van belang bij dreigende, potentiële verpleegkundige diagnosen en multidisciplinaire problemen, maar soms

**Tabel 7–1**   Soorten verpleegkundige interventies in relatie tot de diagnose

| Feitelijke verpleegkundige diagnose | Dreigende verpleegkundige diagnose (risicodiagnose) | Mogelijke verpleegkundige diagnose | Multidisciplinair probleem |
|---|---|---|---|
| Observatie: van verbeteringen en de kans op complicaties | Observatie: veranderingen naar een feitelijk probleem signaleren | Observatie: de diagnose bevestigen of uitsluiten | Observatie: van het begin van een complicatie<br><br>Arts in kennis stellen: bij het ontstaan van een medisch probleem |
| Preventie: van verdere complicaties, en het nastreven van gezondheidsbevordering | Preventie: risicofactoren wegnemen of verminderen | | Preventie: inclusief medische voorschriften, verpleegkundige handelingen |
| Behandeling: elimineren van oorzakelijke en gerelateerde factoren, verschijnselen en symptomen | | | Multidisciplinaire behandelingen: het probleem verlichten of oplossen |

zijn preventieve interventies ook geschikt voor feitelijke verpleegkundige diagnosen.

**Voorbeeld:**
* Om de twee uur wisselligging, ophoesten en diep ademhalen.    (voorkomt complicaties met de ademhaling)
* Als de fundus zacht aanvoelt, masseer dan totdat deze stevig aanvoelt.    (voorkomt bloedingen na de bevalling)
* Verwijs naar preventieve gezondheidszorgmogelijkheden, bijvoorbeeld een vaccinatie tegen mazelen.    (voorkomt specifieke ziekte: mazelen)

3. **Behandeling.** Interventies die gericht zijn op de behandeling hebben betrekking op instructie, verwijzingen, lichamelijke zorg en andere zorg die nodig is om een bestaand probleem te behandelen. Interventies gericht op de behandeling worden gebruikt voor feitelijke verpleegkundige diagnosen. Merk op dat sommige verpleegkundige activiteiten op zowel de preventie als de behandeling betrekking hebben (vergelijk de volgende voorbeelden met de voorgaande voorbeelden).

**Voorbeeld:**
* Om de twee uur wisselligging, ophoesten en diep ademhalen.    (behandelt ademhalingsproblemen)

- Als de fundus van de uterus zacht aanvoelt, masseer deze dan totdat deze stevig aanvoelt.

(behandelt de bloeding na de bevalling)

- Help de cliënt met het opstellen van een plan voor lichamelijke oefeningen.

(behandelt het verminderd activiteitenvermogen)

4. **Gezondheidsbevordering.** Gezondheidsbevordering is niet specifiek gericht op een bepaalde ziekte of probleem, maar probeert activiteiten aan te moedigen die gericht zijn op een verbetering van de algemene gezondheidstoestand van de cliënt.

**Voorbeeld:**
- Bespreek het belang van dagelijks voldoende beweging.
- Leer de patiënt waar gezonde voeding uit bestaat.
- Ontwikkel mogelijkheden om kinderen in hun ontwikkeling te stimuleren.

**7-1 Om over na te denken**

Beschrijf een activiteit die je hebt uitgevoerd (of die je een andere verpleegkundige hebt zien uitvoeren) in elk van de volgende categorieën: observatie, behandeling, preventie en gezondheidsbevordering.

Zie voor het antwoord www.pearsonxtra.nl.

Specifieke verpleegkundige interventies voor de voorgaande categorieën kunnen lichamelijke zorg, patiënteninstructies, counseling, emotionele steun, doorverwijzingen en zorg voor de omgeving behelzen.

*Instructies.* Niet alle instructies hebben een apart, officieel instructieplan. De informele instructie is een interventie voor de meeste, zo niet alle, verpleegkundige diagnosen. Je zult ontdekken dat je bijna altijd instructies geeft als je cliënten toelicht of uitlegt wat je aan het doen bent en waarom je dat aan het doen bent. Informele instructies zijn activiteiten zoals toelichten of uitleggen wat de werking en bijwerkingen zijn van een bepaald medicijn, waarom de cliënt niet zelfstandig uit bed moet proberen te komen, wat het belang is van een vochtbeperking of hoe om te gaan met een glucosemeter.

*Counseling en emotionele steun.* Counseling houdt in dat je met behulp van therapeutische communicatietechnieken tracht de cliënt beslissingen te laten nemen over zijn gezondheid en veranderingen in zijn levensstijl aan te brengen. Ook worden technieken aangewend waarmee de cliënt gevoelens als angst, boosheid en vrees kan leren herkennen om daar vervolgens mee leren om te gaan. Met counseling wordt ook emotionele steun geboden – dit gebeurt soms door heel eenvoudige handelingen: alleen al door een aanraking of de aanwezigheid van de verpleegkundige, of door blijk te geven van het hebben van begrip voor de situatie van de cliënt. Een voorbeeld van een counselingmethode die kan helpen bij een angstige patiënt, is het benoemen van de gedragingen als je de kenmerken van angst observeert.

*Doorverwijzen.* Je behoort een patiënt door te verwijzen wanneer interventies nodig zijn die jij als verpleegkundige niet kunt verrichten en waarvoor andere disciplines beter zijn uitgerust.

Als je bijvoorbeeld een angstige patiënt emotionele ondersteuning biedt, dan kun je aan de behandelend arts voorstellen deze patiënt te laten doorverwijzen naar een psychotherapeut of counselor voor een langdurige behandeling van zijn angst. Het inschakelen van de thuiszorg kun je ook zien als een vorm van doorverwijzing. Verpleegkundigen dragen de zorg regelmatig over aan de thuiszorg zodat de zorg na ontslag, uit bijvoorbeeld het ziekenhuis, kan worden voortgezet. Een voorbeeld van een doorverwijzing binnen de eigen verpleegkundige discipline, is het inschakelen van een transferverpleegkundige.

*Zorg voor de omgeving.* Verpleegkundige interventies zijn erop gericht om de cliënt een veilige, schone en therapeutische omgeving te bieden. Zorg voor de omgeving houdt onder andere in dat je voor cliënten die meer risico lopen op letsel de risicofactoren probeert te minimaliseren. Voorbeelden van doelgroepen zijn kinderen, fragiele ouderen en mensen met een verminderd bewustzijnsniveau.

### Voorbeeld:
- Vertel de moeder hoe ze de temperatuur van het flesje moet controleren met de rug van haar hand.
- Blijf bij de cliënt als hij in bed een sigaret rookt.

*Kiezen van een denkschema.* Afbeelding 7–2 toont een denkschema waarmee je kunt nagaan of je alle mogelijke soorten verpleegkundige interventies voor een patiënt hebt overwogen. Kijk eerst naar de observaties die op het probleem van toepassing zijn. Als een van je interventies is 'de ademhaling van de patiënt observeren', dan zet je een X onder het vakje 'observatie' en naast het vakje 'lichamelijke zorg'. Misschien wil je dat een patiënte haar eigen bloedsuikergehalte meet; je zet dan een X onder het vakje 'observatie' en naast het vakje 'instructies'. Waarschijnlijk past geen enkele andere interventie in de verticale kolom onder 'observatie'. Bedenk vervolgens welk soort lichamelijke zorg en welke instructies betrekking hebben op de preventieve verpleegkundige interventies.

|  | Observatie | Preventie | Eehandeling | Gezondheidsbevordering |
|---|---|---|---|---|
| Lichamelijke zorg | X |  |  |  |
| Instructies | X |  |  |  |
| Counseling |  |  |  |  |
| Emotionele steun |  |  |  |  |
| ADL-activiteiten |  |  |  |  |
| Zorg voor de omgeving |  |  |  |  |
| Doorverwijzingen |  |  |  |  |

**Afbeelding 7–2**    Denkschema voor het vaststellen van de verpleegkundige interventies

**7-2 Om over na te denken**

Wanneer je moet besluiten of je een patiënt doorverwijst/overdraagt of het probleem van de patiënt zelf behandelt, vraag jezelf dan af (a) wat jouw kennis en ervaring op dit gebied is, (b) of dit probleem specifiekere kennis nodig heeft die jij niet bezit, en (c) of je waarden, overtuigingen of vooroordelen hebt die de zorg voor dit probleem in de weg staan. In welke van de volgende situaties zou jij de patiënt doorverwijzen/overdragen? Waarom?

1. Marieke komt voor een prenataal onderzoek naar de polikliniek. Wanneer je een opmerking maakt over enkele blauwe plekken die je ziet, vertelt ze je dat ze door haar man geslagen wordt. Ze zegt: 'Ook mijn kinderen worden geslagen. We moeten daar weg maar ik weet niet waarheen en heb geen idee hoe ik alleen voor de kinderen kan zorgen.'
2. Ellie is zojuist bevallen en wil de baby borstvoeding gaan geven. Ellie is ruim tien kilo te zwaar en vraagt hoe ze kan afvallen en tegelijkertijd haar borstvoeding op gang kan houden.
3. In het zorgplan van de patiënt staat een verpleegkundige diagnose 'verstoorde gasuitwisseling r/t veranderingen in het alveolaire-capillaire membraan door chronische longziekte'.
4. Zou een ervaren sociaalpsychiatrisch verpleegkundige of een verpleegkundig specialist de eerste situatie anders hebben aangepakt dan jij?

Zie voor de antwoorden www.pearsonxtra.nl.

### 7.2.4    Het genereren en kiezen van de verpleegkundige activiteiten/ interventies

Voor elk probleem kunnen verschillende verpleegkundige interventies effectief zijn. Kies de interventies die naar alle waarschijnlijkheid tot het wenselijke resultaat leiden, waarbij je rekening houdt met de vaardigheden en de voorkeuren van de patiënt, de mogelijkheden van het verpleegkundig team, de beschikbare hulpmiddelen en het beleid en de procedures van de afdeling. Je hebt creativiteit nodig om nieuwe en effectieve interventies te bedenken. Zelfs als een interventie in het verleden effectief was, moet je blijven overwegen of dezelfde interventie voor deze patiënt wel de beste is. Het volgende besluitvormingsproces zal je helpen bij de keuze van de beste interventies.

#### Opnieuw bekijken van de verpleegkundige diagnose

Kies de verpleegkundige acties die de etiologie van de verpleegkundige diagnose oplossen of verminderen. Als het onmogelijk is de etiologische factoren te veranderen, kies dan interventies/activiteiten die de verschijnselen en symptomen of de bepalende kenmerken uit de NANDA-I-terminologie behandelen. Bekijk de verpleegkundige diagnose opnieuw om zeker te weten dat je het probleem en de etiologie begrijpt. Verzeker je ervan dat je bekend bent met de factoren die het feitelijke probleem veroorzaken of eraan bijdragen. Ook moet je de bepalende kenmerken kennen die gerelateerd zijn aan een dreigende diagnose of een multidisciplinair probleem. In het volgende voorbeeld is het de bedoeling dat de verpleegkundige acties 'borststuwing' verminderen.

**Voorbeeld:**

*Verpleegkundige diagnose*:    Ineffectieve borstvoeding r/t borststuwing.
*Verpleegkundige interventie*:    **1.** Leer de moeder voor de voeding de borsten te masseren.
**2.** Leg een warme kruik op de borst of laat de moeder een warme douche nemen voordat het kind wordt gevoed.

Verpleegkundige interventies worden afgestemd op het tweede deel van de verpleegkundige diagnose (de etiologie). In de etiologie staan immers die factoren die de ongezonde reactie veroorzaken of eraan bijdragen (de gerelateerde factoren); de verpleegkundige interventies moeten hier specifiek op gericht zijn.

Probleem + Etiologie (Gerelateerde factoren)

Verpleegkundige activiteiten

Verschillende factoren kunnen bijdragen aan een probleem, maar het zou inefficiënt en waarschijnlijk ineffectief zijn om aan al deze factoren iets te doen.

Verpleegkundige instructies moeten zich richten op de etiologische factoren die specifiek bij een bepaalde cliënt aan de orde zijn. Veel factoren kunnen bijvoorbeeld bijdragen aan obstipatie: gebrek aan kennis, gebrek aan lichaamsbeweging, eetgewoonten, langdurig gebruik van laxeermiddelen of een dagindeling waarbij de cliënt zich geen rust gunt voor de defecatie. Een goed geformuleerde verpleegkundige diagnose bestaat uit de factoren die het probleem veroorzaken met een verwijzing naar de verpleegkundige interventies die deze factoren direct aanpakken. In het volgende voorbeeld kun je zien hoe verschillen in etiologie leiden tot verschillende verpleegkundige acties. In beide gevallen gaat het om *hetzelfde* probleem.

**Voorbeeld:**

| *Verpleegkundige diagnose* | *Verpleegkundige instructies/ activiteiten* |
|---|---|
| Obstipatie *r/t langdurig gebruik van laxeermiddelen.* | **1.** Maak met de cliënt een plan waarin je geleidelijk het gebruik van laxeermiddelen afbouwt. |
| Obstipatie *r/t inactiviteit en onvoldoende inname van vocht.* | **1.** Maak met de cliënt een plan voor lichamelijke oefeningen die hij thuis kan doen. **2.** Maak met de cliënt een plan waardoor hij meer vocht binnenkrijgt. |

Soms moet je interventies kiezen die gericht zijn op een deel van de verpleegkundige diagnose. Voor een diagnose 'chronische pijn r/t gewrichtsontsteking' kan het nodig zijn dat de verpleegkundige haar interventies richt op het verminderen van de pijn terwijl de interventies niets met de gewrichtsontsteking te maken hebben. Bijvoorbeeld:

- Observeer het pijnniveau voor en na iedere activiteit.
- Geef een rugmassage (om een algemeen gevoel van ontspanning te bevorderen).
- Instrueer de patiënt om een pijnstiller te nemen voordat de pijn te ernstig wordt.
- Leer de patiënt ademhalingsoefeningen te doen om de pijn te reguleren.

## Opnieuw bekijken van de doelen/resultaten

Je moet de resultaten die je wilt bereiken opnieuw bekijken. De resultaten helpen je namelijk om de verpleegkundige interventies te kiezen die specifiek voor deze cliënt van toepassing zijn.

**Voorbeeld:**

*Verpleegkundige diagnose*: Risico op ineffectieve borstvoeding r/t borststuwing.

*Doelen*:

1. Observatie van de baby of hij de tepel 'niet loslaat', zuigt en slikt.
2. De baby is binnen twee weken na zijn geboorte weer op zijn geboortegewicht van 3800 gram.

*Verpleegkundige instructies die voortvloeien uit de doelen*:

1a. Controleer of de baby de tepel niet loslaat, zuigt en slikt.
1b. Leer de moeder deze observaties zelf te doen.
1c. Als het zuigen niet ritmisch is en niet lang genoeg duurt, masseer dan de borst zonder dat de baby de borst loslaat.
2a. Weeg de baby dagelijks om 9 uur.

## Vaststellen van alternatieve interventies/acties

Met de doelen en de etiologie in gedachten, kun je veel verpleegkundige activiteiten bedenken die zullen leiden tot de wenselijke resultaten. Laat in dit denkproces ongewone en originele ideeën toe. Probeer nu nog niet te voorspellen welke interventie het beste is.

Misschien vraag je je af hoe je interventies kunt bedenken die gericht zijn op de etiologie van het probleem en hoe je weet welke acties zullen leiden tot het behalen van de doelen. Principes en theorieën uit de verpleegkunde en uit andere vakgebieden (bijvoorbeeld de anatomie, fysiologie en psychologie) zijn goede bronnen om ideeën uit te putten. Je kunt ook bronnen raadplegen als gestandaardiseerde taxonomieën (bijvoorbeeld de NIC), standaardzorgplannen, handleidingen met procedures van de instelling, verpleegkundige handboeken, artikelen uit vakbladen, docenten en collega-verpleegkundigen. Bij voorkeur gebruik je recente, wetenschappelijke artikelen. Denk eraan dat je de patiënt (en zijn familie) raadpleegt over de zorg die zij denken nodig te hebben.

Stel jezelf twee algemene vragen: (a) Op welke reacties van de patiënt moet ik letten? en (b) Wat moet ik doen? Bekijk vervolgens alle mogelijke activiteiten die betrekking hebben op de oorzaken van het probleem en de doelen die je wilt bereiken. Afhankelijk van de aard van het probleem voeg je de eigen en de multidisciplinaire activiteiten toe aan het denkschema van afbeelding 7–2.

## Kiezen van de beste optie

Het kiezen van de *beste* alternatieven is een kwestie van voorzien welke interventies tot het wenselijke resultaat leiden. De beste opties zijn die waarvan je verwacht dat ze het meest effectief zullen zijn bij het helpen van de cliënt om zijn doelen te behalen. Stel jezelf daarom de volgende vragen:

1. Wat weet ik van deze patiënt? (gezondheidstoestand, kennis, vaardigheden en beschikbare middelen)
2. Wat weet ik van deze patiënt buiten de kennis over de ziekenhuissituatie? (bijvoorbeeld overtuigingen, gedragingen en gevoelens)
3. Hoe zou ik me voelen en wat zou ik denken als ik me in deze situatie bevond?
4. Wat heb ik in het verleden bij andere patiënten in dezelfde situaties gedaan?
5. Voel ik me persoonlijk ongemakkelijk bij deze interventie?
6. Wat wil de patiënt of wat vraagt hij?
7. Welke mogelijke negatieve effecten kan deze interventie op de patiënt hebben en hoe kan dit worden ondervangen?

Jouw kennis en ervaring zullen je helpen hierover uitspraken te doen, net als de richtlijnen voor het opstellen van verpleegkundige instructies in de paragraaf 'Reflecteren op interventies' (zie p. 309).

Zelfs zorgvuldig gekozen interventies bieden geen garantie voor het bereiken van de doelen van de cliënt. Wat bij de ene cliënt werkt, werkt bij de andere misschien totaal niet. In feite kan het zelfs zo zijn dat een interventie bij een bepaalde cliënt de ene keer wel werkt maar de volgende keer niet. Baseer je interventies zo veel mogelijk op wetenschappelijke onderzoeksresultaten om de effectiviteit ervan zo groot mogelijk te maken. Een voorbeeld is dat uit onderzoeksresultaten blijkt dat het axillair meten van de temperatuur bij pasgeborenen accurater en veiliger is dan het rectaal meten.

**Kernpunt**   Een kwaliteitseis is dat je de zorgbehoeften van de individuele patiënt en de voor de verwachte resultaten beschikbare bronnen beoordeelt (evidence-based practice). Houd dit in gedachten bij het kiezen van verpleegkundige interventies.

## 7.2.5   Elektronische zorgplanning

Bij een elektronisch zorgplan zal de computer een lijst genereren met de mogelijke interventies als je een verpleegkundige diagnose of resultaat invoert (zie afbeelding 7–3 op p. 298 en afbeelding 7–4 op p. 303). Vervolgens kun je de juiste interventies uit de lijst kiezen of zelf interventies aan de lijst toevoegen. Doordat je de lijst automatisch doorloopt weet je zeker dat je alle mogelijke interventies in overweging hebt genomen. Het risico bij geautomatiseerde (en gestandaardiseerde) zorgplannen is dat je in de verleiding wordt gebracht om alleen deze standaardoplossingen te gebruiken, in plaats van naar andere, effectievere oplossingen voor deze cliënt te zoeken.

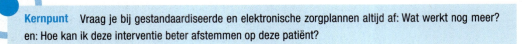

**Kernpunt**    Vraag je bij gestandaardiseerde en elektronische zorgplannen altijd af: Wat werkt nog meer? en: Hoe kan ik deze interventie beter afstemmen op deze patiënt?

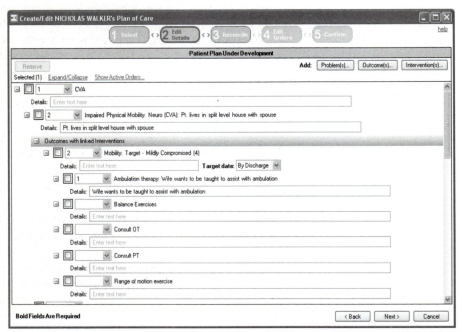

**Afbeelding 7–3**    Door de computer gegenereerde lijst van verpleegkundige interventies voor bepaalde resultaten

*Bron:* 2007-2009 McKesson Corporation, met toestemming. Alle rechten voorbehouden

**7-2 Test je kennis**

Noem de vier te volgen stappen bij het genereren en bepalen van verpleegkundige interventies.

Zie voor het antwoord www.pearsonxtra.nl.

## 7.3  Opstellen van verpleegkundige instructies

Nadat je de juiste verpleegkundige interventies hebt gekozen, schrijf je ze op in het zorgplan als verpleegkundige instructies. Bij een elektronisch zorgplan legt de computer de interventies vast die je hebt uitgekozen. Het kan nodig zijn dat je gegevens toevoegt die specifiek van toepassing zijn op jouw cliënt. **Verpleeg-kundige instructies** zijn geschreven, gedetailleerde instructies voor het uitvoeren van de verpleegkundige interventies. Ze beschrijven de activiteiten en het gedrag die nodig zijn om de huidige reacties van de cliënt te veranderen in de wenselijke reacties (resultaten). Verpleegkundige instructies kunnen activiteiten zijn die je voor de cliënt doet of waarbij je de cliënt helpt om ze zelf te doen. Verpleegkundige instructies zijn specifieker en gedetailleerder dan de voorschriften van de arts. Het voorschrift van een arts voor de voedingstoestand van een cliënt kan luiden: 'dieet geleidelijk uitbreiden als de patiënt het verdraagt'. De verpleegkundige instructies die hieruit worden afgeleid, gaan over de invoering van het aangepaste dieet en welke observaties moeten worden gedaan.

**Voorbeeld:**
1. Observeer op een opgezette buik  misselijkheid of braken.
2. Als misselijkheid of braken niet optreden, ga dan geleidelijk van heldere dranken over op niet-heldere dranken.

### 7.3.1 Instructiedoelen

Verpleegkundige instructies geven richting aan een consistente, individuele benadering van de patiëntenzorg. Ze worden geformuleerd als instructies die ook door andere verpleegkundigen uitgevoerd kunnen worden wanneer zij verantwoordelijk zijn voor de patiënt. Omdat veel verschillende verpleegkundigen betrokken zijn bij de zorg van één patiënt, moeten de verpleegkundige instructies voldoende gedetailleerd zijn om door alle zorgverleners op de juiste wijze te worden geïnterpreteerd. Een instructie als 'extra drinken' kan op veel manieren worden uitgelegd. Een verpleegkundige die gewend is om met jongvolwassenen te werken, denkt dan algauw dat de patiënt 200 ml per uur moet drinken, terwijl een verpleegkundige van een geriatrische afdeling denkt dat 50 ml per uur voldoende is en weer een andere verpleegkundige afgaat op de totale vochtinname per 24 uur in plaats van de vochtinname per uur te bekijken. Daarom kun je deze instructie beter formuleren als: 'Bied elk uur iets te drinken aan: dagdienst 1.000 ml; avonddienst 1.000 ml; nachtdienst 400 ml.'

### 7.3.2 Componenten van de verpleegkundige instructie

Een goed geformuleerde verpleegkundige instructie bestaat uit de volgende componenten (zie tabel 7–2 voor voorbeelden):
1. **Datum waarop de instructie is geschreven.** De datum wordt gewijzigd als de instructie wordt aangepast of herzien.
2. **Onderwerp.** Verpleegkundige instructies worden opgesteld in termen van het gedrag van de verpleegkundige; de omschrijving van de instructie start dus in feite met 'de verpleegkundige'. Als je het formuleren van verpleegkundige instructies nog moet leren, kun je aan het begin van de uitspraak dus denken: 'de verpleegkundige...' maar je noteert dit niet zo.

**Voorbeeld:**

| *Doelen:* | *Verpleegkundige instructies:* |
|---|---|
| **Gedrag van de patiënt** | **Gedrag van de verpleegkundige** |
| ↓ | ↓ |
| (Patiënt) loopt vanaf 12/2 met hulp naar de deur. | (Verpleegkundige) help(t) de patiënt drie keer per dag naar de deur te lopen. |

3. **Actief werkwoord.** Dit geeft aan wat de verpleegkundige moet doen. Voorbeelden van dergelijke werkwoorden zijn: *aanbieden, assisteren, doorverwijzen, beluisteren, veranderen, geven, luisteren, demonstreren* en *draaien*.

**Voorbeeld:**
- *Observeer* dagelijks de ademhaling om 08.00 uur en 16.00 uur.
- *Help* drie keer per dag bij het in de stoel gaan zitten.

4. **Planning.** Dit is het deel dat aangeeft hoe, waar en wanneer de verpleegkundige de activiteit uitvoert. Soms wordt de activiteit in meer detail beschreven (wat). Als de ene activiteit pas kan plaatsvinden na de andere, geeft de kwalificatie ook aan in welke volgorde de activiteiten moeten worden uitgevoerd.

**Voorbeeld:**

|  | **wat** | **wanneer** |
|---|---|---|
| Geef | geschreven instructies voor de wondverzorging | voor het ontslag. |

|  | **wat** | **volgorde/wanneer** |
|---|---|---|
| Meet | de bloeddruk | voor en na het uit bed komen. |

5. **Frequentie.** Geeft aan hoe vaak en hoe lang de activiteit moet plaatsvinden.

**Voorbeeld:**
- *Help* drie keer per dag bij het in de stoel gaan zitten.
- Verwissel het wondverband *dagelijks om 08.00 uur en om 20.00 uur.*

Wanneer je tijd plant voor een verpleegkundige actie, moet je rekening houden met rust- en etenstijden, bezoekuren en andere dagelijkse activiteiten van de patiënt. Denk ook aan het coördineren van de tijdstippen voor multidisciplinaire tests en behandelingen (bijvoorbeeld fysiotherapie).

6. **Handtekening.** De verpleegkundige die de instructie opstelt, moet haar handtekening zetten. Hiermee geef je aan dat je verantwoordelijk en aansprakelijk bent voor de interventie. Via je handtekening weten je collega's bovendien bij wie ze moeten zijn als ze vragen of opmerkingen hebben over de instructie.

**Tabel 7–2** Voorbeelden van verpleegkundige instructies

| Onderwerp | Werkwoord | Omschrijving | Termijn | Datum en handtekening |
|---|---|---|---|---|
| (De verpleegkundige) | controleert | of de patiënt zegt dat hij wil deelnemen aan activiteiten | bij elk contact met de patiënt | 14/4/07 J. Jansen |
| (De verpleegkundige) | legt uit | aan de patiënt niet bij de maaltijden te drinken als de misselijkheid aanhoudt | avonddienst 14/4 | 14/4/07 J. Jansen |
| (De verpleegkundige) | draait | de patiënt elke 2 uur | bij decubitus | 14/4/07 J. Jansen |

✔

**7-3 Test je kennis**

Noem de zes componenten van een verpleegkundige instructie.

Zie voor het antwoord www.pearsonxtra.nl.

## 7.4 Gestandaardiseerde terminologie van de verpleegkundige interventies

In hoofdstuk 5 is ingegaan op de standaardisering van de verpleegkundige terminologie; ook is een begrippenkader gegeven waarmee je de problemen kunt omschrijven die verpleegkundige zorg nodig hebben. Hoofdstuk 6 heeft informatie gegeven over de gestandaardiseerde verpleegkundige terminologie waarmee je de patiëntenresultaten kunt omschrijven. Hieronder volgt een uiteenzetting over de gestandaardiseerde terminologie voor *verpleegkundige interventies*.

### 7.4.1 De Nursing Interventions Classification (NIC)

De NIC is ontwikkeld door een verpleegkundig onderzoeksteam aan de Universiteit van Iowa. De derde editie bevat 542 interventies die de verpleegkundige uitvoert voor de patiënt. De NIC classificeert de interventies in zeven *domeinen*: elementair fysiologische functies, complex fysiologische functies, gedrag, veiligheid, gezin en familie, gezondheidszorgstelsel en samenleving (Bulechek *et al.*, 2010).

Elke interventie bestaat uit een label, een definitie en een lijst van activiteiten die een verpleegkundige, als interventie, uitvoert (zie kader 7–2). Het NIC-*label* omvat de gestandaardiseerde terminologie die gebruikt wordt bij het plannen en vastleggen van de zorg. De *activiteiten* zijn de meer specifieke acties die de verpleegkundige kan verrichten bij het uitvoeren van een interventie. Zoals je in kader 7–2 kunt zien, voert de verpleegkundige niet al deze activiteiten uit bij een

# Kader 7–2 NIC-interventies: baden/douchen

**Definitie**
Het lichaam van de patiënt wassen om een ontspannend, reinigend en heilzaam effect te bereiken.

**Activiteiten**
Help de patiënt indien nodig of gewenst met de wasbeurt in bed of met douchen of baden (zo nodig met behulp van een douche- of badstoel). Was indien nodig of gewenst het haar van de patiënt.
Maak gebruik van speltechnieken bij het baden van kinderen: maak gaatjes in de bodem van een plastic bekertje, vul het met water en laat het 'regenen' op het kind.
Zorg ervoor dat het waswater een aangename temperatuur heeft. Help de patiënt zo nodig bij de verzorging van het genitale gebied.
Help zo nodig bij de toepassing van toiletartikelen (bijvoorbeeld deodorant of eau de toilette).
Geef de patiënt zo nodig een voetbad.
Scheer de patiënt zo nodig.
Smeer schrale plekken in met zalf of crème.
Geef de patiënt nadat hij naar het toilet is geweest en voor het eten de gelegenheid zijn handen te wassen.
Wrijf diepe huidplooien in met talkpoeder.
Inspecteer tijdens het wassen de conditie van de huid.
Controleer tijdens het wassen de functionele vermogens van de patiënt.

*Bron:* Bulechek, G.M., Butcher, H.K. & McCloskey Dochterman, J. (red.) (2010). *Verpleegkundige interventies (NIC)* (3e editie). Amsterdam: Elsevier Gezondheidszorg, p. 175.

bepaalde patiënt; ze kiest de meest geschikte activiteiten en stemt die vervolgens af op de individuele patiënt, waarbij ze rekening houdt met de behoeften van de cliënt en beschikbare voorraden en (hulp)middelen van de instelling.

Gestandaardiseerde terminologie is vooral nuttig bij geautomatiseerde, elektronische zorgplanning. Afbeelding 7–4 toont een computerscherm waarop de suggesties staan voor NIC-interventie 'ineffectief hanteren van behandelplan (individu)'; de verpleegkundige kiest een activiteit uit de geboden lijst.

Wanneer de verpleegkundige gebruikmaakt van een gestandaardiseerde terminologie en een geautomatiseerde planning betekent dit niet dat ze de zorg op de automatische piloot uitvoert. De verpleegkundige die de NIC gebruikt, kiest welke interventies geschikt zijn voor een bepaalde patiënt (als in afbeelding 7–4), wanneer ze de interventies uitvoert en welke activiteiten aan de behoeften en voorkeuren van de patiënt moeten worden aangepast. Afbeelding 7–5 toont hoe de verpleegkundige een gekozen verpleegkundige activiteit op de patiënt afstemt. Kader 7–3 geeft een samenvatting van de voordelen van een gestandaardiseerde terminologie van interventies.

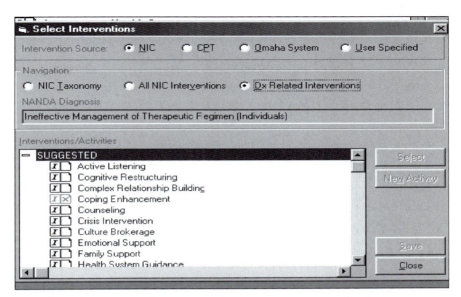

**Afbeelding 7–4** Computerscherm met suggesties voor (NIC-)interventies voor een NANDA-I-diagnose

*Bron:* copyright © Ergo Partners, L.C. Alle rechten voorbehouden. Met toestemming.

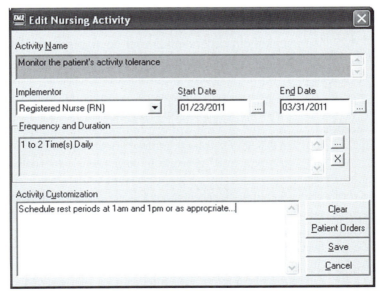

**Afbeelding 7–5** Computerscherm waarop de gekozen activiteit op de patiënt wordt afgestemd

*Bron:* copyright © Ergo Partners, L.C. Alle rechten voorbehouden. Met toestemming.

# Kader 7–3 Voordelen van gestandaardiseerde interventies

Gestandaardiseerde terminologie:
- verbetert de communicatie onder verpleegkundigen en tussen verpleegkundigen en niet-verpleegkundigen;
- maakt het onderzoekers mogelijk om de effectiviteit en de kosten van de verpleegkundige interventies vast te stellen;
- draagt bij aan het duidelijk maken van wat de verpleegkunde inhoudt;
- draagt bij aan het zichtbaar maken van de invloed van de verpleegkundige op de gezondheidszorg;
- maakt het voor verpleegkundigen eenvoudiger om de juiste interventies te kiezen doordat de noodzaak om alles uit het hoofd te leren, vermindert;
- faciliteert het onderwijs over de klinische besluitvorming;
- draagt bij aan de ontwikkeling en het gebruik van elektronische zorgplannen;
- helpt bij een effectieve planning van personeel en middelen;
- ondersteunt de ontwikkeling van een bekostigingssystematiek zodat verpleegkundigen op basis van geleverde diensten betaald kunnen worden;
- stimuleert een volwaardige en betekenisvolle deelname van verpleegkundigen aan het multidisciplinaire team.

### 7.4.2 Verpleegkundige interventies voor de maatschappelijke en openbare gezondheidszorg

Sociaal en thuiszorgverpleegkundigen hebben een bepaalde terminologie nodig waarmee de interventies voor individuen, gezinnen en groepen (bijvoorbeeld grote groepen mensen of hele gemeenschappen) beschreven kunnen worden. Een voorbeeld van een niet-gestandaardiseerde interventie voor de gemeenschap is het opzetten van een door verpleegkundigen geleide voetkliniek.

De NIC wordt momenteel gebruikt in de gemeenschap, zoals op scholen (en in de openbare gezondheidszorg (public health, GGD) (Parris et al, 1999). Een gemeenschaps- of public-healthinterventie is gericht op de ondersteuning van de gezondheid van de samenleving en bestaat uit: (a) het bevorderen van de gezondheid in de samenleving, en (b) de coördinatie van risico's voor de samenleving. De NIC heeft 18 interventies die gericht zijn op het ondersteunen van de gezondheid van de samenleving.

Het Omaha-systeem heeft vier interventiecategorieën (Martin & Scheet, 1992): (a) educatie, begeleiding en counseling, (b) behandelingen en procedures, (c) casemanagement en (d) toezicht. Ze worden gebruikt in combinatie met **63 doelen** – de onderwerpen van de verpleegkundige interventies of activiteiten. Naast de fysieke doelen, zoals zorg bij de uitscheiding, hartproblemen en voeding, zijn er doelen die de openbare gezondheidszorg betreffen, zoals ouderlijke zorg, dagopvang/kortdurende opvang, duurzame medische apparatuur, werkgelegenheid, leefomgeving, financieel beheer, wonen, juridische aspecten en vervoer. Hieronder staan enkele voorbeelden van geformuleerde interventies (de cursieve woorden zijn niet-gestandaardiseerde interventies die de verpleegkundige heeft toegevoegd om de interventies op de patiënt af te stemmen):

'Toezicht: veiligheid: *basisveiligheid thuis*'
'Gezondheidsopvoeding, begeleiding en counseling: voeding: *normaal voedingspatroon*'

Ondanks het feit dat het Omaha-systeem speciaal ontwikkeld is voor de maatschappelijke gezondheidszorg heeft het systeem geen diagnosen of interventies die speciaal bedoeld zijn voor hele gemeenschappen of grote groepen.

### 7.4.3 Interventies voor gezinnen en de thuiszorg

Wijkverpleegkundigen gebruiken interventies die gericht zijn op zowel individuen als gezinnen. De NIC-taxonomie (zie tabel 7–3) bestaat uit drie klassen met ongeveer 75 interventies die het gezin ondersteunen (Bulechek *et al.*, 2010). Andere NIC-interventies kunnen ook met de gezinsdiagnosen van de NANDA-I worden gebruikt. Voor bijvoorbeeld 'gebrekkige gezinscoping' kun je een interventie als 'bereidheid tot ontwikkeling: puber' gebruiken, ondanks het feit dat je deze interventie niet zult aantreffen in de klassen met betrekking tot het gezin. De NIC is vooral nuttig omdat de classificatie in elk werkveld kan worden toegepast.

Voor iedere interventie moet de verpleegkundige *het soort interventie/actie* specificeren: onderzoek/controle, zorg/uitvoering, educatie/instructie en/of beheer/coördinatie. Een volledige interventie is bijvoorbeeld: 'zorg voor gebit: onderzoek en onderwijs'. De interventies zijn gekoppeld aan de verpleegkundige diagnosen waarop ze zijn gericht. Ondanks het feit dat geen enkele interventie speciaal ontwikkeld is voor het gezin, zijn sommige hiervoor wel nuttig (bijvoorbeeld: dreigende overbelasting van de mantelzorgverlener, verstoorde gezinsprocessen, ondersteuning bij huishoudelijke taken, terminale verpleegkundige zorg, risico van wiegendood). Zie kader 7–4 voor voorbeelden van interventies.

**Tabel 7–3**   NIC-interventies voor gezinnen

| Klassen | Voorbeelden van interventies |
|---|---|
| *Zorg bij de bevalling:* De patiënt bewaken en verzorgen tijdens de ontsluitings- en uitdrijvingsfase van de bevalling | Ga na of de vliezen zijn gebroken |
| *Gezinsondersteuning:* Bevorderen van de waarden, interesses en doelen van het gezin | Verzeker het gezin ervan dat de patiënt de best mogelijke zorg krijgt |
| *Gezinsplanning:* niet-geplande zwangerschap | Ga na of de patiënte al een keuze heeft gemaakt over de voortzetting van de zwangerschap |

*Bron:* Bulechek *et al.*, (2010). *Verpleegkundige interventies (NIC)* (3e ed.). Amsterdam: Elsevier Gezondheidszorg.

# Kader 7–4 Voorbeelden van verpleegkundige interventies

M. Rollen/relaties
  38. Zorg bij communicatie
  39. Psychosociale zorg
    39.1 Analyse thuissituatie
    39.2 Analyse interpersoonlijke dynamiek
    39.3 Analyse gezinsprocessen
    39.4 Analyse seksueel gedrag
    39.5 Analyse sociaal netwerk

N. Veiligheid
  40. Controle middelengebruik
    40.1 Controle tabaksgebruik
    40.2 Controle alcoholgebruik
    40.3 Controle drugsgebruik
  41. Zorg bij noodsituaties
  42. Veiligheidsvoorschriften
    42.1. Veiligheid omgeving
    42.2. Veiligheid apparatuur
    42.3. Individuele veiligheid
  68. Controle geweld

Geef de aard van de interventie/actie aan: onderzoek/controle, zorg/uitvoering, onderwijs/instructie en beheer/coördinatie.

*Bron:* SABA, V.K. (2003). CCC Sabacare. Clinical Care Classification (CCC) System. Beschikbaar op http://www.sabacare.com

## 7.5 Formele instructie-/educatieplannen

Verpleegkundigen geven veel informele instructies. In feite is bij elke verpleegkundige diagnose wel enige, instructieve interventie noodzakelijk. Voor patiënten die leerbehoeften hebben over complexe onderwerpen (bijvoorbeeld een patiënt bij wie zojuist de diagnose diabetes is gesteld) is wellicht een apart, formeel instructieplan nodig.

Instructieplannen moeten de instructiestrategieën bevatten die je gebruikt bij het leren van een nieuwe vaardigheid aan een patiënt. De juiste strategie hangt af van de behoeften van de cliënt en de doelen waar je naartoe werkt. Cognitieve vaardigheden worden meestal geleerd door het voeren van gesprekken, het bijwonen van informatiebijeenkomsten, het gebruik van folders en audiovisuele middelen. Verpleegtechnische vaardigheden moeten worden gedemonstreerd en besproken en daarna in de praktijk worden uitgevoerd. Affectieve doelen vereisen doorgaans rolmodellen, gesprekken en counseling om de cliënt inzicht te verschaffen. De verpleegkundige instructies in instructieplannen worden op dezelfde manier geformuleerd als andere instructies. Ze geven een duidelijke indicatie over de inhoud van de instructie, de instructiemethode en de leeractiviteiten die worden gebruikt. Een voorbeeld van een voorlichtingsinstructie is: 'demonstreer hoe je insuline moet toedienen'.

Leerinstructies en -methoden moeten gebaseerd zijn op de principes van onderwijzen en leren. Je kunt handboeken gebruiken over verschillende leermethoden zoals rolmodellen, gespreksvoering, demonstratie en gebruik van audiovisuele middelen. Om de effectiviteit van je instructieplan te verbeteren, moet je de volgende principes in gedachten houden:

1. **Maak een inschatting van de kennis en mogelijkheden van de patiënt.** Veel factoren beïnvloeden het leren van de cliënt, waaronder voorkennis, ervaring, opleiding, leeftijd en gezondheidstoestand. Misvattingen en onjuiste informatie kunnen het leren van nieuwe dingen in de weg staan. Ziekten of zintuiglijke beperkingen kunnen het de patiënt moeilijk maken om informatie te verwerken of te onthouden.
2. **Presenteer de leerinstructies van eenvoudig naar complex.** Hierdoor is de inhoud van de instructies beter te begrijpen. Leren is een opeenvolgend proces waarbij nieuwe informatie voortbouwt op al bestaande kennis en ervaring.
3. **Herhaal en oefen de instructies.** Door doorlopend te oefenen, kan de cliënt nieuwe informatie beter vasthouden. Beloningen zijn naar binnen gericht (persoonlijk) of naar buiten gericht (complimenten). Wanneer je tevreden bent met wat je hebt bereikt, kan dit een stimulans zijn om verder te leren.

## 7.6 Levensbeschouwelijke en spirituele interventies

De planning moet direct gericht zijn op het helpen van cliënten bij het behalen van hun algemene doelen op het gebied van levensbeschouwelijke en spirituele vermogens en voldoening. Een veelvoorkomende interventie is het regelen van een bezoek van een geestelijk verzorger. Sommige cliënten zullen direct vragen of de geestelijk verzorger die verbonden is aan de instelling of hun eigen predikant langs kan komen. Anderen zullen hun zorgen eerst met de verpleegkundige bespreken. Het is belangrijk om altijd eerst aan de cliënt zelf te vragen wat hij wil, voordat je de hulp van een geestelijk verzorger inroept. Sommige mensen hebben geen geloof en willen geen geestelijk verzorger aan hun bed. De verpleegkundige moet de wens van de cliënt op dit gebied respecteren en niet oordelen over die wens.

Levensbeschouwelijke en spirituele zorg omvat alles wat te maken heeft met levensovertuiging, geestelijke nood en de mogelijkheid tot geestelijk welbevinden van de patiënt. Voorbeelden zijn het bieden van troost aan de familie van een stervende patiënt, een gesprek 's avonds laat met een patiënt die de volgende ochtend een operatie moet ondergaan, of gewoon rustig bij het bed van de patiënt zitten. Als je ervoor kiest om – als de patiënt dit wenst – zorg te verlenen op het levensbeschouwelijke en spirituele vlak, kunnen de interventies onder andere zijn: praten, luisteren, teksten uit geloofsgeschriften lezen, praten over de rol van het hebben van een levensbeschouwing of van het geloof in hun leven (DiJoseph & Cavendish, 2005; Grant, 2004; Laukhuf & Werner, 1998). De interventies die het meest worden gebruikt door oncologieverpleegkundigen of in een hospice, staan beschreven in kader 7–5.

De belangrijkste NIC-interventies voor 'geestelijke nood' zijn 'aanwezig zijn' en 'geestelijke ondersteuning'. De overige NIC-interventies voor 'geestelijke nood' vind je in kader 7–6. Het Omaha-systeem heeft een interventie 'spirituele zorg' die wordt gedefinieerd als: 'activiteiten gericht op het hanteren van religieuze vraagstukken' (Martin & Scheet, 1992, p. 34). Er zijn ook tal van andere gestan-

---

## Kader 7–5 Levensbeschouwelijke interventies die het meest worden toegepast door oncologieverpleegkundigen

1. Actief luisteren.
2. Afnemen van een anamnese met speciale aandacht voor het waarde- en levensovertuigingspatroon.
3. Uitdrukken van acceptatie, oprechte belangstelling, respect en een niet-veroordelende houding.
4. Communiceren met cliënten om zo ruimte te geven aan de gevoelens en gedachten van de cliënt.
5. Aanraken.
6. Aanwezig zijn met een empathische opstelling.

*Bron:* aangepast van Sellers, S. C., & Haag, B. A. (1998). Spiritual nursing interventions. *J Holistic Nurs. 16*(3), 338-354.

# Kader 7-6 Voorbeelden van NIC-interventies bij geestelijke nood

- anticiperende begeleiding
- bevordering van de geestelijke groei
- counseling
- crisisinterventie
- ondersteuning bij besluitvorming
- geestelijke ondersteuning
- emotionele ondersteuning

- ondersteuning bij rouwverwerking
- ondersteuning bij verwerking van schuldgevoelens
- hoop inspreken en bemoedigen
- aanwezig zijn
- stervensbegeleiding
- waardenverduidelijking
- verbetering van probleemhantering

*Bron:* uit Bulechek, G.M., Butcher, H.K. & McCloskey Dochterman, J. (red.) (2010). *Verpleegkundige interventies (NIC)* (3e editie). Amsterdam: Elsevier Gezondheidszorg.

daardiseerde interventies, die weliswaar niet gecategoriseerd zijn als 'spiritueel' maar die hiervoor wel kunnen worden gebruikt (bijvoorbeeld: 'controle: ondersteuningssysteem' in de Omaha-classificatie).

## 7.7 Kritisch denken over de planning

Het genereren van interventies gebeurt op dezelfde wijze als waarop hypothesen volgens de wetenschappelijke methode worden voortgebracht. Verpleegkundigen gebruiken hun therapeutisch oordeel om te bepalen welke interventies naar alle waarschijnlijkheid de wenselijke resultaten zullen behalen. Dit vereist vaardigheden met betrekking tot het kritisch denken, zoals generaliseren, toelichten, voorspellen, verbanden leggen met andere vakgebieden als fysiologie en psychologie en hieruit bruikbare informatie halen.

### 7.7.1 Reflecteren op interventies

Gebruik de volgende vragen om kritisch na te denken over de interventies die je hebt gekozen. De eisen van kritisch denken staan tussen haakjes (herlees zo nodig tabel 2-3).

1. *(Nauwkeurigheid en relevantie)* **Is de interventie gebaseerd op wetenschappelijk onderzoek?** Zo niet, verschaffen wetenschappelijke principes of meningen van experts voldoende redenen voor de interventie (richtlijnen en protocollen)?

2. *(Duidelijkheid)* **Zijn de verpleegkundige instructies kort en bondig geformuleerd?** Complexe uitspraken kunnen onduidelijk zijn. Neem geen complexe standaardprocedures op in het zorgplan. Schrijf in plaats daarvan bijvoorbeeld: 'zie het protocol voor het uitzuigen van de tracheacanule'. Als de procedure aan de patiënt moet worden aangepast, dan dien je in de instructie

te beschrijven wat anders moet en waarom (bijvoorbeeld: 'gebruik alcohol; patiënt is gevoelig voor jodium').

3.  *(Duidelijkheid)* **Zijn de verpleegkundige instructies duidelijk geformuleerd?** Worden ze door andere verpleegkundigen op dezelfde manier geïnterpreteerd?

4.  *(Precisie)* **Zijn de verpleegkundige instructies specifiek genoeg?** Ze moeten 'wanneer', 'hoe vaak', enzovoort aangeven. In plaats van 'wandelen met hulp van één persoon' moet de instructie specifieker worden omschreven: 'wandelt twee keer per dag naar het einde van de gang met hulp van één persoon'. Een duidelijke volledige instructie (zie vraag 3 en 6) is meestal ook gedetailleerd.

5.  *(Precisie)* **Is de interventie afgestemd op de individuele behoeften van de patiënt?** Bijvoorbeeld: 'aanmoedigen te drinken' is niet op de individuele patiënt afgestemd. Een betere instructie zou zijn: 'bied ieder uur drinken aan; patiënt lust graag sinaasappelsap'.

6.  *(Diepte)* **Is iedere verpleegkundige instructie volledig – zijn alle componenten aanwezig?** De componenten zijn datum, handtekening, actief werkwoord, beschrijvende kwalificaties en specifieke tijden.

7.  *(Diepte)* **Biedt het plan verscheidenheid aan interventies en activiteiten? Heb je geen benaderingswijzen over het hoofd gezien?** Bevat het plan (zo nodig) interventies/activiteiten:
    *   die afhankelijk, onafhankelijk en multidisciplinair zijn?
    *   die gericht zijn op observatie/controle, preventie, behandeling en gezondheidsbevordering?
    *   op het gebied van lichamelijke zorg, emotionele ondersteuning, ADL-activiteiten, zorg voor de omgeving en doorverwijzing?

8.  *(Breedte)* **Is de interventie realistisch:**
    *   *in termen van de mogelijkheden en middelen van de patiënt?* Het zou bijvoorbeeld onrealistisch zijn om de patiënt naar de particuliere thuiszorg te verwijzen als hij zich deze dienstverlening niet kan veroorloven.
    *   *in termen van de mogelijkheden en middelen van de instelling?* Het zou bijvoorbeeld onrealistisch zijn om te schrijven: 'elk uur wisselligging' als de afdeling onderbemand is.

9.  *(Breedte)* **Is de interventie veilig?** Een voorbeeld hiervan is een specifieke verpleegkundige instructie voor een patiënt die oefeningen moet doen: 'bij weerstand niet forceren'.

10. *(Breedte)* **Is de interventie aanvaardbaar voor de patiënt?** Is de patiënt goed geïnformeerd over de keuzemogelijkheden? Is rekening gehouden met de waarden en cultuur van de patiënt? Als een cliënt die vegetarisch eet een tekort aan eiwitten heeft, kun je niet opschrijven dat hij vlees moet eten.

11. *(Breedte)* **Zijn de verpleegkundigen (inclusief jijzelf) deskundig genoeg om de interventie uit te voeren?** Een interventie mag alleen worden uitgevoerd als de verpleegkundige de theoretische (wetenschappelijke) achtergrond van de interventie begrijpt en beschikt over de benodigde intermenselijke en verpleegtechnische vaardigheden.

12. *(Breedte)* **Is de interventie te verenigen met medische en andere behandelingen?** Als bijvoorbeeld een medische instructie bedrust voorschrijft, dan kun je geen instructie schrijven waarin de patiënt hulp krijgt bij het lopen om obstipatie te voorkomen.
13. *(Logisch)* **Is de interventie gericht op alle aspecten van de etiologie?** Als de etiologie niet veranderd kan worden, zijn de interventies dan gericht op de verschijnselen en symptomen van het probleem?
14. *(Belang)* **Welke verpleegkundige instructies dienen als eerste, of direct, te worden uitgevoerd?**

**Kernpunt**  Kwaliteitseis – Onderzoek

De verpleegkundige *maakt* gebruik van het beste (wetenschappelijke) bewijs om richting te geven aan zijn besluiten.

**Kernpunt**  Kwaliteitseis – Gebruik van middelen

De verpleegkundige ondersteunt de patiënt en zijn familie bij het bepalen van en zorgen voor de juiste en beschikbare diensten die gericht zijn op zijn zorgbehoeften.

De verpleegkundige ondersteunt de patiënt en zijn familie bij het verkrijgen van de juiste informatie over de kosten, risico's en voordelen van de zorg en de behandeling.

### 7.7.2  Reflecteren op ethische kwesties

De Nationale Beroepscode benoemt de rol van de verpleegkundige als belangenbehartiger van de patiënt. De Nationale Beroepscode (V&VN/NU'91, 2007, artikel 2.2) zegt:

Als verpleegkundige/verzorgende stel ik in de zorgverlening de belangen van de zorgvrager centraal.

Dat betekent met name:

- dat ik de zorg verleen die voor deze zorgvrager nodig is;
- dat ik, indien nodig, opkom voor de belangen van de zorgvrager;
- dat ik op een rechtvaardige manier prioriteiten stel in de belangen van verschillende zorgvragers die aan mijn zorgen zijn toevertrouwd;
- dat ik ervoor zorg dat de gezondheid en veiligheid van de zorgvrager niet in gevaar komt bij arbeidsonrust en stiptheidsacties.

Een **belangenbehartiger** of **pleitbezorger** is iemand die opkomt voor de rechten van iemand anders. Patiënten zijn soms onvoldoende geïnformeerd of te ziek om zich in het complexe gezondheidszorgsysteem staande te houden. Velen van hen hebben een belangenbehartiger nodig die ze helpt om te krijgen wat ze nodig hebben. Naast het informeren en ondersteunen van patiënten (zie hoofdstuk 6) kunnen verpleegkundigen bemiddelen voor de patiënt, handelen uit naam van de patiënt; vaak door anderen te beïnvloeden.

**Voorbeeld:** Mevrouw Achterberg wordt wegens kanker behandeld met een combinatie van radiotherapie en chemotherapie. Ze vertelt de verpleegkundige dat ze zich afvraagt wat met de behandelingen bereikt zal worden en hoe lang de behandelingen nog moeten duren. 'Ik vergeet het steeds aan de dokter te vragen. Hij vraagt hoe ik me voel en als ik klaar ben met mijn verhaal, ben ik het alweer vergeten.' De verpleegkundige bemiddelt door aan de arts te vragen een gesprek te voeren met mevrouw Achterberg waarin hij een toelichting geeft op de behandeling en de verwachte behandelingsduur.

Naast de verpleegkundige zijn veel meer mensen betrokken bij de besluitvorming rond ethische (en andere) interventies (bijvoorbeeld de patiënt, zijn familie en andere zorgverleners). Daarom zijn vaardigheden als samenwerken, communiceren en compromissen kunnen sluiten voor de verpleegkundige belangrijk. Als verpleegkundigen niet de autonomie hebben om namens de patiënt op te treden, wordt het kunnen sluiten van compromissen essentieel. Compromissen komen naar alle waarschijnlijkheid voort uit een besluitvormingsproces waarbij wordt samengewerkt. Het volgende ezelsbruggetje kan je helpen onthouden hoe je bemiddelt en samenwerkt bij de interventies voor patiënten (Berlin & Fowkes, 1983):

L   *Listen to others* (luister naar anderen).
E   *Explain your understanding of the situation or issue* (leg uit hoe jij denkt dat de situatie in elkaar zit).
A   *Acknowledge and discuss differences (e.g., of opinion)* (erken en bespreek verschillen (bijvoorbeeld meningsverschillen).
R   *Recommend alternative courses of action* (bedenk alternatieven).
N   *Negotiate agreement or compromise* (kom tot overeenstemming of compromis).

### 7.7.3   Reflecteren op culturele kwesties

Tijdens de planningsfase moet je informatie over en van de cliënt en zijn familie gebruiken – informatie over culturele waarden, overtuigingen en hoe ze die uiten – om te komen tot interventies die de cliënt zo veel mogelijk ondersteunen. De verpleegkundige moet bijvoorbeeld rekening houden met het voedingspatroon van de cliënt; kijken wie verantwoordelijk is voor het samenstellen en bereiden van de maaltijden. Vervolgens moet ze de betreffende familieleden instructies geven over hoe ze de dieetvoorschriften (bijvoorbeeld een vetarm dieet) kunnen toepassen bij de samenstelling en bereiding van de maaltijden.

Bij het plannen van de zorgactiviteiten moet je mogelijke taalbarrières vaststellen en overwegen of het nodig is dat je een tolk inschakelt. Soms hebben mensen met een andere culturele achtergrond specifieke informatie nodig om verwarring of schroom te voorkomen. De toiletgang of de norm voor de frequentie van het ontlastingspatroon kan verschillend zijn. Zo kan een bepaalde cliënt veel aandacht en ondersteuning nodig hebben voordat je bij hem een klysma kunt toedienen. Wanneer je patiënten voorlichting wilt geven en Nederlands niet hun moedertaal is, probeer dan het instructiemateriaal te laten vertalen, gebruik plaatjes om de geschreven instructies te verduidelijken of laat een tolk de instructies in de eigen taal geven.
Kijk welke middelen de gemeenschap heeft om cliënten uit andere culturen te ondersteunen. Tot slot moet je proberen lering te trekken uit iedere transculturele ontmoeting die je met een patiënt hebt om de zorg aan toekomstige cliënten uit andere culturen te verbeteren.

## Samenvatting

Verpleegkundige interventies:
- zijn handelingen die een verpleegkundige uitvoert om de doelen/resultaten van de patiënt te bereiken die gebaseerd zijn op een klinisch oordeel en klinische kennis;
- kunnen onafhankelijk, afhankelijk of onderling afhankelijk zijn;
- staan in het teken van observatie, preventie, behandeling of gezondheidsbevordering, afhankelijk van de gezondheidstoestand van de patiënt;
- hebben betrekking op lichamelijke zorg, patiënteninstructies, counseling, emotionele ondersteuning, zorg voor de omgeving en het doorverwijzen naar andere disciplines.

Bij de keuze van de interventies moet de verpleegkundige die interventies kiezen die:
- de etiologie van de verpleegkundige diagnose uitsluit of vermindert; als dit onmogelijk is, dan moeten de verschijnselen en de symptomen van de verpleegkundige diagnose worden behandeld;
- naar alle waarschijnlijkheid leiden tot het bereiken van de wenselijke resultaten;
- gebaseerd zijn op het best beschikbare wetenschappelijke bewijs of het oordeel van experts.

Verpleegkundige instructies:
- geven richting aan een consistente en individuele benaderingswijze van de patiëntenzorg;
- worden geformuleerd in termen van het gedrag van de verpleegkundige – beschrijven wat de verpleegkundige moet doen;
- bestaan uit een datum, onderwerp, actief werkwoord, kwalificaties, termijn en handtekening;
- worden kort, bondig en duidelijk geformuleerd.

Een gestandaardiseerde terminologie voor verpleegkundige interventies:
- verschaft verpleegkundigen een middel om hun bijdrage aan de patiëntenresultaten en aan het multidisciplinaire team te rechtvaardigen;
- wordt in de NIC en het Omaha-systeem gehanteerd;
- kan worden gebruikt om de interventies te beschrijven voor het individu, het gezin of de gemeenschap.

Een formeel instructieplan:
- kan nodig zijn voor patiënten met complexe leerbehoeften;
- moet gebaseerd zijn op instructie- en onderwijsprincipes (bijvoorbeeld: bouw leerinstructies op van eenvoudig naar complex; maak gebruik van herhaling en oefeningen).

**Checklist: planning van de interventies**
- Heb ik alle mogelijke benaderingswijzen overwogen?
- Wat is de argumentatie om aan te nemen dat dit zal werken?
- Zijn de interventies realistisch en aanvaardbaar voor de patiënt?
- Heb ik de beste interventies gekozen?

## Kritisch denken in de praktijk: herkennen van relevante informatie

In het dagelijkse leven analyseer je vaak complexe situaties. Je kijkt bijvoorbeeld naar een voetbalwedstrijd en probeert het spel te begrijpen. Voor sommige mensen is de analyse van een wedstrijd gemakkelijk omdat ze hebben geleerd de relevante informatie te herkennen. Zij zien al aan de opstelling of het elftal aanvallend of verdedigend gaat spelen. Als je het voetbalspel wilt leren analyseren, moet je leren hoe je de relevante informatie kunt vinden. (Zie zo nodig hoofdstuk 2: 'Onderscheid tussen relevante en irrelevante gegevens'.)

## Leren van de vaardigheid

*Voorbeeld A*. Het herkennen van het voetbalspel bestaat uit twee stappen:

**Stap 1.** Leer de namen van de verschillende spelregels en de speltechnieken. Dit helpt je om beter te weten wat het spel inhoudt. Wat is bijvoorbeeld "buitenspel"? Waar staat de speler die buitenspel staat op het moment van buitenspel staan?

**Stap 2.** Leer je aandacht te richten op de belangrijke aspecten van het spel: de spelers en de bal. Op welke spelers moet je het meest letten?

*Voorbeeld B*. Om een verpleegkundige diagnose bij een cliënt te herkennen, doorloop je dezelfde twee stappen. Gebruik een handboek met verpleegkundige diagnosen (bijvoorbeeld het handboek van Carpenito) voor de rest van de opdrachten.

**Stap 1.** Leer de namen en definities van de verschillende NANDA-labels.

In het handboek met verpleegkundige diagnosen vind je labels als 'angst', 'vrees' en 'identiteitsstoornis' en die zullen je wellicht bekend voorkomen. Welke van deze diagnosen betekent dat iemand geen onderscheid kan maken tussen zijn ik en zijn niet-ik? Welke diagnose verwijst naar een vaag, ongemakkelijk gevoel zonder een duidelijke oorzaak?

**Stap 2.** Leer je te richten op de belangrijke aspecten van de verpleegkundige diagnose – de definities, de bepalende kenmerken en de gerelateerde factoren. Als je niet weet welke bepalende kenmerken bij een bepaald label horen, zul je niet beseffen wat de betekenis is van deze bepalende kenmerken bij de cliënt. Als je niet weet op welke verschijnselen en symptomen je moet letten, ben je je ook niet bewust van de aanwijzingen en ben je je er al helemaal niet van bewust dat er een probleem is.

Verpleegkundigen hebben moeite om een onderscheid te maken tussen de diagnosen 'angst' en 'vrees' omdat sommige lichamelijke en emotionele uitingen ervan hetzelfde zijn. Als je je alleen maar richt op de relevante aanwijzingen, zul je op een gegeven moment het onderscheid wel kunnen maken. Maak zo nodig gebruik van een handboek met verpleegkundige diagnosen.

1. Welk diagnoselabel beschrijft het gevoel *ergens doodsbang voor te zijn*? Welk diagnoselabel beschrijft het gevoel *vaag en ongemakkelijk gevoel zonder aanwijsbare oorzaak*? Beschrijf in één zin hoe je deze twee labels van elkaar kunt onderscheiden.

2. Bij welk label is de oorzaak van het gevoel bij de cliënt bekend? Bij welk label is de oorzaak van het gevoel niet specifiek en niet aanwijsbaar voor de cliënt? Hoe kun je deze twee labels verder nog van elkaar onderscheiden?
3. Welke van de labels heeft 'weinig oogcontact' als bepalend kenmerk? Welke van de labels heeft 'verwijde pupillen' als bepalend kenmerk? Maak duidelijk hoe je een onderscheid kunt maken tussen 'angst' en 'vrees'.
4. In de volgende casus vertoont een patiënt lichamelijke en emotionele signalen van verdriet. Omcirkel de aanwijzingen die *relevant* zijn voor de diagnose 'vrees'.

Meneer de Geus heeft een pneumonie. Uit zijn daglijst blijkt dat hij te weinig heeft gedronken. Zijn temperatuur is 37,8 °C en zijn bloeddruk is 140/90 mm Hg. Hij vertelt zich erg zwak te voelen. Hij zegt: 'Ik denk dat er iets vreselijks met me gaat gebeuren.' Hij transpireert en zijn handen trillen. Hij is zojuist met zuurstoftherapie begonnen en vertelt je dat het kapje hem het gevoel geeft dat hij stikt. Je kijkt nog eens naar zijn gegevens en ontdekt dat hij bekend is met claustrofobie.

## Toepassen van de vaardigheid
Bij het herkennen van multidisciplinaire problemen wordt hetzelfde proces toegepast. Je moet de complicaties kennen die horen bij de medische diagnosen en behandelingen, evenals de bepalende kenmerken die horen bij de complicaties.

1. Lees de volgende casus. Raadpleeg zo nodig een verpleegkundig of medisch naslagwerk.

Katja van Haaren braakt veel en heeft hevige diarree als gevolg van een gastro-enteritis. Omdat ze vocht en antibiotica nodig heeft, heeft de arts haar voor enkele dagen infuustherapie voorgeschreven.

a. Welke twee voor de hand liggende complicaties kun je benoemen bij infuustherapie?
b. Wat zijn de symptomen van deze complicaties?
c. Als je Katja controleert op de complicaties bij infuustherapie, infiltraat en flebitis, welke gegevens zouden dan relevant zijn? Omcirkel de relevante gegevens.

Bloeddruk 110/80 mm Hg, temperatuur 37,8 °C. Katja zegt dat ze bang is maar 'weet zelf niet precies waarom'. Het voorschrift blijft hetzelfde: niets per os. De uitscheiding tijdens de dienst is: 350 ml gebraakt, 150 ml urine en zes keer dunne ontlasting die niet te meten was. Haar infuus loopt ongeveer 100 ml per uur (als de patiënte haar arm beweegt, stopt het even met lopen). Het infuus staat helemaal open maar haalt niet de 150 ml die het zou moeten lopen. De insteekplaats en het gebied eromheen zien niet rood, maar voelen koud aan en zijn bleek. Katja zegt dat de plek bij aanraking gevoelig is. Wanneer je haar antibiotica via het infuus toedient, klaagt ze dat het een brandend gevoel veroorzaakt. Uit de gegevens van Katja blijkt niet dat ze allergisch is voor enige medicatie.

2. Stel dat je een patiënt controleert op 'weefselbeschadiging: decubitus'. Geef een opsomming van de relevante gegevens – naar welke gerelateerde factoren en bepalende kenmerken zou je zoeken?

3. Noem twee soorten van gegevens die niet relevant zijn voor vraag 2.

(Gebaseerd op Wilbraham *et al.* (1990). *Critical thinking worksheets*. Een supplement van *Addison-Wesley chemistry*. Menlo Park, CA: Addison-Wesley).

## Casus: Toepassen van kritisch denken en het verpleegkundig proces

Dorien Elfrink, een veertigjarige vrouw met overgewicht, is herstellende van een buikoperatie die gisteren is uitgevoerd. Haar zorgplan bevat interventies gericht op spirometrie, het toepassen van wisselligging, ophoesten en diep ademhalen. Wanneer je je voorbereidt om haar bij deze activiteiten te helpen, zegt ze tegen je: 'Je kunt me wel draaien, maar ik doe dat ademhaalgedoe niet. Het doet te veel pijn. Ik ben gewoon erg moe. Ik heb voornamelijk rust nodig.'

1. Welke complicatie moeten de ademhalingsoefeningen trachten te voorkomen?
2. Wat zijn voor mevrouw Elfrink de risicofactoren op complicaties? Licht je antwoord toe.
3. Wat moet je weten voordat je kunt besluiten wat je eerst moet doen? Hoe kom je aan die informatie?
4. Wat is het belangrijkste doel in deze casus?
5. Hoe reageer je op de uitingen van bezorgdheid van mevrouw Elfrink over pijn en rust?
6. Wat zeg je en hoe handel je om haar het behandelplan te laten opvolgen? Waarom denk je dat dit zal helpen?
7. Hoe weet je of het plan succesvol was? Wat moet je dan specifiek onderzoeken?

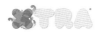 Kijk op www.pearsonxtra.nl voor de antwoorden op de vragen en nog meer oefenmateriaal.

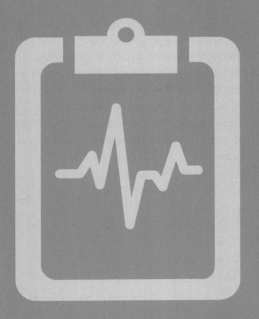

# 8

# Uitvoering

## 8.1 Introductie

De **uitvoering** is de fase waarin de verpleegkundige de activiteiten die nodig zijn om de gezondheidsdoelen van de cliënt te behalen, ook daadwerkelijk verricht. In het algemeen gaat het in deze fase om (a) doen en (b) vastleggen. De uitvoering is afgerond als de verpleegkundige acties en het resultaat van de acties in het patiëntendossier zijn vastgelegd. Kwaliteitseisen voor de uitvoering van zorg hebben in het bijzonder betrekking op de coördinatie van zorg en gezondheidsinstructie/gezondheidsbevordering (zie kader 8–1).

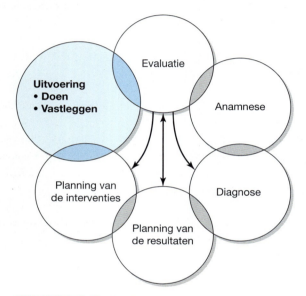

**Afbeelding 8–1**   De uitvoeringsfase

Net als in alle andere fasen van het verpleegkundig proces moet je tijdens de uitvoeringsfase de participatie van de cliënt aanmoedigen. De mate waarin de cliënt participeert, kan verschillen. Comateuze patiënten zijn voorbeelden van patiënten die niet in de uitvoering kunnen participeren; alle interventies worden in deze gevallen verricht door de verpleegkundigen, naasten van de patiënt of andere zorgverleners. Wanneer het gaat om gezondheidsbevorderende activiteiten, is het de cliënt alleen die de activiteiten uitvoert.

**Voorbeeld:** Met ondersteuning van een verpleegkundige maakt David Meinders een plan om zijn cholesterolgehalte te verlagen. Het voornemen is om thuis zo weinig mogelijk vet te eten. Als dit lukt, mag hij zichzelf elke maand belonen met een concert- of theaterbezoek. In dit geval heeft de verpleegkundige geen inbreng in de feitelijke uitvoering van het plan.

De Nationale Beroepscode van Verpleegkundigen en Verzorgenden (V&VN/NU'91, 2007) biedt enkele punten van aandacht bij de uitvoeringsfase:

> Als verpleegkundige/verzorgende verricht ik alleen handelingen die binnen de grenzen van mijn deskundigheid liggen.
> Dat betekent met name:
> - dat ik geen opdrachten en verantwoordelijkheden accepteer, waaraan ik niet kan voldoen
> - dat, als een handeling buiten mijn deskundigheid valt, ik mij ervoor inzet dat een collega of andere zorgverlener, die de vereiste deskundigheid wel bezit, de desbetreffende handeling verricht.

Daarbij stelt het Beroepsprofiel Verpleegkundige 2020 (V&VN, 2012) dat de verpleegkundige in de rol van zorgverlener:

> (...) zelfstandig bevoegd is voor de volgende in de wet BIG genoemde voorbehouden handelingen: injecties, catheterisaties en het voorschrijven van UR-geneesmiddelen. De zelfstandige bevoegdheid geldt voor zover wordt gehandeld binnen de in regelgeving gestelde begrenzingen. Voor andere voorbehouden handelingen geldt een zelfstandige uitvoeringsbevoegdheid (functionele zelfstandigheid) zoals omschreven in het Besluit functionele zelfstandigheid.

Voor meer informatie over rollen van verpleegkundigen wordt verwezen naar het Beroepsprofiel Verpleegkundige 2020 (V&VN, 2012).

---

## Kader 8–1 Kwaliteitseisen van verpleegkundige diagnosen

**Implementatie**
De verpleegkundige voert het vastgestelde plan uit.

*Competenties*
De verpleegkundige:
1. werkt samen met de patiënt /het gezin/belangrijke derden/zorgverlener om het plan op een veilige en realistische manier op het passende moment uit te voeren;
2. toont betrokkenheid bij de patiënt, belangrijke derden en groepen mensen die zorg ontvangen;
3. gebruikt technologie om patiëntengegevens te meten, vast te leggen, en opvraagbaar te maken voor gebruik, het verpleegkundige proces te implementeren en de verpleegkundige zorg te verbeteren;
4. gebruikt op wetenschappelijke kennis gebaseerde interventies en behandelingen die specifiek van toepassing zijn op de diagnose of het probleem;

5.   werkt bij de uitvoering van het plan samen met zorgverleners met diverse achtergronden;
6.   biedt holistische zorg die zich richt op de behoeften van diverse populaties van alle leeftijden;
7.   zet zich in voor gezondheidszorg die rekening houdt met de behoeften van patiënten, met speciale nadruk op de behoeften van diverse populaties;
8.   past de geëigende kennis van de belangrijkste gezondheidsproblemen en culturele diversiteit toe tijdens de uitvoering van het zorgplan;
9.   past technologie toe om het resultaat voor de patiënt te optimaliseren;
10.  integreert zorg met andere leden van het interprofessionele gezondheidszorgteam;
11.  bevordert het vermogen van de patiënt om tot een optimaal niveau van participatie en probleemoplossing te komen, met inachtneming van de keuzen van de patiënt;
12.  coördineert de zorg van individuen van alle leeftijden met gebruikmaking van de principes van interprofessionele modellen van zorgverlening en zorgmanagement.

### Coördinatie van zorg
De verpleegkundige coördineert de zorgverlening.

*Competenties*
De verpleegkundige:
1.   coördineert de uitvoering van het plan;
2.   legt de coördinatie van zorg vast;
3.   coördineert en organiseert de zorg om te voldoen aan de speciale behoeften van kwetsbare populaties om de onafhankelijkheid en kwaliteit van het leven te maximaliseren;
4.   staat de persoon bij bij het bepalen van alternatieven door opties voor keuzen in de zorg aan te geven.

### Gezondheidsinstructie en gezondheidsbevordering
De verpleegkundige hanteert strategieën die de gezondheid bevorderen en een veilige omgeving garanderen.

*Competenties*
De verpleegkundige:
1.   geeft instructies over onderwerpen als een gezonde levensstijl, risicomijdend gedrag, ontwikkelingsbehoeften, ADL-activiteiten en preventieve zelfzorgactiviteiten;
2.   hanteert gezondheidsbevorderende methoden en gezondheidsinstructies die afgestemd zijn op de situatie en het ontwikkelingsniveau van de patiënt; op zijn waarden, overtuigingen, gezondheidspraktijken, zijn leerbehoeften, leerbereidheid, leervermogen, taalvoorkeur en cultuur; zijn spiritualiteit en sociaaleconomische situatie;
3.   zoekt mogelijkheden om de effectiviteit van de gebruikte strategieën te evalueren.

### 8.1.1   De relatie tussen de uitvoering en de andere fasen van het verpleegkundig proces

De uitvoering is afhankelijk van de eerste drie fasen van het verpleegkundig proces: anamnese, diagnose en planning. Deze fasen leggen de basis voor de acties die de verpleegkundige onafhankelijk verricht tijdens de uitvoeringsfase. Zonder deze voorgaande fasen zou slechts sprake zijn van afhankelijke (verpleegkundige) acties: het uitvoeren van medische instructies en procedures van de instelling. De uitvoeringsfase bestaat uit de feitelijke interventies en de reacties van de cliënt die in de evaluatiefase opnieuw worden bekeken.

De uitvoeringsfase overlapt de andere fasen. Gegevens uit de anamnese kunnen door de verpleegkundige worden gebruikt om de uitvoering van de zorg af te stemmen op de individuele patiënt in plaats van de zorg routinematig uit te voeren voor een bepaalde patiëntencategorie (bijvoorbeeld alle patiënten met een pneumonie). De vervolganamnese vindt plaats tijdens ieder contact met de patiënt in de uitvoeringsfase; je verzamelt gegevens over de reacties op verpleegkundige activiteiten en over nieuwe problemen die zich kunnen manifesteren. Een vervolganamnese is niet hetzelfde als de uitvoering; deze vindt plaats *tijdens* de uitvoering.

#### Voorbeeld:

| *Uitvoering* | *Vervolganamnese* |
|---|---|
| Bij het wassen van een oudere patiënt | constateert de verpleegkundige een rode plek op de stuit van de patiënt. |
| Bij het legen van de urinezak | meet de verpleegkundige 200 ml en ruikt een sterke geur. |

De verpleegkundige voert ook interventies uit die direct betrekking hebben op de vervolganamnese. Een verpleegkundige instructie luidt bijvoorbeeld: 'bepaal de bloeddruk elke vier uur'. Terwijl ze deze activiteit uitvoert, verricht ze tegelijkertijd een gerichte vervolganamnese. De gegevens die tijdens de uitvoering van de zorg verzameld zijn, kun je gebruiken om nieuwe diagnosen te stellen en om eerdere diagnosen bij te stellen (diagnosefase). Met deze gegevens kan de verpleegkundige de oorspronkelijke doelen en verpleegkundige instructies (evaluatie en planning) aanpassen aan de veranderende behoeften van de patiënt.

### 8.1.2   Systemen van zorgverlening

Als reactie op de hervormingen van de gezondheidzorg ontwikkelen instellingen nieuwe methoden van zorgverlening die kostenbesparend moeten zijn en die de continuïteit van zorg waarborgen. Een voorbeeld van zo'n systeem is casemanagement.

#### Casemanagement

Casemanagement wordt toegepast om de zorg te coördineren voor bepaalde risicogroepen van patiënten die verhoudingsgewijs een groot beslag leggen op de beschikbare middelen (bijvoorbeeld patiënten met aids of COPD). Casemanagers richten zich op deze speciale casuïstiek – patiënten wier toestand snel wisselt en onvoorspelbaar is of patiënten aan wiens individuele behoeften niet kan worden tegemoetgekomen met een klinisch pad. Een casemanager, meestal een verpleegkundige, verpleegkundig specialist of maatschappelijk werker, is verantwoordelijk voor een groep patiënten vanaf het moment van opname tot ontslag, overplaatsing of herstel. De patiëntengroepen kunnen op verschillende manieren worden samengesteld: geografisch (de patiënten van alle chirurgische afdelingen in een ziekenhuis), per diagnose (een groep hartrevalidanten) of aan de hand van een medisch specialisme. Casemanagers coördineren de dienstverlening aan de patiënt en zijn familie (bijvoorbeeld wijkverpleging, fysiotherapie en vervoer) in alle zorgomgevingen waar de patiënt zorg ontvangt. Ze plannen en evalueren de meest kosteneffectieve dienstverlening om aan de individuele resultaten van de patiënt te voldoen. Ook helpen ze patiënten om vaardigheden te leren waardoor ze beter voor zichzelf kunnen zorgen, en zodat ze krijgen wat ze nodig hebben uit het gezondheidszorgsysteem.

**Kernpunt**   Implementatie van activiteiten bestaat uit uitvoering en vastleggen. Er is veel overlap tussen implementatie en de andere fasen van het verpleegkundige proces.

## Klinische paden/zorgpaden

Het klinische pad is een instrument om het multidisciplinaire zorgproces rond de patiënt te organiseren en de kwaliteit van dit proces te bewaken en te verbeteren. Het klinische pad resulteert in multidisciplinaire afspraken over activiteiten en uitkomsten in het zorgproces, van preoperatieve poli tot ontslag uit het ziekenhuis. De verpleegkundige coördineert de zorg en heeft inzicht in de voortgang. De vastgelegde afspraken zijn onderdeel van het zorgdossier. In de zogenoemde 'variatierapportage' worden afwijkingen van het pad bijgehouden. Inzicht in de afwijkingen en de redenen daarvoor maken het mogelijk om de resultaten te gebruiken bij een continue verbetering van het zorgproces. Met een klinisch pad of zorgpad kun je de besluitvorming meer uniform organiseren voor een specifieke groep patiënten binnen een bepaalde tijd. Zorgpaden zijn goed georganiseerde zorgprocessen, waar de (ziekenhuis)organisatie op is afgestemd. Het management, verantwoordelijk voor onder andere randvoorwaarden en budget, ondersteunt de verpleegkundige die werkzaam is in het primaire proces, bij de ontwikkeling van het zorgpad. In een zorgpad wordt beschreven wie wat, wanneer, waarom en met welke middelen doet. De meeste onderdelen van een zorgpad zijn specifiek voor de eigen zorgorganisatie. Daarom is zowel het proces (het komen tot een zorgpad) als het product (bijvoorbeeld een werkdocument) zeer belangrijk (Neurochirurgie, Medisch Spectrum Twente, Klinisch Pad Neurologie, http://www.mst.nl/neurochirurgie/afdeling%20B4/klinisch_pad.doc).

Klinische paden worden ook gebruikt om de zorg te evalueren door de verzamelde data in een database behorend bij een elektronisch dossier te gebruiken. Zo kan het aantal verpleegkundige diagnosen die in een klinisch pad voorkomen in kaart gebracht worden. Dit kan van belang zijn om de juiste kwaliteit van zorg te kunnen waarborgen. Bijvoorbeeld in de vorm van het inzetten van hoog opgeleide verpleegkundigen, of gespecialiseerde verpleegkundigen. Ook de ontwikkeling van zogenoemde Diagnose-Gerelateerde-Groepen (DGG's) en Diagnose Behandeling Combinaties (DBC's) kunnen inzicht geven in wat de behandeling van een patiënt kost, waar aanpassingen ter verbetering van de zorg nodig zijn en of de zorg, opgenomen in het pad, efficiënt is, uitgedrukt in bijvoorbeeld ligdagen van een patiënt (Paans & Muller-Staub, 2010; Muller-Staub & Paans, 2011).

**8-1 Om over na te denken**

Schrijf een scenario dat de overlap illustreert tussen implementatie en elk van de volgende stappen: anamnese, diagnose en evaluatie. Haal je voorbeelden niet uit het leerboek.

Zie voor het antwoord www.pearsonxtra.nl.

## 8.2   Voorbereiding van de uitvoering

De voorbereiding van de zorgactiviteiten voor de patiënt begint al in de planningsfase van het verpleegkundig proces. Op het moment dat je een tijdplanning maakt, prioriteiten stelt en een dagindeling maakt, zet je in feite de eerste stap op weg naar uitvoering van de zorg voor de aan jou toegewezen patiënten. Kader 8–2 geeft je enkele suggesties die je kunt gebruiken wanneer je de verpleegkundige zorg voor een dienst gaat plannen.

De meeste instellingen maken zich zorgen over de kosten en de efficiëntie van de zorgverlening; het is dus belangrijk dat je uit elk contact met de patiënt een zo groot mogelijk rendement haalt. Je probeert bij de uitvoering van zorg een aantal doelen tegelijkertijd te behalen. Als je bij de patiënt zijn vitale functies meet en hem lichamelijk onderzoekt, kun je die tijd gebruiken om een gesprek met hem te hebben, je interesse en je bezorgdheid te uiten of de patiënt instructies te geven over een onderzoek dat hij moet ondergaan.

### 8.2.1   Voorbereiding van de verpleegkundige

Voordat je een interventie begint, moet je er zeker van zijn dat jij en de patiënt zijn voorbereid. Bekijk het zorgplan altijd zorgvuldig om de details te verhelderen en om te zien of je hulp nodig hebt bij de uitvoering van een van de interventies. Je kunt hulp nodig hebben in een van de volgende gevallen:

1. **Je beschikt niet over de kennis of vaardigheid om een verpleegkundige instructie uit te voeren.** Als je nog nooit aan een patiënt hebt uitgelegd hoe

## Kader 8–2 Leidraad bij het plannen van de verpleegkundige activiteiten

Patiëntenprofiel: Naam _____ Leeftijd _____

Opname-indicatie _____ Opnamedatum _____

Naam waarmee de patiënt wil worden aangesproken _____

Naaste (familie) _____

Huidige gezondheidstoestand (vandaag):

Zijn er fysieke of emotionele veranderingen opgetreden in de toestand van de patiënt sinds hij aan jou is overgedragen?

Moet het zorgplan worden aangepast?

Basisbehoeften: _____

Hygiëne _____

Uitscheiding _____

Voeding _____

Wondverzorging _____

Overig _____

Speciale veiligheidsmaatregelen _____

Medicatie en infuus:

Multidisciplinaire onderzoeken en behandelingen (in verband met de planning en de observatie), bijvoorbeeld fysiotherapie en röntgenonderzoek:

Prioriteiten in de verpleegkundige diagnosen en de interventies (waar leg je je vandaag op toe en wat is haalbaar?):

Nieuwe medische voorschriften die moeten worden uitgevoerd (bijvoorbeeld infuus verwijderen, mobiliseren):

Specifieke instructie of begeleiding

hij het best kan lopen met krukken, kun je een collega om hulp vragen of je kunt de procedure nalezen in een handboek voordat je de interventie uitvoert.

2. **Je kunt de handeling niet veilig uitvoeren.** Je kunt niet in je eentje een zware immobiele patiënt uit bed in een stoel zetten.

3. **De patiënt zal minder stress ervaren als de handeling met twee personen wordt uitgevoerd.** Je kunt hulp nodig hebben bij het toepassen van wisselligging bij een patiënte die veel pijn heeft; dit zal haar pijn verminderen.

Je bent juridisch en ethisch verplicht vragen te stellen bij verpleegkundige en medische instructies die jij onjuist of mogelijk zelfs schadelijk vindt. Ook dit is een onderdeel van je voorbereiding.

Voorbereiden betekent dat je af en toe een moment inlast om je handelen te evalueren. Een onmiddellijke evaluatie van je activiteiten geeft ruimte om je handelingen aan te passen aan de omstandigheden. Wanneer je een patiënt uit bed helpt, kun je even pauzeren wanneer hij op de rand van het bed zit, wanneer hij naast het bed staat, wanneer hij naar de stoel is gelopen en vervolgens wanneer hij een kwartier in de stoel heeft gezeten. Tijdens deze 'pauze' evalueer je de activiteiten.

---

**Kernpunt** Ben je voldoende voorbereid?

- Heb je het zorgplan doorgenomen?
- Beschik je over de benodigde kennis en vaardigheden?
- Heb je hulp nodig om de activiteit veilig uit te voeren?
- Heb je hulp nodig om de stress bij de patiënt te verminderen?
- Zijn er instructies die onjuist of mogelijk zelfs schadelijk zijn?
- Heb je evaluatiemomenten ingelast tijdens het uitvoeren van de activiteit?

---

### 8.2.2 Voorbereiding van de patiënt

Doe het volgende om je patiënt voor te bereiden:

- Voordat je met de uitvoering begint, moet je *nagaan of de interventie nog nodig is*. Neem nooit zomaar aan dat een activiteit nog nodig is omdat die in het zorgplan staat geschreven; de situatie of de toestand van de patiënt kan veranderd zijn. Neem de verpleegkundige diagnose van Geke Fischer: 'verstoorde slaap gerelateerd aan angst en onbekende omgeving'. Als de verpleegkundige haar ronde doet, ziet ze dat Geke slaapt. Haar plan was om Geke zachtjes over haar rug te wrijven ter ontspanning; dit laat ze nu achterwege.

- Je moet ook *kijken of de patiënt klaar is voor de interventie*. Het gedrag van de patiënt is medebepalend voor het tijdstip van het uitvoeren van de handelingen. Er gaat veel tijd verloren als blijkt dat een patiënt geestelijk nog niet klaar is voor wat te gebeuren staat. Een voorbeeld: een verpleegkundige gaat naar mevrouw Fischer om haar instructies te geven over de voetverzorging voor diabetici. Terwijl ze de kamer binnenloopt, ziet ze dat mevrouw Fischer heeft gehuild. De verpleegkundige realiseert zich dat mevrouw Fischer nu niet ontvankelijk is voor nieuwe informatie en stelt de instructie uit. Ga er niet zonder meer van uit dat een patiënt ergens aan toe is omdat het klinische pad dit aangeeft.

**8-2 Om over na te denken**

In het klinische pad voor mevrouw Fischer staat in een van de verpleegkundige instructies dat vandaag (tweede dag postoperatief) het infuus moet worden verwijderd. De darmgeluiden van mevrouw Fischer zijn echter onregelmatig en ze drinkt nog maar heel weinig. Als jij haar verpleegkundige was, wat zou je dan doen?

Zie voor het antwoord www.pearsonxtra.nl.

Ten slotte: *leg de patiënt altijd uit wat je gaat doen en vraag toestemming* (conform WGBO). De patiënt heeft recht op een toelichting op de handeling, te weten welke dingen hij kan verwachten, wat van hem verwacht wordt en de verwachte resultaten van de therapie of procedure. Voorbereiden betekent ook dat je zorgt voor voldoende privacy en dat je de fysieke voorbereidingen treft, bijvoorbeeld het in de juiste positie leggen van de patiënt.

**Voorbeeld:** Voordat de verpleegkundige een klysma toedient aan Jo Slechte, legt de verpleegkundige uit dat dit voorkómt dat ze tijdens haar darmoperatie een infectie van het operatiegebied oploopt. Ze doet de deur dicht, sluit de bedgordijnen en helpt Jo op haar zij te gaan liggen. Ze legt een badhanddoek over haar heen. Ze vertelt Jo dat ze een lichte druk in het rectum zal voelen en mogelijk kramp krijgt als de vloeistof inloopt. Ook vertelt ze Jo dat ze minstens vijf tot tien minuten moet blijven liggen, totdat ze een sterke defecatiedrang voelt.

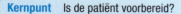

**Kernpunt**   Is de patiënt voorbereid?
- Bepaal of de interventie nog nodig is.
- Ga na of de patiënt 'klaar' is voor de interventie. Vraag toestemming.
- Leg uit wat er gaat gebeuren en wat de verwachte resultaten zijn.
- Vertel de patiënt wat voor gevoel hij kan verwachten.
- Vertel de patiënt wat van hem wordt verwacht; wat hij moet doen.
- Zorg voor voldoende privacy.

### 8.2.3   Voorbereiding van de benodigde materialen en middelen

Verzamel alle benodigde materialen voordat je de kamer van de patiënt binnengaat; op deze manier kun je efficiënt te werk gaan en ervaart de patiënt zo min mogelijk stress. Je hebt misschien materialen voor de wondverzorging nodig, een set om hechtingen te verwijderen, schone lakens om het bed te verschonen en handdoeken om te wassen of folders met informatie. Het volgende voorbeeld laat zien hoe inefficiënt en ineffectief het is als je midden in een procedurehandeling moet stoppen omdat je niet alle benodigde materialen bij de hand hebt.

**Voorbeeld:** Een verpleegkundige gaat een urinekatheter inbrengen. Nadat ze de patiënt in de juiste positie heeft gelegd, de steriele doeken heeft aangebracht, de steriele verpakking heeft opengemaakt en steriele handschoenen heeft aangetrokken, raakt ze met een van haar handschoenen het been van de patiënt aan. Ze heeft er niet aan gedacht om extra steriele handschoenen mee te nemen en wordt nu voor de keuze gesteld: (1) ze moet de patiënt in deze positie (onder de steriele doeken) even alleen laten terwijl ze een paar nieuwe handschoenen haalt, (2) ze vervolgt de procedure met een onsteriele handschoen, of (3) ze haalt opnieuw alle materialen en legt de patiënt daarna weer in de juiste houding onder steriele doeken om er zeker van te zijn dat de steriliteit gewaarborgd is.

## 8.3 Uitvoeren: doen

Na alle voorbereidingen kan de uitvoering beginnen. Verpleegkundigen gebruiken een groot scala aan kennis en vaardigheden bij het uitvoeren van de geplande verpleegkundige interventies. Het aantal en type verpleegkundige activiteiten is bijna onbeperkt. Ze bestaan uit alle vaardigheden en procedures die je op school en in de praktijk hebt geleerd. Cognitieve, intermenselijke en verpleegtechnische vaardigheden zijn al apart besproken in hoofdstuk 1 om zo beter te begrijpen wat ze inhouden; in de praktijk zul je ze echter in verschillende combinaties toepassen. Bij het inbrengen van een urinekatheter bijvoorbeeld heb je cognitieve kennis nodig van de principes en procedurestappen, verpleegtechnische vaardigheden om de patiënt in de juiste positie te leggen en de materialen op de juiste manier te gebruiken, en intermenselijke vaardigheden om de patiënt te informeren en op zijn gemak te stellen. Zie tabel 8–1 voor meer voorbeelden.

Dankzij het verpleegkundig proces kunnen verpleegkundigen hun onafhankelijke activiteiten vaststellen, evalueren en benadrukken. De functie van verpleegkundige houdt echter ook in dat je afhankelijke en multidisciplinaire activiteiten verricht. De meeste verpleegkundigen zorgen voor zieke cliënten die naast de verpleegkundige zorg ook medische zorg behoeven. In de uitvoeringsfase voer je zowel de verpleegkundige instructies als de voorschriften van de arts uit die in het medische zorgplan beschreven staan.

Je weet inmiddels dat **afhankelijke interventies** handelingen zijn die door de arts of door de instelling zijn voorgeschreven. Meestal hebben ze rechtstreeks betrekking op de medische diagnose van de cliënt of het ziekteproces.

**Multidisciplinaire (onderling afhankelijke) interventies** worden ofwel met andere hulpverleners (arts en diëtiste) ofwel op basis van gezamenlijke afspraken uitgevoerd. **Coördinatie** van de patiëntenzorg is een belangrijk onderdeel van de verpleegkundige zorgverlening omdat er veel wordt samengewerkt met andere disciplines; coördinatie van zorg is echter niet hetzelfde als samenwerking. Bij coördinatie gaat het om het regelen van activiteiten van de patiënt met andere afdelingen van de instelling (laboratorium, röntgenafdeling en de afdeling fysiotherapie); je fungeert als tussenpersoon voor de leden van het zorgteam. Verpleegkundigen zijn 24 uur per dag aanwezig. Daarom zijn zij de aangewezen beroepsgroep om alle informatie bijeen te brengen en een holistisch beeld van de patiënt te geven. Dit doe je door met andere zorgverleners te overleggen, visite te lopen, zo nodig hun dossiers te lezen en de bevindingen te verifiëren met de patiënt en zijn familie.

**Tabel 8–1**  Verpleegkundige vaardigheden tijdens de uitvoeringsfase

| Vaardigheden | Voorbeelden |
|---|---|
| Cognitieve vaardigheden | Terwijl de verpleegkundige een patiënt ondersteunt met lopen, ziet hij dat het infuus te langzaam doorloopt. Hij kijkt direct of er geen knik in de slang zit en of er bij de insteekplaats mogelijk iets niet goed is. Als er geen mechanische mankementen te zien zijn, zet hij het infuus verder open om de druppelsnelheid te verhogen. Als het infuus dan nog te langzaam loopt, hangt hij de infuuszak hoger, gebruikmakend van de zwaartekracht. |
| Intermenselijke vaardigheden | De verpleegkundige maakt gebruik van haar intermenselijke vaardigheden in haar contacten met de patiënt, zijn gezin en andere leden van het zorgteam. De verpleegkundige luistert actief, toont interesse, geeft een heldere toelichting, biedt troost, verwijst door, delegeert activiteiten en deelt standpunten, gevoelens en kennis. |
| Psychomotorische (verpleegtechnische) vaardigheden | Verrichten van praktijkvaardigheden zoals het verschonen van een wondverband, injecteren, draaien en positioneren van patiënten, een patiënt aansluiten op een monitor en het uitzuigen van een tracheacanule. |

**Onafhankelijke (autonome) interventies** worden uitgevoerd wanneer je de verpleegkundige acties verricht of voorbehouden handelingen uitvoert. Naast de wettelijke autonomie bepalen de kennis en het kritisch denken van de verpleegkundige in welke mate een interventie wel of niet onafhankelijk is; een interventie kan in de ene situatie afhankelijk zijn en in een andere situatie onafhankelijk.

**Voorbeeld:** Meneer Roels heeft een temperatuur van 37,8 °C. De verpleegkundige realiseert zich dat veel factoren van invloed zijn op iemands lichaamstemperatuur en vraagt daarom aan meneer Roels of hij iets heeft gegeten voordat zijn vitale functies werden gemeten. Het medische voorschrift zegt 'drie keer per dag vitale functies meten'. Omdat de temperatuur deze keer afwijkt van de normaalwaarden van meneer Roels en omdat de verpleegkundige weet dat hij risico loopt op een infectie, besluit ze een uur later nogmaals zijn temperatuur te meten om te kijken of de verhoging aanhoudt.

De activiteiten van deze verpleegkundige zijn onafhankelijk. Als ze op een afhankelijke manier te werk was gegaan, had ze waarschijnlijk de vitale functies van meneer Roels gemeten en de waarden hiervan in het dossier vastgelegd zonder de nauwkeurigheid te verifiëren of vraagtekens te zetten bij de betekenis. Ze had de arts kunnen bellen voor instructies of het bij de overdracht kunnen doorgeven zonder te controleren of de temperatuur van meneer Roels hetzelfde bleef, verder steeg of weer normaal werd.

**Verantwoordelijkheid** is een onderdeel van de verpleegkundige **autonomie**. Dit betekent dat de verpleegkundige verantwoordelijk[1] is voor haar handelen en het resultaat van haar beslissingen kan verantwoorden en evalueren. In het voorbeeld van meneer Roels is de verpleegkundige verantwoordelijk voor de besluiten die ze heeft genomen. Ze wachtte een uur voordat ze de temperatuur nog eens opnam en voordat ze de arts inschakelde; hiermee geeft ze aan dat ze verantwoord heeft gehandeld.

### 8.3.1 Leren van zelfzorg

In een tijd waarin de opnamen steeds korter worden en de zelfzorgactiviteiten omvangrijker, is het geven van patiënteninstructies of educatie een verpleegkundige activiteit die belangrijker wordt. Je kunt niet zonder meer aannemen dat als je een patiënt instructies geeft, dit automatisch betekent dat de patiënt iets leert. **Leren** heeft meer kans van slagen als aan de volgende voorwaarden wordt voldaan:

1. De patiënt heeft geen fysieke of emotionele behoeften waaraan nog niet is voldaan en die het leren in de weg staan (pijn, vermoeidheid of een hongergevoel).
2. De patiënt is bereid en gemotiveerd om te leren.
3. De patiënt is actief betrokken bij zijn leerproces (bijvoorbeeld door middel van supervisie).
4. De omgeving is bevorderlijk voor het leren (bijvoorbeeld rustige omgeving of juiste verlichting).
5. Het emotionele klimaat is gunstig (de cliënt is bijvoorbeeld niet boos of bang).
6. Er is sprake van een goede verstandhouding tussen de cliënt en de verpleegkundige.

---

1 Noot van de bewerkers: Als verpleegkundige of student ben je verantwoordelijk voor je eigen aandeel in de zorg voor de patiënt. Je bent verantwoordelijk voor al je handelingen of het nalaten daarvan (Paans, 2002). 'Eindverantwoordelijkheid' heeft juridisch bezien geen betekenis' (Buijse, 2007b).

Ook al heeft de patiënt werkelijk dingen geleerd, dan wil dit nog niet zeggen dat hij deze nieuwe vaardigheden ook gaat toepassen. Patiënten kunnen vele redenen hebben waarom ze de behandelingsinstructies niet opvolgen. Enkele voorbeelden zijn:

- gebrek aan intelligentie om de instructies te begrijpen;
- cultuurverschillen die een barrière kunnen vormen;
- gebrek aan ondersteuning (bijvoorbeeld financiële beperkingen);
- gebrek aan zelfvertrouwen door eerder falen (Bijvoorbeeld: 'Ik heb al zo vaak geprobeerd te stoppen met roken');
- de arts of verpleegkundige 'niet willen lastigvallen' met vragen;
- een levensstijl die zich moeilijk aanpast (een salesmanager die veel met cliënten uit eten moet, zal het lastig vinden vet- en zoutarm te eten).

Je kunt de patiënt helpen door de instructies rekening te houden met zijn begrip ten aanzien van de ziekte of het letsel. Hierdoor voorkom je dat er een kennis-

---

## Kader 8–3 Adviezen om de therapietrouw te vergroten

- Accepteer de patiënt zoals hij is. Respecteer zijn waarden en overtuigingen. Accepteer dat je sommige gedragingen niet kunt veranderen. Als een patiënt niet wil stoppen met roken, moedig hem dan aan om te minderen.
- Vraag de patiënt wat *hij* wil weten en wat *zijn* zorgen zijn. De meeste patiënten spreken hun angsten niet uit tenzij je ernaar vraagt. Vraag na de instructies/educatie of er nog iets is wat hij wil weten wat nog niet is besproken.
- Wees realistisch. Te grote veranderingen in de levensstijl van een patiënt kunnen direct worden verworpen. Misschien moet je kleine veranderingen trachten te bewerkstelligen. Hoe noodzakelijk het ook is dat een patiënt aan lichaamsbeweging gaat doen, een patiënt met maar weinig vrije tijd zal niet in de gelegenheid zijn om dit iedere dag te doen.
- Ga niet zomaar ergens van uit. Iedere situatie is voor elke patiënt weer anders. Maak niet de fout aan te nemen dat de patiënt weet wat zijn ziekte inhoudt, dat zijn familie hem wel steunt, dat er geld is om eten of medicatie te kopen, dat de patiënt kan lezen of in het bezit is van een auto of telefoon. Wees voorzichtig in de aannames die je doet.
- Moedig het zelfvertrouwen van de patiënt aan, vooral als hij in het verleden niet succesvol is geweest. Geef eventueel voorbeelden van hoe andere patiënten die in een zelfde situatie verkeerden het probleem hebben aangepakt.
- Herinner de patiënt eraan dat veranderingen tijd nodig hebben. Verwijs hem bijvoorbeeld door naar een maatschappelijk werker of zelfhulpgroep bij hem in de buurt voor ondersteuning.

*Bron*: gebaseerd op London, F. (1998). 'Improving compliance. What you can do'. *RN, 61*(1), pp. 43-46

tekort ontstaat of dat informatie verkeerd geïnterpreteerd wordt. Stel vragen en probeer te ontdekken wat het standpunt van de patiënt is en wat zijn prioriteiten en behoeften zijn, zodat je de instructies goed op hem kunt afstemmen. In kader 8–3 vind je meer adviezen over hoe je je instructies meer effect kunt laten hebben.

**8-3 Om over na te denken**

Bedenk een situatie waarin je zelf het advies van een arts of andere zorgprofessional niet hebt opgevolgd. Je hebt bijvoorbeeld een antibioticumkuur niet afgemaakt, terwijl het voorschrift duidelijk aangaf dat je dit wel moest doen.(1) Geef een opsomming van de redenen waarom je de instructies niet hebt opgevolgd.(2) Wat zou een verpleegkundige in dit geval hebben kunnen doen om jou van gedachten te doen veranderen?

Zie voor de antwoorden www.pearsonxtra.nl.

### 8.3.2  Overdragen en superviseren

Bij **overdragen** wordt de verantwoordelijkheid voor een activiteit van de ene persoon naar de andere overgebracht. Wanneer een teamleider patiënten aan een bepaalde verpleegkundige toewijst tijdens een dienst, is deze verpleegkundige verantwoordelijk voor de uitvoering van de zorg en voor de resultaten van die zorg. Een verpleegkundige kan een stagiaire vragen de bloeddruk van een patiënt te meten; als de meting onnauwkeurig is of als de patiënt ernstige hypertensie krijgt, is het de stagiaire die moet verantwoorden waarom een bepaald probleem niet werd opgemerkt. Omdat veel instellingen werken met stagiaires, is dit belangrijk om te weten.

**8-1 Test je kennis**

Noem ten minste drie manieren waarop je patiënten kunt aanmoedigen therapietrouw te zijn.

Zie voor het antwoord www.pearsonxtra.nl.

### 8.3.3  Kritisch denken over de uitvoering

In de uitvoeringsfase moeten verpleegkundigen hun kennis, ervaring en kritisch denken toepassen terwijl ze tegelijkertijd 'denken en doen'. Als je zorg verleent aan een patiënt, onderzoek je continu zijn reacties op de zorg. Als de patiënt anders reageert dan je had verwacht, probeer je te ontdekken waarom en pas je je interventies daar onmiddellijk op aan. Kader 8–4 geeft richtlijnen die je kunt gebruiken als je je voorbereidt op het verlenen van veilige, effectieve en efficiënte zorg. Nadat je de zorg hebt verleend, kun je met de vragen uit kader 8–5 op je handelen reflecteren.

**Kernpunt**   De uitvoering moet veilig, effectief en efficiënt plaatsvinden.

# Kader 8–4 Richtlijnen voor een succesvolle uitvoering van de zorg

Voorbereiding van de verpleegkundige

1. Bepaal of je hulp nodig hebt om de activiteit veilig en met zo min mogelijk stress voor de cliënt uit te voeren.
2. Wees er zeker van dat je weet waarom je een interventie gaat uitvoeren en voorkom schadelijke gevolgen of complicaties. Als de activiteiten niet evidence-based zijn, onderzoek deze dan zeer zorgvuldig.
3. Stel vragen over de activiteiten die je niet begrijpt, of als de activiteit volgens jou onveilig is of niet nodig.
4. Bepaal de momenten van de tussentijdse evaluatie en let op de reacties van de cliënt tijdens het uitvoeren van de activiteit.
5. Plan je activiteiten zodanig dat er voldoende tijd is om ze af te ronden.
6. Verbeter je basiskennis door steeds nieuwe kennis te vergaren.

Voorbereiding van de cliënt

7. Ga na of er veranderingen zijn in de toestand van de cliënt.
8. Bepaal of de activiteit nog steeds nodig is en nog volstaat.
9. Ga na of de cliënt aan de handeling toe is.
10. Informeer de cliënt wat hij kan verwachten en wat van hem wordt verwacht.
11. Zorg voor privacy en comfort.

Voorbereiding van de benodigde materialen

12. Zorg dat je alle benodigdheden klaar hebt liggen.

Tijdens de uitvoering

13. Observeer de initiële reactie van de cliënt op de activiteit.
14. Ga tijdens de uitvoering van de activiteit door met observeren.
15. Houd bij je activiteit rekening met leeftijd, waarden, cultuur en gezondheidstoestand van de cliënt. Wees flexibel en pas je handelen creatief aan tijdens het handelen.
16. Moedig de cliënt aan om actief mee te werken.
17. Voer je activiteiten uit volgens richtlijnen, protocollen en procedures.
18. Voer de activiteiten zorgvuldig en nauwkeurig uit.
19. Superviseer en evalueer de gedelegeerde activiteiten.

# Kader 8–5 Kritische reflectie: uitvoering van zorg

De kwaliteitseisen met betrekking tot kritisch denken staan tussen haakjes. Herlees tabel 2–3 op p. 69 met kwaliteitseisen van redeneren als dat nodig is.

1. *(Duidelijkheid)* Heb ik duidelijk aan de cliënt verteld wat hij kan verwachten? Begreep hij wat ik zei?
2. *(Duidelijkheid; nauwkeurigheid)* Heb ik gecommuniceerd wat ik wilde communiceren? Kan mijn gezichtsuitdrukking of mijn lichaamstaal iets anders hebben aangegeven?
3. *(Nauwkeurigheid)* Heb ik de activiteiten/vaardigheden accuraat uitgevoerd? Heb ik de juiste steriele technieken gebruikt bij het inbrengen van een urinekatheter?
4. *(Precisie)* Heb ik de procedures op een correcte en zorgvuldige wijze uitgevoerd? Heb ik mijn handen op de juiste wijze gewassen in plaats van even heel snel onder de kraan?
5. *(Relevantie/belang)* Heb ik prioriteiten aangebracht in de zorg en de belangrijkste interventies uitgevoerd of heb ik mijn tijd verspild met onbeduidende activiteiten?
6. *(Diepte)* Ben ik niets vergeten?
7. *(Breedte)* Heb ik de reacties van de cliënt vanuit het standpunt van de cliënt en vanuit mijn eigen standpunt onderzocht? Heb ik de cliënt om feedback gevraagd?
8. *(Breedte)* Heb ik respect getoond voor de culturele en spirituele waarden, overtuigingen en uitingen van de cliënt en zijn familie?
9. *(Logisch)* Als de reacties van de cliënt op de interventie anders waren dan verwacht, heb ik dit dan herkend en mijn interventies hierop aangepast?

## 8.3.4 Vastleggen

Na de zorg te hebben uitgevoerd, wordt de uitvoeringsfase afgerond door het vastleggen van de verpleegkundige interventies en de reacties van de cliënt. Deze voortgangsrapportage is een onderdeel van het dossier van de patiënt. Het **patiëntendossier** (of **status**) is een blijvend, compleet verslag over de gezondheidstoestand van de cliënt. Het bestaat uit verschillende formulieren waarop alle aspecten van de zorg voor de cliënt beschreven zijn, zoals de voorschriften van artsen, laboratoriumuitslagen en diagnostische onderzoeken, en de voortgangsrapportage van artsen, verpleegkundigen en andere zorgverleners. De verpleegkundige verslaglegging kan op de volgende formulieren worden teruggevonden:

1. de initiële verpleegkundige anamnese (opnamegegevens);
2. het individuele, verpleegkundige zorgplan;
3. de verpleegkundige voortgangsrapportage;
4. lijsten (bijvoorbeeld temperatuurlijsten en medicatielijsten);
5. de samenvatting bij ontslag.

De wetgeving kent dossierplicht. De Richtlijn Verpleegkundige en verzorgende verslaglegging (V&VN/NU'91, 2011) meldt hierover:

*Dossierplicht*
Op grond van de WGBO (Wet Geneeskundige Behandelings Overeenkomst) moeten zorginstellingen en zelfstandig gevestigde beroepsbeoefenaren voor iedere cliënt een dossier aanleggen. De WGBO maakt geen onderscheid tussen dossiers. De verpleegkundige of verzorgende verslaglegging maakt deel uit van het in de WGBO genoemde dossier. Dit kan een papieren of een elektronisch dossier zijn. In het dossier moeten zorgverleners alle gegevens over de gezondheid van de patiënt en de uitgevoerde handelingen noteren die noodzakelijk zijn voor een goede zorgverlening (WGBO art. 7.454). De dossierplicht is in de WGBO globaal geformuleerd. Zorgprofessionals moeten in principe zelf vaststellen welke concrete gegevens genoteerd moeten worden (zie § 2.4). In het Besluit Patiëntendossier Bopz (Bijzondere Opname Psychiatrische Ziekenhuizen) is vastgelegd dat het dossier in Bopz instellingen een duidelijk inzicht in het ziekteverloop moet bieden. Het behandelingsplan moet zo opgesteld worden dat de opgenomen middelen (inclusief interventies) regelmatig getoetst kunnen worden aan de bereikte resultaten. Volgens het Besluit Zorgplanbespreking AWBZ (Algemene Wet Bijzondere Ziektekosten) moet de zorgverlener die AWBZ zorg aanbiedt zo spoedig mogelijk na de start van de zorgverlening het volgende met de cliënt (of zijn vertegenwoordiger) bespreken:

- de doelen van de zorgverlening, gebaseerd op de wensen, mogelijkheden en beperkingen van de cliënt;
- hoe de zorgaanbieder en de cliënt de doelen zullen proberen te bereiken;
- wie voor de verschillende onderdelen van de zorg verantwoordelijk is, hoe de afstemming tussen de zorgverleners geregeld is en wie de cliënt aan kan spreken op de afstemming;
- de frequentie waarmee en omstandigheden waaronder de zorgaanbieder met de cliënt de zorg gaat evalueren en acclimatiseren;
- de zorgaanbieder moet de resultaten van het overleg binnen zes weken na het overleg met de cliënt in het zorgplan vastleggen. De cliënt moet zo nodig ondersteuning krijgen bij het opstellen van het zorgplan en hij moet met het zorgplan instemmen.

Nb: De IGZ (Inspectie voor de Gezondheidszorg) heeft aanvullende normen geformuleerd voor thuiszorgdossiers (zie IGZ, 2009).

*Bewaarplicht en bewaartermijnen*
Gegevens die opgenomen zijn in het dossier moeten na opname minimaal 15 jaar bewaard worden (WGBO art. 7.454). Dit betreft ook de door verpleegkundigen en verzorgenden vastgelegde gegevens over de gezondheidstoestand van de patiënt en de uitgevoerde handelingen. Na afronding van een behandeling of een zorgtraject kan een samenvatting gemaakt worden waarin alle relevante informatie weergegeven wordt. De onderliggende informatie mag echter gedurende de bewaartermijn

niet weggegooid worden. Een dossier kan ook geschoond worden door overtollige informatie en gegevens (zoals identieke documenten en voorlopige uitslagen als de definitieve uitslagen in het dossier zitten) te verwijderen. Als daarbij echter ook niet-overtollige informatie verloren gaat is in feite sprake van vernietiging van gegevens. Dit is gedurende de bewaartermijn niet toegestaan (KNMG e.a. 2004, deel 3). KNMG: Koninklijke Nederlandsche Maatschappij tot bevordering der Geneeskunst). Nb: In Bopz instellingen gelden naast deze WGBO regels aanvullende regels voor de bewaartermijn en het vernietigingsrecht. Verder is in de op de archiefwet gebaseerde "lijst van archiefbescheiden van de academische ziekenhuizen" vastgelegd dat bepaalde documenten tot 115 jaar na de geboorte(datum) van de patiënt bewaard moeten worden vanwege het (bewijs)belang van de overheid.' (Richtlijn Verpleegkundige en verzorgende verslaglegging; V&VN/NU'91, 2011, p. 25).

*Verwerking van persoonsgegevens*
De WBP (Wet Bescherming Persoonsgegevens) stelt eisen aan de verwerking van persoonsgegevens. De wet is van toepassing op de geheel of gedeeltelijk geautomatiseerde verwerking van persoonsgegevens zoals een elektronisch dossier en op bestanden zoals een kaartenbak (een papieren patiëntendossier valt als zodanig dus niet onder de WBP). Degene die het doel van en de middelen voor de verwerking van persoonsgegevens vaststelt, is verantwoordelijk voor de gegevensverwerking. Doorgaans zal dat de zorginstelling zijn, maar het kan ook een zelfstandig gevestigde verpleegkundig of verzorgende zijn. De verantwoordelijke moet:
- bepalen wat met de gegevens gebeurt;
- vaststellen hoe het informatienetwerk en de gegevensbestanden beheerd moeten worden; dit betreft ook de wijze van dossiervoering vanaf het vastleggen van gegevens tot de vernietiging;
- zorgen voor goede beveiliging en duidelijk maken wie toegang heeft tot de gegevens (KNMG 2004 deel 3 p. 26/27).

## 8.3.5 Functies van patiëntendossiers

Een patiëntendossier wordt meestal als het eigendom van de instelling beschouwd, maar cliënten hebben het recht hun dossier op te vragen.

Patiëntendossiers worden voor een aantal redenen gebruikt. Het dossier is een *communicatiemiddel* voor de leden van het behandelteam van de cliënt waarmee getracht wordt om fragmentatie, herhaling en vertragingen in de zorg voor de cliënt te voorkomen. De leden van het behandelteam gebruiken het dossier ook om de *zorg te plannen*. Een verpleegkundige kan bijvoorbeeld de gegevens van het maatschappelijk werk gebruiken wanneer ze instructies schrijft voor de ontslagplanning.

Patiëntendossiers verschaffen de zorginstellingen informatie waarmee ze de *patiëntenzorg binnen de instelling kunnen evalueren en verbeteren* (zie hoofdstuk 9). Het patiëntendossier is een *wettelijk document* en kan in de tuchtrechtspraak als bewijs dienen. Het dossier is soms het enige bewijs dat er deskundige zorg is verleend.

Tot slot kan het patiëntendossier gegevens voor *onderzoek*, *leermateriaal voor stu-denten* in de gezondheidszorg en *statistische gegevens* voor regionale, landelijke en internationale gegevensbanken leveren.

### 8.3.6   Vastleggen van het verpleegkundig proces

Het patiëntendossier geeft de actuele gezondheidstoestand van de cliënt weer en weerspiegelt het totale verpleegkundig proces. Verpleegkundigen leggen hun gegevens uit het verpleegkundig proces vast op verschillende formulieren in het patiëntendossier; het maakt daarbij niet uit welk verslagleggingssysteem wordt gebruikt (zie tabel 8–2). Deze paragraaf beschrijft de lijsten, de voortgangsrap-portage en de ontslag-/overplaatsingsrapportage van het verpleegkundig proces.

**Tabel 8–2**   Vastleggen van het verpleegkundig proces

| Elementen van het verpleegkundig proces | Formulieren voor de verslaglegging | Opmerkingen |
|---|---|---|
| Anamnese | Initiële gegevensbestanden (verpleegkundige anamnese), grafieken, lijsten, verpleegkundige voortgangsrapportage, ontslag-/overplaatsingsrapportage | Leg de initiële anamnese en de vervolganamnese vast |
| Diagnose en planning | Individuele en gestandaardiseerde zorgplannen, zorgpaden, protocollen, instructieplannen, en overige voortgangsrapportages die verpleegkundige diagnosen en interventies bevatten (zie tabel 8–3) | Leg de problemen van de patiënt, de verpleegkundige diagnosen en vermogens vast. De plannen omvatten ook de gewenste resultaten en de interventies. Een zorgplan kan op zichzelf staan maar kan ook een onderdeel van het dossier vormen |
| Uitvoering en evaluatie | Verpleegkundige interventies en de reacties van de patiënt worden vastgelegd in de voortgangsrapportage, lijsten, grafieken en protocollen | • Leg observaties, uitgevoerde interventies en instructies vast<br>• Leg de reacties van de patiënt en zijn familie op verpleegkundige en medische interventies en op belangrijke gebeurtenissen vast; leg de voortgang ten aanzien van de doelen vast; leg vragen, opmerkingen of klachten vast<br>• Leg de communicatie met andere disciplines vast (bijvoorbeeld de arts) en de resultaten die hieruit voortvloeien |

De Richtlijn Verpleegkundige en verzorgende verslaglegging (V&VN/NU'91, 2011) stelt samengevat dat het doel van verpleegkundige verslaglegging is:

Verslaglegging is van belang voor het vaststellen, verlenen, voortzetten, evalueren, overdragen en controleren van de zorg.

Doel is:- waarborgen van de continuïteit en kwaliteit van de zorg en van een goede samenwerking- kunnen reconstrueren van een gang van zaken- voorkomen van fouten- honoreren van de rechten van de cliënt- afleggen van verantwoording over het handelen.

Daarbij stelt deze richtlijn dat goede verslaglegging bestaat uit de volgende onderdelen:

1. Gegevensverzameling of anamnese is van belang voor het vaststellen en beschrijven van ondersteuningsvragen, zorgproblemen en verpleegkundige diagnosen.

2. Ondersteuningsvragen/zorgproblemen/verpleegkundige diagnosen zijn van belang voor het zorgplan en de planning van de zorg. Beschrijf een zorgprobleem/verpleegkundige diagnose bij voorkeur met behulp van de PES-structuur. Formuleer verpleegkundige diagnosen met behulp van een gangbare classificatie.

3. Een zorgplan is van belang voor de te verlenen zorg. Het bevat in ieder geval:
   - ondersteuningsvragen, zorgproblemen en/of verpleegkundige diagnosen-gedelegeerde werkzaamheden en opdrachten van andere disciplines;
   - interventies en andere handelingen;
   - beoogde resultaten/doelen;
   - de termijn waarbinnen een resultaat/doel behaald moet zijn;
   - hoe nagegaan wordt of het resultaat/doel behaald is;
   - wie (de onderdelen van) het zorgplan uitvoert.

4. Voortgangsrapportages zijn van belang voor het bijsturen van de zorg en de continuïteit in de zorgverlening. Besteedt in ieder geval aandacht aan:
   - de vastgestelde ondersteuningsvragen, zorgproblemen en verpleegkundige diagnosen, aanpassingen daarin en redenen voor aanpassing;
   - afwijkende en nieuwe interventies en handelingen en de redenen daarvoor;
   - bijstelling van beoogde resultaten en de redenen daarvoor;
   - informatie die van invloed is op de totale (multidisciplinaire) zorgverlening en behandeling;
   - observaties van omstandigheden of gebeurtenissen die tot bijstelling van de zorg kunnen leiden.

5. Evaluaties zijn van belang voor het beoordelen van de zorgverlening en de resultaten en voor bijstelling van het zorgplan. De frequentie van de evaluaties hangt af van de context. Evalueer in de langdurige zorg het zorgplan tenminste twee maal per jaar.

De Richtlijn Verpleegkundige en verzorgende verslaglegging (2011) formuleert uitgangspunten voor verpleegkundige verslaglegging als volgt:

- Zorgprofessionals leggen voor iedere cliënt een dossier aan waarin de individuele cliëntgerichte zorg vastgelegd wordt. Er worden geen verzamelmappen gebruikt waarin gegevens van meerdere cliënten vastgelegd worden. Het gebruik van schaduwdossiers moet vermeden worden.
- Het cliëntendossier is bij voorkeur een geïntegreerd dossier, dat door alle zorgverleners die betrokken zijn bij de zorgverlening aan een cliënt kan worden geraadpleegd en aangevuld. Zo niet, dan moeten samenwerkende zorgverleners afspraken maken over de wijze waarop zij informatie uit een dossier kunnen krijgen.
- Alle zorgverleners die betrokken zijn bij de zorgverlening aan een cliënt moeten zo nodig beschikken over een gezamenlijk en up-to-date zorgplan voor de cliënt.
- Van zorgprofessionals in dienstverband, die wat betreft de inrichting van het dossier doorgaans afhankelijk zijn van het beleid van de instelling, wordt verwacht dat zij binnen de door de instelling vastgestelde kaders zo veel mogelijk recht doen aan de eisen die deze richtlijn aan de verslaglegging stelt. Ook wordt van hen verwacht dat zij zo nodig activiteiten ontplooien om te bewerkstelligen dat het in de instelling gebruikte dossier voldoet aan de eisen uit deze richtlijn. Zelfstandig gevestigde zorgprofessionals die geen gebruik kunnen maken van een instellingsdossier zijn zelf verantwoordelijk voor het aanleggen van een cliëntendossier dat recht doet aan deze richtlijn.
- Zorgprofessionals honoreren de rechten van de cliënt of diens vertegenwoordiger met betrekking tot het dossier.

## Lijsten

Verpleegkundigen maken gebruik van **lijsten** om routinematig verkregen anamnesegegevens en interventies (bijvoorbeeld een ADL-lijst) of om steeds terugkerende interventies (bijvoorbeeld een schema voor wisselligging) vast te leggen. Numerieke gegevens (bijvoorbeeld vitale functies) kun je in een **grafiekenlijst** weergeven, zoals je kunt zien in afbeelding 8–1 bovenaan. Onder in deze zelfde afbeelding kunnen verpleegkundigen verpleegkundige interventies opschrijven. Met behulp van lijsten kun je overzichtelijk en nauwkeurig de gegevens vastleggen en zo gemakkelijk zien of er recentelijk veranderingen in de toestand van de patiënt zijn geweest. Het interval voor het vastleggen van gegevens kan variëren van minuten tot maanden. Op de intensive care kan de verpleegkundige de bloeddruk van de patiënt elke minuut meten; op een polikliniek kan de verpleegkundige het bloedsuikergehalte van de patiënt iedere maand meten.

## Voortgangsrapportage

De **voortgangsrapportage** geeft informatie over de voortgang van de patiënt ten aanzien van zijn resultaten. De voortgangsrapportage is een aanvulling op de lijsten en geen duplicaat hiervan. De voortgangsrapportage bestaat uit: (1) beoordeling van de fysieke en mentale toestand van de patiënt; (2) de activiteiten van de patiënt; (3) de medische en verpleegkundige interventies en behandelingen met de reacties van de patiënt hierop; en, indien relevant, (4) de contacten met andere zorgverleners en de familie. Er zijn verschillende vormen van voortgangsrapportages en deze worden besproken in de paragraaf: 'Methoden voor verslaglegging' verderop in dit hoofdstuk. Je kunt ook de afbeeldingen 8-2 en 8-3 doorlezen voor voorbeelden. Sommige voortgangsrapportages (bijvoorbeeld tabel 8–3) hebben ook de verpleegkundige diagnosen en de behoeften van de patiënt opgenomen.

De Richtlijn Verpleegkundige en verzorgende verslaglegging (V&VN/NU'91, 2011) stelt dat:

in de voortgangsrapportage de zorgprofessional aandacht moet besteden aan:
- de vastgestelde ondersteuningsvragen, zorgproblemen en verpleegkundige diagnosen;
- omstandigheden of gebeurtenissen die aanleiding waren om ondersteuningsvragen, zorgproblemen en verpleegkundige diagnosen aan te passen;
- interventies en handelingen die niet volgens het zorgplan uitgevoerd zijn en de reden(en) daarvoor;
- interventies en handelingen die niet in het zorgplan opgenomen waren en de reden(en) daarvoor;
- beoogde resultaten die bijgesteld zijn en de redenen daarvoor;
- informatie die van invloed is op de totale (multidisciplinaire) zorgverlening en behandeling- observaties van omstandigheden of gebeurtenissen die tot bijstelling van de zorg kunnen leiden.

## Ontslag- en overplaatsingsrapportages

In een ontslagrapportage wordt de verpleegkundige voortgang beschreven op het tijdstip dat een cliënt ontslagen wordt uit de instelling. De rapportage geeft een overzicht van de zorgverlening aan de cliënt, de bereikte doelen bij ontslag en adviezen voor de verdere zorg. Veel instellingen hebben een speciaal ontslagformulier en soms is het ontslagformulier in het ontslagplanningsformulier opgenomen (zie afbeelding 6-2). Als de patiënt wordt overgeplaatst naar een andere instelling of als de zorg wordt overgenomen door de thuiszorg, dan is de ontslagrapportage samengevat beschreven. De samenvatting van een ontslag- of overplaatsingsrapportage bevat doorgaans (onderdelen van) de volgende informatie:
- een beschrijving van de toestand van de patiënt bij ontslag (inclusief een vermelding van de toestand van elk afzonderlijk probleem);

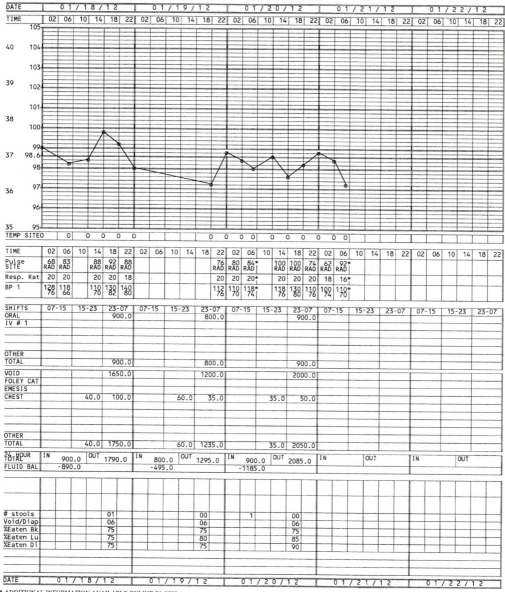

Shawnee Mission Medical Center
9100 West 74th Street
Shawnee Mission, KS 66204

11:05 01/21/12 FROM *07L,VSPOGSF1

**Afbeelding 8–2**    Grafiekenlijst

*Bron*: met dank aan het Shawnee Mission Medical Center, Shawnee Mission, KS.

| Datum | Tijd | Aantekeningen | Handtekening |
|-------|------|---------------|--------------|
| 06/09/11 | 08.00 | Wilde niet ontbijten. Zei: 'Ik voel me te ziek.' Buik voelt hard aan maar is niet opgezet. Slikt met regelmaat pijnstillers (morfine) voor de pijn aan de buikwond (zie medicatielijst). | M. Friedrich, verpleegkundige |
| | 09.00 | 200 ml helder geel vocht gebraakt. | M. Friedrich, verpleegkundige |
| | 09.30 | 100 ml helder geel vocht gebraakt. Ernstige misselijkheid. 25 mg Stemetil® rectaal toegediend. Deur dicht en geadviseerd rustig te blijven liggen totdat misselijkheid is afgenomen. | M. Friedrich, verpleegkundige |
| | 10.30 | Zegt zich nog steeds misselijk te voelen. Steunkousen 15 min. uitgedaan en weer aangedaan. Geen oedeem of roodheid op benen. Heeft 5 min. op rand van het bed gebengeld met benen. Was enige weerstand, zei: 'Het doet te veel pijn.' | M. Friedrich, verpleegkundige |

**Afbeelding 8–3** Voortgangsreportage (verpleegkundige aantekeningen)

- de huidige medicatie en behandelingen die moeten worden voortgezet;
- de instructies en counseling die hebben plaatsgevonden voordat de patiënt met ontslag ging;
- het activiteitenniveau en de zelfzorgvermogens;
- instellingen of naasten die de patiënt ondersteunen;
- wijze van transport bij ontslag (bijvoorbeeld lopen, rolstoel of ambulance);
- de persoon die de patiënt heeft begeleid;
- de plaats waar de patiënt naartoe gaat (bijvoorbeeld naar huis of naar verpleeghuis);
- de actuele gezondheidsproblemen.

Met betrekking tot de overdracht meldt de Richtlijn Verpleegkundige en verzorgende verslaglegging (V&VN/NU'91, 2011) de volgende uitgangspunten:

*Overdracht*
Een verpleegkundige of verzorgende overdracht is een schriftelijke eindevaluatie van het zorgproces. De zorgprofessional stelt de overdracht op bij overplaatsing van de cliënt naar een andere afdeling of zorgsetting, of naar thuiszorgmedewerkers en andere disciplines bij ontslag naar huis. De overdracht moet de continuïteit en

de kwaliteit van de zorg waarborgen door die informatie door te geven die nodig is om het zorgproces na overplaatsing voort te zetten. Bij het opstellen van een schriftelijke overdracht moet een zorgprofessional rekening houden met de kennis en kunde van de ontvanger. Met het oog op een goede overdracht wordt het dossier afgesloten met het beantwoorden van de volgende vragen:

- Wie is verantwoordelijk voor het opstellen van de overdracht?
- Zijn de beoogde en vastgelegde resultaten bereikt?
- Heeft de cliënt nog zorg nodig?- Zo ja, wat houdt die zorg in?

De overdracht wordt zo mogelijk in overleg met de cliënt opgesteld en bevat ten minste de volgende elementen:

- de verleende zorg;
- aan wie de zorg wordt overgedragen;
- door wie de zorg wordt overgedragen;
- per wanneer de zorg wordt overgedragen;
- de actuele ondersteuningsvragen, zorgproblemen en verpleegkundige diagnosen- de beoogde resultaten/doelen;
- de redenen van overplaatsing of ontslag naar huis- de redenen voor de voortzetting van de zorg;
- met de cliënt gemaakte afspraken- bij wie de cliënt na ontslag terecht kan met vragen.

### 8.3.7    Methoden voor de verslaglegging

Het beleid en de procedures van de instelling bepalen de structuur van de voortgangsrapportage. In de volgende paragrafen worden drie verslagleggingsmethoden beschreven: de beschrijvende methode, de SOAP-methode en geïntegreerde zorgplannen.

## De beschrijvende, chronologische methode

De **beschrijvende methode** (zie bijvoorbeeld afbeelding 8–2) wordt geschreven met behulp van paragrafen en is de bekendste manier van verslaglegging. Verpleegkundigen beschrijven de interventies, de resultaten van de cliënt en de gebeurtenissen in chronologische volgorde. Om het gemakkelijker te maken om gegevens over een bepaalde gebeurtenis op te zoeken, worden aparte lijsten toegevoegd (bijvoorbeeld vochtlijsten) aan de beschrijvende voortgangsrapportage.

## De SOAP-methode

De SOAP-methode (zie tabel 8–3) begon oorspronkelijk binnen het probleemgeoriënteerde verslagleggingssysteem, waarbij zorgverleners uit alle disciplines in dezelfde voortgangsrapportage hun bevindingen noteerden. Tegenwoordig kom je deze methode ook bij andere systemen tegen. Het dossier bevat een overzicht van hoofdproblemen die door het hele team van zorgverleners zijn vastgesteld. Iedere SOAP heeft betrekking op een specifiek probleem; verschillende problemen hebben dus diverse SOAP's. SOAP is een acroniem voor de volgende gegevens (let op de O en de A: deze wijken af van de definities van het verpleegkundig proces):

- **S – Subjectieve gegevens.** Dit is wat de cliënt je vertelt en het beschrijft de perspectieven, inzichten en beleving van het probleem zoals de cliënt ze ervaart. Waar mogelijk moet je de bewoordingen van de cliënt letterlijk weergeven; anders moet je ze samenvatten. Geef de subjectieve gegevens alleen weer als ze belangrijk en relevant zijn voor het probleem.
- **O – Objectieve gegevens.** Dit zijn de gegevens die je kunt meten of waarnemen met de zintuigen (bijvoorbeeld vitale functies of braken). Je legt hier ook de verrichte interventies vast (bijvoorbeeld: 'heeft geleerd hoe je insuline toedient').
- **A – Analyse (ook wel: beoordeling).** Hier wordt een verklaring of toelichting gegeven van de subjectieve en objectieve gegevens. Tijdens de initiële anamnese heeft de 'A' alleen betrekking op de problemen van de patiënt (bijvoorbeeld een verpleegkundige diagnose). In de SOAP's die hierop volgen, heeft de 'A' betrekking op de evaluatie, beschrijft de toestand van de patiënt en de mate van voortgang van de verpleegdoelen en is niet louter een herformulering van de diagnosen.
- **P – Plan.** Dit is het zorgplan waarmee het geformuleerde probleem moet worden opgelost. Degene die het eerst met het probleem te maken krijgt, stelt het initiële plan op (zo stelt een arts de voorschriften voor onderzoeken en behandelingen op voor een medisch probleem). Het plan wordt voortgezet, bijgewerkt of stopgezet door middel van nieuwe SOAP's.

SOAPIE en SOAPIER zijn variaties op de SOAP-structuur. Hierbij worden de interventies (I) apart van de objectieve gegevens (O) beschreven en er wordt een evaluatie (E) toegevoegd. De SOAPIER-structuur voegt een revisie (R) van het plan toe. De APIE-structuur is een soortgelijke methode (Groah & Reed, 1983, p. 1184). In deze structuur zijn in de anamnese (A) de subjectieve en objectieve gegevens en de verpleegkundige diagnose opgenomen; het plan (P) beschrijft de verwachte resultaten en de verpleegkundige instructies; de implementatie of uitvoering (I) en de evaluatie (E) zijn hetzelfde als in de SOAPIE-structuur. Tabel 8–3 vergelijkt de SOAP-, SOAPIER- en APIE-structuren. Leg ze naast afbeelding 8–2 en afbeelding 8–3 die dezelfde casus behandelen: misselijkheid na operatie.

**Kernpunt**  Verhalende verslagen worden geschreven in chronologische volgorde. SOAP-verslaglegging is een probleemgeoriënteerde methode.

## Geïntegreerde zorgplannen

Veel instellingen hebben klinische paden ontwikkeld voor veelvoorkomende diagnosen en procedures en multidisciplinaire zorgplannen (of kritische zorgpaden). De meeste klinische paden zijn zogeheten geïntegreerde zorgplannen die

**Tabel 8–3**   Vergelijking tussen de SOAP-, SOAPIER-, en APIE-structuren

| SOAP-structuur | SOAPIER-structuur | APIE-structuur |
|---|---|---|
| 6/9/11 #5. Misselijkheid<br>10.30 uur | 6/9/11 #5. Misselijkheid<br>10.30 uur | 6/9/11 #5. Misselijkheid<br>10.30 uur |
| S – Wilde niet ontbijten. Zei: 'Ik voel me te ziek.' Zware misselijkheid. Zegt dat de misselijkheid 'minder hevig' is na de 25 mg Stemetil®. | S – Wilde niet ontbijten. Zei: 'Ik voel me te ziek.' Ernstige misselijkheid. | A – Misselijkheid en braken na operatie. Wilde niet ontbijten. Zei: 'Ik voel me te ziek.' Buik voelt hard aan maar is niet opgezet. Twee keer gebraakt, totaal 300 ml helder geel braaksel. |
| O – Buik voelt hard aan maar is niet opgezet. Twee keer gebraakt, totaal 300 ml helder geel braaksel. Deur dicht en geadviseerd rustig te blijven liggen totdat misselijkheid is afgenomen. 25 mg Stemetil® rectaal toegediend om 09.30 uur. | O – Buik voelt hard aan maar is niet opgezet. Twee keer gebraakt, totaal 300 ml helder geel braaksel. | P – Verminderen misselijkheid: geadviseerd rustig te blijven liggen. Stemetil® toegediend volgens voorschrift. Voorkomen vochttekort: vochtlijst blijven bijhouden. Iedere dienst eenmaal vochttoestand onderzoeken. Als misselijkheid en braken aanhouden, dan overleggen met arts. |
| A – Misselijkheid na operatie gerelateerd aan verminderde peristaltiek. Werking Stemetil® twijfelachtig. | A – Misselijkheid na operatie gerelateerd aan verminderde peristaltiek. Werking Stemetil® twijfelachtig. | I – Geadviseerd rustig te blijven liggen. Stemetil® rectaal toegediend om 09.30 uur. |
| P – Blijven onderzoeken op misselijkheid en braken. Als Stemetil® niet helpt, dan overleggen met arts. Vochtlijst blijven bijhouden. Iedere dienst eenmaal vochttoestand onderzoeken. Verhogen van de vochtinname naar 40 ml per uur als het braken is gestopt. | P – Geadviseerd rustig te blijven liggen totdat misselijkheid is afgenomen. Medicatie: Stemetil®. Vochtlijst blijven bijhouden. Iedere dienst eenmaal vochttoestand onderzoeken. | E – Heeft de hele tijd rustig gelegen. Niet meer gebraakt sinds het toedienen van Stemetil®. Zegt nog steeds misselijk te zijn, maar minder ernstig. |
|  | I – Geadviseerd rustig te blijven liggen totdat misselijkheid is afgenomen. Stemetil® rectaal toegediend om 09.30 uur. |  |
|  | E – Zegt nog steeds misselijk te zijn; is wel wat afgenomen na Stemetil®. Heeft de hele tijd rustig gelegen. Niet meer gebraakt sinds het toedienen van Stemetil®. |  |
|  | R – Verhogen van de vochtinname naar 40 ml per uur als het braken is gestopt. Als Stemetil® niet helpt, dan overleggen met arts. |  |

én als zorgplan én als formulier voor de voortgangsrapportage of lijsten dienen (zie afbeelding 8–4). Deze methode gebruikt grafieken en lijsten samen met een geïntegreerd zorgplan. Afbeelding 8–4 geeft de zorg weer voor een bepaalde patiënt van dag één tot en met dag drie na een operatie aan het dijbeen. De verpleegkundige controleert iedere interventie die bij de patiënt is uitgevoerd en vinkt deze aan op het formulier. Op dag één na de operatie was geen speciale zorg voor de ademhaling nodig, dus de zorg uit dit kader wordt niet aangevinkt. In het kader 'neuro/pijn' heeft de verpleegkundige 'zie pijnlijst' aangevinkt, waar dan gedetailleerde informatie te vinden is over het pijnbeleid voor de patiënt. Bovendien heeft ze een neurosensorisch onderzoek gedaan, dat ze ook aanvinkt op het formulier. Als de bevindingen hiervan zouden afwijken, zou ze deze op een apart formulier invullen; als de resultaten met een paar woorden te omschrijven zijn, zou ze ze in de witte ruimte op het formulier van afbeelding 8–4 hebben geschreven.

### 8.3.8 Elektronische verslaglegging (EPD)

Het gebruik van elektronische zorgplannen is internationaal gezien wijdverspreid. Bovendien wordt het gebruik van computers bij de verpleegkundige dossiervorming steeds gewoner. Hierbij moet gesteld worden dat de overgrote meerderheid van de verpleegkundige verslaglegging in de Nederlandse situatie in 2010 nog handgeschreven is (Paans et al, 2010). Sommige instellingen hebben bij elk bed een computer staan waardoor de verpleegkundige de zorg meteen kan vastleggen.

Computers maken de verslaglegging relatief eenvoudig. Om de verpleegkundige activiteiten en reacties van de cliënt vast te leggen, kiest de verpleegkundige idealiter uit een digitale standaardlijst van begrippen die activiteiten en reacties die het best de toestand omschrijven (zie ook afbeelding 8–5; een voorbeeld van een digitale voortgangsrapportage). Met automatische spraakherkenning kan een verpleegkundige gegevens mondeling in de computer opslaan.

In computersystemen hoef je niet verschillende lijsten in te vullen omdat de gegevens die je invoert automatisch gegenereerd worden. Een verpleegkundige kan de volgende gegevens uit de computer halen: (1) de bloeduitslagen van de patiënt, (2) een overzicht van alle patiënten op de afdeling die die dag een operatie moeten ondergaan, (3) alle gesuggereerde interventies voor een verpleegkundige diagnose, (4) een grafiekenlijst met de vitale functies van de patiënt of (5) een uitdraai van de voortgangsrapportage van de patiënt. De voors en tegens van verpleegkundige verslaglegging met behulp van de computer worden opgesomd in kader 8–6.

**8-2 Test je kennis**

1. Noem vier functies van patiëntendossiers.
2. Waar is SOAP een afkorting van?
3. Waar is PIE een afkorting van?

Zie voor de antwoorden www.pearsonxtra.nl.

| | Datum: 16/03/07     Dag 1 | Datum:     Dag 2 | Datum:     Dag 3 |
|---|---|---|---|
| **SPIER- EN SKELETSTELSEL/ADL** | ☐☑ **Bedrust** ☐☐ **Tractiebehandeling**_____<br>☐☑ **Draaien op aangedane zijde voor preop. verpl. instr.**<br>☐☑ **Gestrekte knieën in bed**<br>☐☑ **Papegaai boven bed**<br>☐☑ **Beoordeel verdikkingen bij strekken, dekenboog & papegaai voor steun**<br>☐☐ **Speciaal bed**_____<br>Hygiëne: ☑ Bad _met hulp_ ☐☐ Mondverzorging<br>☐☐ *Protocol bij vallen/letsel:*<br>  ☐☐ Veranderingen in omgeving _n.v.t_<br>  ☐☐ Afleiding _____<br>  ☐☐ Fysiotherapeutische monitoring_____<br>  ☐☐ Farmacologische monitoring_____<br>  ☐☐ Alarm _____<br>  ☐☐ Toiletgang _____<br>☐☐ *Protocol bij beperkingen: zie beperkingenlijst* | ☐☐ **Draaien op niet aangedane zijde iedere twee uur met kussens tussen de benen**<br>☐☐ **Tractiebehandeling**_____<br>☐☐ **Voeten los van bed**<br>☐☐ **Beoordeel op verdikkingen bij strekken, dekenboog & papegaai voor steun**<br>☐☐ **Speciaal bed**_____<br>Hygiëne: ☐ Bad _met hulp_ ☐☐ Mondverzorging<br>☐☐ *Protocol bij vallen/letsel:*<br>  ☐☐ Veranderingen in omgeving _n.v.t_<br>  ☐☐ Afleiding _____<br>  ☐☐ Fysiotherapeutische monitoring_____<br>  ☐☐ Farmacologische monitoring<br>  ☐☐ Alarm _____<br>  ☐☐ Toiletgang _____<br>☐☐ *Protocol bij beperkingen: zie beperkingenlijst* | ☐☐ **Bed/stoel met hulp**<br>☐☐ **gewichtsbelasting?**_____<br>☐☐ **Rolstoelkussen**<br>☐☐ **Beoordeel op verdikkingen bij strekken, dekenboog & papegaai voor steun**<br>☐☐ **Speciaal bed**_____<br>Hygiëne: ☐ Bad _met hulp_ ☐☐ Mondverzorging<br>☐☐ *Protocol bij vallen/letsel:*<br>  ☐☐ Veranderingen in omgeving _____<br>  ☐☐ Afleiding _____<br>  ☐☐ Fysiotherapeutische monitoring_____<br>  ☐☐ Farmacologische monitoring<br>  ☐☐ Alarm _____<br>  ☐☐ Toiletgang _____<br>☐☐ *Protocol bij beperkingen: zie beperkingenlijst* |
| **MAAG-DARM/ URINESTELSEL** | ☑☑☑ **Dieet:** _____    ☐ Snack om bedtijd<br>  ☐ 'npo' na 24.00 uur<br>☑ **Inname & uitscheiding** ☐☐ Katheterzorg<br>☑ **Laatste defecatie**_____ | ☐☐☐ **Dieet:** _____    ☐ Snack om bedtijd<br><br>☐☐ Inname & uitscheiding ☐☐ Katheterzorging<br>☐☐ Laatste defecatie_____ | ☐☐☐ **Dieet:** _____    ☐ Snack bedtijd<br><br>☐☐ Inname & uitscheiding ☐☐ Katheter ☐ Verwijderen kath. tijdstip:<br>☐☐ Laatste defecatie_____ ☐☐ >72 uur geen defecatie, interventie |
| **ADEMHA-LING** | ☐☐ **Diep ademen** ☐☐ **Intensieve Spirometrie**<br>  om de____ uur    om de____ uur<br>☐☐ $O_2$____ liter | ☐☐ **Diep ademen** ☐☐☐ **Intensieve Spirometrie om de ____ uur**<br>☐☐ $O_2$____ liter<br>☐ Stop $O_2$ als $O_2$ sat. > 90% tijdstip | ☐☐ Diep ademen ☐☐ Intensieve Spirometrie<br>  om de____ uur    om de____ uur<br>☐☐ $O_2$____ liter<br>☐ Stop $O_2$ als $O_2$ sat. > 90% tijdstip |
| **CIRCULATIE** | ☐☑ Vitale functies om de 4 uur<br>☐ Steunkousen verwijderen/controleren/ vervangen bedtijd<br>☐ Compressieapparatuur verwijderen/ vervangen bedtijd<br>  ☐ Voet   ☐ Been<br>☐☑ Anticoagulantia<br>☐☑ Infuus ☐☐ Sublinguaal ☐☐ Antibiotica iv<br>☐☑ **Controle circ. onderste extremiteiten om de 2 uur** | ☐☐ Vitale functies om de 4 uur<br>☐ Steunkousen verwijderen/controleren/ vervangen bedtijd<br>☐ Compressieapparatuur verwijderen/ vervangen bedtijd<br>  ☐ Voet   ☐ Been<br>☐ Anticoagulantia<br>☐ Infuus ☐☐ Sublinguaal ☐☐ Antibiotica iv<br>☐ Controle circ. onderste extremiteiten om de 4 uur<br>☐ Bloedbeeld 3 dagen | ☐☐ Vitale functies om de 4 uur<br>☐ Steunkousen verwijderen/controleren/ vervangen bedtijd<br>☐ Compressieapparatuur verwijderen/ vervangen bedtijd<br>  ☐ Voet   ☐ Been<br>☐ Anticoagulantia<br>☐ Infuus ☐☐ Sublinguaal ☐☐ Antibiotica iv<br>☐ Controle circ. onderste extremiteiten om de 2 uur<br>☐ Bloedbeeld 3 dagen |
| **HUID** | ☐☐ Start/wijziging infuus/sublingual Plaats: L pols<br>  Tijd:_____ Gauge:_____ Pogingen:_____<br>☐☑ *Protocol bij risico op huidbeschadiging*<br>  ☐☑ Instructie/hulp bij wisselligging om de 2 uur<br>  ☐☐ Speciale matras<br>  ☐☑ Stuit beschermd/gecontroleerd_____<br>  ☐☑ Hielen vrij, gecontroleerd_____<br>  ☐☐ Beschermers geplaatst_____<br>  ☐☐ Incontinentie/huid verzorgd<br>  ☐☑ Verhogen proteïne/hydratatie<br>☐☑ *Protocol bij wondverzorging; zie lijst wondzorg* | ☐☐ Drain aangebracht/meting om de 12 uur<br>☐☐ Legen drainagesysteem<br>☐☐ Verstevigen verband<br>☐☐ Wijziging infuus/sublinguaal Plaats:_____<br>  Tijd:_____ Gauge:_____ Pogingen:_____<br>☐☐ *Protocol bij risico op huidbeschadiging*<br>  ☐☐ Instructie/hulp bij wisselligging om de 2 uur<br>  ☐☐ Speciale matras<br>  ☐☐ Stuit beschermd/gecontroleerd_____<br>  ☐☐ Hielen vrij, gecontroleerd_____<br>  ☐☐ Beschermers geplaatst_____<br>  ☐☐ Incontinentie/huid verzorgd<br>  ☐☐ Verhogen proteïne/hydratatie<br>☐☐ *Protocol bij wondverzorging; zie lijst wondzorg* | ☐☐ Drain aangebracht/meting om de 12 uur<br>☐☐ Legen drainagesysteem<br>☐☐ Verstevigen verband<br>☐☐ Wijziging infuus/sublinguaal Plaats:_____<br>  Tijd:_____ Gauge:_____ Pogingen:_____<br>☐☐ *Protocol bij risico op huidbeschadiging*<br>  ☐☐ Instructie/hulp bij wisselligging om de 2 uur<br>  ☐☐ Speciale matras<br>  ☐☐ Stuit beschermd/gecontroleerd_____<br>  ☐☐ Hielen vrij, gecontroleerd_____<br>  ☐☐ Beschermers geplaatst_____<br>  ☐☐ Incontinentie/huid verzorgd<br>  ☐☐ Verhogen proteïne/hydratatie<br>☐☐ *Protocol bij wondverzorging; zie lijst wondzorg* |
| **NEURO/PIJN** | ☐☑ *Protocol bij pijn* Beoordeel pijn om de 4 uur, na iedere nieuwe rapportage en na iedere interventie<br>☐☑ Zie pijnlijst<br>☐☑ **Controle neuronsensorische status geopereerde extremiteit om de 2 uur** | ☐☐ *Protocol bij pijn* Beoordeel pijn om de 4 uur, na iedere nieuwe rapportage en na iedere interventie<br>☐☐ Zie pijnlijst    ☐☐ IJszak<br>☐☐ **Controle neuronsensorische status geopereerde extremiteit om de 2 uur** | ☐☐ *Protocol bij pijn* Beoordeel pijn om de 4 uur, na iedere nieuwe rapportage en na iedere interventie<br>☐☐ Zie pijnlijst    ☐☐ IJszak<br>☐☐ **Controle neuronsensorische status geopereerde extremiteit om de 2 uur** |
| **ENDO-CRIEN** | ☐☐ Bloedsuiker (vingerprik) om de ___uur<br>☐☐ Bloedsuiker (vingerprik) voor de maaltijd en bedtijd<br>☐☐ *Protocol bij diabetes* | ☐☐ Bloedsuiker (vingerprik) om de ___uur<br>☐☐ Bloedsuiker (vingerprik) voor de maaltijd en bedtijd<br>☐☐ *Protocol bij diabetes* | ☐☐ Bloedsuiker (vingerprik) om de ___uur<br>☐☐ Bloedsuiker (vingerprik) voor de maaltijd en bedtijd<br>☐☐ *Protocol bij diabetes* |
| **PSYCHO-LOGISCH/ EMOTIONEEL** | ☐ Procedures uitgelegd<br>☐ Controle van medicatie bij ontslag | ☐☐ **Moedig pat./fam. aan om zorgen onder woorden te brengen. Motiveer, moedig aan en luister.** | ☐☐ **Moedig pat./fam. aan om zorgen onder woorden te brengen. Motiveer, moedig aan en luister.** |
| **HAND-TEKENING** | Dienst avond   Handtekening   Initialen   Functie verpleeg-kundige   Afdeling B2<br>_____ | Dienst avond   Handtekening   Initialen   Functie verpleeg-kundige   Afdeling<br>_____ | Dienst avond   Handtekening   Initialen   Functie verpleeg-kundige   Afdeling<br>_____ |

**Afbeelding 8–4**   Onderdeel van een protocol/informatieformulier

*Bron:* met dank aan het Shawnee Mission Medical Center, Shawnee Mission, KS

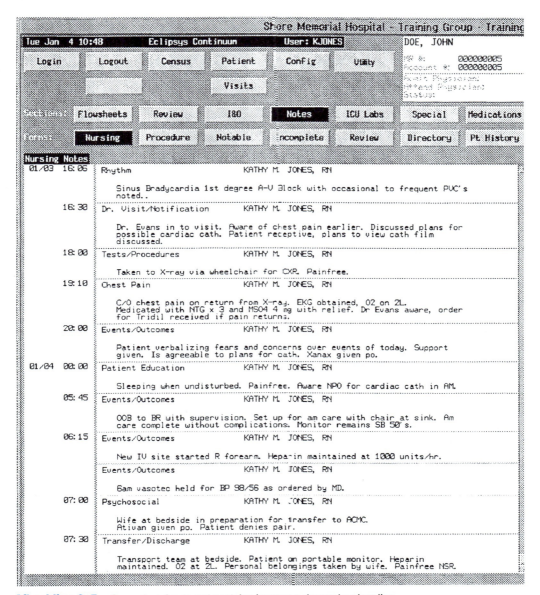

**Afbeelding 8–5**   Computerscherm met aantekeningen van de verpleegkundige

*Bron:* met dank aan het Shawnee Mission Medical Center, Shawnee Mission, KS

## 8.3.9   Gegevens vastleggen met gestandaardiseerde terminologie

In de hoofdstukken 5, 6 en 7 hebben we de functie van een gestandaardiseerde terminologie voor verpleegkundige zorgplannen besproken. Deze terminologie is ook van toepassing bij het vastleggen van de voortgangrapportage van de patiënt. Bij elektronische informatiesystemen is een gestandaardiseerde terminologie essentieel (Paans *et al.* 2010, Paans & Müller-Staub, 2010). Maar ook voor de ver-

# Kader 8-6 Enkele voors en tegens van geautomatiseerde verpleegkundige verslaglegging

Voors

- Productiviteit neemt toe; tijd die je kwijt bent aan de verslaglegging neemt af.
- Nauwkeurigheid verbetert en de verslaglegging is betrouwbaarder.
- Tevredenheid en professionele praktijkvoering van de verpleegkundige neemt toe.
- Informatie wordt gemakkelijk en op verschillende manieren verkregen; het invullen van verschillende formulieren is niet nodig.
- Gegevens, verzoeken en resultaten van de patiënt kunnen snel worden opgevraagd en verzonden.
- De computer kan de gegevens direct aflezen van de meetapparatuur.
- Door computers aan het bed is het niet meer nodig dat de verpleegkundige aparte notities maakt om later in het dossier vast te leggen.
- Gegevens zijn recent.
- Gegevens zijn duidelijk leesbaar.
- Een gestandaardiseerde terminologie verbetert de communicatie.
- Het systeem neemt de zorgstandaarden op en is een aanvulling op de zorgstandaarden.
- Biedt mogelijkheden om grote gegevensbestanden te maken en te delen voor onderzoek en kwaliteitsverbetering.

Tegens

- Er zijn extra beveiligingsmaatregelen nodig om de privacy van de patiënt te waarborgen.
- Storingen maken de informatie tijdelijk onbereikbaar.
- Aanschaf van hardware en software is erg duur.
- Wellicht zijn er uitgebreide trainingsperioden noodzakelijk om te leren werken met geautomatiseerde verslaglegging.

*Bron:* Catanzano (1994). 'Nursing information/documentation system increases quality care, shortens stay at Desert Samaritan Medical Center'. *Comput Nurs, 12*(4), 184–185; Berman *et al.* (2012). *Fundamentals of nursing: Concepts, process, and practice* (9e ed.). Upper Saddle River, NJ: Prentice Hall; Town (1993). Changing to computerized documentation—PLUS. *Nurs Manage, 24*(7), 44–46, 48.

slaglegging in een papieren documentatiesysteem is een dergelijke terminologie nuttig. Naast de voordelen die in de voorgaande hoofdstukken zijn besproken, stelt een gestandaardiseerde terminologie de verpleegkundige in staat zich te concentreren op de klinische beoordelingsaspecten van het verpleegkundig proces in plaats van dat ze tijd kwijt is aan het zoeken naar de 'juiste woorden' om de interventies en reacties van de patiënt te beschrijven. Zeker gezien de mogelijkheden die het elektronische dossier in principe in zich heeft, zal naar verwachting onder andere een verbeterde efficiëntie qua tijd verkregen kunnen worden door de implementatie van software waarmee de verpleegkundige eenvoudiger gebruik kan maken van NANDA-I-, NIC-, NOC- en ICF-terminologie (Bruylands *et al.*, 2012).

### 8.3.10 Richtlijnen voor de verslaglegging

De Richtlijn Verpleegkundige en verzorgende verslaglegging (V&VN/NU'91, 2011) is bedoeld voor verpleegkundigen en verzorgenden. Hieronder vallen ook alle specialisaties binnen deze beroepsgroepen en de Verpleegkundig Specialist ex artikel 14 Wet BIG. Waar nodig en zinvol maakt de richtlijn onderscheid tussen zorgsectoren en tussen normen die alleen van toepassing zijn op een van beide beroepsgroepen of een categorie daarbinnen.

De Richtlijn Verpleegkundige en verzorgende verslaglegging biedt verpleegkundigen houvast bij het in praktijk brengen van hun beroepsinhoudelijke en juridische verantwoordelijkheid voor een goede verslaglegging en een juiste omgang met het dossier met als uiteindelijk doel een effectieve, efficiënte en kwalitatief hoogwaardige zorgverlening. De richtlijn bevat normen en voorwaarden die van belang zijn voor een adequate verslaglegging en een verantwoorde omgang met het dossier door zorgprofessionals. Zo nodig wordt verwezen naar een bijlage of naar elders beschreven eisen.

De Richtlijn Verpleegkundige en verzorgende verslaglegging is door beroepsorganisaties ontwikkeld. Hij wordt met andere woorden breed gedragen en maakt daarom deel uit van de verpleegkundige professionele standaard. Zorgprofessionals zijn volgens de WGBO verplicht om te handelen volgens deze standaard.
De richtlijn kan worden gedownload via www.venvn.nl en www.cbo.nl. Van beroepsorganisaties en zorgprofessionals wordt verwacht dat zij de verspreiding, de implementatie en het gebruik van de richtlijn stimuleren en ondersteunen en dat zij activiteiten ontplooien waarmee bereikt wordt dat cliëntendossiers voldoen aan de eisen uit deze richtlijn (V&VN/NU'91, 2011).

De Nationale Beroepscode van Verpleegkundigen en Verzorgenden stelt in artikel 2.8 (V&VN/NU'91, 2007):

Als verpleegkundige/verzorgende ga ik op verantwoorde wijze om met de verslaglegging van gegevens van de zorgvrager in het verpleegkundig of zorgdossier.
Dat betekent met name dat:
- ik noteer welke informatie er aan de zorgvrager (en/of zijn vertegenwoordiger) gegeven is;

- ik noteer welke afspraken er gemaakt zijn met de zorgvrager (en/of zijn vertegenwoordiger);
- ik de gegevens zo beschrijf dat er geen persoonlijke vooringenomenheid in doorklinkt;
- ik alleen gegevens noteer die voor de zorgverlening aan de zorgvrager van belang zijn.

## Wanneer leg je gegevens vast?

1. **Datum en tijdstip van iedere aantekening.** Tijdstippen zijn essentieel met het oog op verantwoordelijkheid en vanwege veiligheidsredenen.
2. **Noteer zowel het tijdstip waarop de aantekening is gemaakt als het tijdstip waarop de interventie plaatsvond als daar verschil in zit.** Als je de gegevens om 14.45 uur vastlegt, dan kun je schrijven: 'dronk om 12.45 uur 150 ml water, braakte om 13.10 uur 200 ml helder vocht'.
3. **Leg de verpleegkundige actie of de reactie van de patiënt zo snel mogelijk na afloop vast.** Dit voorkomt dat de patiënt nog een keer zijn medicatie of behandeling krijgt maar dan van een andere verpleegkundige. Routinematige interventies kunnen aan het einde van een dienst worden vastgelegd (bijvoorbeeld wisselligging of mondverzorging); maak tussendoor wel notities. Vertrouw niet op je geheugen.
4. **Verlaat de afdeling niet voor langere tijd voordat je alle belangrijke informatie hebt vastgelegd.** De redenen zijn dezelfde als bij richtlijn 3.
5. **Leg nooit interventies vast die nog niet zijn uitgevoerd.** De patiënt kan een behandeling weigeren of er kan zich een noodsituatie voordoen waardoor je de interventie niet kunt uitvoeren. Een collega zou kunnen denken dat de interventie al is uitgevoerd. Een en ander betekent dat de patiënt niet de zorg ontvangt die hij nodig heeft.
6. **Leg de gegevens in chronologische volgorde vast.** Als je vergeet om gegevens vast te leggen, doe het dan alsnog zo snel mogelijk met de toevoeging 'verlate of aanvullende aantekening'. Als het vastleggen van de gegevens erg verlaat is, leg dan uit waarom (bijvoorbeeld: '24/9, 12.15 uur – verlate aantekening – dossier niet beschikbaar 24/9 om 10.30 uur. Patiënt kortademig. Arts op de hoogte gesteld').

## Wat leg je vast?

1. **In het algemeen geldt dat je niet de activiteiten moet vastleggen die een ander heeft uitgevoerd.** Er zijn situaties waarin je dit wel kunt doen, maar vermeld dan altijd wie verantwoordelijk was voor de uitvoering van de zorg (bijvoorbeeld: 'met hulp van de verpleegkundige naar de auto gelopen. L. Bos, verpleegkundige').
2. **De voortgangsrapportage moet nauwkeurig en juist zijn.** Als je niet helemaal zeker bent van een meting die je hebt verricht, vraag dan aan een collega om het nog eens te doen voordat je het vastlegt.

3. **Interpreteer de gegevenslijsten.** Interpreteer de gegevens om te beoordelen of de toestand van de patiënt verbeterd of verslechterd is. Vergelijk de huidige gegevens met de eerdere gegevens (bijvoorbeeld: 'wond wordt roder en begint serieus wondvocht af te scheiden').

4. **De voortgangsrapportage moet feitelijk zijn.** Leg vast wat je ziet, hoort, ruikt en waarneemt. Om je voortgangsrapportage zo precies mogelijk te laten zijn, moet je je afvragen wat er exact plaatsvond en hoe, wanneer en waar dit gebeurde. Je kunt bijvoorbeeld beter schrijven: 'praat aan één stuk door, ijsbeert en heeft een pols van 120', in plaats van: 'patiënt is bang'.

5. **De voortgangsrapportage moet duidelijk en concreet zijn.** Gebruik geen vage termen als goed, normaal of voldoende. Schrijf bijvoorbeeld 'een plek van 2 bij 2 cm met bloed' in plaats van 'een beetje bloed'.

6. **Gebruik geen negatieve termen en vooroordelen** (bijvoorbeeld 'werkt niet mee', 'weigert behandeling' en 'onplezierig'). Schrijf in plaats daarvan waarom een patiënt niet meewerkt (bijvoorbeeld: 'Schreeuwde: ga weg! en gooide het dienblad op de grond').

7. **Voor beschrijvende aantekeningen kun je het ezelsbruggetje D – I – E gebruiken.** Schrijf dit niet als zodanig op maar gebruik het als een geheugensteuntje.

*Data*: Wat heb je bij de patiënt waargenomen (subjectief, objectief)?
*Interventie*: Welke activiteiten heb je ondernomen? Wat heb je gedaan?
*Evaluatie*: Hoe reageerde de patiënt op de activiteiten? Wat zei of deed hij? Veranderde zijn toestand?

8. **Leg alleen ter zake doende en relevante gegevens vast.** Je hoeft niet alles wat je van de patiënt weet, op te schrijven. Het vastleggen van gegevens die niet relevant zijn, is een verspilling van tijd en kan de privacy van de patiënt aantasten (schrijf bijvoorbeeld niet op: 'heeft goed geslapen', behalve als dit heel bijzonder is).

9. **De voortgangsrapportage moet volledig zijn.** Dit is essentieel voor de communicatie tussen de hulpverleners en voor juridische doeleinden. Als bijvoorbeeld nergens is vastgelegd dat de patiënt wisselligging heeft gehad, kan de verpleegkundige nalatigheid worden verweten als de patiënt decubitus ontwikkelt.

10. **Houd het kort en bondig.** Vermijd onnodige woorden zoals *patiënt*. Je mag ervan uitgaan dat het over de patiënt gaat. De voortgangsrapportage bestaat doorgaans uit onvolledige zinnen, maar eindig iedere uitspraak wel met een punt. Schrijf bijvoorbeeld: '300 ml helder gebraakt' in plaats van 'de patiënt heeft 300 ml heldere vloeistof gebraakt'.

11. **Zoek een evenwicht tussen kort en bondig en volledigheid.** Als je je afvraagt welke details nog relevantie hebben voor de verslaglegging:
    - bedenk dan wat iemand anders zou willen weten van wat er met de patiënt aan de hand is;

- kijk dan of je voldoende details hebt gegeven die je conclusies of oordelen ondersteunen;
- bedenk dan dat iedereen het druk heeft en geen ellenlange patiëntenverslagen wil lezen. Om tijd te besparen zullen ze je verslag vluchtig scannen.

---

**Kernpunt   Wat *niet* te doen**

Leg de feiten vast. Leg in geen geval de volgende zaken vast:

- conflicten binnen het team of kritische opmerkingen over het gedrag of de geleverde zorg van je teamleden;
- problemen met collega's of onderbezetting (schrijf in plaats hiervan een interne memo of vul een klachtenformulier in).

---

## Hoe leg je gegevens vast?

1. **Gebruik leesbare inkt.** Een potlood is onacceptabel.
2. **Schrijf duidelijk leesbaar of in blokletters.** Narcan en Marcaine zijn verschillende medicijnen, maar kunnen op elkaar lijken als men slordig schrijft.
3. **Gebruik de juiste grammatica, spelling en interpunctie.**
4. **Gebruik standaardsymbolen, -termen en afkortingen zorgvuldig.** Veel instellingen hebben een lijst met afkortingen[2] en termen die ze hanteren. Zo niet, gebruik dan alleen universele standaardtermen. Als je twijfelt over een bepaalde afkorting, schrijf je het woord voluit.
5. **Onderteken iedere aantekening met je naam en functie** (bijvoorbeeld: 'Kay Witteman, verpleegkundige' of 'K. Witteman, verpleegkundige').
6. **De verpleegkundige die de aantekening heeft gemaakt, moet deze ook ondertekenen.** Je moet de aantekeningen van iemand anders niet ondertekenen, want degene die ondertekent is ook verantwoordelijk.
7. **Schrijf nieuwe aantekeningen gelijk achter de vorige door. Sla nooit een regel over een laat geen ruimte wit.** Trek een streep voor of na je handtekening. Bijvoorbeeld: 'Schone longen bij beluisteren. Huid warm en droog. / K. Witteman, verpleegkundige'.
8. **Corrigeer fouten door ze door te strepen.** Schrijf het woord *fout* erboven. Schrijf het doorgestreepte opnieuw op maar nu zonder fouten (of volg het beleid van de instelling). Het doorgehaalde deel moet altijd leesbaar blijven; probeer het dus niet uit te wissen. Schrijf niet boven de regels of tussen de woorden in.
9. **Zorg dat op elke pagina de naam van de patiënt en zijn identificatienummer staan.**

---

2   Noot van de bewerkers: Shepperd *et al.* (2007) hebben een audit uitgevoerd naar de afkortingen die gebruikt worden in, onder andere, overdrachtsnotities en keken naar frequentie, aard en begrijpelijkheid. De resultaten lieten zien dat slechts 14-20% van de gebruikte afkortingen was opgenomen in het standaard medische woordenboek.

# Kader 8–7 Aandachtspunten voor de voortgangsrapportage

1. Een fysiek symptoom dat:
   - ernstig is (bijvoorbeeld extreme kortademigheid);
   - telkens terugkomt of niet overgaat (bijvoorbeeld braken na iedere maaltijd);
   - niet normaal is (bijvoorbeeld een verhoogde lichaamstemperatuur);
   - erger wordt (bijvoorbeeld de koorts die blijft oplopen);
   - ondanks de voorgeschreven interventies niet overgaat (bijvoorbeeld nog steeds niet kunnen slapen nadat slaapmedicatie is ingenomen);
   - een symptoom van een complicatie is (bijvoorbeeld niet kunnen plassen na een operatie);
   - gevaar kan opleveren (bijvoorbeeld een knobbeltje in de borst).
2. Veranderingen in fysiek functioneren, zoals evenwichtsstoornissen of problemen met zien of slikken.
3. Gedragsveranderingen, zoals:
   - hevige emotionele uitbarstingen (bijvoorbeeld huilen, gillen of angstig zijn);
   - waarneembare gemoedsveranderingen;
   - bewustzijnsveranderingen of veranderingen in oriëntatie;
   - veranderingen in de relaties met familie of naasten.
4. Verpleegkundige en multidisciplinaire interventies, in het bijzonder die interventies die worden uitgevoerd als reactie op symptomen en veranderingen in de toestand van de patiënt. Bijvoorbeeld:
   - toegediende medicatie;
   - behandelingen/therapieën (zowel onafhankelijke als afhankelijke);
   - patiënteninstructies.
5. De reacties van de patiënt op verpleegkundige interventies; evaluatie van de resultaten/bereikte doelen.
6. Verpleegkundige interventies die niet conform de geformuleerde verpleegplannen uitgevoerd zijn, worden met reden omkleed beschreven in de voortgangsrapportage.
7. Het onvermogen om de behandelingsvoorschriften op te volgen, of het weigeren van behandelingen/interventies door de patiënt. Neem ook je instructies op ten aanzien van het motiveren van de patiënt en de mogelijke gevolgen van het weigeren.
8. Het zelfzorgvermogen van de patiënt na ontslag.
9. Alle contacten met de behandelend arts en andere zorgverleners. Noteer tijdstip, datum, wat er is besproken, instructies van de arts en de acties die je hebt ondernomen.
10. Gesprekken met de arts over je bezorgdheid ten aanzien van de medische instructies. Noteer tijdstip, datum, instructies die de arts je gegeven heeft over het continueren, stopzetten of aanpassen van de voorschriften; en de acties die je hebt ondernomen.

## 8.3.11  Verslaglegging in de thuiszorg

De zorg thuis wijkt af van de zorg in de instelling omdat minder zorgverleners bij de zorg betrokken zijn. Het verslag van de thuiszorg is het belangrijkste communicatiemiddel tussen hulpverleners die elkaar minder frequent zien dan in een ziekenhuisomgeving. De verslaglegging in de thuiszorg kan bestaan uit een **voortgangssamenvatting** – een kort, beschrijvend verslag over de gezondheidstoestand van de cliënt, zijn behoeften, de uitgevoerde verpleegkundige interventies en zijn resultaten en reacties. De verpleegkundige moet ervoor zorgen dat controlelijsten, voortgangssamenvattingen en andere formulieren duidelijk worden weergeven.

Een uitzonderlijk probleem bij de verslaglegging in de thuiszorg is dat de verpleegkundige bepaalde onderdelen van het dossier nodig heeft als ze bij de cliënt thuis is, terwijl het dossier ook op het kantoor van de thuiszorginstelling nodig is. Daarom zijn er thuiszorginstellingen die verpleegkundigen van een laptop voorzien zodat de dossiers altijd en op diverse locaties beschikbaar zijn. Ook kunnen de verpleegkundigen de dossiers bijwerken zonder dat ze hiervoor naar het kantoor van de thuiszorginstelling hoeven.

Volgens de Richtlijn Verpleegkundige en verzorgende verslaglegging (V&VN/ NU'91, 2011) mogen in thuiszorgdossiers de volgende onderdelen niet ontbreken:

- actuele medicatielijsten;
- aftekenlijsten voor het uitzetten en aanreiken/toedienen van medicatie;
- uitvoeringsverzoeken van de arts als voorbehouden handelingen uitgevoerd moeten worden;
- voor de zorg noodzakelijke protocollen; NB: de expertgroep beveelt aan in een papieren dossier alleen protocollen op te nemen indien ze niet elektronisch oproepbaar zijn- evaluaties.

In het thuiszorgdossier mogen de volgende gegevens niet ontbreken:

- lichamelijk welbevinden en gezondheid;
- woon- en leefomstandigheden, participatie en mentaal welbevinden;
- de gezondheidssituatie, prognoses, gezondheidsrisico's en eventuele professionele maatregelen;
- welke zorg de cliënt krijgt, met welk doel en op welk tijdstip- het feit dat de cliënt (of zijn vertegenwoordiger) ingestemd heeft met het zorg;
- behandel- of leefplan;
- informatie over uitgevoerde voorbehouden handelingen;
- gegevens over het medicatiebeheer van de cliënt;
- de medicatietoediening met in ieder geval naam, frequentie en hoeveelheid;

- dat bij de totstandkoming van het plan rekening is gehouden met de wensen en behoeften van de cliënt- dat de cliënt of zijn/haar wettelijke vertegenwoordiger ondersteuning is aangeboden ten behoeve van het overleg over het zorg(behandel)-leefplan.

*Bron*: IGZ (2009). *Grote zorgen over 'nieuwe' toetreders op de thuiszorgmarkt.* Beschikbaar via www.igz.nl.

## 8.3.12 Verslaglegging in een langdurige zorgsetting

De principes van de verslaglegging bij de langdurige zorgverlening zijn dezelfde als die in dit hoofdstuk zijn besproken. In de chronische zorgverlening wordt de zorg echter over het algemeen minder frequent vastgelegd dan in de acute zorgverlening. Er zijn bijvoorbeeld verpleeghuizen waar iedere week van elke cliënt een voortgangssamenvatting moet worden geschreven. De verslaglegging moet de huidige toestand van de cliënt weergeven (bijvoorbeeld vitale functies, zelfzorgvermogens en slaappatroon), de vooruitgang met betrekking tot de verwachte resultaten en, meer specifiek, ten aanzien van de preventieve maatregelen en gezondheidsbevorderende interventies.

In de Richtlijn Verpleegkundige en verzorgende verslaglegging (V&VN/NU'91, 2011) staat over zorg(leef)plannen:

*Besluit zorgplanbespreking AWBZ d.d. 2 maart 2009*
Te noteren gegevens:
- de doelen van de zorgverlening- de wijze waarop de doelen bereikt moeten worden
- wie waarvoor verantwoordelijk is, de afstemming tussen de zorgverleners en het aanspreekpunt voor de cliënt
- evaluatie en actualisatiemomenten.

*Kwaliteitskader Verantwoorde zorg Verpleging, Verzorging & Thuiszorg 2010 (uitwerking Besluit zorgplanbespreking AWBZ)*
Te noteren gegevens:
- de indicatie voor de zorg, de zorgvraag, de reële zorgbehoefte en de afgesproken zorg
- het doel, de inhoud en het moment van de zorgverlening
- actuele verslaglegging van de geleverde zorg, nieuwe afspraken en eventuele wijzigingen in de zorg
- de acties, resultaten, voortgang en bijstellingen op basis van evaluatie
- afspraken met derden, zoals uitvoeringsverzoeken van artsen.

*Algemene Voorwaarden voor zorg met en zonder verblijf. Actiz en BTN; 2010 (uitwerking Besluit zorgplanbespreking AWBZ)*

Te noteren gegevens:

- de gezondheidssituatie van de cliënt, de prognoses en de daarmee samenhangende risico's voor de gezondheid en het welzijn van de cliënt, de met de cliënt afgesproken vormen van zorg en, als er sprake is van geneeskundige handelingen, de uit te voeren verrichtingen
- welke disciplines de verschillende onderdelen van het zorgleefplan uitvoeren en op welke momenten of met welke regelmaat
- wie het vaste aanspreekpunt is voor de cliënt
- welke familieleden van de cliënt of anderen bij de zorgverlening worden betrokken of over de zorgverlening worden geïnformeerd en hoe dat plaatsvindt
- de evaluatiemomenten van het zorgleefplan, de evaluatie
- uitkomsten en de aanpassingen in het zorgleefplan
- de toestemming van de cliënt voor het verlenen van zorg op afstand- de afspraken over de informatie-uitwisseling bij verlenen van zorg op afstand en de termijnen waarbinnen de informatie verschaft moet worden.

**Kernpunt**   Verpleegkundigen in de chronische zorg documenteren minder; de principes van de verslaglegging zijn echter dezelfde als in andere omstandigheden.

**8-3 Test je kennis**

1. Noem twee regels voor het tijdstip van bijwerken van het dossier.
2. Noem twee regels voor wat je vastlegt in het dossier.
3. Noem één ding dat niet in het dossier hoort te staan.
4. Noem twee regels voor de manier waarop je een dossier aanlegt.
5. Noem drie essentiële gegevens die in het dossier horen (uit kader 8–7).

Zie voor de antwoorden www.pearsonxtra.nl.

## 8.4   De mondelinge overdracht

Naast de schriftelijke verslaglegging wordt de mondelinge overdracht gebruikt om de verpleegkundige zorg en de toestand van de cliënt te bespreken. Als de toestand van de patiënt continu verandert, moeten artsen en andere zorgverleners constant op de hoogte gehouden worden. Bij een overplaatsing van een patiënt naar een andere afdeling, bijvoorbeeld van de spoedeisende hulp naar een algemene afdeling, is eveneens een mondelinge overdracht nodig. Ook vindt een mondelinge overdracht plaats bij de wisseling van de dienst. Verslag wordt gedaan van wat is waargenomen, gedaan of overwogen.

De mondelinge overdracht moet beknopt zijn en tegelijkertijd alle relevante informatie bevatten. Op basis van de mondelinge overdracht moet de inkomende verpleegkundige de zorg kunnen plannen; ze moet dus weten wat belangrijk is gedurende haar dienst. Daarnaast biedt de mondelinge overdacht de inkomende verpleegkundige de mogelijkheid om verduidelijkingsvragen te stellen. Schriftelijke overdracht alleen is problematisch; mensen lezen in hun eigen tempo, handschriften variëren en men kan vergeten zijn belangrijke informatie vast te leggen (Scovell, 2010). In een studie van Engesmo en Tjora (2006) naar de voordelen van een face to face-overdracht bleek dat de inhoud 'op maat' wordt geleverd, zodat de communicatie van belangrijke en relevante informatie naar de volgende verpleegkundige wordt gewaarborgd. Idealiter beginnen verpleegkundigen hun dienst met het lezen van de rapportage. Daarna vindt de mondelinge overdracht plaats.

Bij de **mondelinge dienstoverdracht** wordt de zorg door de uitgaande verpleegkundige overgedragen aan de inkomende verpleegkundige, die de verantwoordelijkheid overneemt. De mondelinge overdracht kan plaatsvinden in een aparte ruimte of aan het bed van de patiënt. Afhankelijk van de accuraatheid van de rapportage en de gezondheidstoestand van de patiënt komen bij een mondelinge overdracht de volgende zaken aan de orde:

1. **Basisgegevens van elke patiënt**. Naam, kamernummer, leeftijd, medische diagnose of reden van opname, opnamedatum en de behandelend arts(en). Een en ander hangt af van de zorgomgeving (op een afdeling met chronisch zieke patiënten kun je bijvoorbeeld de opnamedatum weglaten).
2. **Een beschrijving van de huidige toestand van de patiënt.** Noem alleen zaken die essentieel zijn. Het is niet nodig om mee te delen dat de vitale functies normaal zijn, behalve als dit nieuwe informatie is (bijvoorbeeld: 'na de inname van de medicatie daalde haar temperatuur weer naar 37 °C').
3. **Belangrijke veranderingen in de toestand van de patiënt.** Het gaat hier om verslechtering en verbetering in de toestand van de patiënt (bijvoorbeeld: 'om 14.00 uur was de bloeddruk 150/94 mm Hg, terwijl deze voor die tijd niet boven de 130/80 mm Hg is geweest'). Als je veranderingen meldt, doe dit dan op de volgende manier: zeg wat je hebt waargenomen, wat deze waarnemingen betekenen (indien relevant), welke interventies je hebt verricht, wat de reacties van de patiënt waren en wat het verdere plan voor de volgende dienst is.

**Voorbeeld:** 'Haar ademhaling is langzaam en oppervlakkig en ze kan niet zo goed ophoesten. Ik heb haar ieder uur helpen draaien en geholpen met hoesten. Haar longen rochelen niet meer maar ze ademt nog steeds niet diep genoeg. Je moet doorgaan met haar ieder uur te laten ophoesten en diep te laten ademen totdat je verbetering ziet.'

4. **De voortgang ten aanzien van de bereikte doelen voor de vastgestelde verpleegkundige diagnosen.** (Bijvoorbeeld: 'Mevrouw Martens heeft een risico op huidbeschadiging. Tot nu toe is de huid nog steeds dicht.')

5. **De uitslagen van de uitgevoerde onderzoeken en andere behandelingen van de afgelopen dienst.** (Bijvoorbeeld: 'de bloeduitslagen waren negatief'.)

6. **Belangrijke emotionele uitingen.** (Bijvoorbeeld: 'ze huilt vanaf het moment dat ze hoorde dat ze nog niet naar huis kan'.)

7. **Opsomming van bijzondere infusen, pompen en andere apparaten.** (Bijvoorbeeld urinekatheter.)

8. **Opsomming van belangrijke gebeurtenissen tijdens de dienst.** Dit moet geen gedetailleerd verslag zijn van voorvallen bij elke patiënt. Meldt alleen de belangrijke gebeurtenissen (het is bijvoorbeeld niet belangrijk dat alle cliënten hebben gedoucht en naar de recreatiezaal zijn geweest).

9. **Opsomming van de zorgactiviteiten die in de volgende dienst moeten gebeuren.** Het gaat hier niet om de routinematige zorg voor bijvoorbeeld het linnengoed of de routinecontroles van de vitale functies, tenzij je er niet aan toegekomen bent (bijvoorbeeld: 'haar bed moet nog verschoond worden'). Vertel ook welke onderzoeken nog volgen, welke voorbereidingen nog moeten worden getroffen of welke observaties nog verricht moeten worden.

10. **Patiëntgerichte informatie.** Dit is geen weergave van de verrichte interventies van de verpleegkundige tijdens de dienst. Het gebruik van een overdrachtsformulier zoals te zien is in afbeelding 8–6 helpt je om de overdracht op de patiënt gericht te houden.

11. **Waarschuwingen** Het gaat hier om belangrijke informatie met het oog op patiëntveiligheid. (Bijvoorbeeld: risico op vallen, afwijkende medicatietijden.) Als je overdracht klaar is, vraag je de inkomende verpleegkundige of ze vragen heeft. Vraag de volledige naam van de verpleegkundige en noteer deze samen met de overdrachtsdatum en -tijd in je overdrachtsdocumentatie.

## 8.4.1   Ethische kwesties bij de uitvoering

Als belangenbehartiger van de cliënt moet de verpleegkundige de menswaardigheid van de cliënt bewaken. De zorg kan zowel op persoonlijke als onpersoonlijke wijze worden uitgevoerd. Vertrouwelijkheid en waardigheid zijn zaken die tijdens de zorg veel aan de orde komen.

Artikel 3.4 van de Nationale Beroepscode van Verpleegkundigen en Verzorgenden (V&VN/NU'91, 2007) geeft aan dat het delegeren van de verpleegkundige zorg ethische implicaties met zich meebrengt:

> Als verpleegkundige/verzorgende blijf ik bij het overdragen van taken aan andere zorgverleners erop letten dat de kwaliteit van de zorgverlening aan de zorgvrager gewaarborgd is.

Bon Secours Hospital
Grosse Pointe, MI 48230

**Overdrachtsformulier**

Dienst: ____________

Datum: ____________

| Kamer-nummer | | Naam/leeftijd | Diagnose | Probleem 1 | Probleem 2 | Probleem 3 | Speciale procedures/ dieet/abnormale laboratorium-waarden of diagnosen | Medicatie | Instructies/ ontslag voorbereiding | Opmerkingen |
|---|---|---|---|---|---|---|---|---|---|---|
| 328 | 1 | Makkinga 81 | CVA | Huid – / iedere twee uurdraaien | | | | 9, 13, 17, 23 Preoperatief | | Evaluatie spraak |
| 329 | 1 | Smit 60 | Laporascopische Cholecystectomie | Pijn: toegenomen | Ademhaling: longen niet schoon | | CT-09 | 9, 13, 17, 23 Preoperatief | Doorgaan met mobilisatie | Waarschijnlijk met ontslag |
| 329 | 2 | Waanders 69 | Hartfalen | Cardiac output | Ademhaling: $O_2$ 2l. | | 24-uurs urine | 9, 13, 17, 23 Preoperatief | Symptomen controleren | |

**Afbeelding 8–6** Voorbeeld overdrachtsformulier

*Bron*: met dank aan het Bon Secours Hospital. Met toestemming

Dat betekent met name dat:

- ik bij het overdragen van taken aan andere zorgverleners naga of deze zorgverleners ook de kennis en vaardigheden bezitten om de opgedragen taak uit te voeren;
- ik de zorgverleners, aan wie ik taken overgedragen heb, steun en, indien nodig, van informatie en middelen voorzie om de zorgverlening te verbeteren.

### 8.4.2 Respect voor waardigheid

Artikelen 2.1 en 2.3 van de Nationale Beroepscode van Verpleegkundigen en Verzorgenden benadrukken het *respect voor de menselijke waardigheid*. Veel procedures die tijdens de uitvoering worden verricht, doen een inbreuk op de cliënt en vereisen dat hij zich blootstelt aan nare posities. Verpleegkundigen zijn verplicht om respect te tonen door de patiënt bijvoorbeeld toe te dekken en te zorgen dat er voldoende privacy gewaarborgd is bij interventies als het toedienen van een klysma, het katheteriseren van een patiënt en bij het wassen van de patiënt in bed. Voor de drukbezette verpleegkundige zijn dit routinehandelingen, maar voor de patiënt kunnen ze erg onpersoonlijk zijn. Hoe vaardiger je wordt met het uitvoeren van deze technische handelingen, hoe beter je je in kunt leven in de patiënt.

De manier waarop je de patiënt benadert, kan zijn waardigheid intact houden of aantasten. Het is erg gemakkelijk om in de gewoonte te vervallen van het aanspreken van patiënt met *schat* of *lieverd*. Sommige verpleegkundigen doen dit omdat ze zo hun verzorgende aard uitdrukken; anderen doet dit omdat ze de namen van de patiënten niet goed kunnen onthouden. Patiënten verliezen hun individualiteit wanneer ze allemaal op dezelfde wijze worden aangesproken – ook als het een 'lieve' naam betreft. Dit is vooral oneerbiedig wanneer de patiënt ouder is dan de verpleegkundige. Je moet een patiënt niet bij zijn voornaam aanspreken tenzij je weet dat hij dit prefereert, of als je hebt afgesproken elkaar bij de voornaam aan te spreken.

### 8.4.3    Privacy en vertrouwelijkheid

*Privacy* en *vertrouwelijkheid* zijn verbonden met het waardigheidsaspect. Als je goede verpleegkundige zorg verleent, voelen patiënten zich bij je op hun gemak. Ze kunnen zich zo vertrouwd met je voelen dat ze persoonlijke informatie met je delen (bijvoorbeeld: 'Mijn man is niet de vader van de baby, maar dat weet hij niet'). Leg zulke informatie niet vast in het dossier behalve als het essentieel is voor het zorgplan; deel zulke informatie ook niet met je teamleden. Verpleegkundigen zijn alleen vrij om informatie met anderen te delen als die informatie betrekking heeft op de gezondheidstoestand van de cliënt.

De wetgeving stelt dat vertrouwelijk met het patiëntendossier moet worden omgegaan. Zelfs als dit niet het geval was, dan nog hebben verpleegkundigen de morele verplichting om de vertrouwelijkheid van het dossier te waarborgen. Dit betekent dat zorgverzekeraars en andere instellingen geen informatie uit de dossiers mogen inzien zonder toestemming van de cliënt; dit geldt ook voor de familie van de cliënt. Wettelijk gezien moet de cliënt toestemming geven om zijn dossier te laten inzien of gegevens uit het dossier te gebruiken. Als de dossiers gebruikt worden voor onderwijsdoeleinden of onderzoek, dan is de student of onderzoeker verplicht om de naam of de identiteit van de cliënt uit de gegevens te verwijderen. Artikel 2.10 van de Nationale Beroepscode van Verpleegkundigen en Verzorgenden (2007) beschrijft dit als volgt:

> Als verpleegkundige/verzorgende ga ik zorgvuldig om met vertrouwelijke informatie over de zorgvrager.
> Dat betekent met name dat:
> - ik aan zorgverleners, die bij de directe zorgverlening aan de zorgvrager betrokken zijn, die informatie verstrek die zij voor de zorgverlening aan de zorgvrager nodig hebben;
> - ik informatie over de zorgvrager ook verstrek aan zijn vertegenwoordiger, indien de zorgvrager niet (alleen) zelf kan of mag beslissen;
> - ik informatie over de zorgvrager verstrek indien dat wettelijk verplicht is;
> - ik geen informatie over de zorgvrager verstrek aan anderen, inclusief naasten, tenzij de zorgvrager (en/of zijn vertegenwoordiger) daarvoor toestemming heeft gegeven;
> - ik, ook tegenover naasten, geheimhoud wat mij in vertrouwen is verteld of wat mij ter kennis is gekomen en waarvan ik kan begrijpen dat het vertrouwelijk van aard is;
> - ik mij ervoor inzet dat er geen informatie over de zorgvrager via welke weg dan ook verspreid wordt naar derden en dat ik mijzelf daar ook niet schuldig aan maak;

• ik in uitzonderlijke gevallen mijn zwijgplicht mag verbreken indien ik een conflict ervaar tussen mijn plicht tot geheimhouding en mijn plicht om ernstige schade voor de zorgvrager of een ander te voorkomen.

Het wijdverspreide gebruik van elektronische dossiers maakt het risico groter dat de privacy van de cliënt per ongeluk of bewust geschonden wordt. Wees erop bedacht dat er misbruik van computersystemen kan worden gemaakt. Boze werknemers kunnen het systeem binnendringen om gegevens te verwijderen, te veranderen of door te sturen; hackers kunnen het systeem kraken. In kader 8–8 staat op welke manieren je vertrouwelijk met geautomatiseerde dossiers kunt omgaan.

**Kernpunt** Bij documentatie en mondelinge communcatie moet vertrouwelijk worden omgegaan met de waardigheid en privacy van de patiënt.

## 8.5  Juridische overwegingen

Om wettelijk beschermd te zijn, dien je je te houden aan de professionele verpleegkundige standaard bij de uitvoering van zorg en volg je het beleid van de instelling ten aanzien van verslagleggingsprocedures. Een maatregel die nog belangrijker is om een tuchtrechtszaak te voorkomen, is het opbouwen van een aandachtige en verzorgende relatie met de patiënt. Patiënten zijn minder geneigd een tuchtrechtszaak aan te spannen als ze het gevoel hebben dat je ze respectvol hebt bejegend en aandacht hebt gehad voor hun behoeften.

Het juridische doel van de verslaglegging is de continuïteit van zorg aan te tonen. De Richtlijn Verpleegkundige en verzorgende verslaglegging (2011) helpt je om op een zorgvuldige wijze verslag te leggen. De onderstaande uiteenzetting

---

## Kader 8–8 Vertrouwelijk omgaan met elektronische gegevensbestanden

1. Volg het beleid en de procedures van de instelling oo ten aanzien van elektronische gegevensbestanden.
2. Om een computerbestand te openen, heb je een wachtwoord nodig. Deel dit wachtwoord met niemand, ook niet met je teamleden.
3. Laat, nadat je bent ingelogd, de computer nooit onbeheerd achter.
4. Laat geen gegevens op het beeldscherm staan zodat anderen deze kunnen zien.
5. Neem kennis van de instellingsprocedures ten aanzien van het omgaan met privacygevoelige informatie en volg deze procedures ook op.

over valgevaar en vrijheidsbeperkende maatregelen helpt je om je te richten op de meer algemene juridische valkuilen voor verpleegkundigen. Zorg dat je in de voortgangsrapportage feiten vermeldt.

### 8.5.1    Valgevaar

Hoewel iedereen kan vallen, lopen vooral kleine kinderen en oudere volwassenen risico op letsel door vallen. De meeste valpartijen vinden thuis plaats, maar ze zijn ook een belangrijk aandachtspunt in ziekenhuizen en instellingen voor langdurige verpleging.

Ziekenhuizen en instellingen voor langdurige zorgverlening zijn verplicht maatregelen te treffen die de patiëntveiligheid bevorderen. De meeste instellingen voeren een beleid en hebben procedures waarmee ze kunnen vaststellen wie een verhoogd risico loopt om te vallen en hoe ze de noodzakelijke voorzorgsmaatregelen kunnen treffen. Voor alle patiënten moet bij opname de kans op vallen worden beoordeeld. De verslaglegging moet informatie bevatten over het bewustzijnsniveau, evenwicht en de mobiliteit van de patiënt; voorzorgsmaatregelen die zijn genomen om het risico op vallen te voorkomen (bijvoorbeeld ondersteunen bij het lopen); en alle opmerkingen van de familie ten aanzien van de verantwoordelijkheid die ze hebben genomen om vallen te voorkomen.

### 8.5.2    Vrijheidsbeperkende maatregelen

In de zorg is het standaard om het gebruik van vrijheidsbeperkende maatregelen te vermijden. Vrijheidsbeperkende maatregelen, zoals Zweedse banden of bedhekken, gaan in tegen de fundamentele rechten van de mens en grijpen diep in in de fysieke en emotionele levenssfeer. In Nederland mogen vrijheidsbeperkende maatregelen alleen worden opgelegd als er sprake is van een gevaar voor de cliënt, anderen of materiaal. Dit gevaar moet het gevolg zijn van een geestesstoornis. Het gedwongen opnemen en behandelen van patiënten is geregeld in de Wet bijzondere opnemingen in psychiatrische ziekenhuizen (Wet Bopz). Deze wet is momenteel van kracht in de geestelijke gezondheidszorg, gehandicaptenzorg en ouderenzorg. Naar verwachting wordt eind 2012, begin 2013 de Wet Bopz in de gehandicaptenzorg en ouderenzorg vervangen door de Wet Zorg en dwang (IGZ, nd. http://www.igz.nl/onderwerpen/verpleging-en-langdurige-zorg/vrijheidsbeperking/). In juni 2012 is het wetvoorstel aangeboden aan de eerste kamer.

### 8.5.3    Wet zorg en dwang psychogeriatrische en verstandelijk gehandicapte cliënten

Het wetsvoorstel introduceert een uniforme regeling voor het verlenen van zorg aan personen met een psychogeriatrische aandoening (dementie) of een verstandelijke handicap.

Het voorstel geldt voor alle cliënten die op deze vorm van AWBZ-zorg zijn aangewezen. De zorg kan vrijwillig worden verleend, maar ook – onder voorwaarden – onvrijwillig en ongeacht de plaats waar de clienten verblijven. Alleen als zij

verblijven in een psychiatrisch ziekenhuis zal het voorstel niet gelden. De Wet bijzondere opnemingen in psychiatrische ziekenhuizen (Wet Bopz) blijft op één punt wel van toepassing, te weten op de cliënten die zich verzetten en voor wie gedwongen opneming in een verpleeghuis of een zwakzinnigeninrichting[3] noodzakelijk is. Verder wordt hun interne rechtspositie beheerst door de Wet zorg en dwang. Opneming van cliënten die geen bereidheid tonen om zich te laten opnemen maar zich daar ook niet tegen verzetten, wordt wel geregeld in het wetsvoorstel.
*(Deze samenvatting is gebaseerd op het wetsvoorstel en de memorie van toelichting zoals ingediend bij de Tweede Kamer.*
*Bron: http://www.eerstekamer.nl/wetsvoorstel/31996_wet_zorg_en_dwang#p1)*

### Implicaties van de wet

Leg alleen vrijheidsbeperkende maatregelen op in overeenstemming met het beleid en de procedures van de instelling. Voorbeelden van vrijheidsbeperkende maatregelen zijn: gebruik van bedhekken, gedwongen toedienen van kalmerende medicatie of gecamoufleerd toedienen van medicatie, fixeren van de cliënt met hulpmiddelen (zoals onrustbanden, spanlakens, scheurpakken, polsbandjes, Zweedse banden), in aparte ruimte zetten zonder de deur op slot te doen, bewegingsvrijheid beperken door de cliënt in een diepe stoel te plaatsen, gebruik van een tafelsteun of een stoel tegen de tafel plaatsen, de deur van de kamer van de cliënt of het huis op slot doen, de cliënt separeren in een aparte ruimte en het gedwongen toedienen van vocht of voedsel. Leg vast waarom de patiënt beperkingen zijn opgelegd, in overleg met wie, welke beperkingen er zijn opgelegd, het tijdstip waarop de beperkingen zijn ingegaan en de duur van de beperkingen, hoe vaak er observaties verricht moeten worden, de reacties van de patiënt, genomen veiligheidsmaatregelen en de anamnese ten aanzien van de noodzaak van het continueren van de beperkingen.[4]

### 8.5.4  In twijfel trekken van medische voorschriften

Als een arts een instructie voorschrijft die je niet begrijpt of waarvan je denkt dat die niet klopt, moet je ervoor zorgen dat je vragen beantwoord zijn voordat de instructie uitgevoerd wordt. Vraag je leidinggevende of begeleider om advies en schakel de behandelend arts in. Verzeker jezelf ervan dat je de vragen en twijfels die je had, ook vastlegt in het dossier; tevens noteer je wie je geconsulteerd hebt, welk advies is gegeven en onder welke omstandigheden. Volgens de tuchtrechter 'is het de verantwoordelijkheid van de verpleegkundige om als dat nodig is in

---

3  Noot van de bewerkers: Hiermee werd voorheen een instelling voor mensen met een verstandelijke handicap bedoeld.
4  Noot van de bewerkers: De Inspectie voor de Gezondheidszorg en de belangrijkste partijen in de langdurige zorg hebben een intentieverklaring ondertekend om het aantal vrijheidsbeperkende maatregelen de komende jaren fors te verminderen. De inspectie heeft hierin een aanjagende rol, door onder andere het organiseren van congressen. De veranderingen moeten in de sector zelf gerealiseerd worden. De inspectie volgt nauwlettend of de ambities worden waargemaakt.

contact te treden met een arts en op een constructieve wijze met die arts te communiceren' (Buijse, 2007a).

### 8.5.5    Gedragingen van de patiënt die kunnen leiden tot letsel of schade

Risicomanagers gebruiken de bewoordingen potentiële risicofactoren voor de verpleegkundige als ze spreken over de gedragingen van de patiënt die mogelijk letsel veroorzaken. Door het vastleggen van deze risicofactoren kan de verpleegkundige zichzelf beschermen tegen verweten nalatigheid, zoals in de volgende situaties:

## Weigeren of niet in staat zijn om informatie te verschaffen

Als een cliënt weigert om nauwkeurige, volledige informatie te geven (bijvoorbeeld over zijn gezondheid, medische achtergrond of medicatie), of als hij dit niet kan, dan moet je andere bronnen aanboren. Leg communicatieproblemen met de cliënt vast in het dossier, meld ze bij je leidinggevende en de behandelend arts en geef aan hoe de cliënt aankijkt tegen het belang van informatievoorziening.

**Voorbeeld van verslaglegging:**

Toen haar gevraagd werd hoe ze aan de blauwe plekken op haar gezicht en hoofd kwam, antwoordde de patiënte: 'Daar hoef ik geen antwoord op te geven. Het gaat u niks aan.' Met haar gesproken over de mogelijkheid dat haar duizeligheid en wazige zicht wellicht door haar verwondingen komen en dat de oorzaak hiervan mogelijk veel informatie oplevert. Ze draaide haar hoofd naar de muur en antwoordde niet.

_____R. Janson, verpleegkundige.

## Therapieontrouw ten aanzien van medische en verpleegkundige interventies

Voorbeelden van therapieontrouw zijn onder andere het niet kunnen naleven van medische instructies ten aanzien van medicatie, dieet of het houden van bedrust. Als dit aan de orde is, vermeld dan in je verslaglegging wat de instructies waren, wat de patiënt concreet heeft gedaan om de instructies te negeren en wat je hebt ondernomen om de patiënt aan te moedigen toch de instructies na te leven. Informeer je leidinggevende en de behandelende arts.

**Voorbeeld van verslaglegging:**

07.00 uur – Heeft alles gegeten wat voor haar diabetesdieet is voorgeschreven.

_____R. Janson, verpleegkundige.

08.30 uur – Had vrienden op bezoek. Zag de patiënt donuts eten en chocolademelk drinken. Confronteerde hem met de mogelijke effecten hiervan. Hij zei: 'Ik ben het zat om steeds dit ziekenhuiseten te moeten nuttigen.' En hij ging door met eten.

_____R. Janson, verpleegkundige.

## Bezit of gebruik van niet-toegestane persoonlijke bezittingen

Voorbeelden van niet-toegestane bezittingen zijn elektrische dekens, alcoholische dranken en drugs. In de voortgangsrapportage moet vermeld staan wat je hebt gevonden, wat ermee werd gedaan en wie je hebt geïnformeerd.

## Knoeien met medische apparatuur

Voorbeelden van het knoeien met medische apparatuur zijn onder andere het veranderen van de druppelsnelheid van een infuus, het verwijderen van fixatiemiddelen en het anders instellen van monitoren. Leg alle observaties vast waaruit blijkt dat de patiënt of zijn familie mogelijk met de apparatuur heeft geknoeid. Beschrijf wat er aan het probleem is gedaan (bijvoorbeeld: de patiënt instructies gegeven en de arts op de hoogte gesteld).

### Voorbeeld van verslaglegging:

09.00 uur – Infuus ingesteld op 100 ml/uur; 500 ml in infuuszak.
_____ R. Janson, verpleegkundige.
09.30 uur – Infuus liep nauwelijks door; 475 ml in infuuszak. Insteekplaats niet ontstoken of geïnfiltreerd. Slang niet verstopt. Snelheid verhoogt naar 100 ml/uur. Patiënt en vrouw zeggen het infuus niet te hebben aangeraakt; hun twee kinderen zijn hier echter ook geweest. Rollerklem hoog aan de infuuspaal gehangen; heb de vrouw gezegd goed op haar kinderen te letten als ze in de buurt zijn van medische apparatuur.
_____ R. Janson, verpleegkundige.

**Kernpunt**  Documentatie is vanuit juridisch oogpunt extra belangrijk als zich problemen voordoen met betrekking tot vallen, vrijheidsbeperking, medische opdrachten of patiëntengedrag die tot letsel kunnen leiden.[5]

## 8.6  Culturele en spirituele overwegingen

Het is inmiddels duidelijk dat je, om holistische, individuele zorg te kunnen verlenen, bij iedere fase van het verpleegkundig proces de cultuur en de spiritualiteit (de levensbeschouwelijke overtuigingen) van de cliënt moet betrekken. Het is zeker belangrijk dat je de culturele en spirituele behoeften opneemt in de anamnese, diagnose en planning, maar de uitvoeringsfase kent de beste mogelijkheden om de patiënt in zijn culturele en spirituele behoeften tegemoet te komen.

---

5   Noot van de bewerkers: In de praktijk gaat zowel bij de schriftelijke rapportage als bij de mondelinge overdracht van verpleegkundigen regelmatig wat mis. Dit blijkt bijvoorbeeld uit de uitspraken van de tuchtcolleges. In 8 van de 41 uitspraken (periode 1999-2005) komt de verpleegkundige verslaglegging aan bod. 90 % van de 8 uitspraken constateert dat relevante informatie ontbreekt, waardoor rapportages tekortschieten (Buijse & van Tol, 2005, p. 22).

De Nationale Beroepscode (V&VN/NU'91, 2007) zegt in artikel 2.3 het volgende over waarden en normen, culturele en levensbeschouwelijke opvattingen van de zorgvrager:

> Als verpleegkundige/verzorgende stem ik de zorgverlening zo veel mogelijk af op de zorgbehoeften, waarden en normen, culturele en levensbeschouwelijke opvattingen van de zorgvrager.
> Dat betekent met name dat:
> - ik mij verdiep in de waarden en normen, cultuur en levensbeschouwing van de zorgvragers waarmee ik in aanraking kom
> - ik bij mijn zorgverlening rekening houd met de leefregels en gewoonten die voor de zorgvrager belangrijk zijn op grond van zijn culturele en levensbeschouwelijke identiteit voor zover dat niet schadelijk is voor de gezondheid van de zorgvrager, niet in strijd is met de plicht van een goed hulpverlener en rekening houdend met de belangen van andere zorgvragers
> - ik mij bewust ben van een mogelijk verschil tussen mijn eigen waarden en normen en de waarden en normen van de zorgvrager.

### 8.6.1    Culturele zorg

Om betekenisvolle verpleegkundige zorg te kunnen verlenen, moet je je eigen waarden, overtuigingen en gedragingen begrijpen en hierop kunnen reflecteren. Dit geldt ook voor je eigen cultuur. Kader 8–9 geeft suggesties voor het verlenen van deskundige culturele zorg.

### 8.6.2    Spirituele of levenbeschouwelijke zorg

Wanneer je patiënten wegwijs maakt op de verpleegafdeling, kun je ze informatie geven over de religieuze diensten van de instelling en ervoor zorgen dat patiënten deze kunnen bijwonen als ze hiertoe in staat zijn. De meeste instellingen hebben een aantal geestelijk verzorgers in dienst die de patiënt kunnen helpen bij zijn spirituele behoeften; ook is op de afdelingen een overzicht beschikbaar van geestelijken die gebeld kunnen worden voor spirituele zorg.

Als je een patiënt in geestelijke nood effectief wilt bijstaan, moet je je eigen spirituele waarden en overtuigingen hebben onderzocht en helder hebben. Als je je ongemakkelijk voelt tegenover het verrichten van spirituele interventies (bijvoorbeeld het samen bidden met een patiënt), moet je dit kenbaar maken en aanbieden om iemand anders de patiënt te laten helpen. Het is belangrijk dat je de overtuigingen van de patiënt respecteert en ondersteunt, maar het is minstens zo belangrijk dat je je niet schuldig voelt als je je ergens ongemakkelijk over voelt.

Als een conflict optreedt tussen de spirituele (en culturele) overtuigingen van de cliënt en zijn medische behandeling, dan moet je de cliënt en de arts aansporen om het conflict te bespreken en te zoeken naar een tussenoplossing. Als verpleegkundige moet je er altijd voor zorgen dat de cliënt een onderbouwde beslissing kan nemen.

# Kader 8-9 Het bieden van deskundige culturele zorg

- Toon respect voor het individu en voor de waarden, overtuigingen en culturele en etnische gebruiken van het individu.
- Verdiep je in de culturen van de etnische of culturele groepen waar je mee in contact kunt komen.
- Vergroot je kennis over andere waarden en overtuigingen en leer jezelf om je hierdoor niet bedreigd te voelen als ze afwijken van de jouwe.
- Neem je eigen manier van communiceren onder de loep (bijvoorbeeld gezichtsuitdrukking en lichaams-taal) en hoe deze door anderen kan worden geïnterpreteerd.
- Herken de verschillen in hoe cliënten communiceren en neem niet zomaar de betekenis aan van be-paald gedrag zonder dat je dit in het licht hebt bezien van hun etnische en culturele achtergrond (bij-voorbeeld het vermijden van oogcontact).
- Ken je eigen vooroordelen en stereotyperingen.
- Erken dat culturele symbolen en gebruiken de cliënt steun kunnen geven.
- Ondersteun de cliënt in zijn gebruiken en probeer ze in de zorg te integreren indien dit niet in strijd is met de behandeling; geef een cliënt bijvoorbeeld warme thee in plaats van koud water als hij nooit koud water drinkt.
- Leg geen culturele gebruiken op aan een cliënt als je niet weet of dit acceptabel is. Cliënten die uit Azië afkomstig zijn, bijvoorbeeld, willen liever niet op hun hoofd worden aangeraakt.
- Analyseer je eigen houdingen en overtuigingen over gezondheid en kijk objectief of er logica te ontdek-ken is tussen deze houdingen en overtuigingen en hun oorsprong.
- Wees je ervan bewust dat cliënten zich ten tijde van ziekte vastklampen aan hun culturele gebruiken; een cliënt die zich het Nederlands als tweede taal eigen heeft gemaakt, kan weer in zijn moedertaal gaan spreken.

## Samenvatting

De uitvoering:
- is actiegericht;
- vereist van de verpleegkundige dat ze onafhankelijke, afhankelijke en multi-disciplinaire activiteiten verricht;
- kan gebruikmaken van verschillende modellen bij de toewijzing van de ver-pleegkundige taken (bijvoorbeeld patiëntgerichte verpleging en geïntegreerde verpleegkunde);
- moet de vertrouwelijkheid en de waardigheid van de patiënt garanderen;
- verlaat zich op de bereidheid van de cliënt en de cognitieve, verpleegtechni-sche en intermenselijke vaardigheden van de verpleegkundige;
- omvat leerstrategieën om het leervermogen van de cliënt te vergroten en zijn therapietrouw te bevorderen;

- vereist reflectie en kritisch denken om zo veilige, effectieve en efficiënte zorg te garanderen;
- is beëindigd als alle verpleegkundige activiteiten zijn uitgevoerd en vastgelegd, samen met de reacties van de patiënt (het patiëntendossier of -verslag is een blijvend, juridisch document over de gezondheidstoestand van en de zorg voor een cliënt);
- wordt vastgelegd in lijsten en voortgangsrapportages en wordt mondeling overgedragen tijdens de dienstoverdracht en wanneer een cliënt wordt overgeplaatst;
- wordt vastgelegd op formulieren en in een structuur (bijvoorbeeld beschrijvend of volgens de SOAP-methode) die door de instelling is voorgeschreven;
- moet worden vastgelegd volgens opgestelde richtlijnen en het beleid en de richtlijnen van de instelling;
- geeft de verpleegkundige de mogelijkheid deskundige, culturele en spirituele verpleegkundige zorg te verlenen;
- draagt enkele juridische risico's met zich mee die geminimaliseerd kunnen worden door zorgvuldige verslaglegging.

**Kernpunt**    Na het implementeren van een interventie, stel je jezelf de volgende vragen om je handelen te evalueren:

- Heb ik rekening gehouden met de bereidheid van de cliënt voordat ik de zorg ga uitvoeren? (Heb ik toestemming gevraagd?)
- Heb ik effectief met de cliënt gecommuniceerd?
- Heb ik tussentijdse observaties verricht ten aanzien van de toestand van de cliënt tijdens de interventie?

## Kritisch denken in de praktijk: redeneren

Lees nogmaals de paragraaf over redeneren in hoofdstuk 2 op p. 59. Bij het redeneren over problemen en oplossingen moeten verpleegkundigen kritisch denken om (1) informatiebronnen te evalueren, (2) de implicaties, gevolgen, voordelen en nadelen van hun eventuele interventies te overzien. De volgende oefeningen laten je deze vaardigheden oefenen.

### I. Evalueren van informatiebronnen

Bij het vaststellen van problemen en het kiezen van interventies moet je je besluiten baseren op correcte informatie. Een manier is de *informatiebron op waarde te beoordelen*. Als verpleegkundestudent kun je, bijvoorbeeld, een student om informatie vragen over de ademhaling van een patiënt, terwijl het beter was geweest om deze informatie aan een verpleegkundige te vragen. Een ander voorbeeld: bij het wegen van een baby is de weegschaal de informatiebron; je moet dus zeker weten dat de weegschaal correct geijkt is. Naast de vragen uit kader 2–8 vraag je jezelf het volgende af:

* Is de bron in het verleden nauwkeurig en betrouwbaar enzovoort geweest?
* Zijn de bronnen tegenstrijdig (bijvoorbeeld: twee studieboeken geven verschillende normaalwaarden voor de polsslag aan)?
* Welke bronnen bevestigen de informatie (je kunt bijvoorbeeld de informatie die je van een verpleegkundige hebt gekregen nog verifiëren in een studieboek)?

A. Beoordeel in elk van de volgende situaties de betrouwbaarheid van de informatiebron. Stel de vragen uit kader 2–8 en de vragen die zojuist genoemd zijn. Beantwoord de vragen en geef op de lijn de mate van betrouwbaarheid van de bron aan. Als je meer informatie nodig hebt om de betrouwbaarheid te evalueren, vermeld dan wat deze informatie is en hoe je eraan kan komen.

1. Bij de overdracht zegt de verpleegkundige: 'Mevrouw Alexander vraagt om meer pijnmedicatie – ongeveer een uur voordat ze de volgende dosis krijgt. Mijns inziens is de pijn niet zo heel hevig. Ik denk dat ze gewoon wat aandacht nodig heeft.' (Wie is/zijn in deze casus de informatiebron(nen)? Zijn er tegenstrijdige bronnen? Richt je op de betrouwbaarheid van de bron(nen) in plaats van op de pijngegevens, maar negeer deze gegevens niet.)

totaal onbetrouwbaar          volledig betrouwbaar

2. Mevrouw Zondag zegt dat de pijn na de thoractomie ondraaglijk is. Haar zus zegt dat mevrouw Zondag vanwege deze pijn haar grootste liefhebberij – borduren – niet kan beoefenen. (Bevestigt of botst de informatie van de zus met de informatie die mevrouw Zondag zelf geeft? Heeft de zus dit direct geobserveerd of heeft ze zelfstandig conclusies getrokken uit de pijn van haar zus? Wat is de reden dat de zus deze informatie geeft?)

totaal onbetrouwbaar          volledig betrouwbaar

3. Mevrouw Laurens zegt: 'Ik heb allerlei pijnstillers al geprobeerd, maar ik heb een nierziekte en hierdoor maken de pijnstillers me zo duizelig en misselijk dat ik er tegenop zie ze te gebruiken.' (Jij beoordeelt de betrouwbaarheid van mevrouw Laurens, maar betrouwbaarheid ten opzichte van *wat*?)

totaal onbetrouwbaar          volledig betrouwbaar

4. Mevrouw Laurens zegt: 'Ik heb alle soorten pijnstillers al geprobeerd, maar ik heb een nierziekte en hierdoor maken de pijnstillers me zo duizelig en

misselijk dat ik ze niet kan verdragen.' De verpleegkundig specialist zegt: 'Ze heeft inderdaad een nierziekte, maar de pijnstillers die ze nu heeft worden hoofdzakelijk door de lever omgezet.' (De verpleegkundig specialist is de bron.)

| | |
|---|---|
| totaal onbetrouwbaar | volledig betrouwbaar |

5. Je hebt een folder ontvangen van een farmaceutisch bedrijf; in de folder staat informatie over de voordelen van een nieuw soort medicijn tegen migraine.

| | |
|---|---|
| totaal onbetrouwbaar | volledig betrouwbaar |

B. Je hebt in een artikel gelezen dat de hoeveelheid bèta-endorfinen toeneemt naarmate je meer beweegt. Wanneer we aannemen dat je een onbeperkte hoeveelheid tijd en bronnen tot je beschikking hebt, hoe kun je dit dan bevestigen? Welke bronnen kun je nog meer raadplegen?

## II. Onderzoeken van implicaties, gevolgen, voordelen en nadelen

Er zijn enkele vragen die je jezelf kunt stellen wanneer je interventies kiest. Als je een activiteit uitvoert, (1) wat zijn dan de implicaties, (2) wat zijn dan de mogelijke gevolgen (effecten) en (3) wat zijn de voor- en nadelen? Wees zeker dat je het verschil kent tussen implicaties en gevolgen (zie hoofdstuk 2). Iets **impliceren** wil zeggen dat je iets indirect bedoelt, je suggereert iets zonder het te zeggen. Een **gevolg** is het effect of resultaat dat door iets is veroorzaakt. Om te helpen bepalen wat de implicaties zijn, vraag jezelf af: wat *betekent* deze actie? Om te helpen bepalen wat de gevolgen zijn, vraag jezelf af wat er zal *gebeuren* als je iets doet.

**Voorbeeld:** De arts heeft opdracht gegeven om meneer Amot zo nodig of paracetamol per os of morfine i.m. toe te dienen tegen de pijn. De verpleegkundige besluit de paracetamol te geven. Dit *impliceert* dat de verpleegkundige vindt dat de pijn van meneer Amot niet hevig genoeg is om morfine toe te dienen. Het *verwachte gevolg* is dat de paracetamol de pijn voldoende zal verlichten.

A. Geef aan of de stelling een implicatie of een gevolg weergeeft.
1. Meneer Van den Heuvel eet niet veel, dus hij moet deze keer echt gemotiveerd zijn om af te vallen.
2. Als ik meer beweeg en minder eet, val ik af.
3. Als we mevrouw Altena regelmatig wisselligging geven, voorkomen we mogelijk dat de huid kapotgaat.
4. Ik ga de behandeling volledig aan de patiënt uitleggen omdat ik vind dat hij daar recht op heeft en omdat ik denk dat niemand anders het doet.

B. Meneer X heeft hepatitis, een leverziekte. Als je hem een huisbezoek brengt, vertelt hij je dat hij hoofdpijn heeft en zich afvraagt of hij paracetamol kan krijgen, waarvan jij weet dat het in de lever wordt omgezet. Als alternatieve interventiemogelijkheden overweeg je om een koud washandje op zijn voorhoofd te leggen en met hem enkele visualisatie- en ontspanningsoefeningen te doen.

1. Wat zijn de twee mogelijke gevolgen van het gebruik van paracetamol? (Wat is de mogelijke therapeutische werking? Wat is een ongewenste bijwerking?)
2. Welke gevolgen verwacht je dat er zullen optreden als je de alternatieve interventiemogelijkheden uitvoert?
3. In plaats van het koude washandje en de ontspanningsoefeningen besluit je de arts te vragen een ander soort pijnstiller voor te schrijven. Wat impliceert dit (wat zijn je redenen om dit te doen)?

C. Mevrouw B heeft een verpleegkundige diagnose 'chronische verwardheid'. Je neemt de volgende verpleegkundige activiteiten in overweging:

- Het instrueren van de echtgenoot hoe hij met de waandenkbeelden van zijn vrouw moet omgaan.
- Het regelmatig geruststellen van mevrouw B met aanraking en therapeutische gesprekken.
- Mevrouw B zo ondersteunen opdat zij zich beter kan oriënteren (bijvoorbeeld op het personeel op de afdeling of op de weg haar kamer).

1. Wat zijn de implicaties van het instrueren?
2. Wat zul je, gezien de implicaties, eerst moeten achterhalen voordat je besluit de instructie uit te voeren?
3. Zie kader 2–9 op p. 64. Welke vragen kun je stellen over de interventie van het geruststellen voordat je besluit deze interventie uit te voeren?
4. Welke van de drie interventies kun je kiezen zonder dat je de etiologie of symptomen van de chronische verwardheid van mevrouw B kent?

## Casus: Toepassen van kritisch denken en het verpleegkundig proces

Bram Willems is een 72-jarige man die een week geleden een CVA heeft gehad door een rechtse cerebrale trombose. Sinds twee jaar slikt hij antihypertensiva, maar zijn vrouw zegt dat hij regelmatig vergeet om zijn pillen in te nemen. Meneer Willems is suf maar reageert wel op verbale prikkels, hoewel hij niet kan praten. Hij knikt ja of schudt nee met zijn hoofd om vragen te beantwoorden, en hij raakt geagiteerd en in tranen als hij iets niet begrijpt of iets niet duidelijk kan maken. Hij kan zijn linkerarm en linkerbeen niet bewegen; een spierverlamming is aanwezig (hij is linkshandig). Hij reageert niet op aanraken van deze extremiteiten. Hij plast meestal als hij een urinaal aangeboden krijgt, maar is af en toe ook incontinent van urine. Via een infuus krijgt hij heparine toegediend; de dosis wordt aangepast aan de resultaten van de APTT die iedere vier uur wordt gemeten. De verpleegkundige heeft de volgende verpleegkundige diagnosen voor meneer Willems gesteld:

- Verminderde mobiliteit gerelateerd aan een linker hemiplegie door neurologische stoornissen.
- Risico op huidbeschadiging gerelateerd aan onvermogen om van houding te kunnen veranderen door linkszijdige verlamming.
- Zelfzorgtekort: eten gerelateerd aan verlamming linkerarm en linkerhand.
- Verstoorde verbale communicatie gerelateerd aan hersenletsel.

1. Welke andere feitelijke of mogelijke verpleegkundige diagnose kan de verpleegkundige opstellen, gebaseerd op de gegeven informatie?
2. De NANDA-I-definitie van 'chronisch lage zelfwaardering' luidt als volgt: zichzelf of eigen capaciteiten over een langere periode negatief beoordelen.
   a. Is deze diagnose van toepassing op meneer Willems?
   b. Wat zijn de risicofactoren die ertoe kunnen leiden dat meneer Willems 'lage zelfwaardering' ontwikkelt?
3. Welke andere etiologische factor bestaat er – naast 'het onvermogen om van houding te kunnen veranderen' – voor de diagnose 'risico op huidbeschadiging'? Waarom?
4. Voor de verpleegkundige diagnose 'risico op huidbeschadiging gerelateerd aan onvermogen om van houding te kunnen veranderen door linkszijdige verlamming' heeft de verpleegkundige het volgende verwachte resultaat opgesteld: 'huid blijft intact'. Wat moet de verpleegkundige doen om te beoordelen of het doel behaald is? Specificeer je antwoord.
5. Voor de verpleegkundige diagnose 'risico op huidbeschadiging gerelateerd aan onvermogen om van houding te kunnen veranderen door linkszijdige verlamming' heeft de verpleegkundige in het zorgplan de NIC-interventie 'voorkomen van decubitus' opgenomen. De NIC toont de volgende verpleegkundige activiteiten voor 'voorkomen van decubitus' (Bulechek *et al.*, 2010, p. 330).

- Verwijder vocht van de huid door transpiratie, wonddrainage en incontinentie van ontlasting en urine.
- Pas zo nodig iedere één tot twee uur wisselligging toe.
- Inspecteer de huid bij botuitsteeksels en andere drukplekken minstens eens per dag tijdens het verleggen.
- Zorg dat er een papegaai boven het bed hangt zodat de patiënt af en toe zijn gewicht kan verplaatsen.
- Gebruik eventueel een speciaal bed en matras.

6. Welke van de drie interventies kun je kiezen zonder dat je de etiologie of de symptomen kent?

   a. Onderstreep de activiteiten die geschikt zouden zijn voor meneer Willems. Als sommige slechts gedeeltelijk geschikt zijn, streep dan de woorden door die niet geschikt zijn.

   b. Aan welke activiteit moeten details worden toegevoegd om de activiteit specifieker te maken? Wat is er nodig?

7. Welk multidisciplinair probleem is gerelateerd aan het toedienen van heparine?

8. Welke veiligheidsvoorschriften moet de verpleegkundige aan de stagiaire meegeven bij het delegeren van het wassen en de mondzorg van meneer Willems vanwege het feit dat hij heparine (een antistollingsmiddel) krijgt?

9. Met de verpleegkundige diagnosen van meneer Willems in je achterhoofd, welke specifieke verpleegkundige instructies moet de verpleegkundige aan de stagiaire geven ten aanzien van het verschonen van de lakens?

10. Schrijf een aanvaardbaar langetermijndoel voor de diagnose 'zelfzorgtekort: eten' voor meneer Willems.

11. Er zijn enkele veiligheidskwesties verbonden aan de 'verstoorde verbale communicatie' van meneer Willems.

   a. Welke zijn dit volgens jou?

   b. Welke verpleegkundige activiteiten kun je verrichten om de risico's te beperken?

12. Welke verwijzingen naar andere disciplines kan de verpleegkundige doen voor de verpleegkundige diagnosen die ze heeft opgesteld? Waarom?

13. Stel een verpleegkundige instructie op die gericht is op de 'verminderde mobiliteit' van meneer Willems.

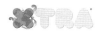 Kijk op www.pearsonxtra.nl voor de antwoorden op de vragen en nog meer oefenmateriaal.

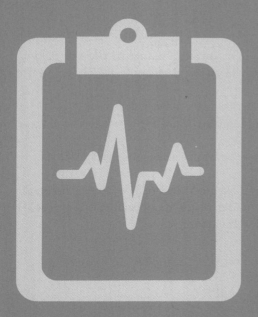

# 9

# Evaluatie

## 9.1 Introductie

Evalueren is aan de orde van de dag in de verpleegkundige beroepsuitoefening. Omdat de patiënt de grootste zorg van de verpleegkundige is, hebben de meeste evaluaties betrekking op:

1. de voortgang van de cliënt met betrekking tot de gestelde doelen;
2. de waarde van het verpleegkundig zorgplan bij het helpen van de cliënt om de gewenste resultaten te bereiken;
3. de algemene kwaliteit van zorg voor een vastgestelde groep van cliënten.

Dit hoofdstuk onderzoekt de universele kenmerken van de evaluatie, bespreekt de evaluatie als fase van het verpleegkundig proces (zie afbeelding 9–1) en legt het evaluatieproces uit ten aanzien van kwaliteitszorg.

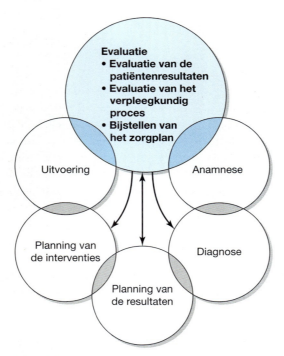

**Afbeelding 9–1**   De evaluatiefase van het verpleegkundig proces

## 9.2 Algemene kenmerken van de evaluatie

Voordat we de evaluatie bespreken zoals deze gebruikt wordt in het verpleegkundig proces, is het handig het begrip eerst meer in zijn algemeenheid te analyseren. Algemeen gezien is een **formele evaluatie** een doelbewust en systematisch proces waarin een oordeel gevormd wordt over de *kwaliteit, betekenis* of *waarde* aan de hand van *eerder vastgestelde criteria* of *waarden*. In feite kan alles onderwerp van een evaluatie zijn: een schilderij, het wegennet, een onderwijsmethode of iemands karakter. Verder kunnen van elk ding verschillende aspecten geëvalueerd worden. Als je een schilderij evalueert, kijk je naar het kleurgebruik van de schilder of de mate waarin het schilderij emoties opwekt. Als je onderwijsmethoden evalueert, let je op het vermogen van de docent om de aandacht van de studenten vast te houden of de mate waarin de onderwijsmethode de druk op de studenten vermindert. Belangrijk om te onthouden is dat je *van tevoren* besluit wat je gaat evalueren en hoe je dit gaat doen. Het Beroepsprofiel Verpleegkundige 2020 (V&VN, 2012) beschrijft dit als volgt:

Kan risico's inschatten, problemen vroegtijdig signaleren, interventies kiezen en uitvoeren, het verloop monitoren en de resultaten evalueren bij zorgproblemen in de vier gebieden van het menselijk functioneren.

De Richtlijn Verpleegkundige en verzorgende verslaglegging (V&VN/NU'91, 2011) stelt:

[met] een evaluatie beoordeelt de zorgprofessional zo mogelijk in overleg met de cliënt de verleende zorg en stelt zij vast of de in het zorgplan beoogde resultaten behaald zijn. De evaluatie kan aanleiding zijn om het zorgplan bij te stellen. In de AWBZ-sector moet in het zorgplan opgenomen worden hoe vaak het zorgplan geëvalueerd en geactualiseerd wordt; [aanbevolen wordt] het zorgplan in de langdurige zorg minimaal tweemaal per jaar te evalueren. Er is een onderscheid tussen een eindevaluatie en tussenevaluaties. In de voortgangsrapportage worden tussenevaluaties vastgelegd. Een eindevaluatie vindt plaats aan het eind van een zorgtraject. Een eindevaluatie kan ook een (schriftelijke) overdracht van de zorg inhouden, zoals bij overplaatsing naar een andere afdeling of zorginstelling.

Ook de Nationale Beroepscode van Verpleegkundigen en Verzorgenden (V&VN/NU'91, 2007) legt een link naar aspecten die te maken hebben met evaluatie. In artikel 3.3 wordt het volgende gesteld:

Als verpleegkundige overzie en bewaak ik de zorg rond de zorgvrager.
Dat betekent met name dat:
- de verpleegkundige zich ervoor inzet dat de zorg verloopt volgens het vastgestelde verpleeg- of zorgplan;
- de eventuele hiaten of knelpunten in de zorg aan de orde worden gesteld als er verschillende zorgverleners bij de zorgverlening betrokken zijn.

**Kernpunt**    Karakteristieke kenmerken van de evaluatie:
- beoordelen van de kwaliteit of waarde
- toepassen van vooraf opgestelde criteria of standaarden

## 9.3  Kwaliteitscriteria

**Criteria** zijn meetbare of waarneembare kwaliteiten die de specifieke vaardigheden, kennis, gedragingen, houdingen enzovoort beschrijven. In kader 9–1 worden de kwaliteitseisen van de evaluatie weergegeven. Concrete, specifieke criteria dienen als richtlijn voor het verzamelen van evaluatiegegevens en voor het beoordelen van deze gegevens. De patiëntenresultaten die je in hoofdstuk 6 hebt leren opstellen, zijn hier voorbeelden van.

Criteria moeten valide en betrouwbaar zijn. Een criterium is **valide** als het meet wat het beoogt te meten. Stel dat bij het vermoeden van een infectie het aantal witte bloedcellen wordt gemeten. Dit is dan geen valide criterium omdat het aantal witte bloedcellen niet bij alle infecties toeneemt. Een meer valide cri-

---

# Kader 9–1 Kwaliteitseisen van de evaluatie

*Evaluatie*
De verpleegkundige evalueert de voortgang met betrekking tot de behaalde resultaten.

*Competenties*
De verpleegkundige:
1. voert een systematische, continue en op criteria gebaseerde evaluatie uit van de resultaten in het zorgplan;
2. werkt tijdens de evaluatie samen met de patiënt en anderen die bij de zorg betrokken zijn;
3. evalueert de effectiviteit van de geplande strategieën in relatie tot de reacties van de patiënt en het bereiken van de verwachte resultaten;
4. legt de uitkomst van de evaluatie schriftelijk vast;
5. gebruikt de gegevens uit de anamnese en de voortdurende aanvulling van gegevens daarop om de diagnosen, resultaten, planning en uitvoering zo nodig bij te stellen;
6. deelt de resultaten met de patiënt, het gezin van de patiënt en anderen die bij de zorg of situatie betrokken zijn;
7. neemt actief deel aan het beoordelen en zeker stellen van een verantwoorde en correcte toepassing van interventies om de kans op verkeerde of ongewenste behandeling en lijden van de patiënt te minimaliseren.

terium zou een bloedkweek of een bacterieel bloedonderzoek zijn. Een criterium is **betrouwbaar** als het altijd tot dezelfde uitkomsten leidt, ongeacht wie het criterium gebruikt. Als je de leeftijd van een patiënt vaststelt door het aan zijn vriend te vragen, is dat een minder betrouwbare methode dan wanneer je de leeftijd vaststelt aan de hand van een uittreksel uit het geboorteregister.

**9-1 Test je kennis**

Welke drie belangrijke evaluaties voeren verpleegkundigen uit?

Zie voor het antwoord www.pearsonxtra.nl.

## 9.4  De evaluatie in het verpleegkundig proces

In het verpleegkundig proces is de **evaluatie** een geplande, voortdurende, doelbewuste activiteit waarbij de cliënt, zijn familie, de verpleegkundige en andere zorgverleners beoordelen (a) in hoeverre de gestelde doelen en patiëntenresultaten zijn bereikt, en (b) in hoeverre het verpleegkundig zorgplan effectief is. Deze evaluatie (a en b) kun je onderverdelen in procesfactoren en productfactoren. Eenvoudig gezegd maak je een verdeling door te vragen: Hoe is het (zorg)proces verlopen? (proces), en: Wat is het resultaat van het (zorg)proces? (product). Je kunt zowel proces- als productcriteria opstellen waaraan een evaluatie behoord te voldoen. De verpleegkundige en de cliënt stellen de *kwaliteit* van de gezondheid van de cliënt vast aan de hand van *vooraf opgestelde criteria* waarmee ze de voorspelde resultaten evalueren zoals deze zijn vastgelegd in de planningsfase.

| *Algemene definitie van evaluatie* | *Definitie van evaluatie in het verpleegkundig proces* |
|---|---|
| • Het beoordelen van de kwaliteit of waarde. | **1.** van de gezondheidstoestand van de cliënt. |
| | **2.** van de effectiviteit van het verpleegkundig zorgplan. |
| • Toepassen van vooraf opgestelde criteria of standaarden | **1.** aan de hand van de resultaten die in de planningsfase zijn vastgelegd. |
| | **2.** aan de hand van de toepassing van het verpleegkundig proces. |

De evaluatie begint bij de initiële anamnese en wordt voortgezet tijdens ieder contact met de cliënt. De frequentie van de evaluatie hangt af van hoe vaak de verpleegkundige met de cliënt in contact is en dat is weer afhankelijk van de toestand van de cliënt. Als een patiënt van de recovery komt, kan de verpleegkundige hem ieder kwartier controleren. De volgende dag doet ze dit, bijvoorbeeld, slechts om de vier uur. Naarmate de toestand van de patiënt verbetert en het ontslag naderbij komt, worden de controles geleidelijk aan minder.

**Kernpunt**   In het verpleegkundig proces is de evaluatie een geplande, voortdurende, doelbewuste activiteit waarbij de cliënt, zijn familie, de verpleegkundige en andere zorgverleners beoordelen (a) in hoeverre de doelen en resultaten van de cliënt bereikt zijn, en (b) in hoeverre het verpleegkundig zorgplan effectief is geweest.

## 9.4.1   Relatie tot de andere fasen

Een effectieve evaluatie valt of staat met de effectiviteit van de fasen die eraan voorafgaan. De anamnesegegevens moeten accuraat en volledig zijn, anders kun je geen resultaten opstellen die afgestemd zijn op de cliënt. De gewenste resultaten (planning) moeten in termen van concreet gedrag worden geformuleerd, zodat je ze kunt gebruiken voor de evaluatie van de feitelijke resultaten. Ten slotte moet de zorg ook worden uitgevoerd, anders valt er niets te evalueren.

De evaluatie overlapt de anamnese. Tijdens de evaluatie verzamelt de verpleegkundige gegevens (anamnese) met het doel te evalueren in plaats van te diagnosticeren. De *handeling* van het verzamelen van gegevens is echter dezelfde; de verschillen schuilen in (1) wanneer gegevens zijn verzameld, en (2) hoe ze gebruikt worden. In de anamnesefase gebruikt de verpleegkundige de gegevens om de verpleegkundige diagnosen te stellen. Tijdens de evaluatiefase worden de gegevens gebruikt om het effect van de verpleegkundige zorg op de diagnosen te bepalen.

|  | *Anamnesegegevens* | *Evaluatiegegevens* |
|---|---|---|
| Wanneer verzameld: | • In de anamnesefase. | • In de evaluatiefase. |
|  | • Voor de uitvoering van de interventies. | • Na de uitvoering van de interventies. |
| Doel/gebruik: | • Stellen van verpleegkundige diagnosen. | • Evalueren van de bereikte doelen. |
|  | • Bepalen van de huidige gezondheidstoestand. | • Vergelijken van de 'nieuwe' gezondheidstoestand met de gewenste gezondheidstoestand. |

Ofschoon de evaluatie de laatste fase van het verpleegkundig proces is, houdt het proces niet op bij die evaluatie. De informatie die tijdens de evaluatie naar voren komt, luidt vaak een nieuwe cyclus in het proces in. Nadat het zorgplan is uitgevoerd, vergelijkt de verpleegkundige de reacties van de cliënt met de voorspelde resultaten en gebruikt deze informatie om het zorgplan en elke fase binnen het verpleegkundig proces te kunnen bijstellen.

## 9.4.2 Evaluatie van de voortgang van de patiënt

In het verpleegkundig proces is de evaluatie vooral gericht op de voortgang van de cliënt ten aanzien van het bereiken van de gestelde doelen. Nadat de zorg is uitgevoerd, vergelijkt de verpleegkundige de gezondheidstoestand van de cliënt (reacties) met de voorspelde resultaten zoals deze waren opgesteld tijdens de planningsfase en beoordeelt ze of, en in hoeverre ze zijn behaald.

De evaluatie van de cliëntenresultaten kan continu of tussentijds plaatsvinden, of bij het beëindigen van de zorgrelatie.

De **continue evaluatie** vindt plaats terwijl een interventie wordt uitgevoerd (of direct na de uitvoering) zodat je de zorg ter plekke kunt bijstellen. De **tussentijdse evaluatie** gebeurt op gezette tijden om te beoordelen in hoeverre de cliënt voortgang heeft geboekt ten aanzien van de resultaten. Evalueren stelt je in staat om tekorten in de zorg voor de cliënt aan te passen en het zorgplan zo nodig bij te stellen. De evaluatie gaat door totdat de doelen van de cliënt zijn behaald of totdat hij ontslagen wordt uit de zorg.

De **eindevaluatie** geeft de toestand van de cliënt weer bij zijn ontslag. Hierbij gaat het om de nazorg die de cliënt nodig heeft en het resultaat van de zorg, vooral op het gebied van zelfzorgactiviteiten. De meeste instellingen hebben voor de eindevaluatie speciale overdrachtsformulieren ontwikkeld waarop je ook de instructies voor de medicatie, behandelingen en nazorg kunt aangeven. In je dagelijkse contacten met de cliënt kun je hem al tijdens de opname voorbereiden op het ontslag door het zelfzorgvermogen geleidelijk aan te stimuleren en door met de patiënt te praten over de periode na het ontslag.

### Kwaliteitseisen van de evaluatie

In de literatuur worden verschillende kwaliteitseisen (zie kader 9–1) beschreven waar de evaluatie in het verpleegkundige proces aan moet voldoen. Zo wordt onder andere gesteld dat evaluaties een gezamenlijke activiteit van verpleegkundige en cliënt zijn. Familieleden en overige teamleden verschaffen gegevens en kunnen participeren; de verpleegkundige is echter verantwoordelijk voor het initiëren en vastleggen van de evaluatie.

Door het verrichten van een gestructureerde en systematische evaluatie van de cliëntenresultaten geven verpleegkundigen blijk van betrokkenheid en nemen ze verantwoordelijkheid. Door de resultaten van de zorg te evalueren tonen verpleegkundigen dat ze niet alleen geïnteresseerd zijn in het plannen en uitvoeren van de zorg, maar ook in de gevolgen die de zorg op het leven van de patiënt heeft. Zonder evaluatie zouden verpleegkundigen bovendien niet weten of hun zorg aan de behoeften van de cliënt heeft voldaan.

De evaluatie stelt de verpleegkundige in staat om de zorg te verbeteren. Interventies die niet het gewenste resultaat hebben, worden stopgezet zodat de verpleegkundige zich kan richten op activiteiten die effectiever zijn. Slechts door het evalueren van de voortgang van de cliënt in relatie tot het zorgplan, kan de verpleegkundige beoordelen of ze het plan moet voortzetten, bijstellen of beëindigen.

Door bij de evaluatie een verband te leggen tussen de verpleegkundige interventies en de verbeteringen in de gezondheidstoestand van de cliënt, laten verpleegkundigen aan werkgevers in de zorgsector en zorgconsumenten zien hoe belangrijk hun rol is voor het in stand houden en verbeteren van de gezondheid van cliënten.

De Richtlijn Verpleegkundige en verzorgende verslaglegging stelt dat men in de AWBZ-sector verplicht is om het zorgplan in overleg met de cliënt of zijn vertegenwoordiger op te stellen en te evalueren, en de cliënt daarbij zo nodig ondersteuning aan te bieden. De cliënt of zijn vertegenwoordiger moet met het zorgplan instemmen. In deze sector moet in het zorgplan opgenomen worden hoe vaak het zorgplan geëvalueerd en geactualiseerd wordt (V&VN/NU'91, 2011). Daarnaast stelt de richtlijn:

> In een evaluatie beoordeelt de zorgprofessional zo mogelijk in overleg met de cliënt de verleende zorg en stelt zij vast of de in het zorgplan beoogde resultaten behaald zijn. De evaluatie kan aanleiding zijn om het zorgplan bij te stellen. Tussen een eindevaluatie en tussenevaluaties bestaan verschillen. In de voortgangsrapportage worden tussenevaluaties vastgelegd. Een eindevaluatie vindt plaats aan het eind van een zorgtraject. Een eindevaluatie kan ook een (schriftelijke) overdracht van de zorg inhouden, zoals bij overplaatsing naar een andere afdeling of zorginstelling.

## Werkwijze bij de evaluatie van de vooruitgang van de patiënt

De verpleegkundige die verantwoordelijk is voor het zorgplan is ook verantwoordelijk voor het evalueren van de reacties van de cliënt op de zorg. De volgende uiteenzetting is een leidraad waarmee je in vijf stappen de voortgang van de cliënt kunt evalueren:

1. **Zet de gewenste resultaten op een rijtje (indicatoren).** De resultaten en indicatoren die in de planningsfase zijn opgesteld, zijn de criteria die je gebruikt om de reactie van de patiënt op de verpleegkundige zorg te evalueren. De gewenste resultaten (indicatoren/doelen) hebben twee functies: (1) ze bepalen welk soort gegevens je moet verzamelen, en (2) ze geven aan welke gegevens moeten worden beoordeeld. Wanneer je bijvoorbeeld de volgende gewenste resultaten ziet, weet iedere verpleegkundige die de zorg voor de patiënt heeft welke gegevens ze moet verzamelen:
   - Uitscheiding van urine bedraagt minimaal 50 ml/uur.
   - Inname van vocht (per os) bedraagt minimaal 2000 ml/24 uur.
2. **Verzamel de evaluatiegegevens.** Verzamel gegevens over de reacties van de patiënt op de verpleegkundige interventies. Gebruik hierbij verpleegkundige diagnosen en de resultaten uit het zorgplan. Evaluatiegegevens worden verzameld door het gedrag en de reacties van de patiënt te observeren, door het bestuderen van patiëntenverslagen en te praten met de patiënt, familieleden, vrienden en andere zorgverleners. In het voorbeeld van Sam Rizzo (zie tabel 9–1) moet de verpleegkundige de gegevens voor de 'feitelijke resultaten'

verkrijgen door zich tijdens de interacties met hem te richten op zijn gezichts-uitdrukking en spierspanning en door te luisteren naar wat hij zegt over zijn angstbeleving en kennis ten aanzien van de procedures en behandelingen.

De aard van het resultaat bepaalt het soort informatie dat je verzamelt. Je kunt de resultaten onderverdelen in cognitieve, psychomotorische of affec-tieve resultaten, of betrekking hebbend op lichaamshouding en lichaamsfunc-tioneren. Voor de cognitieve resultaten kun je de patiënt vragen de informatie te herhalen die je zojuist hebt verteld, om het geleerde in praktijk te brengen. Voor de psychomotorische resultaten kun je de patiënt vragen een vaardigheid te demonstreren. Voor de affectieve resultaten kun je met de patiënt praten en het gedrag observeren ten aanzien van veranderingen in waarden, houdingen of overtuigingen. Je kunt de gegevens verkrijgen door het observeren van de lichaamshouding en het lichamelijk functioneren, door de patiënt te observe-ren en secundaire bronnen zoals laboratoriumuitslagen te raadplegen. Enkele methoden van gegevensverzameling voor de verschillende soorten resultaten vind je in tabel 9–2.

3. **Vergelijk de toestand van de patiënt met de gewenste resultaten en trek een conclusie.** Als het verpleegkundig proces tot nu toe effectief is geweest, is het relatief eenvoudig om te bepalen of een doel behaald is. Komt de reactie van de patiënt (feitelijk resultaat) overeen met wat je voor ogen stond (gewenst resul-taat)? Is het het beste resultaat dat je mocht verwachten, gezien het tijdsbe-stek en de omstandigheden? Betrek de patiënt bij de besluitvorming over het niveau van de bereikte resultaten. Loop de gewenste resultaten met de patiënt door en vraag hem of hij van mening is dat de doelen zijn bereikt. Je kunt nu tot drie mogelijke conclusies komen:

   - Het resultaat is bereikt: de gewenste reactie van de patiënt is waargeno-men; dat wil zeggen dat de feitelijke reactie overeenkomt met de gewenste reactie.
   - Het resultaat is gedeeltelijk bereikt: de gewenste reacties van de patiënt zijn gedeeltelijk waargenomen of het voorspelde resultaat is slechts gedeeltelijk bereikt.
   - Het resultaat is niet bereikt: de gewenste reacties van de patiënt zijn niet binnen het tijdsbestek waargenomen of het feitelijke resultaat kwam niet overeen met het gewenste resultaat.

   In tabel 9–1 kun je zien hoe de vergelijking tussen feitelijke resultaten en voorspelde resultaten leidt tot de conclusies over de bereikte doelen van Sam Rizzo.

4. **Leg de evaluatie vast.** Een beschrijving van een evaluatie bestaat uit twee delen: (a) een oordeel of het resultaat bereikt is ('conclusie' in tabel 9–1), en (b) de gegevens waarop dat oordeel gebaseerd is ('feitelijke resultaten' in tabel 9–1). De volgende uitspraken over de evaluatie van Sam Rizzo zijn gebaseerd op de gegevens en conclusies uit tabel 9–1.

**Tabel 9–1**    Evaluatievoorbeeld: Sam Rizzo

| Verpleegkundige diagnose: matige angst r/t onbekende omgeving en dyspneu | | |
|---|---|---|
| **Vergelijk de gewenste resultaten …** | **met de feitelijke resultaten (gegevens)…** | **Conclusie** |
| Breder doel: voelt zich minder angstig, zich uitend in de volgende resultaten: | | |
| 1. Zegt zich minder angstig te voelen | Zegt, wanneer hij zich angstig voelt: 'Wat moet ik doen? Kunt u mij helpen?' | Resultaat niet bereikt |
| 2. Ontspannen gezichtsspieren | Ontspannen gezicht, behalve tijdens perioden van dyspneu | Resultaat gedeeltelijk bereikt |
| 3. Afwezigheid van gespannen spieren | Geen gespannen spieren, behalve tijdens perioden van dyspneu | Resultaat gedeeltelijk bereikt |
| 4. Zegt op de hoogte te zijn van de ziekenhuisprocedures en behandelingen | Zegt: 'Ik voel mij prettiger nu u over de brandoefening hebt verteld. Ik dacht echt dat er brand was.'<br><br>Zegt: 'Ik weet nu wat de ziekenhuisprocedures en de ademhalingsoefeningen inhouden. Dit is niet iets om bang voor te zijn.' | Resultaat bereikt |

**Tabel 9–2**    Methoden van gegevensverzameling voor de evaluatie

| Soort resultaat | Resultaat | Voorbeeld van een gegevensverzamelende activiteit |
|---|---|---|
| Cognitief | Kan aan het einde van de week de voedingsmiddelen benoemen die bij een vetarm dieet moeten worden vermeden | Vraag om voedingsmiddelen op te noemen die hij moet vermijden |
| Psychomotorisch | Legt binnen 24 uur na de bevalling de baby op de juiste manier aan de borst | Observeer de moeder terwijl ze borstvoeding geeft |
| Affectief | Zegt na de toelichting over de ziekenhuisprocedures dat hij zich minder angstig voelt | Let op spontane uitingen over angstgevoelens of vraag: 'Hoe voelt u zich?' |
| Lichaamsfunctioneren en -verschijning | Hartslag is altijd < 100 | Controleren van de hartslagfrequentie |

*Gewenste resultaten*

Zegt zich minder angstig te voelen.

Ontspannen gezichtsspieren.

Afwezigheid van gespannen spieren.

*Uitspraak over de evaluatie*

14/2. Resultaat niet bereikt. Zegt, wanneer hij zich angstig voelt: 'Wat moet ik doen? Kunt u mij helpen?'

14/2. Resultaat gedeeltelijk bereikt. Ontspannen gezicht, behalve tijdens de perioden van dyspneu.

14/2. Resultaat gedeeltelijk bereikt. Geen gespannen spieren, behalve tijdens de perioden van dyspneu.

| | |
|---|---|
| Zegt op de hoogte te zijn van de ziekenhuisprocedures en behandelingen. | 14/2. Resultaat bereikt. Zegt: 'Ik voel mij prettiger nu u over de brandoefening hebt verteld. Ik dacht echt dat er brand was.' Zegt ook: 'Ik weet nu wat de ziekenhuis-procedures en de ademhalingsoefeningen inhouden. Dit is niet iets om bang voor te zijn.' |

Wanneer je standaardresultaten en indicatoren van de NOC of andere classifi-catiesystemen hanteert, wordt een andere structuur gebruikt. Je weet nog uit de Nursing Outcomes Classification (NOC) (paragraaf 6.4.3 op p. 261) en uit tabel 6–4 dat doelen worden geformuleerd aan de hand van een label, een indicator en de beoordelingsschaal van het gewenste resultaat. De doelen en de uitspraken over de evaluatie worden op exact dezelfde wijze geformuleerd. Voor een patiënt met de verpleegkundige diagnose 'beperkt vermogen tot verplaatsen', kan het doel zijn: zich zelfstandig kunnen verplaatsen; na het uitvoeren van de interven-ties blijkt tijdens de evaluatie dat de patiënt zich met krukken kan verplaatsen. Het doel en de uitspraken over de evaluatie zien er dan als volgt uit:

| | |
|---|---|
| *Doel:* | resultaat ten aanzien van verplaatsen: 5 |
| *Uitspraak over de evaluatie:* | resultaat ten aanzien van verplaatsen: 4 |

Afbeelding 9–2 is een voorbeeld van een NOC-resultaat met behulp van een geau-tomatiseerde zorgplanning. Het computerscherm laat de definitie en indicato-ren voor een NOC-resultaat zien. Onder in het scherm wordt de toestand van de patiënt bij opname aangegeven (opnamestatus), het verpleegdoel (verwachte status) en de uitspraak over de evaluatie (voortgang met betrekking tot het resul-taat).

In sommige zorgplannen is een aparte kolom opgenomen voor de evaluatieve uitspraken; in andere systemen kun e die opnemen in de voortgangsrapportage. In weer andere systemen worden de evaluatiegegevens zonder de bijbehorende conclusies vastgelegd.

5. **Geef aan wat de samenhang is tussen de verpleegkundige interventies en de resultaten.** Het is belangrijk dat je vaststelt of de resultaten werkelijk door de verpleegkundige acties zijn bereikt. Je mag er nooit zonder meer van uitgaan dat de doelen zijn behaald dankzij de verpleegkundige interventies. Het al dan niet bereiken van de resultaten kan door diverse factoren worden beïnvloed:
   • acties en behandelingen die door andere hulpverleners zijn uitgevoerd;
   • de invloed van gezinsleden en andere personen die dicht bij de patiënt staan;

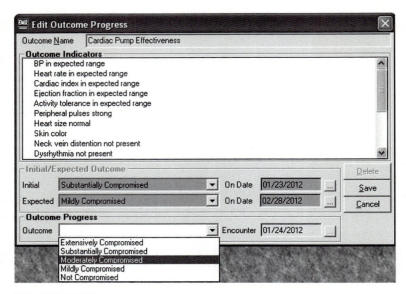

**Afbeelding 9–2**  Computerscherm: NOC-resultaat

*Bron:* copyright © Met dank aan Ergo Partners, L.C.: Boulder, CO. Alle rechten voorbehouden.

- de houding, wensen en motivatie van de patiënt;
- het onvermogen van de patiënt om nauwkeurige of voldoende informatie te verschaffen tijdens de gegevensverzameling;
- vroegere ervaringen en voorkennis van de patiënt.

Andere factoren zijn natuurlijk ook mogelijk; verpleegkundigen hebben al deze factoren niet in de hand. Daarom moet je bij het beoordelen van het resultaat van de verpleegkundige activiteit altijd bedacht zijn op andere factoren die het feitelijke resultaat beïnvloed kunnen hebben.

**9-2 Test je kennis**

Beschrijf de vijf stappen van het evalueren van de vooruitgang van de patiënt.

Zie voor het antwoord www.pearsonxtra.nl.

### 9.4.3 Evalueren en bijstellen van het zorgplan

Nadat de resultaten van de zorg zijn geëvalueerd, beoordeel je het zorgplan om te kijken of er veranderingen moeten worden aangebracht. Je zult het plan waarschijnlijk moeten bijstellen als de toestand van de cliënt is veranderd of als de doelen niet zijn bereikt. Bij de evaluatie van het zorgplan moet je twee dingen doen: (1) conclusies trekken over de toestand van de problemen van de cliënt, en (2) de uitvoering en het resultaat van elke fase van het verpleegkundig proces beoordelen.

In sommige instellingen wordt een gele of roze markeerstift gebruikt om de interventies van het zorgplan te markeren die zijn gestaakt. In andere instellingen wordt in een aparte kolom genoteerd op welke datum dit is gebeurd. Op deze manier blijft het originele zorgplan intact en kan alles zo nodig nog eens worden nagelezen. Geautomatiseerde zorgplannen kunnen ook eenvoudig worden aangepast en het bijgestelde plan kan worden uitgeprint.

### 9-1 Om over na te denken

Het is noodzakelijk dat mevrouw Adriaanse 28 kilo afvalt. De verpleegkundige stelt samen met haar het doel op om voor 2/5/12 drie kilo af te vallen. Een verpleegkundige instructie uit het zorgplan luidt als volgt: 'leg uit hoe de patiënt een 1000-calorieëndieet kan plannen en volhouden'. Als mevrouw Adriaanse op 2 mei op de weegschaal staat, is ze ruim vier kilo afgevallen. Het doel dat voor die datum is gesteld, is bereikt.

1. Betekent dit dat de verpleegkundige instructie effectief was?
2. Wat moet je weten om er zeker van te zijn dat de verpleegkundige actie geresulteerd heeft in het gewichtsverlies?
3. Welke andere factoren kunnen hebben bijgedragen aan het feit dat mevrouw Adriaanse is afgevallen?
4. Stel dat mevrouw Adriaanse zegt: 'Ik was vergeten wat u gezegd had over het dieet, dus ik ben vaak uit eten geweest.' Welke conclusie zou je dan trekken ten aanzien van de verpleegkundige instructie?

Zie voor de antwoorden www.pearsonxtra.nl.

### Conclusies trekken uit het probleem of de gezondheidstoestand

Je gebruikt je oordeel over het bereiken van de doelen om te bepalen of het zorgplan effectief was bij het oplossen, verminderen of voorkomen van de problemen van de cliënt. Dit is belangrijk om te beslissen of je het zorgplan voortzet of bijstelt.

*Als de doelen zijn bereikt.* Je kunt een van de volgende conclusies trekken over de status van de verpleegkundige diagnosen van de patiënt:

- **Het feitelijke probleem is opgelost.** Als alle resultaten van de verpleegkundige diagnosen zijn behaald, kun je concluderen dat het probleem is opgelost. Dit betekent dat verpleegkundige zorg voor die bepaalde verpleegkundige diagnose niet langer nodig is. Leg vast dat de doelen zijn behaald en dat de verpleegkundige diagnose niet meer aan de orde is. In het geval van meneer Rizzo (tabel 9–1) kan het angstprobleem als opgelost worden beschouwd als de resultaten 1, 2 en 3 zijn bereikt.

- **Het feitelijke probleem is nog steeds aanwezig.** Ook al is een doel bereikt, dan kan het probleem nog steeds bestaan, vooral als voor een en hetzelfde probleem verschillende doelen zijn geformuleerd; tabel 9–1 is hier een goed voorbeeld van omdat hier slechts een van de vier doelen is bereikt. Meneer Rizzo zegt op de hoogte te zijn van de ziekenhuisprocedures en de behandelingen. De andere doelen zijn echter niet bereikt, dus de angstdiagnose blijft gehandhaafd. De verpleegkundige instructies die betrekking hebben op de ziekenhuisprocedures en behandelingen kunnen worden stopgezet; de andere interventies voor de angstdiagnose kunnen worden voortgezet of bijgesteld om ze effectiever te laten zijn.
- **Een dreigend probleem is voorkomen.** Als de risicofactoren niet meer aanwezig zijn, kan de verpleegkundige diagnose uit het zorgplan worden verwijderd. De risicofactoren kunnen echter nog steeds aanwezig zijn, ook als het probleem nog niet is opgetreden. Dit betekent dat de verpleegkundige zorg nog steeds nodig is en de verpleegkundige diagnose dus in het zorgplan blijft staan.

**Voorbeeld:** De verpleegkundige diagnose voor Tamara Jordaan is 'risico op puerperale infectie r/t voortijdig gebroken vliezen enkele dagen voor de bevalling'. Het doel is dat ze geen puerperale infectie ontwikkelt. De wijkverpleegkundige constateert op de derde dag na de bevalling geen koorts of tekenen van infectie. Tamara kan echter nog steeds een infectie ontwikkelen en de verpleegkundige besluit daarom de verpleegkundige diagnose in het zorgplan te laten staan en haar te blijven observeren.

- **Een mogelijk probleem is uitgesloten.** In dit geval zijn het probleem, de doelen/resultaten en verpleegkundige instructies niet meer aan de orde.
- **Alle problemen zijn opgelost; er zijn geen nieuwe problemen.** In dit geval heeft de patiënt geen zorg van de verpleegkundige meer nodig. In een ziekenhuisomgeving gebeurt dit meestal niet voordat de patiënt met ontslag naar huis gaat.

*De doelen zijn gedeeltelijk bereikt.* Soms heb je enkele, maar onvoldoende aanwijzingen die erop duiden dat een resultaat behaald is. Soms lijkt het erop dat een resultaat behaald is en op andere momenten weer niet. Meneer Rizzo heeft bijvoorbeeld niet altijd last van gespannen spieren, maar wel tijdens de perioden van dyspneu. Hieronder volgen de conclusies die je kunt trekken als een doel gedeeltelijk is bereikt:
- **Het probleem is minder geworden en het zorgplan moet worden bijgesteld.** In het geval van meneer Rizzo zijn nog steeds verpleegkundige interventies nodig. Omdat het doel slechts gedeeltelijk is bereikt, kan het nodig zijn dat je het zorgplan bijstelt om het effectiever te laten zijn.

• **Het probleem is minder geworden; het zorgplan wordt voortgezet maar neem meer tijd om de doelen te bereiken.** Wellicht zijn de interventies wel effectief, maar heeft de patiënt wat meer tijd nodig om het resultaat te bereiken. In dit geval moet je wel nagaan waarom het resultaat niet volledig is bereikt.

*De doelen zijn niet bereikt.* Dit betekent dat het probleem nog steeds aanwezig is. Je kunt er echter niet zonder meer van uitgaan dat het zorgplan moet worden bijgesteld. Wees bedacht op de invloed van de patiënt, zijn gezin en anderen bij het bereiken van de resultaten. Je moet het hele zorgplan en alle fasen van het verpleegkundig proces evalueren om te bepalen of je het zorgplan ongewijzigd laat of bijstelt.

*Evalueren van multidisciplinaire problemen.* Het evaluatieproces van multidisciplinaire problemen wijkt af van de evaluatie van verpleegkundige diagnosen. De verpleegkundige verzamelt in beide gevallen gegevens over de veranderingen in de gezondheidstoestand van de cliënt. Echter, bij de verpleegkundige diagnosen vergelijkt de verpleegkundige de reacties van de cliënt met de gewenste resultaten (doelen) van het zorgplan en evalueert of een doel wel of niet bereikt is. Bij multidisciplinaire problemen vergelijkt de verpleegkundige de gegevens met de normaalwaarden (bijvoorbeeld een normale bloedsuikerspiegel) om te zien of de gegevens wel of niet binnen de norm liggen. Als het multidisciplinaire probleem verslechtert, stelt de verpleegkundige de arts op de hoogte.

**Kernpunt** De patiëntendoelen kunnen zijn bereikt, gedeeltelijk bereikt of niet bereikt. Als alle doelen van een probleem zijn bereikt, kun je concluderen dat het probleem is opgelost. Als slechts een deel van de doelen is bereikt, is het waarschijnlijk dat het probleem nog bestaat.

## Kritische evaluatie van alle fasen van het verpleegkundig proces

Ongeacht of de gewenste resultaten (doelen) zijn bereikt, moet je besluiten of de verpleegkundige zorg voor ieder probleem moet worden voortgezet, bijgesteld of beëindigd. Voordat je specifieke veranderingen aanbrengt, moet je vaststellen waarom het plan het gewenste effect heeft gehad. Hiervoor moet je het hele zorgplan en de fasen van het verpleegkundig proces evalueren. Deze paragraaf geeft je een controlelijst van zaken waarop je moet letten en de acties die je kunt ondernemen. In tabel 9–3 staan vragen waarmee je iedere fase van het verpleegkundig proces kunt beoordelen en waarmee je je plan kunt bijstellen. Voor een grondige evaluatie van iedere fase verwijzen we je naar de kwaliteitseisen met betrekking tot kritisch denken in de hoofdstukken 3, 4, 6, 7 en 8.

**Tabel 9–3**   Controlelijst evaluatie

| **Evaluatie van de anamnese** | |
|---|---|
| 1. Waren de anamnesegegevens volledig en accuraat? | |
| ☐ Ja. Geen actie. | ☐ Nee. Beoordeel de patiënt opnieuw. Leg de nieuwe gegevens vast en stel het zorgplan bij. |
| 2. Zijn alle gegevens geverifieerd? | |
| ☐ Ja. Geen actie. | ☐ Nee. Verifieer alle gegevens bij de cliënt (d.m.v. gesprek en lichamelijk onderzoek), naasten of andere zorgprofessionals. Registreer de verificatie (of het gebrek aan verificatie). Verander het zorgplan zoals aangegeven. |
| 3. Zijn nieuwe gegevens beschikbaar gekomen op grond waarvan je het zorgplan moet bijstellen (bijvoorbeeld een andere etiologie van het probleem, nieuwe doelen of resultaten, nieuwe medische voorschriften)? | |
| ☐ Nee. Geen actie. | ☐ Ja. Leg de nieuwe gegevens vast in de voortgangsrapportage. Herformuleer zo nodig het probleem, de doelen en de verpleegkundige instructies. |
| 4. Is de toestand van de patiënt veranderd? | |
| ☐ Nee. Geen actie. | ☐ Ja. Leg de gegevens over de huidige gezondheidstoestand vast. Stel het zorgplan bij. |
| **Ga door met de evaluatie van de diagnose** | |
| **Evaluatie van de diagnose** | |
| 1. Is de diagnose relevant voor en gerelateerd aan de gegevens? | |
| ☐ Ja. Geen actie. | ☐ Nee. Stel de diagnose bij. |
| 2. Wordt de diagnose door de gegevens ondersteund? | |
| ☐ Ja. Geen actie. | ☐ Nee. Verzamel meer gegevens. Herschrijf de diagnose. |
| 3. Is de status van het probleem veranderd (feitelijk, dreigend, mogelijk)? | |
| ☐ Nee. Geen actie. | ☐ Ja. Pas het diagnoselabel aan. |
| 4. Is de diagnose duidelijk geformuleerd? | |
| ☐ Ja. Geen actie. | ☐ Nee. Formuleer de diagnose opnieuw. |
| 5. Geeft de etiologie duidelijk de gerelateerde factoren weer die bijdragen aan het probleem? | |
| ☐ Ja. Geen actie. | ☐ Nee. Beschrijf de etiologie opnieuw. |
| 6. Kan het probleem worden behandeld door verpleegkundige interventies? | |
| ☐ Ja. Geen actie. | ☐ Nee. Label het als een multidisciplinair probleem en consulteer de desbetreffende beroepsbeoefenaar |
| 7. Is de diagnose specifiek voor deze individuele cliënt opgesteld? | |
| ☐ Ja. Geen actie. | ☐ Nee. Formuleer de diagnose opnieuw. Stel de resultaten en de verpleegkundige instructies bij. |
| 8. Is het probleem nog steeds aanwezig? | |
| ☐ Ja. Geen actie. | ☐ Nee. Verwijder de diagnose en de bijbehorende resultaten en verpleegkundige instructies. |
| **Ga door met de evaluatie van de resultaten** | |

| **Evaluatie van de resultaten** | |
|---|---|
| 1. Zijn verpleegkundige diagnosen toegevoegd of bijgesteld? | |
| ☐ Nee. Geen actie. | ☐ Ja. Formuleer de nieuwe resultaten. |
| 2. Zijn de resultaten realistisch in termen van vermogens van de cliënt en middelen van de instelling? | |
| ☐ Ja. Geen actie. | ☐ Nee. Herschrijf de resultaten. |
| 3. Was er voldoende tijd om het resultaat te behalen? | |
| ☐ Ja. Geen actie. | ☐ Nee. Pas de termijn aan. |
| 4. Hebben de resultaten betrekking op alle aspecten van het probleem van de cliënt? | |
| ☐ Ja. Geen actie. | ☐ Nee. Formuleer extra resultaten. |
| 5. Kun je op basis van de verwachte resultaten aannemen dat het probleem uit de verpleegkundige diagnose zal worden opgelost? | |
| ☐ Ja. Geen actie. | ☐ Nee. Herschrijf de resultaten. |
| 6. Zijn de prioriteiten van de cliënt gewijzigd of is het zwaartepunt van de zorg gewijzigd? | |
| ☐ Nee. Geen actie. | ☐ Ja. Herschrijf de resultaten. |
| 7. Is de cliënt het eens met de opgestelde doelen? | |
| ☐ Ja. Geen actie. | ☐ Nee. Overleg met de cliënt. Stel resultaten op waar ook de cliënt achter staat. |

**Ga door met de evaluatie van de verpleegkundige instructies**

| **Evaluatie van de verpleegkundige instructies** | |
|---|---|
| 1. Zijn bij de vorige stappen in de evaluatie verpleegkundige diagnosen of resultaten toegevoegd of bijgesteld? | |
| ☐ Nee. Geen actie. | ☐ Ja. Formuleer nieuwe verpleegkundige instructies. |
| 2. Is het duidelijk dat de verpleegkundige instructies betrekking hebben op de resultaten van de cliënt? | |
| ☐ Ja. Geen actie. | ☐ Nee. Herschrijf de verpleegkundige instructies of stel nieuwe op. |
| 3. Zijn de verpleegkundige instructies voldoende toegelicht? | |
| ☐ Ja. Geen actie. | ☐ Nee. Herschrijf de verpleegkundige instructies of stel nieuwe op. |
| 4. Zijn de verpleegkundige instructies onduidelijk of vaag, zodat andere teamleden niet goed weten hoe ze ze moeten uitvoeren? | |
| ☐ Nee. Geen actie. | ☐ Ja. Herschrijf de verpleegkundige instructies. Voeg meer details toe om ze specifieker te maken en ze meer van toepassing te laten zijn voor de individuele cliënt. |
| 5. Is bij de verpleegkundige instructies een tijdsbestek aangeven wanneer ze moeten worden uitgevoerd? | |
| ☐ Ja. Geen actie. | ☐ Nee. Herschrijf de verpleegkundige instructies. Voeg tijdstippen en een tijdschema toe. |
| 6. Is een instructie duidelijk ineffectief? | |
| ☐ Nee. Geen actie. | ☐ Ja. Verwijder de instructie. |
| 7. Zijn de instructies realistisch in termen van personeel en andere middelen? | |
| ☐ Ja. Geen actie. | ☐ Nee. Herschrijf de instructies of zorg voor extra middelen. |
| 8. Zijn nieuwe middelen beschikbaar gekomen op grond waarvan je de doelen of verpleegkundige instructies wilt veranderen? | |
| ☐ Nee. Geen actie. | ☐ Ja. Formuleer nieuwe doelen of verpleegkundige instructies waarbij je gebruikmaakt van de nieuwe middelen. |
| 9. Worden met de verpleegkundige instructies alle aspecten van de doelen van de cliënt aangepakt? | |
| ☐ Ja. Geen actie. | ☐ Nee. Schrijf nieuwe verpleegkundige instructies. |

**Ga door met de evaluatie van de uitvoering**

| **Evaluatie van de uitvoering** | |
|---|---|
| 1. Heeft de verpleegkundige de cliënt bij iedere stap van de ontwikkeling en uitvoering van het plan betrokken? | |
| ☐ Ja. Geen actie. | ☐ Nee. Betrek de cliënt bij de besluitvorming. Stel de planning en uitvoering zo nodig bij. |
| 2. Waren de verpleegkundige interventies aanvaardbaar voor de cliënt? | |
| ☐ Ja. Geen actie. | ☐ Nee. Overleg met de cliënt; pas de planning en uitvoering dienovereenkomstig aan. |
| 3. Heeft de verpleegkundige de cliënt voorbereid op de uitvoering van de verpleegkundige instructie (bijvoorbeeld uitgelegd wat de cliënt kan verwachten of moet doen)? | |
| ☐ Ja. Geen actie. | ☐ Nee. Handhaaf het plan, maar bereid de cliënt op de uitvoering voor. Evalueer de uitvoering samen met de cliënt. |
| 4. Beschikt de verpleegkundige over voldoende kennis en vaardigheden om de verpleegkundige handelingen en procedures uit te voeren? | |
| ☐ Ja. Geen actie. | ☐ Nee. Handhaaf het plan. Laat iemand anders het plan uitvoeren of help de verpleegkundige om de benodigde kennis of vaardigheden te verwerven. Verwijder het plan, als dit onmogelijk is. |
| 5. Volgt de cliënt of volgen zijn gezinsleden de therapeutische voorschriften op? Worden de zelfzorgactiviteiten correct uitgevoerd? | |
| ☐ Ja. Geen actie. | ☐ Nee. Beoordeel de motivatie, kennis en middelen. Voeg resultaten en verpleegkundige instructies toe die gericht zijn op het leren, motiveren en ondersteunen van de cliënt ten aanzien van het opvolgen van de voorschriften. Geef aan wanneer dit punt opnieuw wordt geëvalueerd. |
| 6. Hebben de andere teamleden de verpleegkundige instructies uitgevoerd? | |
| ☐ Ja. Geen actie. | ☐ Nee. Voer de verpleegkundige instructies zelf uit of zorg ervoor dat anderen dit doen. Geef aan wanneer dit punt opnieuw wordt geëvalueerd. Ga na waarom de instructie niet was uitgevoerd. |
| **Nadat het plan is bijgesteld, wordt dit nieuwe plan uitgevoerd en begint de cyclus opnieuw.** | |

*Evaluatie van de anamnese.* Controleer de gegevens uit de initiële anamnese en de vervolganamnese in het patiëntendossier (bijvoorbeeld patiëntengegevens of voortgangsrapportage). Als de gegevens onjuist of onvolledig zijn, heeft dit gevolgen voor alle volgende fasen van het verpleegkundig proces. Wellicht is er in de tussentijd nieuwe informatie beschikbaar gekomen of is de toestand van de patiënt veranderd.

**Voorbeeld:** Wasumita Singh beantwoordt de vragen van de verpleegkundige met korte zinnen; ze begint niet uit zichzelf een gesprek. De verpleegkundigen denken in eerste instantie dat dit komt omdat ze problemen heeft met de Nederlandse taal. Bij de voortgangsevaluatie constateert de verpleegkundige dat het probleem van mevrouw Singh, 'verstoorde verbale communicatie', nog steeds bestaat. Als de verpleegkundige het dossier bestudeert, vindt ze nieuwe gegevens; uit een verslag van een psychiatrisch consult blijkt dat mevrouw Singh aan een zware depressie lijdt. De verpleegkundige beseft nu dat het communicatieprobleem meer is dan alleen een taalprobleem.

*Evaluatie van de diagnose.* Als uit de evaluatie van de anamnese blijkt dat de gegevens gewijzigd zijn, moet je waarschijnlijk ook de verpleegkundige diagnosen bijstellen of nieuwe toevoegen. Zelfs als de anamnesegegevens volledig en nauwkeurig zijn, moet je het diagnostisch proces en de individuele diagnosen analyseren. De verpleegkundige diagnosen kunnen onjuist zijn door fouten in de diagnostiek, of slecht geformuleerd zijn. Misschien wist de verpleegkundige die het probleem formuleerde wel wat het probleem was, maar kreeg ze het niet helder op papier, met alle gevolgen van dien voor de keuze van de verpleegkundige interventies.

*Evaluatie van de resultaten of doelen.* Als er veranderingen zijn aangebracht in de anamnesegegevens of de verpleegkundige diagnosen, dan zul je de gewenste resultaten ook moeten bijstellen. Als de gegevens en de diagnosen correct geformuleerd zijn, kunnen de doelen de oorzaak zijn van het feit dat de gewenste resultaten niet zijn bereikt. Misschien waren de doelen onrealistisch of was het tijdsbestek te krap.

*Evaluatie van de verpleegkundige instructies.* Als je de verpleegkundige diagnosen of de gewenste resultaten hebt bijgesteld, is het ook zaak dat je de verpleegkundige instructies aanpast. Je kunt ze hoe dan ook duidelijker formuleren of effectievere instructies toevoegen.

*Evaluatie van de uitvoering.* Als alle onderdelen van het verpleegkundig zorgplan in orde bevonden zijn, kan het uitblijven van de gewenste resultaten ook aan de uitvoering van de zorg liggen. Om na te gaan wat er in de uitvoeringsfase verkeerd is gegaan, kun je de voortgangsrapportage, de patiënt zelf, zijn familie of andere relaties, of andere zorgverleners raadplegen.

## 9.5 Kritisch denken bij de evaluatie

Nadat je iedere fase van het verpleegkundig proces hebt beoordeeld (bijvoorbeeld met behulp van tabel 9–3), moet je ook het kritisch denken tijdens het evalueren van het zorgplan en de gezondheidstoestand van de cliënt onder de loep nemen. De volgende vragen kunnen je helpen bij de reflectie:

1. **(Duidelijkheid)** Is mijn evaluatie duidelijk: doel behaald, ondersteunende gegevens aanwezig?
2. **(Nauwkeurigheid)** Heb ik de aangepaste gegevens vergeleken met de doelen van het zorgplan? Is de cliënt eerlijk over de doelen die hij heeft behaald of probeert hij mij tevreden te stellen?

3. **(Precisie)** Is de uitspraak over de evaluatie gedetailleerd genoeg, waarbij het gedrag en de beweringen van de cliënt het uitgangspunt zijn in plaats van algemene beweringen zoals 'verdraagt het goed'?

4. **(Relevantie)** Zijn de nieuw verzamelde gegevens relevant voor de geformuleerde doelen?

5. **(Diepte)** Mis ik iets? Zijn alle invalshoeken gedekt? Als de interventies niet tot de gewenste resultaten hebben geleid, moet ik dan overleggen met anderen?

6. **(Breedte)** Hoe beschrijft de cliënt zelf de bereikte resultaten of doelen?

7. **(Logisch)** Op welke manier hebben de interventies bijgedragen aan het bereiken van de doelen? Had het beter gekund?

8. **(Belang)** Is verpleegkundige zorg nog steeds noodzakelijk? Moeten we een plan opstellen om verdere problemen te voorkomen?

**9-2 Om over na te denken**

Leg uit wat het verschil is tussen relevantie en belang bij het evalueren van het zorgplan.

Zie voor het antwoord www.pearsonxtra.nl.

## 9.5.1   Fouten bij de evaluatie

De meest voorkomende fout tijdens de evaluatie is waarschijnlijk dat de resultaten van de zorg niet systematisch worden geëvalueerd. Verpleegkundigen zijn eerder praktijkgericht dan analytisch en reflectief. In de regel kost het hun tijdens een drukke werkdag geen enkele moeite om een plan op te stellen en uit te voeren. Verpleegkundigen moeten echter doelbewuste pogingen doen en de tijd nemen om de reacties van de cliënt op het verpleegkundig handelen te observeren en vast te leggen. Bedenk dat het uitvoeren van de instructies geen garantie biedt dat de zorg zal leiden tot het gewenste resultaat. Alleen als je de resultaten evalueert kun je je ervan verzekeren dat aan de behoeften van de cliënt tegemoet is gekomen.

Het observeren van de reacties van de cliënt alleen is onvoldoende. Deze observaties moeten ook worden vastgelegd en bij de evaluatie worden gebruikt. Door de evaluatiegegevens vast te leggen, zijn andere verpleegkundigen in staat om de effectiviteit van jouw interventies te beoordelen. Op deze manier gaan ze niet door met interventies waarvan jij al hebt ontdekt dat ze ineffectief zijn.

Een andere fout is het gebruiken van irrelevante gegevens bij de beoordeling van in hoeverre een resultaat bereikt is. Gebruik alleen die gegevens die een duidelijke relatie hebben met het voorspelde resultaat. In kader 9–2 vind je voorbeelden van zowel relevante als irrelevante gegevens voor het angstprobleem van meneer Rizzo (tabel 9–1).

Soms worden er fouten gemaakt bij de overeenstemming tussen de feitelijke resultaten en de voorspelde resultaten; feitelijke resultaten worden onnauwkeurig gemeten of de gegevens zijn onvolledig. Als de verpleegkundige Sam Rizzo (zie

## Kader 9-2 Relevante en irrelevante gegevens: Sam Rizzo

| Relevante gegevens | |
|---|---|
| | • Zegt, wanneer hij last heeft van dyspneu: 'Wat moet ik doen? Kunt u mij helpen?' |
| | • Ontspannen gezicht, geen gespannen spieren behalve tijdens de perioden van dyspneu. |
| | • Zegt: 'Ik voel mij prettiger nu u over de brandoefening hebt verteld. Ik dacht echt dat er brand was.' |
| | • Zegt: 'Ik weet nu wat de ziekenhuisprocedures en de ademhalingsoefeningen inhouden. Dit is niet iets om bang voor te zijn.' |
| Irrelevante gegevens: | • Lichaamstemperatuur 37 °C. |
| | • Kijkt voortdurend televisie, behalve als zijn vrouw er is. |

tabel 9-1) alleen had geobserveerd wanneer hij geen last had van dyspneu, zou ze ten onrechte tot de conclusie zijn gekomen dat zijn angst verminderd was.

### 9.5.2 Ethische overwegingen

Het morele principe van **weldoen** houdt in dat we goed doen voor een ander, dat we de ander van nut zijn. Een verpleegkundige die de hand vasthoudt van een stervende patiënt respecteert dit principe. Het principe van **geen schade berokkenen** houdt in dat we anderen geen schade mogen toebrengen. Je kunt deze principes zien als een continuüm, waarbij de plicht om anderen geen schade te berokkenen zwaarder weegt dan overige plichten.

### 9.5.3 Culturele en levensbeschouwelijke overwegingen

Wanneer de gewenste resultaten niet zijn bereikt, ga dan de culturele waarden, overtuigingen en gebruiken van de cliënt na en kijk welk effect ze kunnen hebben gehad. Bij het beoordelen van het verpleegkundig proces neem je deze factoren in overweging naast de fysiologische, psychologische en sociale factoren en ontwikkelingsfactoren. Grondige evaluatie houdt in dat je ook je vermogens om deskundige culturele zorg te verlenen onder de loep neemt en besluit of je deze vaardigheden moet verbeteren.

Bij het beoordelen of cliënten hun levensbeschouwelijke doelen hebben behaald, heb je vaardigheden nodig op het gebied van observeren, ondersteunen en communiceren. Je kunt de cliënt observeren wanneer hij alleen is en wanneer hij met anderen communiceert, en je kunt luisteren naar wat hij zegt en horen wat hij niet zegt. Enkele indicatoren voor 'spirituele gezondheid' (Moorhead *et al.*, 2011) zijn:

- betekenis en doel van het leven;
- gevoelens van tevredenheid;

- vermogen om lief te hebben;
- vermogen om te vergeven;
- deelname aan spirituele riten en ceremonies;
- verbondenheid met anderen.

## 9.6 Kwaliteitszorg en verbetering

Naast de evaluatie van de bereikte doelen voor individuele patiënten zijn verpleegkundigen ook betrokken bij de evaluatie en verbetering van de totale kwaliteit van zorg voor groepen patiënten (bijvoorbeeld in een ziekenhuis). De Kwaliteitswet zorginstellingen is maatgevend als het gaat om kwaliteitsregelgeving in de zorg (zie kader 9–3).

---

## Kader 9–3 Kwaliteitswet zorginstellingen

### Inleiding

Op 1 april 1996 is de Kwaliteitswet zorginstellingen in werking getreden. De wet stelt slechts globale eisen aan de zorg in plaats van vele gedetailleerde normen; de eigen verantwoordelijkheid van de zorginstelling voor kwalitatief goede zorg is het uitgangspunt. De individuele zorginstelling (of koepelorganisatie) moet de algemene eisen die de wet stelt zelf nader uitwerken en invullen. De Kwaliteitswet is van toepassing op alle instellingen (ziekenhuizen, verpleeghuizen, RIAGG's, privé-klinieken, enzovoort) in de zorgsector.

### Kwaliteitseisen van zorg

Instellingen in de zorgsector moeten aan vier zorgkwaliteitseisen voldoen:

1. Verantwoorde zorg. Dat wil zeggen: zorg van goed niveau, die in ieder geval doeltreffend, doelmatig en patiëntgericht is.
2. Op kwaliteit gericht beleid. Dat betekent een goede organisatie, wat onder meer tot uiting komt in goede interne communicatie en voldoende en capabel personeel. Verder moet duidelijk zijn wie welke werkzaamheden uitvoert en wie daarvoor verantwoordelijk is. Ook zijn instellingen verplicht de resultaten van overleg tussen zorgaanbieders, zorgverzekeraars en patiëntenorganisaties te verwerken in hun kwaliteitsbeleid. Een eis van een wat andere orde is dat voor patiënten die gedurende een etmaal of langer in een instelling verblijven, geestelijke verzorging beschikbaar moet zijn.
3. Kwaliteitssystemen. Zorginstellingen moeten een kwaliteitssysteem opzetten. Centraal in een kwaliteitssysteem staan altijd de expliciet geformuleerde normen waaraan een instelling (of koepelorganisatie) zelf vindt dat ze zou moeten voldoen. Een kwaliteitssysteem moet regelmatig getoetst worden door de instelling of door een andere organisatie, zoals de Inspectie voor de Gezondheidszorg.
4. Jaarverslag. De Kwaliteitswet eist dat zorginstellingen een jaarrapport over de kwaliteit van de zorg in de instelling uitbrengen. Hierin legt de instelling verantwoording af over het gevoerde kwaliteitsbeleid en de kwaliteit van de verleende zorg. Daarbij moet specifiek aandacht worden besteed aan de betrokkenheid van patiënten bij het kwaliteitsbeleid, aan de frequentie waarmee en de manier waarop binnen

de instelling kwaliteitsbeoordeling plaatsvindt en aan de manier waarop de instelling met klachten en meldingen van patiënten en consumenten omgaat. Het verslag moet elk jaar voor 1 juni aan de Inspectie voor de Gezondheidszorg (IGZ), het regionale patiënten-/consumentenplatform (RPCP) en de minister van Volksgezondheid, Welzijn en Sport worden verstuurd.

### Toezicht en handhaving

De Inspectie voor de Gezondheidszorg houdt toezicht op de naleving van de Kwaliteitswet. Omdat de Kwaliteitswet de eerste verantwoordelijkheid voor het leveren van verantwoorde zorg bij de zorginstelling zelf legt, zal het accent bij het toezicht vooral liggen op de manier waarop een instelling de eigen kwaliteit bewaakt, beheerst en verbetert. De overheid blijft eindverantwoordelijk voor de kwaliteit van de zorgverlening in Nederland. Daarom kent de wet ook een aantal bepalingen om de wet te kunnen handhaven. De minister van Volksgezondheid, Welzijn en Sport krijgt de bevoegdheid een aanwijzing te geven aan instellingen die in hun zorg aan patiënten tekortschieten. In die aanwijzing geeft de minister een termijn aan waarbinnen aan de gestelde eisen moet worden voldaan. Daarnaast kunnen de inspecteurs voor de gezondheidszorg instellingen een bevel geven om bepaalde maatregelen te nemen. Er moet dan sprake zijn van situaties die ernstig en direct gevaar opleveren voor de gezondheid van patiënten. Wanneer een instelling de aanwijzing van de minister of het bevel van de inspecteur niet opvolgt, riskeert zij bestuursdwang of een dwangsom. Ten slotte kan de overheid bij algemene maatregel van bestuur nadere kwaliteitsregels stellen als blijkt dat de kwaliteit van zorg in een bepaalde sector onvoldoende is.

### Wijziging Kwaliteitswet zorginstellingen (november 2005)

Voortaan geldt een wettelijke verplichting om calamiteiten en seksueel misbruik aan de inspectie te melden.

### Individueel werkzame beroepsbeoefenaren (zzp)

Individueel werkzame beroepsbeoefenaren vallen niet onder de Kwaliteitswet zorginstellingen. Voor de kwaliteit van hun werk geldt de Wet op de Beroepen in de Individuele Gezondheidszorg (BIG, 1996). Gezamenlijk bestrijken de Wet BIG en de Kwaliteitswet zorginstellingen dus alle zorgaanbieders. Zowel individuele aanbieders van zorg als instellingen moeten verantwoorde zorg verlenen en dienen bewust met de kwaliteit van hun zorg om te gaan. Het enige verschil is dat individueel werkzame beroepsbeoefenaren geen kwaliteitsjaarverslag hoeven op te stellen.

*Bron*: Ministerie van Volksgezondheid, Welzijn en Sport (www.minvws.nl)

Programma's op het gebied van kwaliteitszorg maken gebruik van de **beoordeling door vakgenoten**, dat wil zeggen dat de verpleegkundige beroepsgroep zelf de zorg evalueert. Dit gebeurt vaak met een **interne kwaliteitstoetsing** waarbij bijvoorbeeld patiëntendossiers worden bestudeerd om te kijken naar aspecten die te maken hebben met de rapportagedeskundigheid van verpleegkundigen. Een commissie onderzoekt aan de hand van kwaliteitsstandaarden willekeurig geselecteerde patiëntendossiers op verpleegkundige aspecten zoals veiligheidsmaatregelen, verslaglegging en preoperatieve instructies. Zie tabel 9-4 voor verschillen tussen kwaliteitszorg en de evaluatie van het verpleegkundig proces.

**Tabel 9–4**    Verschillen tussen kwaliteitszorg en de evaluatie van het verpleegkundig proces

|  | **Kwaliteitszorg** | **Het verpleegkundig proces** |
|---|---|---|
| Reikwijdte van de evaluatie | Groepen cliënten | Individuele cliënten |
| Onderwerp van de evaluatie | Kwaliteit van de totale zorg | 1. Voortgang ten aanzien van het bereiken van resultaten van de cliënt<br>2. Herzien van het verpleegkundig zorgplan |
| Soort evaluatie | Structuur, proces, uitkomst | 1. Resultaten van de voortgang van de cliënt<br>2. Procesevaluatie van het verpleegkundig zorgplan |
| Verantwoordelijkheid voor de evaluatie | Zorgmanager van de instelling (eindverantwoordelijkheid ligt bij de directie en het bestuur) | De verpleegkundige die de zorg voor de cliënt heeft |

## 9.7  Soorten van kwaliteitsevaluaties

Bij de kwaliteitszorg worden de drie componenten van zorg geëvalueerd: de structuur, het proces en de uitkomst (zie tabel 9–5). Ieder soort evaluatie vereist andere criteria en methoden en richt zich op een ander aspect. Alle drie de componenten moeten worden meegenomen omdat ze gezamenlijk van invloed zijn op een effectieve zorgverlening.

De **structuurevaluatie** richt zich op de omgeving waarin de zorg is gegeven. Wat zijn de omgevingsfactoren en de instellingsfactoren die van invloed zijn op de kwaliteit van de zorg? Om deze vraag te kunnen beantwoorden, moet je rekening houden met zaken als beleid, procedures, budgettering, faciliteiten, apparatuur, personeel en de kwalificaties van het personeel. Hieronder volgen enkele voorbeelden van criteria die gebruikt kunnen worden bij de structuurevaluatie:

- De bel is binnen het handbereik van de patiënt.
- De medicatie wordt in een afgesloten kast bewaard.
- Procedures voor fouten bij de medicatietoediening zijn beschikbaar en toegankelijk.

Hoewel een goede personele bezetting en voldoende middelen geen garantie bieden voor een hoge kwaliteit van zorg, zijn ze zeker belangrijk. Zonder deze factoren is het moeilijk om aan de proces- en uitkomstevaluatie te kunnen voldoen.

**Tabel 9–5** De vergelijking tussen de structuur-, proces- en uitkomstevaluatie

| Zorgaspect | Focus | Voorbeeldcriteria |
|---|---|---|
| Structuur | Omgeving (setting) | • Borden voor de nooduitgang zijn duidelijk zichtbaar |
| | | • Op iedere afdeling zijn beademingshulpmiddelen aanwezig |
| | | • Op iedere afdeling is een wachtkamer voor familieleden |
| Proces | Zorgverlenende activiteiten | • De opnameanamnese is acht uur na de opname van de patiënt afgerond |
| | | • De reacties van de patiënt op de medicatie worden vastgelegd in het dossier |
| | | • Tijdens iedere dienst ontvangt de patiënt mondzorg |
| | | • De verpleegkundige stelt zichzelf voor aan de patiënt en vraagt toestemming voor de handeling voordat ze die uitvoert |
| Uitkomst | • Reactie van de patiënt | • Bloeddruk is altijd < 140/90 mm Hg |
| | | • Loopt op dag 3 zonder hulp naar de badkamer |
| | • Reacties van een groep patiënten | • Op dag 5 is de buik zacht en niet meer pijnlijk |
| | | • 24 uur na de operatie is de lichaamstemperatuur 37,8 °C (verwachte score = 90%) |
| | | • De patiënt valt niet tijdens de ziekenhuisopname (verwachte score = 95%) |

De **procesevaluatie** richt zich op hoe de zorg is verleend, en richt zich dus op de verpleegkundige activiteiten. De procesevaluatie geeft antwoord op vragen als: is de zorg relevant voor de behoeften van de cliënt? Is de zorg nodig, volledig en op tijd? Concrete voorbeelden zijn onder andere:

• Controleer het identificatiearmbandje van de patiënt voordat je medicatie toedient.
• Leg een procedure eerst uit voordat je deze gaat uitvoeren (bijvoorbeeld katherisatie).
• Dien de medicatie op het juiste tijdstip toe.

Het spreekt voor zich dat zelfs perfect uitgevoerde processen geen garantie bieden op een goed resultaat. De toestand van de patiënt kan verslechteren en het aantal infecties binnen een instelling kan stijgen terwijl de verpleegkundige zorg deskundig wordt uitgevoerd. Maar over het algemeen zou een goede verpleegkundige zorgverlening moeten leiden tot een verbetering in de resultaten van de patiënt en de instelling.

De **uitkomstevaluatie** richt zich op aantoonbare veranderingen in de gezondheidstoestand van de patiënt als gevolg van de verpleegkundige zorg. Uitkomstevaluatie is belangrijk, ook voor zorgverzekeraars en andere instanties die inzicht willen hebben in de resultaten. Zorgverzekeraars willen in toenemende mate van zorgaanbieders garanties krijgen over kwaliteitsaspecten in de zorg en die vastleggen in contracten. Zorgverzekeraars Nederland (ZN) is de koepelorganisatie waarbij alle zorgverzekeraars in Nederland zijn aangesloten. Zorgverzekeraars maken samen met zorgverleners indicatoren voor kwaliteit die zij vervolgens gebruiken bij het afsluiten van contracten.

In 2004 stelde de Inspectie voor de Gezondheidszorg samen met de Nederlandse Vereniging voor Ziekenhuizen (NVZ), de Orde van Medisch Specialisten en de Vereniging Academische Ziekenhuizen (VAZ) de landelijke Basisset kwaliteitsindicatoren ziekenhuizen vast. Deze basisset is in de afgelopen jaren uitgebreid naar onder meer particuliere klinieken en openbare gezondheidszorg. Ook zijn veiligheidsindicatoren ontwikkeld (http://www.igz.nl/onderwerpen/handhavingsinstrumenten/gefaseerd-toezicht/kwaliteitsindicatoren/basissets/). Instellingen zijn verplicht om de kwaliteitsaspecten openbaar te maken.

Voor de instellingsevaluatie worden de criteria geschreven in termen van de reactie of de gezondheidstoestand van de cliënt. Bij kwaliteitszorg wordt bovendien aangegeven bij welk percentage van de patiënten een dergelijk resultaat moet vóórkomen om de verpleegkundige zorg als goed te bestempelen.

**Voorbeeld:** De huid bij de botuitsteeksels is intact en ziet niet rood.
*Verwachte score: 100%.*

Op basis van dit evaluatiecriterium zou je verwachten dat – gegeven goede verpleegkundige zorg - deze instelling geen enkele cliënt heeft die rode plekken zal ontwikkelen bij de drukplaatsen. Wanneer dit toch voorkomt, moet je ook naar andere factoren kijken. De voedingstoestand of de mobiliteit van de cliënt kan zo slecht zijn dat zelfs de beste verpleegkundige zorg de roodheid niet kan voorkomen. Een procesevaluatie bij een cliënt kan aantonen dat hij volgens het zorgplan elk uur wisselligging heeft gehad; de verpleegkundige zorg was voldoende en toch was het resultaat niet bevredigend. Een structuurevaluatie kan aantonen dat de afdeling chronisch onderbezet was, terwijl uit een procesevaluatie kan blijken dat de wisselligging soms om de twee uur plaatsvond. Dat zou het slechte resultaat en het slechte proces kunnen verklaren.

Het is niet altijd eenvoudig om het verband aan te tonen tussen de verpleegkundige zorg en de patiëntenresultaten. Medische of aan ziekte gerelateerde resultaten zijn goed te observeren. Een lichaamstemperatuur van 37 °C en een aantal witte bloedcellen tussen 4-10 x$10^9$/l geven aan dat een patiënt geen infectie heeft; ook is het gemakkelijk om deze resultaten toe te schrijven aan het gebruik van de voorgeschreven antibiotica. Het verpleegkundige perspectief is holistischer, dus het is soms moeilijk om de gewenste resultaten te definiëren. Emotionele, sociale of spirituele reacties zijn lastig meetbaar. Ook is het moeilijk om te bepalen in welke mate de verpleegkundige zorg heeft bijgedragen aan het resultaat, omdat vele factoren bijdragen aan de verbetering (of verslechtering) in de gezondheidstoestand van een cliënt, zoals aard van de ziekte, medische interventies, beschikbare middelen, motivatie van de cliënt en betrokkenheid van de familie.

Uit onderzoek blijkt de invloed van verpleegkundige zorg op patiëntenresulaten (Agency for Healthcare Research & Quality, 2007; Aiken *et al.*, 2011a; Aiken *et al.*, 2011b):

- Hoe hoger de personele bezetting van verplegend en verzorgend personeel, hoe korter de opnameduur van patiënten.
- Naarmate er verhoudingsgewijs meer verpleegkundigen zijn ten opzichte van niet-gediplomeerden, neemt het aantal te voorkomen aandoeningen af (bijvoorbeeld decubitus, longontsteking, postoperatieve infecties en urineweginfecties).

**9-3 Om over na te denken**

De afgelopen drie maanden hebben zich op je afdeling veel fouten met medicatie voorgedaan. De afdeling heeft beleid en procedures opgesteld om de veiligheid op dit gebied te verbeteren. Stel criteria op die je kunt gebruiken bij de evaluatie van dit probleem. Formuleer criteria die de structuur, het proces en de uitkomst meten. Beantwoord eerst de volgende vragen:

- Wat is het doel van de evaluatie?
- Wat wordt er geëvalueerd; wat is het onderwerp van de evaluatie?
- Vanuit welke verschillende standpunten kun je hiernaar kijken?

Zie voor het antwoord www.pearsonxtra.nl.

## 9.7.1 Procedure bij de evaluatie van kwaliteitszorg

De procedure bij de evaluatie van kwaliteitszorg lijkt veel op het verpleegkundig proces; in beide gevallen is er sprake van gegevens verzamelen, analyseren van de gegevens aan de hand van criteria, problemen vaststellen, oplossingen genereren en uitvoeren en herevalueren. De procedure is anders in die zin dat deze evaluatie zich richt op de verpleegkundigen en de instellingen in plaats van op patiënten; ook richt deze evaluatie zich op groepen cliënten in plaats van op individuen. In de meeste kwaliteitszorgsystemen zijn de volgende stappen te herkennen:

1. **Stel vast wat het onderwerp van de evaluatie is.** Dit kan de zorg voor een groep cliënten zijn met een bepaalde medische diagnose, de zorg voor alle patiënten in een ziekenhuis of het bijhouden van een patiëntendossier op een verpleegafdeling.
2. **Geef aan wat de kwaliteitseisen zijn.** Stel vast of het om een structuur-, proces- of uitkomstevaluatie gaat.
3. **Ontwikkel criteria waarmee je de kwaliteitseisen kunt meten.** Proces- en uitkomstcriteria zijn concrete, waarneembare kenmerken die het gewenste gedrag van de verpleegkundige of cliënt weergeven.
4. **Bepaal voor elk criterium wanneer de kwaliteit voldoende is.** Je doet dit door telkens aan te geven in welk percentage van de gevallen aan het criterium moet zijn voldaan. Dit kan variëren van 0 procent tot 100 procent afhankelijk van hoe het criterium is opgesteld. Je mag bijvoorbeeld aannemen dat in 95

procent van de gevallen de opnameanamnese binnen vier uur nadat de patiënt is opgenomen, wordt vastgelegd.

5. **Verzamel gegevens die relevant zijn voor de criteria.** Afhankelijk van het criterium kunnen de gegevens afkomstig zijn uit gesprekken met de cliënt, uit dossiers, directe observatie van verpleegkundige activiteiten, enquêtes of aparte evaluatie-instrumenten.

6. **Analyseer de gegevens.** Zoek naar tegenstrijdigheden tussen de gegevens en de criteria. Stel de oorzaken vast van de tegenstrijdigheden, waarbij je de informatie uit de structuur-, proces- en uitkomstevaluatie gebruikt. Stel de problemen vast. In het voorbeeld van stap 4 zou je kunnen nagaan waarom in minder dan 95 procent van de onderzochte gevallen niet binnen vier uur na de opname van de patiënt de opnameanamnese is vastgelegd.

7. **Genereer oplossingen voor de tegenstrijdigheden en andere problemen.** Misschien hebben de verpleegkundigen bijscholing nodig, moet de personele bezetting worden veranderd of een nieuw anamneseformulier worden ontwikkeld.

8. **Voer de oplossingen uit.** Het doel van de evaluatie is om de kwaliteit van de geleverde zorg te handhaven. Zodra een probleem is vastgesteld, moet actie worden ondernomen om dit in de toekomst te voorkomen.

9. **Evalueer opnieuw om te bepalen of de oplossingen effectief waren.**

Kwaliteitszorg stelt verpleegkundigen in staat om verantwoording af te leggen over de kwaliteit van hun diensten. Consumenten en bestuurders zien niet altijd het verband tussen goede verpleegkundige zorgverlening en verbeterde patiëntenresultaten. Verpleegkundigen moeten deze kwaliteit blijven tonen. Tegelijkertijd is het huidige systeem van vergoedingen in de zorg zo opgezet dat de instellingen de opnamen zo kort mogelijk trachten te houden, waardoor er zowel bij de verpleegkundigen als bij de consument twijfels kunnen rijzen over de kwaliteit van de zorg. Onder deze omstandigheden is het moeilijk om adequate zorg te verlenen; verpleegkundigen staan dan voor de uitdaging goede zorg te waarborgen en te bevorderen.

## Samenvatting

De evaluatie:

- is een doelbewust, systematisch proces waarin de kwaliteit of waarde van iets wordt vastgesteld aan de hand van vooraf vastgestelde criteria;
- is gericht op *structuur* (de omgeving waarin de zorg is gegeven), *proces* (de verpleegkundige activiteiten) en *uitkomst* (veranderingen in de gezondheidstoestand van de cliënt die door de verpleegkundige zorg zijn bereikt);
- in het verpleegkundig proces is een geplande, continue en doelbewuste activiteit waarbij de verpleegkundige, de cliënt, zijn familie en andere zorgverleners

de voortgang van de cliënt bepalen ten aanzien van het bereiken van de doelen en de effectiviteit van het verpleegkundig zorgplan;
- duidt niet het einde van het verpleegkundig proces aan; de informatie die uit de evaluatie naar voren komt, is het begin van een nieuwe cyclus;
- omvat vijf stappen: (a) zet de doelen of gewenste resultaten van de cliënt op een rijtje, (b) verzamel de gegevens over de reacties van de cliënt op de verpleegkundige zorg, (c) vergelijk de feitelijke resultaten met de gewenste resultaten en trek een conclusie over het al dan niet behaald hebben van de doelen, (d) leg de uitspraken over de evaluatie vast en (e) stel de samenhang vast tussen de verpleegkundige interventies en de resultaten;
- vraagt van de verpleegkundige dat ze rekening houdt met alle factoren – inclusief culturele en levensbeschouwelijke factoren – die van invloed kunnen zijn op het bereiken van de doelen en past het zorgplan hier zo nodig op aan.

Kwaliteitszorg:
- is het continue en systematische proces waarmee de kwaliteit van zorg wordt geëvalueerd en bevorderd;
- is gewoonlijk gericht op de verleende zorg aan groepen cliënten;
- strekt zich meestal uit tot de totale verpleegkundige zorg binnen een instelling. Kwaliteitszorg kan zich ook beperken tot de zorg die door slechts één verpleegkundige is verleend of ruimer opgevat worden tot de totale kwaliteit van de zorg in een heel land;
- maakt gebruik van kwaliteitstoetsing en beoordeling door vakgenoten;
- geeft de morele principes weer van weldoen en geen schade toebrengen.

**Kernpunt**   Als snelle controle van kritisch denken bij het evalueren kun je je de volgende vragen stellen:
- Hebben de gegevens betrekking op het bereiken van de doelen?
- Welke verpleegkundige interventies hebben wel of niet bijgedragen aan het bereiken van de doelen?
- Heb ik iedere fase van het verpleegkundig proces opnieuw beoordeeld?
- Heeft de cliënt inbreng gehad in de evaluatie?

## Kritisch denken in de praktijk: oordelen en evalueren

Bestudeer opnieuw de paragraaf 'Oordelen en evalueren' in hoofdstuk 2 op p. 58. Je weet inmiddels dat oordelen evaluaties zijn van feiten/informatie die bepaalde criteria weerspiegelen, zoals onze waarden. Wanneer je evaluatiecriteria opstelt, moet je denken aan (a) het doel van de evaluatie, (b) de functie van het onderwerp dat je evalueert en (c) de verschillende standpunten die er kunnen zijn. Evaluatiecriteria moeten (a) concreet zijn, (b) duidelijk zijn geformuleerd en (c) consistent worden toegepast.

Uitspraken over de evaluatie hebben betrekking op de status van de doelen (bereikt/niet bereikt) en de gegevens (bewijzen) die de conclusie ondersteunen. Mensen die kritisch denken, realiseren zich dat niet alles wat als bewijs (evidence) wordt aangeboden, ook als zodanig moet worden aangenomen. Gegevens kunnen volledig of onvolledig zijn, relevant of irrelevant. 'Feiten' kunnen waar zijn, twijfelachtig of niet waar. Gebruik de volgende vragen als evaluatiecriteria voor de nieuwe gegevens en feiten:

- Welke gegevens heb ik die aantonen dat het doel is bereikt?
- Zijn de gegevens volledig?
- Zijn er voldoende gegevens die mijn conclusie ondersteunen?
- Hoe kom ik aan de gegevens? Is de informatiebron betrouwbaar?
- Hoe weet ik dat de gegevens correct zijn?
- Welke andere gegevens kunnen mijn conclusie veranderen?

## Leren van de vaardigheid

Marie Lampe, zeventig jaar, woont alleen. Vandaag is ze wat suf en heeft moeite zich te concentreren. Ze heeft al jaren diabetes type I en heeft haar bloedsuikergehalte goed onder controle; deze is meestal tussen de 4,0 en 10 mmol/l. Ze draagt een bril met dikke glazen, heeft een tenger postuur en loopt met een looprek. Ze houdt haar diabetes zelf onder controle, inclusief het insulinespuiten en het controleren van de bloedsuiker; ze krijgt wekelijks bezoek van een wijkverpleegkundige. Mevrouw Lampe test haar bloedsuiker door in haar vinger te prikken; dit doet ze voor de maaltijden en als ze naar bed gaat. Ze legt de resultaten dagelijks vast. Een doel in haar zorgplan luidt als volgt: 'bloedsuikergehalte blijft rond de 4,0 en 10 mmol/l voor de maaltijden en bij het naar bed gaan (vingerprik)'. Je leest dat al haar waarden deze week tussen de 3,5 en 4,0 mmol/l liggen. Dit zijn voor haar ongebruikelijke waarden. De aantekeningen zijn slordig geschreven en nauwelijks leesbaar. Kun je concluderen dat het doel deze week behaald is?

1. Welke gegevens heb je om aan te tonen dat het doel behaald is?
2. Zijn de gegevens volledig?
3. Zijn er voldoende gegevens om je conclusie te ondersteunen?
4. Hoe kom je aan de gegevens?
5. Is de bron betrouwbaar (zijn de gegevens nauwkeurig)? Licht je antwoord toe.
6. Wat heeft ertoe bijgedragen dat de aantekeningen mogelijk onnauwkeurig zijn?
7. Hoe kun je achterhalen of de gegevens van mevrouw Lampe nauwkeurig zijn?
8. Kun je nu concluderen dat het doel is behaald?
9. Welke andere gegevens kun je bemachtigen om je te helpen besluiten of de gegevens nauwkeurig zijn en het doel is behaald?

Stel je voor dat je de glucosemeter hebt geijkt. Je weet dat deze betrouwbaar is en dat de waarden van mevrouw Lampe nauwkeurig zijn. Het is bijna tijd om de middagmaaltijd te eten. Je meet haar bloedsuikergehalte; deze bedraagt 11 mmol/l.

10. Is het doel vandaag behaald? Licht je antwoord toe.
11. Betekent dit per definitie dat de waarden van mevrouw Lampe onnauwkeurig waren? Licht je antwoord toe.
12. Wat zijn de mogelijke verklaringen voor de tegenstrijdigheden tussen jouw bevindingen en die van mevrouw Lampe, nu je hebt vastgesteld dat de glucosemeter goed werkt?
13. Wat kun je concluderen over de status van de doelen *van de afgelopen week*?
14. Zou je, gezien deze mogelijkheden hetzelfde doel handhaven? Waarom?
15. Welke doelen en verpleegkundige instructies zou je toevoegen aan het zorgplan? Neem de volgende punten in overweging:
    a.  Zou je de frequentie van je huisbezoeken verhogen?
    b.  Welke controles moet je in de komende dagen doen om te kunnen evalueren of mevrouw Lampe goed in staat is zelf haar bloedsuikergehalte te bepalen om het vermogen van mevrouw Lampe bij het bepalen van haar bloedsuikergehalte te kunnen evalueren?

## Toepassen van de vaardigheid

Je hebt de zorg voor een vrouw van 78 jaar die 48 uur geleden een totale heupprothese heeft gekregen. Ze krijgt paracetamol toegediend tegen de pijn. Sinds de operatie is ze af en toe suf en gedesoriënteerd. In haar klinische pad staan de volgende multidisciplinaire problemen en verpleegkundige diagnosen met hun bijbehorende gewenste resultaten. Gebruik de zes vragen van p. 406 om de bijbehorende gegevens en de resultaten te evalueren.

1.  **Potentiële complicatie bij operatie en immobiliteit: tromboflebitis**

*Multidisciplinair doel*: Ontwikkelt geen tromboflebitis.
*Je evaluatiegegevens*: Patiënte draagt steunkousen om haar perifere circulatie te verbeteren. Bij het verwisselen van de steunkousen constateer je dat haar benen niet rood of opgezwollen zijn; patiënte zegt dat haar benen niet pijnlijk zijn.

    a.  Zijn er voldoende gegevens om te kunnen concluderen dat het doel is bereikt? Zo nee, licht je antwoord toe.
    b.  Als je de conclusie trekt: 'doel bereikt', moet je dan het multidisciplinaire probleem uit het zorgplan verwijderen? Waarom wel of waarom niet?

2. **Potentiële complicatie bij urinekatheter: urineweginfectie**

*Multidisciplinair doel*: Geen kenmerken/symptomen van een urineweginfectie (bijvoorbeeld geen brandend gevoel bij het plassen, niet vaker hoeven plassen, geen riekende urine, normale lichaamstemperatuur).
*Je evaluatiegegevens*: Heeft postoperatieve urinekatheter gekregen; deze verwijder je om 12.00 uur. Om 15.30 uur vertelt je collega je dat patiënte 200 cc heeft geplast en dat de lichaamstemperatuur 37,2 °C bedraagt.

a. Zijn er voldoende gegevens om te kunnen concluderen dat het doel is bereikt? Zo nee, licht je antwoord toe.
b. Als je de conclusie trekt: 'doel bereikt', moet je dan het multidisciplinaire probleem uit het zorgplan verwijderen? Waarom wel of waarom niet?

3. **Risico op obstipatie gerelateerd aan immobiliteit, verminderde inname van vocht, en morfine**

*Doel 1*: Heeft darmgeluiden in gehele buik 36 uur na de operatie.
*Doel 2*: Heeft drie dagen na de operatie zachte, stevige ontlasting.
*Je evaluatiegegevens*: Ze heeft een volledig vloeibaar dieet en braakt niet of is niet misselijk. Ze heeft af en toe darmgeluiden in gehele buik; ze heeft geen last van winderigheid. Ze zegt: 'Gisteren waren mijn darmen aan het werken.' De gegevens in de overdracht zeggen hier echter niets over: 'geen darmbeweging'; ook vertelt je collega je dat er vandaag geen darmbeweging is geconstateerd.

a. Zijn er voldoende gegevens om te kunnen concluderen dat het doel is bereikt? Zo nee, licht je antwoord toe.
b. Als je de conclusie trekt: 'doel bereikt', moet je dan het multidisciplinaire probleem uit het zorgplan verwijderen? Waarom wel of waarom niet?

## Casus: Toepassen van kritisch denken en het verpleegkundig proces

Carla van der Jagt is een 55-jarige weduwe die naar het gezondheidscentrum komt voor een algemeen medisch onderzoek en het maken van een mammogram. In de gegevens staat dat ze al meer dan dertig jaar niet werkt. Ze vertelt dat ze, sinds het overlijden van haar man een paar maanden geleden, geen zin meer heeft in de activiteiten die ze altijd ondernam. Ze gaat niet meer naar haar zwem- en yogalessen en ook de stellen met wie zij en haar echtgenoot bevriend waren, zoekt ze niet meer op. Ze zegt dat ze zich verveelt, depressief is en 'haat hoe ze er nu uit begint te zien'. Ze is 1,57 meter lang en weegt 73 kilo. Ze zegt: 'Ik ben de laatste twee maanden zeven kilo aangekomen!' Ze zegt dat haar eetgewoonten veranderd zijn:

'Het is de moeite niet om alleen voor mezelf te koken. Ik eet wat er binnen handbereik ligt: chips, koekjes, ijs. Als ik echt iets wil eten, koop ik een hamburger of zo.' De laboratoriumuitslagen van mevrouw Van der Jagt zijn normaal. Ze vraagt aan de verpleegkundige om haar te helpen met afvallen. De verpleegkundige stelt vast dat er een probleem is ten aanzien van de voeding en samen maken ze het volgende plan.

**Verpleegkundige diagnose:** Overvoeding gerelateerd aan overmatige inname van calorieën en verminderde activiteiten.

| Doelen/gewenste resultaten: | Verpleegkundige interventies en activiteiten: |
|---|---|
| Gedrag om op gewicht te blijven | 1. **Hulp bij afvallen** |
| 1. Handhaven van een dagelijkse optimale inname van calorieën | a. Stel het bestaande eetpatroon vast door cliënte bij te laten houden wat, wanneer en waar ze eet |
| 2. Het opstellen van een activiteitenplan waarmee ze haar lichamelijke activiteiten geleidelijk opvoert tot dertig minuten per dag (bij de volgende afspraak over een maand) | b. Help cliënte bij het opstellen van een maaltijdenplan met uitgebalanceerde maaltijden, minder calorieën en minder vet |
| 3. Weten welk eetgedrag leidt tot gewichtstoename (dag twee) | 2. **Begeleidende voedingsgesprekken** |
| | a. Gebruik voedingrichtlijnen bij de evaluatie van het dieet van mevrouw Van der Jagt |
| | b. Bespreek wat ze graag en niet graag eet |
| | 3. **Aanpassen gedrag** |
| | a. Stel het gedrag vast dat moet veranderen |
| | b. Laat de cliënte beloningen kiezen die haar helpen en haar motiveren het dieet vol te houden. |

1. Is de verpleegkundige een belangrijke verpleegkundige diagnose vergeten? (Maak gebruik van een zakboek met verpleegkundige diagnosen, bijvoorbeeld Carpenito-Moyet (2012), om de bepalende kenmerken van mevrouw Van der Jagt na te gaan.)
2. Wat vind je in deze casus van de verpleegkundige diagnose 'overvoeding'?
3. Hoe kun je de diagnose meer op de situatie van mevrouw Van der Jagt afstemmen?
4. Hoe kun je de gewenste resultaten bij 'gewichtsbeheersing' verbeteren? Als je besluit hoeveel kilo er elke week moet worden afgevallen, welke van de volgende principes moet je dan toepassen?
   a. Het opstellen van de doelen werkt motiverend en dit is essentieel om met succes af te vallen.

b. Een plan dat zowel een vermindering van de calorieën als het doen van lichamelijke activiteiten omvat, versterkt het gewichtsverlies, omdat de lichamelijke activiteiten het calorieënverbruik verhogen.

c. De inname moet verminderd worden met 500 calorieën om per week een halve kilo af te vallen.

d. Mensen met overgewicht komen vaak bepaalde voedingsstoffen tekort.

5. Kijk naar de verpleegkundige activiteit 1b. Welke van de bovenstaande principes verantwoorden deze verpleegkundige activiteit?

6. Welke verwijzingen kunnen de verpleegkundige in dit geval helpen?

Als mevrouw Van der Jagt de volgende maand weer op het spreekuur komt, is ze anderhalve kilo afgevallen. Ze heeft het 'eetdagboek' meegenomen. Wanneer ze de voedingsstandaarden gebruiken om haar dieet te evalueren, komen mevrouw Van der Jagt en de verpleegkundige tot de conclusie dat ze uitgebalanceerde en verantwoorde maaltijden heeft bereid. Ze verwoordt dat ze trek krijgt en gaat eten als ze zich verveelt of somber voelt – 'maar ik haal geen snacks meer in huis, dus wat ik eet, is in ieder geval wat gezonder.' Ze zegt dat ze ongeveer twintig minuten per dag wandelt.

7. Leg uit in hoeverre elk van de gewenste resultaten is bereikt.

8. Welke van de geplande verpleegkundige activiteiten moet de verpleegkundige nog steeds uitvoeren tijdens dit bezoek? Waarom?

9. Mevrouw Van der Jagt zegt: 'Ik weet dat ik veel snoep bij het televisie kijken. Dit gedrag moet ik veranderen.' Denk over het volgende principe na: Het is eenvoudiger bepaald gedrag te versterken (of toe te voegen) dan bepaald gedrag te verminderen (of te stoppen).

a. Welke concrete aanbevelingen kun je aan de hand van dit principe doen om haar snackgedrag te veranderen?

b. Wat heeft mevrouw Van der Jagt al gedaan om dit principe toe te passen?

10. De concrete plannen van mevrouw Van der Jagt luiden als volgt: (a) verminderen van haar inname van calorieën met 500 per dag, (b) dertig minuten lichaamsbeweging per dag, (c) bijhouden van een 'eetdagboek' en (d) stoppen met snoepen bij het televisie kijken. Probeer je in te beelden dat jij mevrouw Van der Jagt bent.

a. Hoe zou jij jezelf belonen voor deze gedragsaanpassingen? Geef aan welk gedrag je zou belonen, hoe vaak je dit zou doen en waarmee (zou je jezelf bijvoorbeeld al na een dag of pas na een week belonen, als je iedere dag 500 calorieën minder at?).

b. Leg uit waarom deze beloningen voor jou zouden werken.

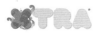 Kijk op www.pearsonxtra.nl voor de antwoorden op de vragen en nog meer oefenmateriaal.

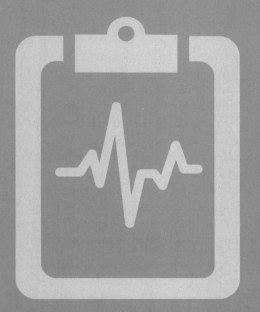

# 10

## Het opstellen van een zorgplan

**Leerdoelen**

Na bestudering van dit hoofdstuk ben je in staat om:
- de inhoud van een verpleegkundig dossier te beschrijven;
- gestandaardiseerde en individuele zorgplannen met elkaar te vergelijken;
- uit te leggen hoe protocollen, standaardzorgplannen, richtlijnen en beleid gebruikt worden bij het opstellen van een zorgplan;
- individuele zorgplannen te vergelijken met multidisciplinaire zorgplannen of klinische paden;
- richtlijnen op te stellen bij het schrijven van een zorgplan;
- uit te leggen hoe een goed opgesteld zorgplan twee conventionele ethische verpleegkundige principes ondersteunt;
- de noodzakelijke stappen te beschrijven wanneer je het verpleegkundig proces gebruikt om een verpleegkundig dossier op te stellen.

## 10.1   Introductie

In hoofdstukken 3 en 9 zijn de zes fasen van het verpleegkundig proces weergegeven en is geïllustreerd hoe iedere fase wordt toegepast met gebruikmaking van verpleegkundige modellen voor het verzamelen, structureren en analyseren van gegevens. Afbeelding 10–1 laat nogmaals de twee planningsfasen van het verpleegkundig proces zien waarin de verpleegkundige het zorgplan opstelt. De fasen van het verpleegkundig proces zijn voor je samengevat in afbeelding 10–2.

Dit hoofdstuk beschrijft de componenten van een verpleegkundig dossier. De casus van Loes Sanders die we in hoofdstuk 3 introduceerden, wordt gebruikt om je te laten zien hoe je een verpleegkundig dossier kunt opstellen aan de hand van gestandaardiseerde (voorgedrukte) en individuele zorgplannen. Tot slot wordt een stapsgewijze samenvatting gegeven in 'Richtlijnen voor de zorgplanning' van hoe je met behulp van het verpleegkundig proces een zorgplan kunt opstellen.

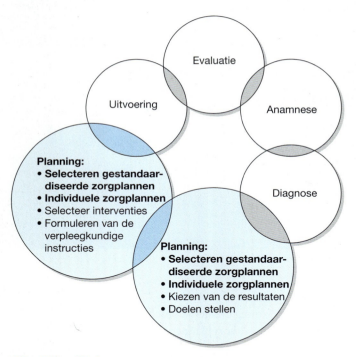

**Afbeelding 10–1**     Het opstellen van een zorgplan

## 10.2   Componenten van een verpleegkundig dossier

Een verpleegkundig dossier bestaat uit diverse documenten die alle aspecten beslaan van de zorg die de patiënt nodig heeft. Elke verpleegkundige, ook de verpleegkundige die de patiënt niet kent, moet in staat zijn om in het verpleegkun-

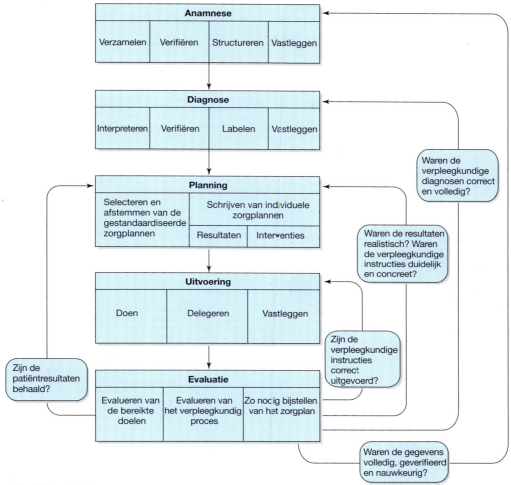

**Afbeelding 10–2**   De onderling afhankelijke fasen van het verpleegkundig proces

dig dossier de instructies te vinden die nodig zijn voor de patiënt. Het plan kan bestaan uit een combinatie van voorgedrukte en handgeschreven documenten die de volgende informatie bevatten: (1) een korte omschrijving van de patiënt, (2) instructies om aan de basisbehoeften van de patiënt tegemoet te komen, (3) medische instructies die onder de verantwoordelijkheid van de verpleegkundige vallen en (4) het zorgplan voor de vastgestelde verpleegkundige diagnosen en multidisciplinaire problemen van de patiënt. Veel verpleegkundige dossiers bevatten ook een speciaal deel waarin de ontslag- en instructieplannen worden beschreven. Afbeelding 10–3 illustreert de componenten van een verpleegkundig dossier.

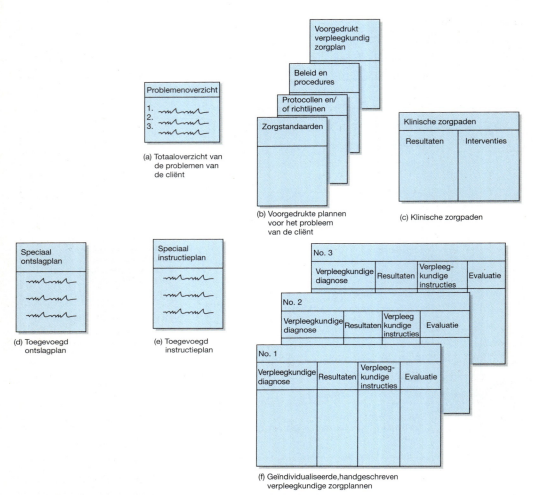

**Afbeelding 10–3**    Componenten van een verpleegkundig dossier

## Samenvatting van de belangrijkste patiëntengegevens

In de samenvatting van de patiëntengegevens staan de naam en leeftijd van de cliënt, de medische opnamediagnose, de naasten van de cliënt, andere belangrijke personen en demografische gegevens. Het is een korte samenvatting van de belangrijkste cliëntengegevens, die in één oogopslag te overzien is. In een geautomatiseerd zorgplan (zie afbeelding 10–12 op p. 426) verschijnen de cliëntengegevens boven aan iedere pagina. De samenvatting (afbeelding 10–4) geeft de cliëntengegevens van Loes Sanders weer van afbeelding 3–2 in hoofdstuk 3. Deze profielgegevens worden gegroepeerd onder in de samenvatting. Merk op dat zelfs als de verpleegkundige de cliënte niet kent, zij toch direct kan zien wie ze moet benaderen in geval van nood. Ze kan ook andere gegevens vinden, bijvoorbeeld over de operatie en de behandelend arts.

Patiëntensamenvatting
SMMC-802839 (ref. 11/84)

| Datum instr. | Radiologie | Geplande datum | GEDAAN | Datum instr. | Laboratorium | Geplande datum | GEDAAN | Datum instr. | Speciale procedures | Geplande datum | GEDAAN |
|---|---|---|---|---|---|---|---|---|---|---|---|
| 16/04/12 | X-thorax | 16/04 | ✓ | 16/04 | Bloedkweek | 16/04 | ✓ | 16/04 | Sputum | | ✓ |
| | Frontaal en lateraal | | | 16/04 | Soortelijk gewicht urine | 16/04 | ✓ | 16/04 | 24-uurs urine | | |
| | | | | 16/04 | Bloedgassen | 16/04 | ✓ | | | | |
| | | | | 16/04 | Serumelektrolyten | 16/04 | ✓ | | | | |
| | | | | 16/04 | Bloedbeeld met diff. | 16/04 | ✓ | | | | |
| | | | | | | | | | **Dagelijkse tests** | | |
| | **Aanvullende consulten** | | | | | | | | **Dagelijks gewicht** | | |

Dieet: helder vloeibaar, daarna langzaam opbouwen

Voedselallergieën: geen

Zonodig:

**Voeding/vocht**

☒ Zelf
☐ Met hulp
☐ Volledige hulp
☒ Forceren *3.000 ml/dag*
☐ Beperkingen

| | Maaltijd | Extra | IV |
|---|---|---|---|
| 7–15 | | | |
| 15–23 | | | |
| 23–7 | | | |

☒ Inname en uitscheiding
☒ IV *NaCl 0,9%, 100/uur*
☐ Overig _____

**Activiteit**

☐ Bedrust
☒ Zelfstandige toiletgang
☐ Bengelen
☒ Stoel
☐ Mobiliseren
☐ Draaien
☐ Wandelen

**Transport/transfer**

per _____

**Hygiëne**

☐ Wassen op bed
☒ Met hulp
☐ Zelfstandig
☒ Douchen
☐ Wastafel
☐ Mondverzorging

**Darm/blaas**

☐ Urinekatheter  In ____  Uit ____
☐ Zorg voor katheter
☐ Incontinent
☐ Colostoma
☐ Ileostoma
☐ Urostoma

**Aandachtspunten**

*Fowler of semi-Fowler positie*

*Vitale functies om de 4 uur*

| Fysio-therapie | Datum | Behandelingen |
|---|---|---|
| | | |
| **Hart/longen** | 16/04 | *Houdingsdrainage dagelijks 09.00 uur* |
| | 16/04 | *Intensieve spirometrie om de 3 uur* |
| | 16/04 | *O₂ via canule om 17.00 uur* |
| | 16/04 | *Inhalatie om de 4 uur* |

**Geneesmiddelenallergieën:** *penicilline*

**Isolatie:**  In  Uit

Noodgevallen: *de stad uit tot 17/04*
Familie: *Michel Sanders*
Telefoon: *6411212*

Geestelijke: *geen*
Religie: *katholiek*

Religieuze riten: *alleen de laatste sacramenten*

Reanimatiebeleid *ja*

Diagnose: *Pneumonie*

Ingrepen en data:

Consulten en data:

| Kamer: *416* | Naam: *Loes Sanders* | | Opnamedatum: *16/04/'12* | Leeftijd: *33* | Behandelend arts: *R. Katz* |
|---|---|---|---|---|---|

**Afbeelding 10–4**  Patiëntensamenvatting: cliëntenprofiel, basisbehoeften en medisch plan

*Bron*: met dank aan het Shawnee Mission Health System, Shawnee Mission, KS

## Instructies om aan de basisbehoeften tegemoet te komen

Los van de verpleegkundige diagnose dient de verpleegkundige te weten welke routinematige basiszorg nodig is voor de persoonlijke hygiëne, voeding, uitscheiding en andere basisbehoeften. De meeste verpleegkundige dossiers hebben een apart deel voor deze instructies, zodat de basiszorg snel en gemakkelijk kan worden opgezocht. In afbeelding 10–4 kan de verpleegkundige in één oogopslag zien dat mevrouw Sanders zelfstandig kan eten, nu heldere dranken verdraagt en langzaam overgaat naar vast voedsel, dat ze zelfstandig uit bed en naar het toilet kan, dat ze een infuus heeft en 3.000 ml vocht per dag moet krijgen.

Het kan zijn dat je individuele verpleegkundige zorgplannen moet opstellen voor cliënten met speciale basisbehoeften – zoals cliënten met de diagnose 'zelfzorgtekort: wassen/lichaamsverzorging', 'urine-incontinentie' of 'ondervoeding'. Deze moeten worden geschreven in dat deel van het zorgplan waar de verpleegkundige diagnosen vermeld worden (zie afbeelding 10–3).

## Onderdelen van het medisch behandelplan die de verpleegkundige moet uitvoeren

Een verpleegkundig dossier bevat ook de verpleegkundige activiteiten die voortvloeien uit de medische voorschriften, zoals wondverzorging en infuustherapie. Het heeft ook een deel waar de afspraken staan voor de diagnostische onderzoeken en behandelingen van andere disciplines (bijvoorbeeld fysiotherapie). In afbeelding 10–13 op p. 439 wordt dit soort informatie opgesomd onder 'Actieve medische voorschriften' en 'Actieve instructies'. In afbeelding 10–4 staat deze informatie voornamelijk boven aan het formulier.

Het is beter om deze activiteiten in een apart deel te vermelden, maar je kunt ze ook onderdeel maken van de verpleegkundige diagnose of het multidisciplinaire probleem – in het deel 'laboratorium' in afbeelding 10–4 bijvoorbeeld is het medische voorschrift 'bloedkweek' opgenomen. Bij mevrouw Sanders zou je het multidisciplinaire probleem 'potentiële complicatie bij pneumonie: sepsis' kunnen hebben geformuleerd. Het medisch voorschrift ten aanzien van de bloedkweek zou dan zijn opgenomen onder de verpleegkundige interventies die bij dat probleem horen.

**Voorbeeld:**

Het medisch voorschrift (vetgedrukt) in het zorgplan.

*Probleem:*
Potentiële complicatie bij pneumonie: sepsis.

*Verpleegkundige instructies:*
1. **Volgens voorschrift vandaag bloedkweken.** Leg uit waarom dit moet.
2. Meet elke 4 uur. Lichaamstemperatuur ≥ 38,3 °C, dan elk uur temperaturen.

# Zorgplan

**Verstoorde gasuitwisseling:** feitelijk afgenomen passage van gassen ($O_2$ en $CO_2$) tussen de longalveolie, en het vasculaire systeem.

**Verschijnselen en symptomen:** Waargenomen of gerapporteerd (kies er minstens twee)

| | | | |
|---|---|---|---|
| ☐ Afwijkende arteriële bloedgassen | ☐ Prikkelbaarheid | ☐ Hypercapnie | ☐ Somnolentie |
| ☐ Onrust | ☐ Gezichtsstoornissen | ☐ Hypoxy | ☐ Dyspneu |
| ☐ Verwardheid | ☐ Neusvleugelen | ☐ Cyanose (neonaten) | ☐ Hoofdpijn bij het ontwaken |

RESULTATENSCORE

| GERELATEERDE FACTOREN | RESULTATEN | ADM | | | DC | INTERVENTIES |
|---|---|---|---|---|---|---|
| ☐ Veranderingen in de alveoli-capillaire membraan | ☐ **Respiratoire toestand: gaswisseling**<br>- Neurologische status<br>- Gemakkelijk kunnen ademen<br>- Niet onrustig<br>- Normaalwaarden zuurstofsaturatie<br>- Normaal $P_{O_2}$<br>- Normaal $P_{CO_2}$<br>- X-thorax | | | | | ☐ Respiratoire monitoring |
| ☐ Verstoorde ventilatieper-fusiebalans | | | | | | ☐ $O_2$ Toediening |
| | | | | | | ☐ Ademhalingsondersteuning |
| | | | | | | ☐ Zuur-basenevenwicht monitoren |
| | | | | | | ☐ Zuur-basenevenwicht management |
| | | | | | | ☐ Uitzuigen van de luchtwegen |
| | ☐ **Respiratoire toestand: ventilatie**<br>- Ademhalingsfrequentie, ritme<br>- Geen dyspneu<br>- Geen bijgeluiden ademhaling | | | | | ☐ Kunstmatige beademing |
| | | | | | | ☐ Kunstmatige luchtweg: verzorging |
| | | | | | | ☐ Ophoesten bevorderen |
| | | | | | | ☐ Beademingsontwenning |
| | | | | | | ☐ Zorg bij longembolie |
| | | | | | | ☐ Reanimatie: pasgeborene |
| | | | | | | ☐ Voorzorgsmaatregelen aspiratie |
| | | | | | | ☐ Aspiration Precautions |

| Beoordelingsschaal | 1 | 2 | 3 | 4 | 5 |
|---|---|---|---|---|---|
| **Respiratoire toestand: gaswisseling**<br>Alveolaire uitwisseling van $CO_2$ of $O_2$ naar handhaven arteriële bloedgas-concentratie.<br>**Respiratoire toestand: ventilatie**<br>Luchtcirculatie in en uit de longen. | zwaar gecompromitteerd | redelijk gecompromitteerd | normaal | mild gecompromitteerd | niet gecompromitteerd |

Diagnose _____
Datum gestart _____ Initialen verpleegkundige _____
Datum opgelost _____
469-028G 12/99_____

**Afbeelding 10–5** Gestandaardiseerd zorgplan voor een enkele verpleegkundige diagnose, met behulp van NANDA-I, NIC en NOC

*Bron*: met dank aan het Genesis Health System (Genesis Medical Center and Illini Hospital), Davenport, IA

## Verpleegkundige diagnosen en multidisciplinaire problemen

Het **verpleegkundig zorgplan** is het deel van het verpleegkundig dossier dat de resultaten en verpleegkundige interventies weergeeft van de verpleegkundige diagnosen en multidisciplinaire problemen van de patiënt. Afbeelding 10–5 is een voorbeeld van een zorgplan bij een enkele verpleegkundige diagnose.

## Toegevoegde (additionele) zorgplannen

In veel instellingen bevat het verpleegkundig dossier aparte delen (additionele plannen) voor de ontslagplanning en speciale educatiebehoeften. In afbeelding 6–2 staat een voorbeeld van een ontslagplan.

De educatiebehoeften van de patiënt kunnen aan de orde worden gesteld in de standaardzorgplannen, in klinische zorgpaden (zoals in afbeelding 10–7 en 10-8) of in de individueel opgestelde verpleegkundige diagnosen. In de regel is het beter om de interventies voor de educatiebehoeften in de verpleegkundige instructies op te nemen in plaats van het opnemen van een aparte verpleegkundige diagnose 'kennistekort' voor iedere leerbehoefte. Wanneer een patiënt echter complexe educatiebehoeften heeft (bijvoorbeeld een kersverse moeder zonder naasten), dan kun je ervoor kiezen een speciaal instructieplan op te stellen zodat je zeker weet

**Verpleegkundige diagnose:**

**Risico op onvermogen gezondheid te onderhouden r/t kennisgebrek ten aanzien van insulinetherapie.**

| Behaald | Leerdoelen | Inhoud | Instructiemethode | Leerstrategie |
|---|---|---|---|---|
| | *1ste sessie*: Cliënt legt uit wat de diabetes mellitus in grote lijnen inhoudt (cognitief) | • Locatie en functie van de pancreas<br>• Hoe cellen glucose gebruiken<br>• Functie van insuline<br>• Effecten van insuline: tekorten (verhoogd bloedsuikergehalte, vet- en eiwitmobilisatie, ketonen, enzovoort) | • Uitleggen<br>• Gebruik een afbeelding van de pancreas | Lees de folder 'Alles over de pancreas' |
| | *2de sessie*: Cliënt laat zien hoe hij de juiste hoeveelheid insuline klaarmaakt (psychomotorisch) | • Markeringen op de injectiespuit<br>• Steriele technieken<br>• Voorbereiding | • Leg uit met behulp van een duidelijke tekening; daarna op een echte injectiespuit<br>• Laten zien en bespreken<br>• Laten zien en bespreken:<br>  - hoe je insuline schudt<br>  - dat je het label zorgvuldig moet bestuderen<br>  - hoe je zeker kunt zijn dat de insulineconcentratie op het label de juiste is<br>  - hoe je de bovenkant van de flacon schoonmaakt met alcohol<br>  - hoe je de juiste hoeveelheid insuline optrekt | Oefen met een injectiespuit en een flacon waarin insuline heeft gezeten die je hebt gevuld met water |

**Afbeelding 10–6**　　Voorbeeld van een instructieplan (gedeeltelijk): diabetes mellitus

dat de verpleegkundige zorg efficiënt is en de patiënt het meest aan de instructies heeft. Afbeelding 10–6 is een voorbeeld van een deel van een individueel instructieplan.

### 10-1 Test je kennis

1. Noem de vijf componenten van een uitgebreid zorgplan.
2. In welke component van het zorgplan verwacht je dat de religieuze voorkeuren van de patiënt worden genoemd?
3. Waar zou je in het zorgplan zoeken naar eventuele speciale voorlichtingsbehoeften van de patiënt?

Zie voor de antwoorden www.pearsonxtra.nl.

## Standaardmethoden bij de zorgplanning

Het zal duidelijk zijn dat het inefficiënt is als ieder onderdeel van alle verpleegkundige zorg voor de patiënt handmatig wordt uitgeschreven. Voor voorspelbare problemen en standaardproblemen zijn de resultaten en verpleegkundige instructies vaak opgenomen in gestandaardiseerde, voorgedrukte instructies in klinische paden, richtlijnen, gestandaardiseerde verpleegkundige zorgplannen, protocollen, en het beleid en de procedures van een afdeling of instelling. Ongeacht het gebruikte systeem is het aan de verpleegkundige om te bepalen of ze gestandaardiseerde plannen bijstelt of een individueel plan opstelt voor de unieke behoeften van de patiënt.[1] De lijst met diagnosen met hun etiologie (gerelateerde factoren), verschijnselen en symptomen die je voor de patiënt opstelt (hoofdstukken 4 en 5) zal je helpen om de zorg op de individuele patiënt af te stemmen, ongeacht de medische diagnose.

**Kernpunt**  Pas gestandaardiseerde zorgplanning voor routine- of voorspelbare problemen toe, maar pas deze plannen waar nodig aan om de zorg voor de patiënt te individualiseren.

### Klinisch zorgpaden

Zoals in hoofdstuk 4 en 6 is besproken, is een **klinisch zorgpad** een gestandaardiseerd multidisciplinair plan dat de zorg weergeeft voor patiënten met een veelvoorkomende of voorspelbare aandoening (bijvoorbeeld voor een patiënt die een niertransplantatie ondergaat). Het plan wordt gestructureerd met behulp van kolommen (soms per pagina) voor elke dag van de ziekenhuisopname. Het plan bevat net zoveel kolommen (of pagina's) als het aantal dagen die horen bij de diagnose en behandeling van de cliënt. Als de verwachte opnameduur bij een

---

1 Noot van de bewerkers: Wanneer mag je afwijken van een protocol? Afwijken mag alleen op basis van gedegen wetenschappelijk onderzoek, in het belang van de patiënt. Daarbij leg je verantwoording af aan je leidinggevende en aan de patiënt. Documenteren in het dossier! (*Nursing* 2010, februari, p. 23)

Klinisch pad totale heup- of knieoperatie
Criteria voor geschiktheid: alle unilaterale totale heup- of knieoperaties

Verwachte opnameduur: 3 dagen

Ponskaart

Klinische uitgangspunten
1. Pijnbeleving ≤ midden op pijnschaal
2. Transfer naar stoel/toilet met hulp op postoperatieve dag 1; wandelen kamer/badkamer postoperatieve dag 2
3. Preventieve maatregelen ten aanzien van diepveneuze trombose
4. Ontslagplan gereed op postoperatieve dag 2
5. Patiënt toont inzicht in de zorg bij zijn nieuwe heup of knie
6. Knieflexie 10° tot 70° of hoger (alleen knieoperaties)

| | **Beoordeling** | **Direct postoperatief** | | | |
|---|---|---|---|---|---|
| **Preoperatief** | • Controle normaalwaarden vitale functies elk uur gedurende 4 uur<br>• Pijn<br>• Effect van narcotica/tolerantie<br>• 24-uurs inname en uitscheiding<br>• Pulse oximeter om de 8 uur bij O₂ | • Controle normaalwaarden vitale functies elke 4 uur<br>• →<br>• →<br>• Verschijnselen/ symptomen diepveneuze trombose<br>• → | • →<br>• →<br>• →<br>• →<br>• Pulse oximeter 1 x bij reuma<br>• Wondverband/wond om de 4 uur | • Controle vitale functies elke 8 uur<br>• →<br>• →<br>• →<br>• →<br>• Pulse oximeter staken als O₂ gestopt is<br>• Wondverband/wond om de 8 uur | • →<br>• →<br>• →<br>• →<br>• → |
| **Consulten** | | • Fysiotherapie | • → (indien nog niet gebeurd)<br>• → (indien nog niet gebeurd) | | |
| **Onderzoeken** | • Röntgenfoto heup (totale heup)<br>• Röntgenfoto knie (totale knie) | | • Bloedbeeld | • →<br>• INR | • X-heup<br>• → |
| **Behandelingen** | • O₂ | • Stopzetten O₂ bij ≥ 94%<br>• Intensieve spirometrie<br>• Regel looprek (zo nodig toiletverhoger) | • →<br>• Verwijderen urinekatheter<br>• Verschonen wondverband (dag 1 door arts)<br>• → | • →<br>• Verschonen wondverband elke dag | • →<br>• →<br>• → |
| **Medicatie/infuus** | • Patiënt gecontroleerde pijnstilling (PCA) of epiduraal | • →<br>• Anticoagulantia | • Heparineslot<br>• →<br>• Bespreek overstap naar orale pijnmedicatie | • Verwijderen infuusnaald<br>• →<br>• Stopzetten PCA/PCEA<br>• Pijnmedicatie per os | • → |
| **Activiteit/ functioneringsniveau** | • Bedrust | • →<br>• →<br>• → | • 2 x daags uit bed naar stoel<br>• →<br>• →<br>• Belasting volgens instructie<br>• Wandelen met looprek/ krukken | • Mobiliseren volgens schema<br>• →<br>• →<br>• →<br>• →<br>• →<br>• 2 x fysiotherapie | • →<br>• →<br>• →<br>• →<br>• →<br>• → |
| **Voeding/uitscheiding** | • 'npo (niets per os)' | • 'npo' → opbouwen naar tolerantie | • Normaal | • → | • → |
| **Educatie/ ontslagplanning** | • Oefenen diep ademhalen | • Pijnmanagement<br>• Begin opstellen ontslagplan | • →<br>• Besluiten: naar huis of revalideren<br>• Anticoagulantia indien geïndiceerd | • →<br>• Verschijnselen en symptomen wondinfectie<br>• Medicatie<br>• Activiteitenniveau<br>• Ontslagplan afronden | • →<br>• →<br>• →<br>• Transfer naar auto |

Transfer naar revalidatie als:
• patiënt in staat is te participeren in de zorg
• patiënt twee fysiotherapiesessies aankan
• patiënt geen pijnmedicatie via infuus meer nodig heeft
• bloedwaarden patiënt stabiel zijn
• motivatie patiënt overeenkomt met doel behandeling

Ontslag naar huis als:
• niveau van mobiliteit en ADL voldoende is om thuis (eventueel met thuiszorg) te functioneren
• patiënt gebruikmaakt van de juiste hulpmiddelen
• patiënt zelfstandig met heup-/knievoorschriften kan omgaan
• patiënt zelfstandig het oefenprogramma kan uitvoeren en fysiotherapie thuis of in praktijk wordt voortgezet
NB: Bij ontslag naar huis: zorg dat de thuiszorg is ingeschakeld

**Afbeelding 10–7**  Deel van een klinisch pad bij een totale heup- of knieoperatie

*Bron:* met dank aan het Hospital of the University of Pennsylvania, Philadelphia, PA

niertransplantatie vijf dagen bedraagt, dan heeft het klinische pad voor de nier-transplantatie dus vijf kolommen (of vijf pagina's). Zie voor een voorbeeld afbeelding 10–7, waarin een deel van een klinisch pad wordt weergegeven. Patiënten ontvangen vaak een aangepaste versie van het klinisch pad, zodat ze weten wat ze kunnen verwachten (zie figuur 10-8).

### Overzicht voor de patiënt die een totale knieoperatie krijgt

Opmerking: Dit is slechts een *richtlijn*. Uw zorgplan is afhankelijk van de medische voorschriften, uw individuele behoeften en/of uw reactie op de behandeling.

| Categorie | Operatiedag | Postoperatieve dagen 1 – 2 | Postoperatieve dag 3 – ontslag |
|---|---|---|---|
| Oefening/rust | • U hebt bedrust | • Mobiliseren opbouwen volgens schema met fysiotherapie. In hoeverre u de knie kunt belasten, hangt af van wat de behandelend arts heeft gezegd | • Mobiliseren opbouwen volgens schema met fysiotherapie. In hoeverre u de knie kunt belasten, hangt af van wat de behandelend arts heeft gezegd<br>• Het is mogelijk dat u uw knie nog steeds niet maximaal kunt belasten<br>• Het doel is dat u bij ontslag uw knie kunt buigen in een hoek van 90° met behulp van fysiotherapie |
| Categorie voeding/vocht | • U hebt een infuus<br>• Het is toegestaan te drinken vanaf het moment dat u vanuit de operatie weer op de verpleegafdeling komt<br>• Als u geen last heeft van misselijkheid kunt u vast voedsel eten voor de avondmaaltijd | • Het infuus wordt gecontinueerd | • Het infuus wordt verwijderd<br><br>• Dieet naar hetgeen u kunt verdragen |

**Afbeelding 10–8**   Deel van een klinisch pad dat aan de patiënt wordt overhandigd

*Bron*: met dank aan het Shwanee Mission Medical Center, Shawnee Mission, KS. Met toestemming

Klinische zorgpaden kunnen resulteren in een kostenbesparing en een toegenomen cliëntentevredenheid. De communicatie die ontstaat bij het opstellen ervan, leidt tot een verbeterde samenwerking. De ontwikkeling van klinische zorgpaden is echter een tijdrovend proces en men kan zich afvragen of er in dit systeem individuele zorg verloren gaat. De focus bij deze plannen ligt meestal meer op het medische dan op het holistische vlak; de noodzaak om de doelen te behalen in een vooraf bepaald tijdsbestek brengt het gevaar met zich mee dat de focus meer ligt op efficiëntie dan op de kwaliteit van zorg.

**Afdelingsrichtlijnen** zijn gestandaardiseerde, voorgedrukte instructies voor de zorgverlening; ze zijn ontwikkeld voor groepen cliënten in plaats van voor individuen. Het zijn gedetailleerde richtlijnen voor hoe de zorg verleend kan worden in bepaalde situaties, zoals:
- een medische diagnose, een abdominale hysterectomie;
- een behandeling of diagnostisch onderzoek, een coloscopie;
- een verpleegkundige diagnose, vroegtijdige rouw;
- een situatie, het ter adoptie afstaan van een pasgeboren baby.

Richtlijnen zijn anders dan klinische zorgpaden, in die zin dat er geen tijdsbestek wordt gesteld en alleen interventies worden omschreven die volledig onder de bevoegdheden van de verpleegkundige vallen. Richtlijnen beschrijven het 'wat'. Ze worden op de afdeling bewaard of in de computer opgeslagen, zodat je ze gemakkelijk kunt raadplegen. Afbeelding 10–9 is een voorbeeld van een richtlijn die alleen de verpleegkundige interventies opsomt, zonder dat het probleem wordt genoemd waar ze betrekking op hebben. Het is duidelijk dat de richtlijn betrekking heeft op het multidisciplinaire probleem 'potentiële complicatie bij tromboflebitis: longembolie'.

## Protocollen

**Protocollen** zijn gestandaardiseerd en voorgedrukt (zie afbeelding 10–11 voor een voorbeeld). Anders dan richtlijnen beslaan ze de specifieke activiteiten, ze beschrijven het 'hoe'. Zo is er een protocol voor bloedtransfusie of een protocol voor het toedienen van magnesiumsulfaat aan een patiënte met pre-eclampsie. Protocollen zijn anders omdat ze betrekking kunnen hebben op zowel de medische als de verpleegkundige instructies. Een protocol kun je toevoegen aan het permanente dossier van de patiënt. Een alternatief is alle bestaande protocollen in een apart instellingsdossier samenvoegen en hiernaar verwijzen door 'Zie protocol' in het verpleegkundige zorgplan te schrijven, zoals in tabel 10–1 (zie p. 435) is gebeurd.

## Beleid en procedures

Wanneer een situatie zich vaak voordoet, zal een instelling naar alle waarschijnlijkheid een beleid opstellen waarin staat hoe er met de situatie moet worden omgegaan. Een ziekenhuis kan bijvoorbeeld een beleid hebben opgesteld over het aantal bezoekers dat een patiënt mag hebben. Beleid en procedures kunnen hetzelfde zijn als protocollen; ze kunnen bijvoorbeeld aangeven hoe er moet worden gehandeld bij een hartstilstand. Net als bij protocollen en instructies moet de verpleegkundige de situatie kunnen inschatten en het beleid hierop aanpassen. Het beleid van een ziekenhuis moet aan de behoeften van de patiënt tegemoetkomen.

**Voorbeeld:** Fred van Groningen is betrokken bij een auto-ongeluk terwijl hij op zakenreis is. Hij wordt met zware verwondingen voor enkele dagen in het zie-

**Richtlijn:** patiënt met tromboflebitis

Doel:

1. Het monitoren van de eerste verschijnselen en symptomen van respiratoire insufficiëntie.
2. Het direct melden aan de artsen van alle abnormale verschijnselen en symptomen.
3. Het initiëren van de juiste verpleegkundige zorg als zich verschijnselen en/of symptomen voordoen van respiratoire insufficiëntie.
4. Het starten van het protocol van noodinterventies mocht de patiënt een cardiopulmonair disfunctioneren ontwikkelen.

**Ondersteunende gegevens:** Het doel van deze richtlijn is de reacties van de patiënt op de diagnose 'tromboflebitis' te voorkomen, monitoren, melden en vast te leggen. Tromboflebitis vergroot het risico van de patiënt op een longembolie. De hemodynamische gevolgen van een embolische obstructie in de pulmonaire bloedstroom zijn een toegenomen pulmonaire vaatweerstand, een toegenomen functie van de rechterventrikel, een verminderde cardiac output, shock en ademhalingsstilstand.

**Klinische verschijnselen:** Verpleegkundige controles moeten iedere drie tot vier uur worden uitgevoerd om de volgende verschijnselen/symptomen te kunnen constateren

- dyspneu (doorgaans aanwezig)
- plotselinge pijn op de borst
- snelle/zwakke pols
- syncope (collaps)
- angst
- koorts
- hoesten/hemoptoë
- versnelde ademhaling
- pleuritische pijn
- cyanose

**Preventieve verpleegkundige maatregelen:**

- Stimuleren van de inname van vocht om dehydratie te voorkomen.
- Handhaven van de intraveneuze anticoagulantiatherapie (zie protocol bij toediening van anticoagulantia).
- Handhaven van de voorgeschreven bedrust.
- Voorkomen van veneuze stase door het controleren (elke drie tot vier uur) of de steunkousen goed zitten.
- Aanmoedigen dorsiflexie-oefeningen van de onderste extremiteiten tijdens bedrust.

**Individuele plannen/aanvullende verpleegkundige en medische instructies:**

- *Niet masseren van de onderste extremiteiten.*
- *Meten van de inname en uitscheiding van vocht (elke acht uur).*

Handtekening: *S. Ibbels*                                    Datum: *09/04/12*

**Afbeelding 10–9**    Voorbeeld van een richtlijn die niet uitgaat van het probleem

# Zorgplan

Naam patiënt:_____

Dossiernummer:_____

| Verpleegkundige diagnose | Interventie | Resultaten | Indicatoren | Beoordelingsschaal |
|---|---|---|---|---|
| **Verminderde mobiliteit gerelateerd aan:**<br><br>☐ verminderd activiteitenvermogen/ verminderde kracht en uithoudingsvermogen<br>☐ pijn/ongemak<br>☐ perceptuele/cognitieve beperkingen<br>☐ neuromusculaire beperkingen<br>☐ depressie/zware angststoornis | **Oefentherapie: voorzichtig mobiliseren**<br>**Activiteiten:**<br><br>• Voorgeschreven pijnstillers voorafgaand aan fysiotherapie om mobiliteit te vergroten.<br>• Oefenen met lopen met fysiotherapie.<br>• Oefenen transfers met fysiotherapie.<br>• Oefenen mobiliteit/activiteiten in bed met fysiotherapie.<br>• Observeren hoe patiënt krukken/ looprek hanteert.<br>• Geef patiënt instructies over veilige transfers en mobilisatie.<br>• Plaats bedhekken (hoog en/of laag) om de patiënt te ondersteunen bij het draaien en verliggen.<br>• Volg zo nodig postoperatieve maatregelen ten aanzien van heupoperatie op.<br>• Actieve oefeningen fysiotherapie:<br><br>• Passieve oefeningen fysiotherapie:<br>_____<br>• Opbouw oefeningen fysiotherapie:<br>_____<br>• Overig:_____ | Resultaten<br><br>**Mobiliteitsniveau**<br>(vermogen om doelgericht te bewegen) | • Uitvoering transfers<br>• Mobiliseren: lopen | Beoordelingsschaal<br><br>(omcirkel 1)<br>Datum:_____<br>Initialen:_____<br>1  2  3  4  5<br>Datum:_____<br>Initialen:_____<br>1  2  3  4  5<br>Datum:_____<br>Initialen:_____<br>1  2  3  4  5<br>Datum:_____<br>Initialen:_____<br>1  2  3  4  5<br>Datum:_____<br>Initialen:_____<br>1  2  3  4  5<br>Datum:_____<br>Initialen:_____<br>1  2  3  4  5<br>Datum:_____<br>Initialen:_____<br>1  2  3  4  5<br>Datum:_____<br>Initialen:_____<br>1  2  3  4  5<br>Datum:_____<br>Initialen:_____<br>1  2  3  4  5 |
| **Zelfzorgtekort:**<br>☐ wassen/lichaamsverzorging<br>☐ kleden/uiterlijke verzorging<br>☐ toiletgang<br><br>**Gerelateerd aan:**<br>☐ verminderde of gebrek aan motivatie<br>☐ perceptuele of cognitieve beperkingen<br>☐ neuromusculaire beperkingen<br>☐ beperkingen bewegingsapparaat<br>☐ ongemak | **Hulp bij zelfzorg**<br><br>**Activiteiten:**<br><br>• Observeren hoe patiënt zelfzorgactiviteiten uitvoert.<br>• Observeer de behoeften van de patiënt ten aanzien van hulpmiddelen bij wassen/ lichaamsverzorging kleden/ uiterlijke verzorging, toiletgang en eten.<br>• Bied hulp totdat patiënt zelfzorgactiviteiten zelfstandig kan verrichten.<br>• Stimuleer patiënt om ADL-activiteiten te verrichten naar vermogen. | **Zelfzorg:**<br>**ADL-activiteiten**<br>(vermogen om de basale ADL-activiteiten uit te voeren) | • Aankleden<br><br>• Eten<br><br>• Toiletgang | Datum:_____<br>Initialen:_____<br>1  2  3  4  5<br>Datum:_____<br>Initialen:_____<br>1  2  3  4  5<br>Datum:_____<br>Initialen:_____<br>1  2  3  4  5<br>Datum:_____<br>Initialen:_____<br>1  2  3  4  5<br>Datum:_____<br>Initialen:_____<br>1  2  3  4  5 |

Beoordelingsschaal: **1** = Volledig afhankelijk, **2** = Met hulp en hulpmiddelen, **3** = Met hulp, **4** = Zelfstandig met hulpmiddelen, **5** = Volledig zelfstandig.

**Afbeelding 10–10**    Deel van een voorbeeld zorgplan (opgesteld in gestandaardiseerde verpleegkundige terminologie)

*Bron*: met dank aan het Grant Medical Center, Columbus, OH

kenhuis opgenomen. Het is 20.55 uur en zijn echtgenote komt voor het eerst op de afdeling om hem te bezoeken. Hoewel het ziekenhuisbeleid zegt dat bezoekers tot 21.00 uur mogen blijven, besluit de verpleegkundige dat dit in dit geval niet bevorderlijk is voor meneer Van Groningen.

Als verpleegbeleid betrekking heeft op het zorgplan van de patiënt, wordt dit meestal eenvoudigweg vermeld in het zorgplan (bijvoorbeeld: 'doorverwijzen naar sociale dienst volgens afdelingsbeleid'). Instellingsbeleid en -procedures zijn documenten van een instelling en worden dus niet bij het zorgplan opgeborgen.

---

**Gewenst resultaat:** Het vruchtwatervolume van de patiënt zal worden vergroot in een poging de variabele deceleraties te verminderen of de hoeveelheid meconium in het vruchtwater te verdunnen. (Men spreekt van een deceleratie van de foetale hartslagfrequentie bij een periode van afname van meer dan 15 slagen per minuut ten opzichte van de basisfrequentie, gedurende minimaal 10 seconden (V&VN, 2007a).

| **Ondersteunende gegevens:** | **Mogelijke complicaties:** |
|---|---|
| Contra-indicaties: | uitzakking van de navelstreng |
| late deceleraties (tegen het einde van de contractie) foetale tachycardie | verhoging intra-uteriene druk |
| weinig variabiliteit | polyhydramnios (overvloed aan vruchtwater) |
| bloedingen | scheuren van de baarmoeder |
| non-vertex presentatie (kind niet in schedelligging) | infectie |

**Beleid:**
De arts brengt de IUPC (intra-uteriene-druk katheter) in.

In het geval van een premature foetus wordt de vloeistof tijdens de toediening verwarmd met behulp van een bloedverwarmer.

Als de foetus volgroeid is, kan de vloeistof op kamertemperatuur worden ingebracht.

**Voorbereiding/toediening:**
1. Sluit 1000 ml fysiologische zoutoplossing aan op de infuuspomp. Spoel het systeem door.
2. Assisteer de arts bij het inbrengen van de IUPC.
3. Sluit het infuus aan op de IUPC.
4. Ter behandeling van deceleraties:
   a. Bolus infusie van 250-500 ml gedurende 10 minuten voordat de infuuspomp wordt aangesloten.
   b. Sluit vervolgens de infuuspomp aan en stel deze in op 3 ml/min. of 180 ml/uur.
5. Ter voorkoming van deceleraties:
   a. Infuus op 10 ml/min. gedurende 1 uur (stel infuuspomp in op 600 ml/uur).

**Interventie:**
Beoordeel/vastleggen:
1. Hartslag foetus continu.
2. Intra-uteriene druk elk half uur.
3. Aard/hoeveelheid lekkage.
4. Hoeveelheid toegediende fysiologisch-zoutoplossing.
Opmerking: de hoeveelheid infusievloeistof dient de lekkage nooit met meer dan 500 ml/1000 ml te overschrijden om zo het vruchtwatervolume op peil te houden.

Handhaaf een zijligging (rechter-/linkerzijde).

**LET OP! Als de rusttonus > 25 mm Hg is of er is geen ontspanning van de uterus, stop dan direct en waarschuw de arts.**

[Gestart door:]
_____

[Datum:]
_____

**Afbeelding 10–11** Protocol bij amnio-infusie

*Bron*: met dank aan het Shawnee Mission Medical Center, Shawnee Mission, KS.

## 10.3  Elektronische zorgplannen en gestandaardiseerde terminologie

Met behulp van computers kunnen zowel gestandaardiseerde als individuele zorgplannen worden opgesteld. Afbeelding 10–5 is een gestandaardiseerd zorgplan voor 'verstoorde gasuitwisseling' dat in de computer is opgeslagen en op de patiënt kan worden afgestemd door de verschijnselen en symptomen, resultaten en interventies te controleren die op die patiënt van toepassing zijn. Afbeelding 10–12 laat zien hoe een deel van een zorgplan er op de computer uitziet. Allebei de voorbeelden maken gebruik van een gestandaardiseerde (verpleegkundige) terminologie (dat wil zeggen van de ICF, NANDA-I, NIC en NOC) om problemen, resultaten en interventies te labelen. Afbeelding 10–13 is een door de computer gegenereerd zorgplan dat geen gestandaardiseerde terminologie gebruikt voor de resultaten en de interventies. Het is een op het individu afgestemd plan, speciaal ontwikkeld voor Loes Sanders, voor de twee verpleegkundige diagnosen 'angst' en 'verstoorde slaap'. De verpleegkundige heeft in haar eigen woorden de resultaten en interventies ingevuld.

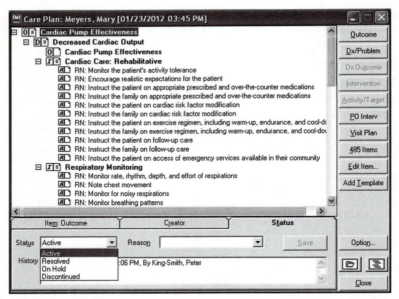

**Afbeelding 10–12**  Geautomatiseerd zorgplan (één scherm) dat de terminologie van de NANDA, NIC en NOC gebruikt

*Bron*: met dank aan Ergo Partners, L.C. Alle rechten voorbehouden.

## 10.4  Richtlijnen voor de zorgplanning

Nu je weet uit welke verschillende documenten een verpleegkundig dossier bestaat, moet je met behulp van de fasen van het verpleegkundig proces een zorgplan kunnen opstellen voor een bestaande cliënt. De richtlijnen voor de zorgplanning staan in kader 10–1, dat alle fasen van het verpleegkundig proces samenvat in een beknopt overzicht. Het in dit hoofdstuk ontwikkelde plan voor Loes Sanders volgt deze richtlijnen. In de voorgaande hoofdstukken van dit boek is gedetailleerd uitgelegd hoe je uitvoering kunt geven aan elke fase van het verpleegkundig proces. Mocht het nodig zijn dat je deze fasen nog eens bestudeert, ga dan terug naar de desbetreffende hoofdstukken. Naast de richtlijnen voor de zorgplanning kun je ook de richtlijnen uit kader 10–2 gebruiken wanneer je een zorgplan gaat schrijven.

## Kader 10–1 Richtlijnen voor de zorgplanning

1. Verzamel de gegevens.
   a. Neem anamnese af; doe lichamelijk onderzoek.
   b. Verifieer de gegevens.
   c. Breng hier structuur in aan door middel van een model.
2. Analyseer en synthetiseer de gegevens.
   a. Cluster de aanwijzingen die bij elkaar horen volgens het model.
   b. Formuleer zo nodig nieuwe clusters van aanwijzingen.
   c. Stel vast wat er afwijkt van het normale.
3. Som alle problemen op (overzichtslijst).
   a. Menselijke reacties die veranderd moeten worden.
   b. Medische, verpleegkundige en multidisciplinaire problemen.
   c. Feitelijke, dreigende en mogelijke problemen.
4. Maak een lijst met probleemlabels.
   a. Label de verpleegkundige diagnosen (probleem + etiologie of gerelateerde factoren).
      1. Probleem: vergelijk de patiëntengegevens met de bepalende verschijnselen, definities en risicofactoren.
      2. Etiologie: gerelateerde kenmerken (risicofactoren, oorzakelijke factoren en factoren die bijdragen).
   b. Label de multidisciplinaire problemen (potentiële complicaties bij...).
5. Stel vast hoe de problemen benaderd gaan worden:
   a. klinische zorgpaden;
   b. richtlijnen;
   c. protocollen;
   d. beleid/procedures (bijvoorbeeld: noteer op de lijst met probleemlabels: risico op longembolie – zie zorgstandaarden).
6. Stel zo nodig individuele zorgplannen enzovoort op.

7.  Noteer de medische, multidisciplinaire en ADL-activiteiten, en de basisbehoeften met betrekking tot de zorg in het verpleegkundig of elektronisch dossier.

8.  Stel een individueel zorgplan op voor de resterende verpleegkundige diagnosen en multidisciplinaire problemen.

    a.  Stel de individuele resultaten op:

        1.  Formuleer de gewenste reacties van de patiënt.
        2.  Formuleer de tegenovergestelde probleemreactie.
        3.  Zorg ervoor dat de resultaten meetbaar/realistisch zijn.

    b.  Formuleer de verpleegkundige instructies. Ze moeten bestaan uit:

        1.  etiologie: verminder/verwijder de samenhangende factoren;
        2.  probleem: verlichten van de symptomen/verschijnselen;
        3.  resultaten: hoe je de gewenste resultaten gaat bereiken;
        4.  gezondheidsbevordering, preventie, behandeling en observatie;
        5.  lichamelijke zorg, instructies, counseling, zorg voor de omgeving, verwijzen, emotionele ondersteuning en ADL-activiteiten;
        6.  verwijzingen naar het beleid of protocol bij complexe instructies (zie: afdelingsprocedure bij infuustherapie).

    c.  Voeg speciale of complexe leer- of ontslagbehoeften bij.

9.  Voer het zorgplan uit.

10. Evalueer de resultaten van de zorgverlening:

    a.  Vergelijk de vooruitgang van de patiënt met de oorspronkelijke doelen.

    b.  Stel het plan eventueel bij:

        1.  Verzamel zo nodig meer gegevens.
        2.  Wijzig het probleem, concludeer dat het probleem of blijft bestaan of is opgelost.
        3.  Verander de resultaten als ze onhaalbaar zijn.
        4.  Wijzig of handhaaf de verpleegkundige instructies, beëindig ze.

## 10.5  Opstellen van een verpleegkundig dossier

Lees de volgende casus die de ziekenhuisopname van Loes Sanders weergeeft. Volg vervolgens de stappen uit kader 10–1 en de richtlijnen uit kader 10–2 om een verpleegkundig dossier voor mevrouw Sanders op te stellen.

Casus      **Loes Sanders**

*Model*: Functionele gezondheidspatronen van Gordon.

*Medische diagnose*: Pneumonie.

Loes Sanders, een getrouwde advocaat van 33 jaar, is in het ziekenhuis opgenomen met een verhoogde lichaamstemperatuur, productieve hoest en een snelle, moeizame ademhaling. Tijdens de verpleegkundige anamnese vertelt ze aan verpleegkundige Marie Manders dat ze al twee weken 'kou op de borst heeft' en kortademig is bij inspanning. Ze zegt: 'Sinds gisteren heb ik koorts en pijn in mijn longen.' De volledige anamnesegegevens kun je vinden in afbeelding 3–2 in hoofdstuk 3 en worden hier dus maar gedeeltelijk weergegeven. De medische voorschriften bij de opname luiden als volgt:

- compleet bloedbeeld met diff.
- arteriële bloedgassen
- soortelijk gewicht urine
- sputum
- dagelijkse houdingsdrainage
- pulse oximeter
- infuus gluc./zout 100 ml/uur
- paracetamol 500 mg per os (elke vier uur) als de lichaamstemperatuur hoger is dan 38,3 °C

- X-thorax frontaal en lateraal
- bloedkweek (twee keer herhalen ≥ 38,3 °C)
- 24-uurs urine
- serumelektrolyten
- intensieve spirometer om de 3 uur
- vernevelen om de 4 uur
- vancomycine 0,5 g intraveneus om de 6 uur
- $O_2$ via canule, 5 liter

## 10.5.1  Anamnese

### Stap 1: verzamel de gegevens

Als je begint met het verzamelen van de gegevens van mevrouw Sanders heb je een formulier nodig zoals in afbeelding 3–2 uit hoofdstuk 3. Het formulier moet gestructureerd zijn aan de hand van lichaamssystemen of specifieke verpleegkundige aandachtsgebieden in plaats van met een enkel verpleegkundig model. Daarna structureer je de gegevens volgens een verpleegkundig model (bijvoorbeeld de functionele gezondheidspatronen van Gordon) om ze te analyseren. Kader 4–4 geeft weer hoe de opnamegegevens in de patronen worden ondergebracht.

## 10.5.2  Diagnose

### Stap 2: analyseer en interpreteer de gegevens

Onderstreep vervolgens alle aanwijzingen die belangrijk lijken of buiten de normaalwaarden vallen (zie kader 4–4). In het rollen- en relatiepatroon, bijvoorbeeld, heeft de verpleegkundige 'echtgenoot is buiten de stad' en 'dochter is bij de buren' onderstreept. Bedenk hoe de abnormale (belangrijke) aanwijzingen uit de ene cluster van aanwijzingen met een andere cluster in verband staan – die op een inductieve wijze nieuwe clusters van aanwijzingen vormen (zie tabel 4–6). In het stressverwerkingspatroon vertoont Loes tekenen van angst (gespannen gezichtsuitdrukking en trillen). Je kunt je afvragen of de aanwijzingen uit het rollen- en relatiepatroon met deze angst te maken hebben. Misschien is een deel van de angst van mevrouw Sanders te wijten aan haar zorgen over haar dochter of mist

# Kader 10-2 Richtlijnen voor het schrijven van een zorgplan

1. Neem elk van deze componenten op in je plan:
   a. cliëntenprofiel;
   b. basisbehoeften;
   c. medische aspecten;
   d. verpleegkundige diagnosen en multidisciplinaire problemen;
   e. speciale of complexe leer- of ontslagbehoeften.
2. Dateer en onderteken het initiële plan en de wijzigingen. De datum is belangrijk voor de evaluatie; de handtekening geeft aan welke verpleegkundige verantwoordelijk is.
3. Breng prioriteit aan in de verpleegkundige diagnosen. De prioriteiten veranderen naarmate de behoeften van de cliënt veranderen.
4. Breng prioriteiten aan in de interventies/instructies die voortvloeien uit de verpleegkundige diagnosen. Je beoordeelt bijvoorbeeld eerst het kennisniveau van de cliënt voordat je hem leert hoe hij zichzelf insuline moet toedienen.
5. Schrijf het plan in duidelijke en beknopte bewoordingen. Gebruik alleen standaard medische afkortingen en symbolen. Gebruik sleutelwoorden in plaats van volzinnen. Laat overbodige woorden weg, zoals 'cliënt' en 'de/het' (schrijf bijvoorbeeld 'wisselligging om de twee uur' in plaats van 'geef de cliënt om de twee uur wisselligging'.
6. Schrijf leesbaar en met pen. Als een plan niet kan worden uitgewist, wordt de verantwoordelijkheid benadrukt en wordt er meer belang gehecht aan wat er is genoteerd. Als een verpleegkundige diagnose niet meer aan de orde is, schrijf dan 'stopgezet' met de datum ernaast of schrijf de datum in een lege kolom. Dit geldt ook voor de resultaten en de verpleegkundige instructies.
7. Voor gedetailleerde behandelingen en procedures refereer je naar andere bronnen (bijvoorbeeld protocollen) in plaats van dat je alle stappen van het zorgplan uitschrijft. Je kunt schrijven: 'zie afdelingsprocedure diabetesinstructies', of je kunt een gestandaardiseerd verpleegkundig zorgplan toevoegen aan het probleem (bijvoorbeeld: 'zie standaardzorgplan voor ineffectieve borstvoeding'). Dit bespaart tijd en richt het geschreven deel van het zorgplan op de individuele behoeften van de cliënt.
8. Verzeker je ervan dat je plan holistisch is. Het dient de fysiologische, psychologische, socioculturele en spirituele (levensbeschouwelijke) behoeften in acht te nemen.
9. Verzeker je ervan dat je plan op het individu is afgestemd en kom tegemoet aan de unieke behoeften van de cliënt. Houd rekening met de wensen van de cliënt over hoe en wanneer de zorg moet worden gegeven (bijvoorbeeld: 'doucht het liefst 's avonds')
10. Neem de multidisciplinaire en coördinerende aspecten van de cliëntenzorg in je plan op. Je kunt een verpleegkundige instructie schrijven om een maatschappelijk werker of fysiotherapeut te consulteren, of je coördineert de onderzoeken en behandelingen. Het medische plan moet worden verweven met het verpleegkundig zorgplan zodat de twee plannen niet met elkaar in tegenspraak zijn.
11. Neem de ontslagplanning op in je plan (bijvoorbeeld de follow-up voor een maatschappelijk werker of wijkverpleegkundige).

ze emotionele steun van haar echtgenoot die buiten de stad is. De aanwijzingen lijken met elkaar in verband te staan en worden daarom op een inductieve wijze in een nieuwe cluster van aanwijzingen gegroepeerd (cluster 9 uit tabel 4–6). Cluster 9 geeft een probleem weer dat in essentie psychologisch is en het best past in het zelfbelevingspatroon.

Merk op in kader 4–4 dat de aanwijzingen 'urineert al twee dagen minder dan normaal' en 'transpireert veel' niet nauwkeurig kunnen worden geïnterpreteerd als je alleen deze twee aanwijzingen gebruikt. Om hun betekenis correct te kunnen interpreteren, moet je je afvragen hoe deze abnormale aanwijzingen in verband staan met de aanwijzingen in het voedings- en stofwisselingspatroon. Merk ook op dat in de nieuwe clusters de gegevens in meer dan één cluster kunnen voorkomen. Bijvoorbeeld: in tabel 4–6 komt 'ik krijg geen lucht als ik lig' twee keer voor. In cluster 4 is het een van de oorzaken van een verstoorde slaap; in cluster 6 veroorzaakt het indirect een zelfzorgtekort: mevrouw Sanders raakt door het gebrek aan slaap verzwakt en vermoeid waardoor ze haar zelfzorgactiviteiten niet meer kan uitvoeren. Onderzoek kader 4–4 en tabel 4–6 om te kijken of je de redeneringen achter elke cluster van aanwijzingen begrijpt. Je kunt de functionele gezondheidspatronen nog eens nalezen in tabel 3–10.

## Stap 3: som alle problemen op (overzichtslijst)

In deze stap zoek je voor ieder cluster van aanwijzingen de meest waarschijnlijke probleemverklaring; besluit vervolgens of het een feitelijk, dreigend of mogelijk probleem betreft. Bepaal ook of het een medisch of multidisciplinair probleem is of een verpleegkundige diagnose. De voorlopige conclusies voor Loes Sanders zijn opgesomd in tabel 4–6.

*Cluster 1: geen abnormale aanwijzingen* in het patroon van gezondheidsbeleving en -instandhouding. Het patroon geeft de vermogens van de patiënte weer: een gezonde levensstijl en inzicht en therapietrouw ten aanzien van de behandelingsvoorschriften (gebruikt haar Thyrax® volgens voorschrift).

*Cluster 2: probleem met betrekking tot onvoldoende voedingsstoffen.* Een aannemelijke verklaring is dat de slechte eetlust van mevrouw Sanders het gevolg is van haar ziekteproces. Haar eetlust zal waarschijnlijk terugkeren als haar pneumonie medisch is behandeld. Ondertussen heeft mevrouw Sanders verpleegkundige zorg nodig met betrekking tot haar voedingstoestand.

*Cluster 3: verpleegkundige diagnose: 'vochttekort'.* Dit is waarschijnlijk veroorzaakt door het overmatige vochtverlies door koorts en veel transpireren, door onvoldoende inname van vocht door misselijkheid en een slechte eetlust. De slechte huidturgor van mevrouw Sanders, haar verminderde urineproductie, droge slijmvliezen en een warme huid zijn de bepalende kenmerken die helpen om het probleem vast te stellen.

*Cluster 4: verpleegkundige diagnose binnen het slaap-rustpatroon.* Ze krijgt kennelijk onvoldoende lucht als ze ligt. Daarnaast houden het hoesten en de pijn haar wakker. Ongetwijfeld houden de koorts, het transpireren en de koude rillingen (van cluster 3 en 7) haar ook wakker. Hierdoor voelt ze zich zwak en is ze kortademig bij inspanning.

*Cluster 5: medisch probleem: 'hypothyreoïdie'.* Mevrouw Sanders heeft hier al medicatie voor. Het probleem vraagt niet om verpleegkundige interventies en hoeft dus ook niet in het zorgplan te worden opgenomen. De instructie voor de medicatie komt in het medische dossier en wordt tijdens haar verblijf in het ziekenhuis routinematig gegeven.

*Cluster 6: verpleegkundige diagnose: of 'verminderd activiteitenvermogen' of 'zelfzorgtekort'.* Deze worden allebei veroorzaakt door aanwijzingen en problemen uit andere clusters. Het probleem met betrekking tot het slaap-/rustpatroon uit cluster 4 en het zuurstofprobleem uit cluster 11 dragen allebei bij aan het algemene probleem van 'zich zwak voelen' uit cluster 6.

*Cluster 7: probleem: Loes Sanders voelt zich naar omdat ze last heeft van koude rillingen.* De rillingen worden veroorzaakt door koorts die weer veroorzaakt wordt door de pneumonie; ze zullen ophouden als de ziekte wordt behandeld. De koorts wordt medisch aangepakt (Ibuprofen volgens voorschrift); echter, verpleegkundige interventies kunnen bijdragen aan het welbevinden van mevrouw Sanders.

*Cluster 8: bevat risicofactoren van een mogelijke verpleegkundige diagnose: 'risico op belemmerd functioneren binnen het gezin'.* Maar onvoldoende gegevens duiden op een feitelijk probleem. In ieder geval zal het probleem zich de volgende dag vanzelf oplossen als meneer Sanders thuiskomt. Je kunt besluiten het probleem in het zorgplan op te nemen zodat je er zeker van bent dat de noodzakelijke follow-up zal plaatsvinden.

*Cluster 9: verpleegkundige diagnose: 'angst'.* Mevrouw Sanders zegt zich angstig te voelen maar vertoont hiervan verder geen tekenen, behalve trillen en een gespannen gezichtsuitdrukking. Ze zegt dat ze zich zorgen maakt over haar dochter die ze bij de buren heeft moeten achterlaten en over de achterstand die ze oploopt op haar werk. Daarnaast wordt haar angst overduidelijk veroorzaakt door haar periodieke moeilijke ademhaling. Dit is een verpleegkundige diagnose die verschillende oorzaken heeft.

*Cluster 10: verpleegkundige diagnose: 'acute pijn op de borst'.* Deze wordt veroorzaakt door hoesten ten gevolge van de pneumonie. Totdat de antibiotica de pneumonie heeft bestreden, zijn verpleegkundige interventies nodig om het welbevinden van mevrouw Sanders te bevorderen.

*Cluster 11: verpleegkundige diagnose: 'ineffectief ophoesten'.* De aanwijzingen zijn: productief hoesten, oppervlakkige ademhaling, verminderde uitzetting van de borst en een piepende ademhaling. De overige aanwijzingen (bijvoorbeeld bleke slijmvliezen) zijn kenmerken van een longontsteking; het medisch probleem dat het ineffectieve ophoesten veroorzaakt. Je kunt concluderen dat ook problemen uit de andere patronen aan het zuurstofprobleem bijdragen: een verminderde vochthoeveelheid leidt tot een dik, taai slijm, terwijl pijn en zwakte bijdragen aan de oppervlakkige ademhaling en een verminderde uitzetting van de borst.

Naast de problemen die je uit de clusters van aanwijzingen hebt afgeleid, moet je ook de multidisciplinaire problemen voor mevrouw Sanders vaststellen op grond van haar ziekteproces, infuustherapie en medicatie. Denk eraan dat multidisciplinaire problemen dreigende problemen zijn: de verpleegkundige zorg richt zich op het observeren van verschijnselen en symptomen zodat de problemen voorkomen kunnen worden. Het volgende is een overzichtslijst van de problemen van Loes Sanders, voordat ze worden omgezet in de terminologie en de structuur van de NANDA-I:

| Aanwijzingencluster | Mogelijke verklaring |
|---|---|
| 1 | Geen probleem. Gezonde levensstijl; inzicht en therapietrouw ten aanzien van de behandelingsvoorschriften |
| 2 | Feitelijke verpleegkundige diagnose: 'ondervoeding'. Waarschijnlijk veroorzaakt door misselijkheid en slechte eetlust; wordt versterkt door verhoogde stofwisseling door koorts en pneumonie. |
| 3 | Feitelijke verpleegkundige diagnose: 'vochttekort'. Veroorzaakt door overmatig vochtverlies (veel transpireren) door koorts; en onvoldoende inname van vocht door misselijkheid en verlies van eetlust. |
| 4 | Feitelijke verpleegkundige diagnose: 'slaapproblemen', waarschijnlijk het NANDA-I-label 'verstoorde slaap'. Veroorzaakt door hoesten, pijn, orthopneu (kortademigheid die vermindert door recht op zitten), koorts en veel transpireren. |
| 5 | Geen probleem zolang patiënte Thyrax® slikt. Wees zeker dat dit in het medische dossier is vermeld. |
| 6 | Feitelijke verpleegkundige diagnose: waarschijnlijk 'zelfzorgtekort' (of: 'verminderd activiteitenvermogen'). Zuurstoftekort en slaapgebrek leiden tot zwakte en vermoeidheid. Hierdoor kan ze geen zelfzorgactiviteiten uitvoeren. |
| 7 | Feitelijke verpleegkundige diagnose: rillingen zorgen voor ongemak. |
| 8 | Dreigende verpleegkundige diagnose: (een probleem kan ontstaan met de kinderopvang als de terugkeer meneer Sanders vertraagd is) 'mogelijk belemmerd gezinsfunctioneren', omdat beide ouders niet voor hun |

|    | kind kunnen zorgen; probleem lost zichzelf waarschijnlijk morgen op. |
|----|-----|
| 9  | Feitelijke verpleegkundige diagnose: 'angst'. Veroorzaakt door moeilijke ademhaling, zorgen om dochter en om 'achter te raken' van werk. |
| 10 | Feitelijke verpleegkundige diagnose: 'acute pijn op de borst door hoesten'. Medische behandeling zal verlichting brengen. |
| 11 | Feitelijke verpleegkundige diagnose 'problemen met ophoesten'. Krijgt dikke slijm niet opgehoest door infectie, koorts, zwakte, pijn en vochttekort. |

*Multidisciplinaire problemen*
- Potentiële complicatie bij pneumonie: septische shock.
- Potentiële complicatie bij pneumonie: respiratoire insufficiëntie.
- Potentiële complicatie bij infuustherapie: infiltraat, flebitis.
- Potentiële complicatie bij antibioticatherapie: allergische reactie en gastrointestinale stoornissen.

### Stap 4: maak een lijst met probleemstellingen met behulp van een gestandaardiseerde terminologie

Om de formele lijst met verpleegkundige diagnosen en multidisciplinaire problemen op te stellen, kun je gebruikmaken van de NANDA-I-diagnoselabels. Vergelijk de gegevens uit de clusters van aanwijzingen met de bepalende kenmerken uit een zakboek met verpleegkundige diagnosen om zeker te zijn dat je het juiste NANDA-I-label hebt gekozen voor elke verpleegkundige diagnose. Nadat je de diagnosen geverifieerd hebt met mevrouw Sanders, schrijf je ze in het zorgplan; ook breng je prioriteiten aan in de diagnosen (zie tabel 10–1). Merk op dat, naast de lijst met problemen van mevrouw Sanders die zijn weergegeven op het moment van opname in tabel 10–1, ook de veranderingen zijn weergegeven die de verpleegkundige heeft aangebracht na het uitvoeren van het zorgplan en het evalueren van de resultaten.

### 10.5.3  Planning

### Stap 5: geef aan hoe de problemen aangepakt gaan worden – door klinische paden of door andere gestandaardiseerde plannen

Nadat je de formele lijst met problemen hebt opgesteld, moet je besluiten hoe je ieder probleem zult behandelen (bijvoorbeeld met al vastgestelde interventies of met een individueel plan). Stel bij ieder probleem de volgende vragen:

A. **Is er een zorgklinisch pad of richtlijn voor deze medische diagnose of situatie?** Mevrouw Sanders is opgenomen op afdeling 2-zuid, een afdeling die een richtlijn hanteert voor patiënten met een pneumonie. Deze richtlijn beschrijft

**Tabel 10–1**  De op basis van prioriteit gerangschikte formele problemenlijst van Loes Sanders

| Problemen gerangschikt naar prioriteit | Soort plan |
|---|---|
| 1. Ineffectief ophoesten r/t taai slijm en oppervlakkige uitzetting van de borst door pijn, vochttekort en vermoeidheid. | Zie 'afdelingsrichtlijn bij pneumonie' |
| 2. ~~Vochttekort door onvoldoende inname van vocht en door vochtverlies door koorts, veel transpireren en misselijkheid.~~ *Verholpen 17/04/12 JW* | Zie gestandaardiseerd zorgplan voor vochttekort |
| 3. Angst r/t moeizame ademhaling en bezorgdheid over werk en ouderrollen. | Individueel opgesteld verpleegkundig zorgplan |
| 4. Verstoorde slaap r/t hoesten, pijn, orthopneu, koorts en veel transpireren. | Individueel opgesteld verpleegkundig zorgplan |
| 5. Zelfzorgtekort (niveau 2) r/t verminderd activiteitenvermogen door ineffectief ophoesten en verstoorde slaap. | Zie 'afdelingsrichtlijn bij pneumonie' |
| 6. Pijn op de borst r/t hoesten door pneumonie. | Zie 'afdelingsrichtlijn bij pneumonie' |
| 7. Ongemak: rillingen r/t koorts en veel transpireren/risico op. *17/04/12 JW* | Individueel opgesteld verpleegkundig zorgplan |
| 8. ~~Risico op belemmerd gezinsfunctioneren r/t ziekte van de moeder en tijdelijke afwezigheid van de vader die niet voor hun kind kan zorgen.~~ *Verholpen 17/04/12 JW* | Individueel opgesteld verpleegkundig zorgplan |
| 9. Ondervoeding r/t verminderde eetlust en misselijkheid en een verhoogde stofwisseling door ziekteproces. | Zie gestandaardiseerd zorgplan voor ondervoeding |
| 10. Potentiële complicatie bij pneumonie: septische shock en respiratoire insufficiëntie. | Zie ' afdelingsrichtlijn bij pneumonie' |
| 11. Potentiële complicatie bij infuustherapie: infiltraat, flebitis. | Zie afdelingsprocedure 'inbrengen infuus en zorg bij infuus' |
| 12. Potentiële complicatie bij behandeling met vancomycine: ototoxiciteit, hepatoxiciteit, allergische reactie en gastro-intestinale stoornissen. | Zie 'protocol bij intraveneuze toediening vancomycine' |

alle benodigde zorg voor probleem 1, 5, 6 en 10 ('ineffectief ophoesten', 'zelfzorgtekort', 'acute pijn op de borst' en 'potentiële complicatie bij pneumonie'). De meeste patiënten met een pneumonie hebben deze problemen, waardoor je de benodigde zorg vooruit kunt plannen. Omdat geen speciaal plan nodig is, kun je eenvoudigweg de lijst met problemen opsommen en naast het probleem schrijven: 'zie afdelingsrichtlijn bij pneumonie' (zie de instructies zoals deze worden getoond in kader 10–1).

B. **Is er een** *gestandaardiseerd verpleegkundig zorgplan* **voor de medische diagnose of toestand van de patiënt?** Omdat in het geval van mevrouw Sanders een richtlijn bij pneumonie aanwezig is en omdat haar behoeften overeenkomen met deze richtlijn, hoef je voor deze medische diagnose geen voorbeeldzorgplan te zoeken.

C. **Als, sommige** *multidisciplinaire problemen* **niet volledig door de richtlijnen worden gedekt, leiden dan een of meer van de volgende hulpmiddelen in de richting van je interventies?**
- medische voorschriften;
- bestaande instructies;

- protocollen;
- beleid en procedures.

In het geval van mevrouw Sanders zijn er twee multidisciplinaire problemen die niet door richtlijnen worden gedekt: problemen 11 en 12. Bij probleem 11 schrijven de medische instructies voor welke soort infuusvloeistof en welke toedieningsnelheid je moet instellen. Deze informatie vul je in op een infuuslijst en in het dossier (zie afbeelding 10–4). De procedurehandleiding van afdeling 2-zuid geeft een procedure bij infuustherapie. Hierin staat hoe vaak het infuus moet worden vernieuwd, waar je op moet letten, enzovoort. Dit wordt opgeschreven naast probleem 11 in de formele probleemlijst (in tabel 10–1).

Omdat vancomycine niet standaard wordt toegediend aan patiënten met pneumonie, is het niet opgenomen in de richtlijn bij pneumonie. Maar omdat het vaak gebruikt wordt bij patiënten die allergisch zijn voor penicilline, is het niet ongewoon om te geven. Daarnaast moeten verpleegkundigen zich bewust zijn van de observaties en interventies die je specifiek bij het toedienen van vancomycine moet verrichten, omdat deze afwijken van de procedures bij het toedienen van penicilline. Daarom heeft 2-zuid een multidisciplinair protocol ontwikkeld dat beschrijft hoe dit medicijn moet worden toegediend: er wordt bijvoorbeeld geschreven dat het geneesmiddel nooit sneller dan 100 ml/uur gegeven mag worden en dat het nooit intramusculair mag worden toegediend. Het beschrijft ook welke specifieke observaties de verpleegkundige moet verrichten, bijvoorbeeld het controleren op tinnitus, oligurie, hypotensieve reactie, huiduitslag, rillingen en jeuk. Je schrijft dit op naast probleem 12 in de formele probleemlijst (in tabel 10–1).

Als multidisciplinaire problemen niet door een van bovenstaande voorschriften worden gedekt, dan moeten ze apart worden vermeld in het zorgplan en moeten er individuele instructies worden opgesteld. In het geval van mevrouw Sanders is dit onnodig.

**D.** **Bepaal voor de *verpleegkundige diagnosen* die niet door de richtlijnen worden gedekt het volgende:**

**1.** *Voor welke verpleegkundige diagnosen is het nodig dat er een individueel zorgplan wordt opgesteld?* Denk eraan dat een individueel zorgplan alleen nodig is als de zorg niet al volledig gedekt wordt door richtlijnen, protocollen of andere routinematige verpleegkundige zorg. In het geval van Loes Sanders hebben de problemen 2, 3, 4, 7, 8 en 9 zorg nodig die niet beschreven is in de richtlijnen of afdelingsprocedures. Je kunt ervan uitgaan dat niet alle patiënten met pneumonie deze problemen hebben (vochttekort, angst, verstoorde slaap, risico op belemmerd gezinsfunctioneren en ondervoeding). Ze zijn daarom niet vermeld op de gestandaardiseerde zorgplannen of in de richtlijnen bij pneumonie.

2. *Is er al een standaardzorgplan voor deze verpleegkundige diagnose?* Je weet inmiddels dat standaardzorgplannen al gebruikt kunnen worden voor een enkele medische of verpleegkundige diagnose. Voor probleem 2, 'vochttekort', heeft 2-zuid een gestandaardiseerd zorgplan. Je geeft dit aan op de formele probleemlijst (in tabel 10–1).

Studenten die voor het eerst gaan oefenen met het schrijven van een zorgplan, zullen stap 5 niet altijd gebruiken, maar als verpleegkundige zul je zeker op deze manier je zorgplannen uitwerken. Terwijl je leert om zorgplannen op te stellen, kunnen je begeleiders je vragen een volledige lijst te maken van de verpleegkundige diagnosen en multidisciplinaire problemen van de cliënt waarna je voor ieder probleem je eigen resultaten en verpleegkundige instructies opstelt – zelfs voor de routineproblemen. Soms zul je niet beschikken over richtlijnen, bestaande instructies, protocollen en standaard zorgplannen.

## Stap 6: stel zo nodig individuele zorgplannen op
Naast de handmatig opgestelde zorgplannen voor de drie verpleegkundige diagnosen, kun je de volgende documenten gebruiken om de zorg voor mevrouw Sanders te stroomlijnen:
- 'richtlijnen bij pneumonie';
- 'gestandaardiseerd zorgplan voor vochttekort';
- 'gestandaardiseerd zorgplan voor ondervoeding';
- 'afdelingsprocedure: inbrengen infuus en zorg bij infuus';
- 'protocol bij intraveneuze toediening vancomycine'.

We gaan ervan uit dat de ' richtlijn bij pneumonie', de 'afdelingsprocedure: inbrengen infuus en zorg bij infuus' en het 'protocol bij intraveneuze toediening vancomycine' op 2-zuid aanwezig zijn en zonder enige aanpassing gebruikt kunnen worden voor mevrouw Sanders. Omdat ze onderdeel uitmaken van de documenten van de instelling en de zorg weergeven die alle patiënten met dezelfde aandoening en behandeling nodig hebben, hoef je hiervan geen kopie te voegen bij het verpleegkundig dossier van mevrouw Sanders. Echter, de gestandaardiseerde zorgplannen voor vochttekort en ondervoeding moeten op een individuele patiënt worden afgestemd. Je stemt ze dus af en voegt deze wel toe bij het allesomvattende zorgplan van mevrouw Sanders.

## Stap 7: noteer de medische, multidisciplinaire en ADL-activiteiten, en de basisbehoeften met betrekking tot de zorg in het verpleegkundige dossier of sla ze op in de computer
Omdat 2-zuid een elektronische zorgplanning gebruikt, hoef je de medische voorschriften niet apart in de computer in te voeren. Iedere dag krijg je een lijst van voorschriften die nog gelden (zie afbeelding 10–13: 'geldende medische voorschriften'). Instructies ten aanzien van dieet, activiteiten, hygiëne, infuustherapie

enzovoort, worden ook in het zorgplan opgenomen; sommige komen voor onder 'aanvullende instructies'.

### Stap 8: stel een individueel zorgplan op voor de overige verpleegkundige diagnosen en multidisciplinaire problemen.

Als je de lijst met formele problemen (tabel 10–1) bestudeert, kun je zien dat je gewenste resultaten moet opstellen voor probleem 3 ('angst'), 4 ('verstoorde slaap'), 7 ('gewijzigd comfort: rillingen') en 8 ('risico op verstoorde gezinsprocessen'). Je zet deze in de computer of haalt ze uit de digitale overzichtslijst terwijl je tegelijkertijd de bijbehorende resultaten en interventies kiest. Zie afbeelding 10–13 voor een voorbeeld van een elektronisch zorgplan: twee van de verpleegkundige diagnosen van mevrouw Sanders zijn hier uitgewerkt.

### 10.5.4   Uitvoering

### Stap 9: Voer het zorgplan uit

Op de dag van opname is de zorg onmiddellijk ingezet voor de twee problemen van mevrouw Sanders met de hoogste prioriteit: 'ineffectief ophoesten' en 'vochttekort'. De uitvoering van de medische voorschriften ten aanzien van de zuurstoftoediening en de intraveneuze antibioticatherapie zijn gestart; de diagnostische onderzoeken zijn uitgevoerd, de routinematige verpleegkundige zorg is verleend in overeenstemming met de 'richtlijn bij pneumonie' en in overeenstemming met de andere instructies/protocollen uit tabel 10–1. De zorg voor probleem 3 en 4 ('angst' en 'verstoorde slaap') is ingezet met instructies uit het verpleegkundig zorgplan; ook worden voor de multidisciplinaire problemen (10, 11 en 12) de observaties verricht. Als onderdeel van de uitvoering wordt alle verleende zorg schriftelijk vastgelegd en mondeling overgedragen.

### 10.5.5   Evaluatie

### Stap 10: Evalueer de resultaten van de zorgverlening, stel het plan zo nodig bij

Tijdens de evaluatie vergelijk je de vooruitgang van de patiënt met de voorspelde resultaten; als dat nodig is, stel je het plan bij. Als je gebruikmaakt van een elektronisch plan, zoals in afbeelding 10–13, voer je simpelweg de veranderingen in de computer in, slaat ze op en print ze uit. Op het formulier is een extra kolom voor de 'status' van het probleem en een extra kolom 'start/stop' waar de begin- en einddata van het probleem worden ingevoerd. Niet alle instellingen maken echter gebruik van elektronische zorgplannen. Tabel 10–1 laat zien hoe je veranderingen aanbrengt in een handgeschreven lijst met problemen; tabel 10–2 laat zien hoe veranderingen in het zorgplan van mevrouw Sanders eruit zouden zien indien het plan niet elektronisch zou zijn. Om niet te uitvoerig te zijn, komt in tabel 10–2 alleen probleem 3 aan bod. Het volgende scenario illustreert hoe de evaluatiestap voor mevrouw Sanders geweest zou zijn op de ochtend na de opname.

## Dagelijkse zorgactiviteiten

16/04/12 – 17.15 uur

Patiënt: Sanders, Loes

| | | | | |
|---|---|---|---|---|
| Locatie: 2-zuid | Geslacht: V | Leeftijd: 33 | Geboortedatum: 25/01/1979 | Gewicht: 56 kilo |

Klantnummer: 8-37838-1  Opnamedatum: 16/04/12

Ontslagdatum: / /  Reden van opname: pneumonie

Chirurgische procedure: geen

Medicatieallergieën: penicilline  Zaalarts: Katz, R.

Voedingsallergieën: geen  Consult arts 1:

Overige allergieën: geen  Consult arts 2:

Religie: katholiek  Consult arts 3:

Burgerlijke staat: getrouwd  Behandelend arts: Katz, R.

| | | | |
|---|---|---|---|
| Diabetes: N | Zwanger: N | Roken: N | Risico op infectie: J |

Hygiëne: hulp met wassen 15/04/12

### Actieve medische voorschriften

| | Start | Stop | Ingevoerd door |
|---|---|---|---|
| Activiteit | | | |
| Bedrust/stoel | 16/04/12 | | MLM |
| Inname & uitscheiding | 16/04/12 | | MLM |
| Routine | | | MLM |
| Infuustherapie/vocht | | | |
| Perifeer – Gluc/Zout 100 cc/uur | 16/04/12 | | MLM |
| Pulse oximeter | 16/04/12 | | |
| Medicatie | | | |
| Vancomycine 0,5 gr IV (om de 6 uur) | 16/04/12 | | MLM |
| Paracetamol 500 mg per os (om de 4 uur) | 16/04/12 | | |
| indien temp. > 38,3 °C | | | MLM |
| Zuurstof per canule 5 l. | 16/04/12 | | MLM |

### Actieve instructies

| Laboratorium | Instructienr. | Freq. | Prioriteit | Dat. instructie | Status | Ingevoerd door |
|---|---|---|---|---|---|---|
| Bloedbeeld met diff. | 1 | X1 | Rout | 16/04/12 | Uitgevoerd | MLM |
| Arteriële bloedgassen | 2 | X1 | stat. | 16/04/12 | Uitgevoerd | MLM |
| Bloedkweek twee keer als | 10 | X2 als | stat. | 16/04/12 | Uitgevoerd | MLM |
| lichaamstemperatuur > 38,3 | | temp. > 38,3 °C | | | | |
| Serumelektrolyten | 12 | X1 | Rout | 16/04/12 | Uitgevoerd | MLM |
| Soortelijkgewicht urine | 3 | X1 | Rout | 16/04/12 | Uitgevoerd | MLM |
| 24-uurs urine | 11 | X1 | Rout | 16/04/12 | Uitgevoerd | MLM |
| Sputum | 4 | X1 | Rout | 16/04/12 | Uitgevoerd | MLM |
| Röntgen | | | | | | |
| X-thorax lateraal en frontaal | 9 | X1 | stat. | 16/04/12 | Uitgevoerd | MLM |
| Respiratoire therapie | | | | | | |
| Houdingsdrainage | 5 | dagelijks | Rout | 16/04/12 | Uitgevoerd | MLM |
| Intensieve spirometer | 13 | om de 3 uur | Rout | 16/04/12 | Uitgevoerd | MLM |
| Vernevelen | 14 | om de 4 uur | Rout | 16/04/12 | Uitgevoerd | MLM |

**Afbeelding 10–13**  Zorgplan bij opname van Loes Sanders

Dagelijkse zorgactiviteiten

Blad 2

Patiënt: Sanders, Loes

Locatie: 2-zuid          Geslacht: V          Leeftijd: 33          Geboortedatum: 25/01/1979          Gewicht: 56 kilo

Klantnummer: 8-37838-1          Opnamedatum: 16/04/12

### Verpleegkundig zorgplan

| | | Start | Stop | Status |
|---|---|---|---|---|
| Probleemnr. 3 | | | | |
| Verpleegkundige diagnose: | angst (matig) r/t moeite met ademhalen en bezorgdheid over werk en ouderrollen. | 16/04/12 | | Mee bezig |
| Resultaten: | • Luistert naar de instructies en volgt deze op ten aanzien van de juiste ademhalings- en ophoesttechnieken, ook tijdens dyspneu. | 16/04/12 | | Mee bezig |
| | • Zegt inzicht te hebben in haar situatie en geeft aan de onderzoeken en behandeling te begrijpen (voor 16/04/07, 22.00 uur). | 16/04/12 | | Mee bezig |
| | • Minder uitingen van vrees en angst (niet binnen 12 uur). | 16/04/12 | | Mee bezig |
| | • Spreekt op een rustige wijze zonder trillende stem. | 16/04/12 | | Mee bezig |
| | • Ademhalingsfreq. 12-22/min. | 16/04/12 | | Mee bezig |
| | • Praat vrijuit over zorgen over werk en ouderrollen; plaatst deze echter wel in het perspectief van ziekte. | 16/04/12 | | Mee bezig |
| Verpleegkundige instructies: | • Blijf bij patiënte als deze last heeft van dyspneu; zeg dat je bij haar blijft. | 16/04/12 | | Mee bezig |
| | • Blijf rustig; toon zelfvertrouwen. | 16/04/12 | | Mee bezig |
| | • Stimuleer een langzame, diepe ademhaling ten tijde van dyspneu. | 16/04/12 | | Mee bezig |
| | • Leg in het kort de behandelingen en procedures uit. | 16/04/12 | | Mee bezig |
| | • Geef op een rustig moment een gedetailleerde toelichting over de situatie, onderzoeken en behandelingen. | 16/04/12 | | Mee bezig |
| | • Moedig aan, wanneer ze zich relatief goed voelt, bezorgdheid te uiten over kind en werk; kijk samen of er alternatieven zijn. | 16/04/12 | | Mee bezig |
| | • Let op of echtgenoot terugkomt op het verwachte tijdstip. Zo niet, stel zorgplan op voor feitelijke gewijzigde gezinsprocessen. | 16/04/12 | | Mee bezig |
| Probleemnr. 4 | | | | |
| Verpleegkundige diagnose: | verstoorde slaap r/t hoesten, pijn, orthopneu, koorts en veel transpireren. | 16/04/12 | | Mee bezig |
| Resultaten: | • Slaapt tijdens de nachtrondes. | 16/04/12 | | Mee bezig |
| | • Zegt 's ochtends uitgerust te zijn. | | | |
| | • Heeft geen last van orthopneu (op dag 2). | 16/04/12 | | Mee bezig |
| Verpleegkundige instructies: | • Biedt comfortverhogende interventies, zoals wrijven over de rug, rustige omgeving, zachte verlichting, geef regelmatig droge lakens (veel transpireren) en geef mondverzorging. | 16/04/12 | | Mee bezig |
| | • Initieer en controleer de multidisciplinaire interventies ten aanzien van pijn, koorts en dyspneu. | 16/04/12 16/04/12 | | Mee bezig Mee bezig |
| | • Gebruik een zaklamp tijdens de nachtrondes. | 16/04/12 | | Mee bezig |
| | • Semi-Fowler-positie als patiënte niet kan slapen in Fowler-positie. | 16/04/12 | | Mee bezig |
| | • Informeer dagelijks of patiënte zich uitgerust voelt. | 16/04/12 | | Mee bezig |

**Afbeelding 10–13**   Vervolg

**Voorbeeld:** De intraveneuze vochttoediening zorgde ervoor dat de vochtbalans van mevrouw Sanders weer in evenwicht kwam, en de volgende ochtend waren er geen verschijnselen meer die duidden op een vochttekort (probleem 2). Zoals je kon verwachten, verbeterde haar ineffectieve ophoesten, samen met de problemen 4, 5, 6 en 9, niet zo snel. Een oplossing voor deze problemen kost meer tijd omdat de antibiotica geleidelijk de pneumonie verminderen en de zuurstofvoorziening verbeteren. Daarom komen problemen 1, 4, 5, 6 en 9 onveranderd terug in de lijst met problemen in tabel 10–2.

Er was een verbetering vastgesteld ten aanzien van probleem 7. De oraal toegediende Ibuprofen zorgde ervoor dat de lichaamstemperatuur van mevrouw Sanders daalde en daarom had ze geen last meer van rillingen. Zoals verwacht, keerde haar echtgenoot terug waardoor er geen risico meer was op een belemmerd gezinsfunctioneren (probleem 8). Tabel 10–1 laat zien hoe deze problemen opnieuw zijn beschreven om de veranderde toestand van mevrouw Sanders weer te geven.

De verpleegkundigen van de avond- en nachtdienst konden de verpleegkundige instructies ten aanzien van probleem 3 ('angst') op een effectieve manier uitvoeren. De veranderingen die hieruit voortvloeien, worden getoond in het zorgplan met betrekking tot 'angst' in tabel 10–2. 'Angst' blijft echter wel op de lijst met problemen (tabel 10–1) staan, omdat niet alle doelen bereikt zijn.

## 10.6  Hoe je een zorgplan visueel maakt door mindmapping

Als verpleegkundestudent wil je wellicht een verpleegkundig zorgplan opstellen (of je begeleider vraagt je dit te doen) ter voorbereiding op de stage. **Mindmapping** is een visualisatietechniek waarmee je met behulp van grafische beelden (plaatjes) relaties tussen ideeën en begrippen aanbrengt. Het is bedoeld om het kritisch denken te stimuleren en het helpt degenen die meer visueel dan tekstueel zijn ingesteld. Een zorgplan dat met behulp van mindmapping is opgesteld, gebruikt vormen en afbeeldingen die de fasen van het verpleegkundig proces (dat wil zeggen de anamnesegegevens, verpleegkundige diagnosen, doelen van de patiënt, interventies en evaluatie), en de pathofysiologie, medicatie en andere relevante gegevens weergeven. Omdat een zorgplan meestal op één pagina moet passen, moet je zorgvuldig nadenken over welke gegevens je op de kaart noteert.

1.  Zet het belangrijkste begrip boven aan de pagina in het midden. Dit is de focus van je zorgplan.
2.  Als je nadenkt over de gevolgen van de aandoening, verbind je andere ideeën die verband houden met het individu met elkaar, zoals de takken van een boom of de spaken van een wiel. Bijvoorbeeld: als je belangrijkste begrip 'mevrouw Sanders' is, denk je wellicht aan 'problemen met de ademhaling', 'pijn op de borst', 'bezorgdheid over haar werk', enzovoort. Het maakt niet

**Tabel 10-2** Bijgesteld zorgplan van Loes Sanders (alleen ten aanzien van de 'angst')

| Verpleegkundige diagnose | Verwachte resultaten | Uitspraken over de evaluatie | Verpleegkundige instructies | Redenen |
|---|---|---|---|---|
| Angst r/t moeite met ademhalen en bezorgdheid over werk en ouderrollen. (16/04/12 MM) | Toont aan minder angstig te zijn, zich uitend in het volgende: | | | |
| | 1. Luistert naar de instructies en volgt deze op ten aanzien van de juiste ademhalings- en ophoesttechnieken, ook tijdens dyspneu. | 1. Resultaat behaald. Laat de juiste ophoesttechnieken zien bij dyspneu. | a. Blijf bij patiënte als deze last heeft van dyspneu; zeg dat je bij haar blijft. | a. De aanwezigheid van een deskundige zorgverlener vermindert de angst van de patiënte dat ze het gevoel heeft geen adem te kunnen halen. Angstbeheersing draagt bij aan een effectief ademhalingspatroon. |
| | 2. Zegt inzicht te hebben in haar situatie en geeft aan de onderzoeken en behandeling te begrijpen (voor einde dag 1). | 2. Resultaat behaald. Zie voortgangsrapportage late dienst. Zegt: 'Ik weet dat ik moet proberen diep adem te halen, ook als het pijn doet.' Laat zien hoe ze intensieve spirometer moet gebruiken en zegt de noodzaak ervan in te zien. Begrijpt dat het infuus dient om uitdroging te voorkomen en om de antibiotica toe te dienen. (geëvalueerd, 17/04/12 JW) | b. Blijf rustig; toon zelfvertrouwen. | b. Het idee dat de verpleegkundige er is om te helpen, stelt de patiënte gerust. |
| | | | c. Stimuleer een langzame, diepe ademhaling om zo controle te behouden en de angst te verminderen. | c. Het concentreren op de ademhaling kan de patiënte helpen. |
| | | | d. Leg in het kort de behandelingen en procedures uit als ze last heeft van dyspneu. | d. Angst en pijn staan het leerproces in de weg. Als je weet wat je kunt verwachten, vermindert dit de angst. |
| | 3. Minder uitingen van vrees en angst (niet binnen 12 uur). | 3. Resultaat behaald. Zegt: 'Ik weet dat ik voldoende lucht krijg, maar het ademhalen doet nog wel zeer.' | e. ~~Geef op een rustig moment gedetailleerde uitleg over de situatie, onderzoeken en behandelingen.~~ *Blijf onderzoeken of patiënte informatie nodig heeft. (17/04/12 JW)* | e. *Gedetailleerde informatie gegeven. Patiënte toont inzicht; er is geen reden meer om informatie te herhalen.* |
| | 4. Spreekt op een rustige wijze zonder trillende stem. | 4. Resultaat behaald. Spreekt met een rustige stem. | f. Moedig de patiënte aan, wanneer ze zich relatief goed voelt, om haar bezorgdheid te uiten over haar kind en haar werk; kijk samen met patiënte of er alternatieven nodig zijn. | f. Als patiënte weet waar haar angst vandaan komt, stelt dit haar in staat om de angst te beheersen. |
| | 5. Ademhalingsfrequentie 12-22/min. | 5. Resultaat niet behaald. Frequentie ligt tussen 26-36 per minuut. | | |
| | 6. Praat vrijuit over zorgen over werk en ouderrollen; plaatst deze echter wel in het perspectief van ziekte. | 6. Resultaat gedeeltelijk behaald. Slechts kort besproken tijdens late dienst. 's Nachts niet besproken vanwege noodzaak tot nachtrust van patiënte. (geëvalueerd, 17/04/12 JW) | g. ~~Let op of echtgenoot terugkomt op het verwachte tijdstip. Zo niet, stel zorgplan op voor feitelijke gewijzigde gezinsprocessen.~~ *(17/04/12 Meneer Sanders is terug. JW)* | g. Als de echtgenoot afwezig bleef, zou dit de bepalende kenmerken voor deze verpleegkundige diagnose rechtvaardigen. Het is daarom belangrijk dat dit gelijk onderzocht wordt omdat zo nodig direct kinderopvang geregeld kan worden. |

uit of je begint met je vertakkingen met anamnesegegevens, verpleegkundige diagnosen, doelen, interventies of medische diagnosen en behandelingen.

3. Elke vertakking kan meer ideeën genereren die je kunt weergeven met afbeeldingen, vormen of kleuren of die je in groepen kunt clusteren. Merk op dat er in afbeelding 10–14 twee clusters met patiëntengegevens zijn, die allebei verbonden zijn met een andere verpleegkundige diagnose.

4. Trek pijlen of lijnen tussen clusters met ideeën die met elkaar in verbinding staan. Je kunt bijvoorbeeld een verbindingslijn zetten tussen het ene cluster met patiëntengegevens en de verpleegkundige diagnose 'ineffectief ophoesten' en tussen het andere cluster met patiëntengegevens en de verpleegkundige diagnose 'angst'.

5. Schrijf kwalificerende woorden op of naast de verbindingslijnen die uitleggen wat de relatie is tussen de begrippen- of ideeënclusters. In afbeelding 10–14 is een van deze kwalificaties: 'bepalende kenmerken bij'.

Geef ruimte aan al je gedachten. Je kunt afbeeldingen, tekeningen, vormen en kleuren gebruiken om aan je ideeën en begrippen vorm te geven. Gebruik alles wat je maar kan helpen om je inzicht te vergroten dat je voor de zorg van de patiënt nodig hebt.

## 10.7 Ethische overwegingen

Er zijn mensen die menen dat alles wat de verpleegkundige doet een moreel aspect heeft, omdat de verpleegkunde met de mens in contact komt wanneer deze zeer kwetsbaar is. Als je deze redenering doorvoert, krijgt ook het opstellen van een zorgplan voor een patiënt een morele dimensie.

**Conventionele ethische principes** zijn die principes die over een gehele linie gelden, in de praktijk tot uitdrukking komen en met sancties worden afgedwongen. Twee van de meest fundamentele conventionele principes die voor verpleegkundigen gelden, zijn:

1. Verpleegkundigen zijn verplicht hun werk deskundig uit te voeren.
2. Het welzijn van de patiënt is het voornaamste aandachtsgebied van de verpleegkundige.

Een verpleegkundige die onzorgvuldig en onverschillig is, schendt beide principes. Andere verpleegkundigen van de afdeling kunnen haar negeren of haar gedrag melden aan een leidinggevende. Deze ethische principes suggereren dat verpleegkundigen de morele verplichting hebben om het herstel van een cliënt te bevorderen. Een goed verpleegkundig zorgplan ondersteunt het herstelproces van een cliënt door ervoor te zorgen dat zijn behoeften gecommuniceerd en verwezenlijkt worden. Wanneer alle zorgverleners de behoeften en voorkeuren van

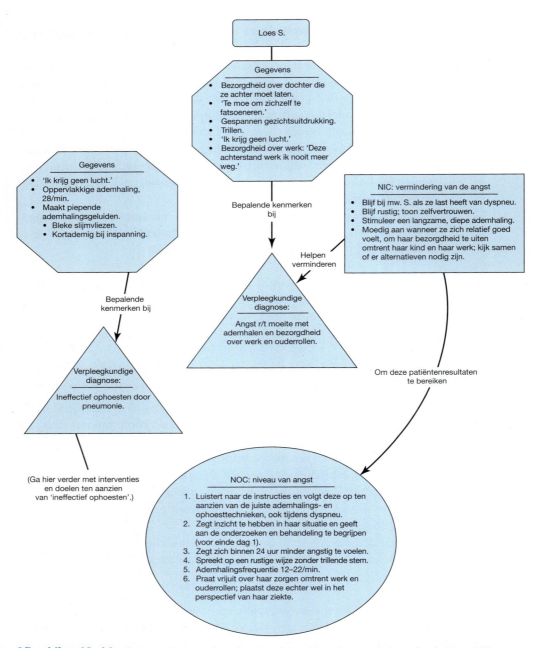

Loes S.

**Gegevens**

- Bezorgdheid over dochter die ze achter moet laten.
- 'Te moe om zichzelf te fatsoeneren.'
- Gespannen gezichtsuitdrukking.
- Trillen.
- 'Ik krijg geen lucht.'
- Bezorgdheid over werk: 'Deze achterstand werk ik nooit meer weg.'

**Gegevens**

- 'Ik krijg geen lucht.'
- Oppervlakkige ademhaling, 28/min.
- Maakt piepende ademhalingsgeluiden.
  - Bleke slijmvliezen.
  - Kortademig bij inspanning.

Bepalende kenmerken bij

**NIC: vermindering van de angst**

- Blijf bij mw. S. als ze last heeft van dyspneu.
- Blijf rustig; toon zelfvertrouwen.
- Stimuleer een langzame, diepe ademhaling.
- Moedig aan wanneer ze zich relatief goed voelt, om haar bezorgdheid te uiten omtrent haar kind en haar werk; kijk samen of er alternatieven nodig zijn.

Helpen verminderen

**Verpleegkundige diagnose:**

Angst r/t moeite met ademhalen en bezorgdheid over werk en ouderrollen.

Bepalende kenmerken bij

**Verpleegkundige diagnose:**

Ineffectief ophoesten door pneumonie.

Om deze patiëntenresultaten te bereiken

(Ga hier verder met interventies en doelen ten aanzien van 'ineffectief ophoesten'.)

**NOC: niveau van angst**

1. Luistert naar de instructies en volgt deze op ten aanzien van de juiste ademhalings- en ophoesttechnieken, ook tijdens dyspneu.
2. Zegt inzicht te hebben in haar situatie en geeft aan de onderzoeken en behandeling te begrijpen (voor einde dag 1).
3. Zegt zich binnen 24 uur minder angstig te voelen.
4. Spreekt op een rustige wijze zonder trillende stem.
5. Ademhalingsfrequentie 12–22/min.
6. Praat vrijuit over haar zorgen omtrent werk en ouderrollen; plaatst deze echter wel in het perspectief van haar ziekte.

**Afbeelding 10–14**     Een zorgplan voor Loes Sanders dat met behulp van mindmapping is opgesteld

de patiënt begrijpen, is hij meer gerustgesteld en minder angstig en houdt hij meer energie over voor zijn herstel.

Hoewel het geen verpleegkundig conventioneel principe is, wordt het morele principe van **rechtvaardigheid** (in de zin van redelijkheid) ook ondersteund door een goede planning. In het huidige tijdperk van kostenbeheersing en beperkte middelen in de gezondheidszorg, is het belangrijk dat de menselijke en materiële middelen niet op een verkeerde manier worden ingezet. Een geschreven zorgplan zorgt ervoor dat de verpleegkundige tijd efficiënt wordt besteed, dat handelingen niet dubbelop worden gedaan of geen tijd verspild wordt met het verrichten van interventies die niet effectief zijn. Zoals al eerder is genoemd, dragen klinische paden ertoe bij dat de lengte van de ziekenhuisopname verkort wordt. Verpleegkundigen moeten er echter altijd voor waken dat ze niet voorbijgaan aan de individuele behoeften van de patiënt in hun ijver die patiënt 'op het zorgpad te houden'. De Nationale Beroepscode stelt in artikel 1.3 en 2.2 dat:

Als verpleegkundige/verzorgende verricht ik alleen handelingen die binnen de grenzen van mijn deskundigheid liggen.
Dat betekent met name dat:
- ik geen opdrachten en verantwoordelijkheden accepteer, waaraan ik niet kan voldoen;
- als een handeling buiten mijn deskundigheid valt, ik mij ervoor inzet dat een collega of andere zorgverlener, die de vereiste deskundigheid wel bezit, de desbetreffende handeling verricht.

Als verpleegkundige/verzorgende stel ik in de zorgverlening de belangen van de zorgvrager centraal.
Dat betekent met name dat:
- ik de zorg verleen die voor deze zorgvrager nodig is;
- ik, indien nodig, opkom voor de belangen van de zorgvrager;
- ik op een rechtvaardige manier prioriteiten stel in de belangen van verschillende zorgvragers die aan mijn zorgen zijn toevertrouwd;
- ik ervoor zorg dat de gezondheid en veiligheid van de zorgvrager niet in gevaar komen bij arbeidsonrust en stiptheidsacties (V&VN/NU'91, 2007).

**10-2 Test je kennis**
1. Noem tien stappen voor het opstellen van een zorgplan (kijk in kader 10–1 als je ze niet allemaal kunt herinneren).
2. Noem zo veel mogelijk richtlijnen voor het schrijven van zorgplannen. Bijvoorbeeld 'verwijs naar andere bronnen voor gedetailleerde behandelingen en procedures' (als je je minder dan tien richtlijnen kunt herinneren, kijk dan in kader 10–2).

Zie voor de antwoorden www.pearsonxtra.nl.

## Samenvatting

Een verpleegkundig dossier:

- is een geschreven leidraad voor de doelgerichte verpleegkundige activiteiten;
- biedt het geschreven kader dat noodzakelijk is voor de individuele zorg;
- bevat een cliëntenprofiel, instructies hoe aan de basisbehoeften tegemoet kan worden gekomen, aspecten van het medische behandelplan die de verpleegkundige moet uitvoeren en een verpleegkundig zorgplan voor de verpleegkundige diagnosen en multidisciplinaire problemen van de cliënt;
- kan zowel de gestandaardiseerde als de geïndividualiseerde methoden combineren;
- ondersteunt de conventionele ethische principes van de verpleegkunde en het morele principe van rechtvaardigheid;
- wordt in sommige instellingen aangevuld met een klinisch zorgpad bij aandoeningen die veel voorkomen.

## Kritisch denken in de praktijk: overeenkomsten en verschillen

Je zult belangrijke overeenkomsten en verschillen constateren wanneer je bepaalde zaken classificeert (bijvoorbeeld bij het clusteren van anamnesegegevens), wanneer je je klinisch oordeel moet geven of wanneer je zaken op een andere wijze moet beredeneren (zie bijvoorbeeld 'Kritisch denken in de praktijk' in hoofdstuk 5). Het doel van het vergelijken is verstandige keuzen maken en besluiten nemen. Niet alle factoren wegen hierbij even zwaar. Als je maar 15 euro te besteden hebt voor paar schoenen is de prijs belangrijker dan de stijl – en wellicht ook belangrijker dan het comfort. Mensen die kritisch denken weten dat zaken die op het eerste gezicht hetzelfde lijken, vaak op belangrijke punten van elkaar verschillen.

Je moet voorkomen dat je **onvolledige, incomplete vergelijkingen** maakt – dat wil zeggen dat je je richt op te weinig punten. Als je je schoenen alleen hebt gekocht op basis van de prijs, dan zitten ze waarschijnlijk niet lekker en heb je je geld in feite weggegooid. Een **selectieve vergelijking** wil zeggen dat je een vergelijking maakt op basis van vooringenomenheid: je richt je enkel op de factoren die maar één kant van de zaak belichten en negeert de factoren die de zaak van een andere kant belichten. Je bent bijvoorbeeld op zoek naar een ander huis en wilt graag bij je familie in de buurt wonen. Je zult je dan waarschijnlijk alleen maar richten op alle positieve kanten van het dicht bij je familie wonen en ziet dan misschien niet meer dat de huizen daar duurder zijn of meer onderhoud nodig hebben dan huizen in andere buurten.

### Leren van de vaardigheid

Een **analogie** is een speciaal soort vergelijking die aangeeft hoe zaken uit verschillende categorieën met elkaar overeenkomen. Mensen zeggen bijvoorbeeld: 'tijd is geld'. Tijd en geld zijn van een totaal andere categorie, maar door het aanbrengen van de analogie zie je hun overeenkomsten; een ervan is dat we van allebei een beperkte hoeveelheid hebben.

1. Noem andere overeenkomsten van tijd en geld.

   Analogieën gaan ervan uit dat, omdat de zaken op sommige punten overeenkomen, ze dit ook op andere punten doen. Bijvoorbeeld: gegevens die afkomstig zijn uit dierproeven worden gebruikt om besluiten te nemen ten aanzien van de ontwikkeling van geneesmiddelen voor de mens.

2. Wat zijn de overeenkomsten tussen dieren en mensen?

3. Welke aannamen mogen onderzoekers uit de proefdierindustrie doen met betrekking tot de overeenkomsten tussen dieren en mensen als ze advies moeten geven over de effecten van medicijnen bij mensen?

Toepassen van de vaardigheid

A. Marieke Winklaar (30 jaar) en Jin Li (85 jaar) hebben allebei op dezelfde dag in verband met borstkanker een amputatie van de rechterborst ondergaan. De verpleegkundige is voor beide vrouwen de zorg aan het plannen met behulp van een klinisch zorgpad voor borstamputatiepatiënten. Naast de gebruikelijke complicaties die kunnen optreden door de ingreep (pijn, bloedingen en infectie), behandelt het klinische zorgpad de verpleegkundige diagnosen 'verminderde mobiliteit' en 'risico op individuele, ineffectieve probleemhantering'.

1. Welke overeenkomsten hebben de twee patiënten?

2. Welke verschillen bestaan er tussen hen?

3. Wat moet de verpleegkundige nog meer weten over deze vrouwen om te weten of het klinische pad effectief aan hun behoeften tegemoetkomt?

B. Twee patiënten hebben de verpleegkundige diagnose 'inadequate therapiediscipline r/t kennistekort'. Debbie Minks is een meisje van 14 jaar bij wie zojuist de diagnose diabetes mellitus type 1 is vastgesteld. Ze woont bij haar ouders. Gloria Willems is een 82-jarige vrouw die chronische decompensatio cordis heeft, waarvoor ze medicijnen en een aangepast dieet heeft. Ze woont alleen. De verpleegkundige heeft het gestandaardiseerde zorgplan bij 'kennistekort' uitgeprint en vraagt zich af of ze hiermee voor beide patiënten de instructies kan plannen.

1. Geef een opsomming van de overeenkomsten van deze twee patiënten.

2. Betekenen deze overeenkomsten dat het gestandaardiseerde plan voor beiden toepasbaar is?

3. Onderstreep bij vraag 1 alle overeenkomsten die kenmerkend zijn voor een 'kennistekort'.

4. In welk(e) opzicht(en) verschillen de twee patiënten van elkaar?
5. Waarom is het belangrijk deze verschillen te kennen als je de interventies plant voor de diagnose 'kennistekort'?

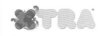 Kijk op www.pearsonxtra.nl voor de antwoorden op de vragen en nog meer oefenmateriaal.

# Appendix A

## Door de NANDA goedgekeurde verpleegkundige diagnosen 2009–2011

Achteruitgang bij volwassene
Activiteitenplanning, ineffectieve
Activiteitsvermogen, verminderd
Activiteitsvermogen, dreigend verminderd
Ademhalingspatroon, ineffectief
Ademhalingsvermogen, verminderd
Afleiding, gebrek aan
Angst
Angst voor de dood
Aspiratie, risico op
Beademingsontwenning, disfunctionele
Bedroefdheid, chronische
Bescherming, ineffectieve
Beslisconflict (specificeer)
Besluitvorming, voorbereid zijn op bevordering van
Bloeding, risico op
Bloedglucosespiegel, risico op onstabiele
Borstvoeding, effectieve
Borstvoeding, ineffectieve
Borstvoeding, onderbroken
Cardiac output, verminderde
Communicatie, gebrekkige verbale
Communicatie, voorbereid zijn op bevordering van
Contaminatie
Contaminatie, risico op
Coping, voorbereid zijn op bevordering van
Denkprocessen, verstoorde
Desoriëntatiesyndroom
Diarree
Dysreflexie
Dysreflexie, risico op
Eenzaamheid, risico op
Elektrolytenonbalans, risico op
Energieveldverstoring
Gasuitwisseling, verstoorde
Gebit, afwijkend

Gedrag van kinderen, bereidheid tot verbetering gecoördineerd
Gedrag van kinderen, ontregeld
Gedrag van kinderen, risico op ontregeld
Geelzucht, neonatale
Geestelijke nood
Geestelijke nood, risico op
Geestelijk welbevinden, bereidheid tot verbetering
Geheugenstoornis
Geweld, risico op: tegen anderen gericht
Geweld, risico op: tegen zichzelf gericht
Gezinsfunctioneren, disfunctioneel
Gezinsfunctioneren, onderbroken
Gezinsfunctioneren, bereidheid tot verbetering
Gezondheid, onvermogen te onderhouden
Gezondheidszoekend gedrag (specificeer)
Gezondheidsgedrag, risicovol
Gezondheidsmanagement, gebrekkige
Gezondheidsmanagement, voorbereid zijn op bevordering van eigen
Groeiachterstand, risico op
Groei- en ontwikkelingsachterstand
Hartdoorbloeding, risico op verminderde
Hechting, risico op verstoorde
Hersendoorbloeding, risico op verminderde
Herstellingsvermogen, risico op verminderd
Herstellingsvermogen, verslechterd individueel
Herstellingsvermogen, voorbereid zijn op bevordering van
Hoop, voorbereid zijn op bevordering van
Hopeloosheid
Huidbeschadiging (decubitus)
Huidbeschadiging, risico op
Huishouden, verminderde zorg voor
Hyperthermie

Shock, risico op

Slaap, bereidheid tot verbetering

Slaapdeprivatie

Slaap, verstoorde

Slapeloosheid

Slikstoornis

Sociale interactie, inadequate

Sociaal isolement

Stress, te veel

Temperatuurregulatie, ineffectieve

Temperatuur, risico op afwijkende lichaams-

Therapiediscipline: inadequate: gezin

Therapieontrouw (specificeer)

Trauma, risico op

Trauma, risico op vasculair

Troost, verminderde

Troost, voorbereid zijn op bevordering van

Urine-incontinentie, functionele

Urine-incontinentie, reflex

Urine-incontinentie, stress

Urge-incontinentie

Urineretentie

Urine-uitscheiding, bereidheid tot
  verbetering

Urine-uitscheiding, gewijzigde

Vallen, risico op

Verkrachtingssyndroom

Vermoeidheid

Veronachtzaming, halfzijdige

Veronachtzaming, zelf-

Verplaatsen, beperkt vermogen tot

Verstikking, risico op

Verwardheid, acute

Verwardheid, chronische

Verwardheid, risico op acute

Vochtbalans, bereidheid tot verbetering

Vochtbalans, risico op verstoorde

Vocht, overvulling van

Vochttekort

Vochttekort, risico op

Voeding, bereidheid tot verbetering

Voedingspatroon van de zuigeling, ineffectief

Vrees

Weefselbeschadiging

Weefseldoorbloeding, risico op perifere

Wiegendoodsyndroom, risico op

Zelfbeeld, bereidheid tot verbetering

Zelfdoding, risico op

Zelfverwonding

Zelfverwonding, risico op

Zelfwaardering, chronisch lage

Zelfwaardering, risico op situationeel lage

Zelfwaardering, situationeel lage

Zelfverwaarlozing

Zelfzorg, voorbereid zijn op bevordering van

Zelfzorgtekort: eten

Zelfzorgtekort: kleden

Zelfzorgtekort: toiletgang

Zelfzorgtekort: wassen

Zintuiglijke waarneming, verstoorde (specificeer: zien, horen, bewegen, smaak, tastzin,
  reuk)

Zwerfgedrag

Zwangerschap, voorbereid zijn op bevordering van

*Bron:* NANDA International (2009). *NANDA International nursing diagnoses: Definitions & classification 2009–2011.* Ames, IA: Wiley-Blackwell.

## NANDA-taxonomie II

### Domein 1. Gezondheidsbevordering

Het zich bewust zijn van welbevinden of normaal functioneren en van de strategieën die gebruikt worden om dat welbevinden en normaal functioneren in stand te houden, te controleren en te verbeteren.

*Gezondheidsbesef.* Herkennen van normaal functioneren en welbevinden.

*Gezondheidsonderhoud.* Het vaststellen, controleren, uitvoeren en integreren van de activiteiten die de gezondheid en het welbevinden in stand houden.

### Domein 2. Voeding

Activiteiten zoals het innemen, opnemen en gebruiken van voedingsstoffen voor weefselonderhoud, weefselherstel en energieproductie.

*Voedselinname.* Het in het lichaam opnemen van voedsel of voedingsstoffen.

*Spijsvertering.* De fysieke en chemische activiteiten die voedselelementen omzetten in substanties die geschikt zijn voor absorptie en assimilatie.

*Absorptie.* De werkelijke opname van voedingsstoffen door lichaamsweefsels.

*Metabolisme.* De chemische en fysieke processen die plaatsvinden in levende organismen en cellen voor de ontwikkeling en het gebruik van protoplasma, de productie van afvalstoffen en energie en het laten vrijkomen van energie voor alle vitale processen.

*Vochthuishouding.* Het innemen en absorberen van vocht en elektrolyten.

### Domein 3. Uitscheiding

Secretie en excretie van afvalproducten uit het lichaam.

*Urinesysteem.* Het proces van secretie, reabsorptie en excretie van urine.

*Maagdarmsysteem.* Excretie en expulsie van de eindproducten van de spijsvertering.

*Huidsysteem.* Proces van secretie en excretie door de huid.

*Pulmonaal systeem.* Verwijdering van bijproducten van metabolische producten, secreties en vreemd materiaal uit de longen of bronchiën.

### Domein 4. Activiteit/rust

Productie, behoud, verbruik of balans van energiehulpbronnen en/of -middelen.

*Slapen/rust.* Sluimeren, rusten, op je gemak zijn of inactiviteit.

*Activiteit/lichaamsbeweging.* Het bewegen van delen van het lichaam (mobiliteit), arbeid verrichten of vaak (maar niet altijd) tot de weerstandsgrens activiteiten uitvoeren.

*Energiebalans.* Een dynamische staat van evenwicht tussen opname en verbruik van energiehulpbronnen en/of middelen.

*Cardiovasculaire en pulmonaire reacties.* Cardiopulmonale mechanismen voor de ondersteuning van activiteit en rust.

*Zelfzorg.* Vermogen om zelfzorgactiviteiten te verrichten voor het eigen lichaam en lichaamsfuncties.

## Domein 5. Waarneming/cognitie

Het proces van de menselijke informatie-verwerking, inclusief aandacht, oriëntatie, gevoel, perceptie, cognitie en communicatie.

*Aandacht.* Mentale bereidheid tot opmerken of observeren.

*Oriëntatie.* Zich bewust zijn van tijd, plaats en persoon.

*Gewaarwording/waarneming.* Het ontvangen van informatie via gewaarwordingen, zoals aanraken, tast, reuk, zien, horen en bewegingszin en het begrijpen van deze informatie met als resultaat het kunnen benoemen, associaties weten te leggen en/of patronen weten te herkennen.

*Cognitie.* Het gebruik van geheugen, leervermogen, denkvermogen, probleemoplossend vermogen, abstractievermogen, oordeelsvermogen, intellectuele capaciteit, rekenvermogen en taalvermogen.

*Communicatie.* Het zenden en ontvangen van verbale en non-verbale communicatie.

## Domein 6. Zelfperceptie

Van zichzelf bewust zijn.

*Zelfbeeld.* De perceptie(s) van het totale zelf.

*Zelfachting.* De mate van waardering die iemand toekent aan de eigenwaarde, aan de vermogens, aan de belangrijkheid en aan het succes.

*Lichaamsbeeld.* De mentale verbeelding van het eigen lichaam.

## Domein 7. Rollen/relaties

De positieve en negatieve betrekkingen of omgang tussen personen of groepen perso-nen en de wijze waarop deze betrekkingen worden getoond.

*Rollen van de mantelzorgverlener.* De sociaal geaccepteerde gedragspatronen van personen die voor een ander zorgen, maar geen professionele gezondheidswerkers zijn.

*Familie- en gezinsrelaties.* Verbanden tussen mensen die door bloedverwantschap of door keus een relatie met elkaar hebben.

*Rolvervulling.* Kwaliteit van het functioneren in sociaal geaccepteerde gedragspatronen.

## Domein 8. Seksualiteit

Seksuele identiteit, seksueel functioneren en voorplanting.

*Seksuele identiteit.* Het toestandsbeeld van een specifiek persoon in relatie tot seksualiteit en/of gender of geslacht.

*Seksueel functioneren.* De capaciteit of het vermogen om in seksuele activiteiten te participeren.

*Voortplanting.* Elk proces waarbij nieuwe individuen (mensen) worden voortgebracht.

## Domein 9. Coping-/stresstolerantie

Met levensgebeurtenissen en/of levensprocessen omgaan.

*Posttraumatische reacties.* Reacties die optreden na een fysiek of psychisch trauma.

*Copingreacties.* Het proces van het hanteren van omgevingsstress.

*Neurobehavioral stress.* Gedragsreacties die het functioneren van de hersenen en het zenuwstelsel weergeven.

## Domein 10. Levensprincipes

Principes die ten grondslag liggen aan het handelen en denken en aan het gedrag van mensen en waarbij handelingen, gewoonten of instituties als intrinsiek juist en waardevol worden beschouwd.

*Waarden.* De vaststelling en rangschikking van geprefereerde handelwijzen of een geprefereerde toestand.

*Overtuigingen.* Opvattingen, verwachtingen of oordelen of instituties die als intrinsiek juist en waardevol worden beschouwd.

*Congruentie tussen waarden, overtuigingen en handelen.* De overeenkomst of balans tussen waarden, overtuigingen en handelen.

## Domein 11. Veiligheid/bescherming

Vrij zijn van gevaar, lichamelijk letsel of verstoord immuunsysteem, bescherming tegen verlies en bescherming van veiligheid en geborgenheid.

*Infectie.* Reacties van het lichaam op het binnendringen van pathogene micro-organismen.

*Fysiek letsel.* Lichamelijke schade of pijn.

*Geweld.* De uitoefening van excessieve kracht of macht met als oogmerk letsel of misbruik te veroorzaken.

*Omgevingsrisico.* Bronnen van gevaar in de nabije omgeving.

*Verdedigingsprocessen.* De processen waarbij het zelf zich beschermt tegen het niet-zelf.

*Warmteregulatie.* Het fysiologische proces dat ter bescherming van het organisme de warmte en de energie in het lichaam regelt.

## Domein 12. Welbevinden

Het zich mentaal, fysiek en sociaal welbevinden of zich op zijn/haar gemak voelen.

*Fysiek welbevinden.* Gevoel van welbevinden of zich op zijn/haar gemak voelen.

*Welbevinden van de omgeving.* Gevoel van welbevinden of zich op zijn/haar gemak voelen in of met zijn/haar omgeving.

*Sociaal welbevinden.* Gevoel van welbevinden of zich op zijn/haar gemak voelen in de eigen sociale situaties.

## Domein 13. Groei/ontwikkeling

Met de leeftijd overeenkomende groei van de fysieke lichaamsgrootte, rijping van orgaansystemen en/of bereiken van de ontwikkelingsmijlpalen in het leven.

*Groei.* Groei van de fysieke lichaamsgrootte of volgroeiing van orgaansystemen.

*Ontwikkeling.* Bereiken van een reeks mijlpalen in het leven.

*Bron:* naar NANDA International (2009). *NANDA International nursing diagnoses: Definitions & classification 2009–2011.* Ames, IA: Wiley-Blackwell.

## Goedgekeurde NANDA-verpleegkundige diagnosen (2009-2011)
## Geordend volgens de functionele gezondheidspatronen van Gordon

### Patroon van gezondheidsbeleving en -instandhouding

Bescherming, ineffectieve
Gezondheid, onvermogen te onderhouden
Gezondheidszoekend gedrag (specificeer)
Infectie, risico op
Intoxicatie, risico op
Letsel, risico op
Latexallergie
Latexallergie, risico op
Therapiediscipline, adequate
Therapiediscipline, bereidheid tot verbetering
Therapiediscipline, inadequate
Therapiediscipline, inadequate, gemeenschap
Therapiediscipline, inadequate, gezin
Therapieontrouw (specificeer)
Trauma, risico op
Verstikking, risico op

### Voedings- en stofwisselingspatroon

Achteruitgang bij volwassene
Aspiratie, risico op
Borstvoeding, effectieve
Borstvoeding, ineffectieve
Borstvoeding, onderbroken
Gebit, afwijkend
Huidbeschadiging (decubitus)
Huidbeschadiging, risico op
Hyperthermie
Hypothermie
Mondslijmvlies, aangetast
Ondervoeding
Operatie, vertraagd herstel na
Overvoeding
Overvoeding, risico op
Slikstoornis
Temperatuurregulatie, ineffectieve
Temperatuur, risico op afwijkende lichaams-
Vochtbalans, bereidheid tot verbetering
Vochtbalans, risico op verstoorde

Vocht, overvulling
Vochttekort
Vochttekort, risico op
Voeding, bereidheid tot verbetering
Voedingspatroon van de zuigeling, ineffectief
Weefselbeschadiging

### Uitscheidingspatroon

Diarree
Incontinentie van feces
Obstipatie
Obstipatie, risico op
Obstipatie, vermeende
Urine-incontinentie, functionele
Urine-incontinentie, reflex
Urine-incontinentie, stress
Urine-incontinentie, totale
Urge-incontinentie
Urge-incontinentie, risico op
Urineretentie
Urine-uitscheiding, bereidheid tot verbetering
Urine-uitscheiding, gewijzigde

### Activiteitenpatroon

Activiteitsvermogen, verminderd
Activiteitsvermogen, dreigend verminderd
Ademhalingspatroon, ineffectief
Ademhalingsvermogen, verminderd
Afleiding, gebrek aan
Beademingsontwenning, disfunctionele
Cardiac output, verminderde
Dysreflexie
Dysreflexie, risico op
Energieveldverstoring
Gasuitwisseling, verstoorde
Groeiachterstand, risico op
Groei- en ontwikkelingsachterstand
Huishouden, verminderde zorg voor
Inactiviteitssyndroom, risico op

Levensstijl, sedentair
Loopstoornis
Mobiliteit in bed, verminderde
Mobiliteit, verminderde
Ontwikkelingsachterstand, risico op
Ophoesten, ineffectief
Perifere neurovasculaire disfunctie, risico op
Positioneringsletsel, risico op peri-operatief
Rolstoelmobiliteit, verminderde
Vallen, risico op
Vermoeidheid
Verplaatsen, beperkt vermogen tot
Weefseldoorbloeding, verminderde perifere
Weefseldoorbloeding, verminderde
    (specificeer type: met betrekking tot
    de nieren, hersenen, hart-longsysteem,
    maagdarmsysteem)
Wiegendoodsyndroom, risico op
Zelfzorgtekort: eten
Zelfzorgtekort: kleden/uiterlijke verzorging
Zelfzorgtekort: toiletgang
Zelfzorgtekort: wassen/lichaamsverzorging

## Slaap-rustpatroon
Slaap, bereidheid tot verbetering
Slaapdeprivatie
Slaap, verstoorde

## Cognitie- en waarnemingspatroon
Beslisconflict (specificeer)
Denkprocessen, verstoorde
Desoriëntatiesyndroom
Gedrag van kinderen, bereidheid tot verbete-
    ring gecoördineerd
Gedrag van kinderen, ontregeld
Gedrag van kinderen, risico op ontregeld
Geheugenstoornis
Intracraniële druk, verhoogde op
Kennis (specificeer), bereidheid tot
    verbetering
Kennistekort (specificeer)
Misselijkheid
Pijn, acute

Pijn, chronische
Veronachtzaming, halfzijdige
Verwardheid, acute
Verwardheid, chronische
Zintuiglijke waarneming, verstoorde
    (specificeer: zien, horen, bewegen, smaak,
    tastzin, reuk)
Zwerfgedrag

## Zelfbelevingspatroon
Geweld, risico op: tegen zichzelf gericht
Hopeloosheid
Identiteitsstoornis
Lichaamsbeeld, verstoord
Machteloosheid
Machteloosheid, risico op
Zelfbeeld, bereidheid tot verbetering
Zelfwaardering, chronisch lage
Zelfwaardering, risico op situationeel lage
Zelfwaardering, situationeel lage
Zelfverwonding
Zelfverwonding, risico op

## Rollen- en relatiepatroon
Bedroefdheid, chronische
Communicatie, bereidheid tot verbetering
Communicatie, verstoorde verbale
Eenzaamheid, risico op
Geweld, risico op: tegen anderen gericht
Gezinsfunctioneren, belemmerd
Gezinsfunctioneren, belemmerd: alcoholisme
Gezinsfunctioneren, bereidheid tot
    verbetering
Hechting tussen ouder en kind, risico op
    verstoorde
Ouderlijke zorg, bereidheid tot verbetering
Ouderlijke zorg, risico op tekortschietende
Ouderlijke zorg, tekortschietende
Ouderrolconflict
Overbelasting van mantelzorgverlener
Overbelasting van mantelzorgverlener, risico
    op
Overplaatsingsstress

Overplaatsingsstress, risico op
Rolvervulling, verstoorde
Rouw, disfunctionele
Rouw, risico op disfunctionele
Rouw, voortijdige
Sociale interactie, inadequate
Sociaal isolement

## Seksualiteits- en voortplantingspatroon
Seksuele disfunctie
Seksueel patroon, gewijzigd
Verkrachtingssyndroom
Verkrachtingssyndroom, gecompliceerde
    reactie
Verkrachtingssyndroom, stille reactie

## Stressverwerkingspatroon
Aanpassingsvermogen, verminderd
Angst
Angst voor de dood
Bedroefdheid, chronische
Ontkenning, ineffectieve
Posttraumatische reactie
Posttraumatische reactie, risico op
Probleemhantering binnen het gezin,
    bereidheid tot verbetering

Probleemhantering binnen het gezin,
    bereidheid tot verbetering persoonlijke
    groei
Probleemhantering binnen het gezin,
    destructieve
Probleemhantering, defensieve
Probleemhantering, inadequate
Probleemhantering, ineffectieve ontkenning
Probleemhantering van een gemeenschap,
    bereidheid tot verbetering
Probleemhantering van een gemeenschap,
    ineffectieve
Vrees
Zelfdoding, risico op

## Waarden- en levensovertuiging
Geestelijke nood
Geestelijke nood, risico op
Geestelijk welbevinden, bereidheid tot
    verbetering
Religiositeit, bereidheid tot verbetering
Religiositeit, risico op verminderde
Religiositeit, verminderde

# Appendix B

## Multidisciplinaire (samenhangende) problemen samenhangend met ziektebeelden en andere fysiologische stoornissen

*Bron:* Wilkinson, J. M., & Ahern, N. R. (2009). *Prentice Hall nursing diagnosis handbook* (9e ed.). Upper Saddle River, NJ: Prentice Hall Health.

PC = Potentiële complicaties

### Kanker

**\*PC van kanker**
- Anemie
- Darmobstructie
- Cachexie
- Bloedstollingsstoornissen
- Verstoorde elektrolytenbalans
- Pathologische fracturen
- Hemorrhagie
- Obstructieve uropathie
- Metastaseren naar vitale organen (bijvoorbeeld hersenen, longen)
- Pericardexsudaat, pericardtamponade
- Sepsis → Septische shock
- Ruggenmergcompressie
- Vena cava superiorsyndroom
- Weefselanoxie → Necrose

**PC bij antineoplastische medicatie**
- Specificeer voor elke medicatie (bijvoorbeeld voor anemie, beenmergdepressie, cardiotoxiciteit, toxiciteit centraal zenuwstelsel, decompensatio cordis, verstoorde elektrolytenbalans, enteritis, leukopenie, necrose bij insteekplaats infuus, pneumonie, nierfalen, trombocytopenie)

**PC bij opiaten**
- Ademhalingsdepressie, bewustzijnsdaling en verlaagde bloeddruk

- Cardiovasculaire collaps
- Galsteenkoliek

**PC bij radiotherapie**
- Verhoogde intracraniële druk
- Beenmergdepressie
- Ontsteking
- Verstoorde vocht/elektrolytenbalans

\* Zie ook specifieke aandoeningen als gastro-intestinale aandoeningen voor de bijwerkingen van kanker op deze patronen.

### Hartaandoeningen

**PC bij angina pectoris/aandoening van de coronaire vaten**
- Myocardinfarct

**PC bij decompensatio cordis**
- Ascites
- Ernstig hartfalen
- Cardiogene shock
- Diep veneuze trombose
- Gastro-intestinale congestie → malabsorptie
- Leverfalen
- Acuut longoedeem
- Nierfalen

*PC bij toediening digitalis*
- Vergiftiging

**PC bij hartritmestoornissen**
- Verminderde cardiac output → myocard perfusie → hartfalen
- Ernstige atrioventriculaire geleidings-blokkade
- Trombo-embolie → hartaanval
- Ventrikelfibrilleren

**PC bij myocardinfarct**
- Cardiogene shock
- Hartritmestoornissen
- Extensie of expansie infarct
- Myocardruptuur
- Pulmonair oedeem
- Pulmonaire embolie
- Trombo-embolie
- Ventrikelaneurysma

**PC bij pericarditis/endocarditis**
- Harttamponnade
- Decompensatio cordis
- Embolie (long, hersenen, nier, milt, hart)
- Hartklepstenose

**PC bij reumatische koorts/reumatische hartaandoening**
- Decompensatio cordis
- Afgenomen ventriculaire functie
- Endocarditis
- Pericardexsudaat
- Afwijkingen hartklep

## Endocriene stoornissen

**PC bij bijnieraandoeningen**

*PC bij ziekte van Addison*
- Addison-crisis (shock, coma)
- Diabetes mellitus
- Schildklieraandoening

*PC bij Cushing-syndroom*
- Decompensatio cordis
- Hyperglykemie
- Hypertensie
- Alvleeskliertumoren
- Verstoorde elektrolytenbalans (natrium, kalium)
- Psychose

**PC bij diabetes mellitus**
- Coma
- Coronaire atherosclerose
- Hypoglykemie
- Infecties
- Ketoacidose
- Nefropathie
- Perifere vaatziekte
- Retinopathie

**PC bij pancreatitis**

*PC bij hyperparathyreoïdie*
- Hypercalciëmie → hartritmestoornissen
- Hypertensie
- Metabole acidose
- Pathologische fracturen
- Ulcus pepticum
- Psychose
- Nierstenen, nierfalen

*PC bij hypoparathyreoïdie*
- Hypocalcemie → hartritmestoornissen
- Convulsies
- Malabsorptie
- Psychose
- Tetanie

**PC bij hypofysestoornissen**

*PC bij stoornissen van de hypofysevoorkwab*
- Acromegalie
- Decompensatio cordis
- Toevallen

### PC bij stoornissen van de hypofyseachterkwab

- Bewustzijnsverlies
- Hypernatremie
- Toevallen

## PC bij schildklieraandoeningen

### PC bij hyperthyreoïdie

- Exophthalmus
- Hartziekten
- Negatieve stikstofbalans
- Thyreotoxische crisis

### PC bij hypothyreoïdie

- Bijnierinsufficiëntie
- Cardiovasculaire stoornissen
- Myxoedeem-coma
- Psychose

## Gastro-intestinale stoornissen

## PC bij aandoeningen van de slokdarm

### PC bij slokdarmdivertikel

- Obstructie
- Zuurbranden bij regurgitatie en oprispingen

### PC bij operatie aan de slokdarm

- Oesofagale reflux
- Vernauwing

### PC bij hiatus hernia

- Incarceratie
- Necrose → bloeding

## PC bij stoornissen aan galblaas, lever en pancreas

### PC bij cirrose

- Ascites
- Anemie
- Diabetes
- Diffuse intravasculaire coagulatie (DIC)
- Slokdarmvarices
- Gastro-intestinale bloedingen
- Hepatische encefalopathie
- Hyperbilirubinemie
- Hypokaliemie
- Splenomegalie
- Peritonitis
- Nierfalen

### PC bij cholelithiasis en cholecystitis

- Fistel
- Galblaasperforatie
- Intestinale ileus/obstructie
- Obstructie van ductus choledochus → leverbeschadiging
- Pancreatitis
- Peritonitis

### PC bij leverabces

- Verstoorde vocht/elektrolytenbalans
- Hyperbilirubinemie

### PC bij toediening metronidazol

- Beenmergdepressie

### PC bij hepatitis

- Cirrose
- Hepatische encefalopathie
- Levernecrose

### PC bij pancreatitis

- Ascites
- Hartfalen
- Coma
- Delirium tremens

- Diabetes mellitus
- Bloedingen
- Hypovolemie/shock
- Hypocalcemie
- Hyper/hypoglycemie
- Abces in de pancreas
- Pseudocyste in de pancreas
- Pleura-effusie/verzwakte ademhaling
- Psychose
- Nierfalen
- Tetanie

**PC bij gastro-intestinale infecties**

*PC bij appendicitis*
- Abces
- Gangreneuze appendicitis
- Geperforeerde appendix
- Peritonitis
- Pyleflebitis

*PC bij bacteriële of virale infecties (bijvoorbeeld voedselvergiftiging)*
- Darmperforatie
- Dehydratie
- Hemolytisch-uremisch syndroom
- Hypokaliëmie
- Hypovolemische shock
- Metabole acidose
- Metabole alkalose
- Peritonitis
- Ademhalingsparalyse
- Trombotische trombocytopenische purpura

*PC bij helminthiasis*
- Anemie
- Darm-, gal- of pancreasobstructie
- Uitbreiding naar lever of longen

*PC bij peritonitis*
- Hypovolemische shock
- Septicemie
- Septische shock

**PC bij gastro-intestinale inflammatoire ziekten**
- Abces
- Anale fissuur
- Anemie
- Colorectaal carcinoom
- Fistel
- Verstoorde vocht/elektrolytenbalans
- Gastro-intestinale bloeding
- Intestinale obstructie
- Intestinale perforatie
- Peritonitis
- Pylorus obstructie
- Toxisch megacolon-syndroom

*PC bij gastrectomie, pyloroplastiek*
- Dumping syndroom

**PC bij structurele en obstructieve gastro-intestinale aandoeningen**

*PC bij hemorroïden en anale fissuren*
- Anemie
- Infectie
- Getromboseerde hemorroïden
- Sepsis

*PC bij hernia*
- Darminfarct
- Darmperforatie
- Hernia incarceratie en beknelling
- Peritonitis

*PC bij intestinale obstructie*
- Darmwandnecrose
- Gangreen
- Verstoorde vocht-/elektrolytenbalans
- Hypovolemische of septische shock
- Intestinale perforatie
- Peritonitis

*PC bij malabsorptiesyndromen*
- Anemie
- Bloedingen

- Ontwikkelingsachterstand
- Groeiachterstand
- Spieratrofie
- Rachitis (en andere voedingstekorten)
- Tetanie

## Bloedziekten

### PC bij aplastische anemie
- Decompensatio cordis
- Bloeding
- Infecties

### PC bij coagulatiestoornissen
- Bloeding (specifieke effecten worden bepaald door de plaats van de bloeding, bijvoorbeeld verhoogde intracraniële druk in de hersenen, adult respiratoir distress syndrome (ARDS) in het cardiovasculaire systeem).
- Gewrichtsafwijkingen/misvormingen

### PC bij leukemie
- Anemie
- Bloedingsproblemen/inwendige bloedingen
- Botinfarcten
- Coma
- Hepatomegalie
- Infecties
- Nierfalen
- Toevallen
- Splenomegalie
- Tachycardie

### PC bij voedingsanemie
- Verminderd neurologisch functioneren (bijvoorbeeld problemen met zelfperceptie)
- Verminderd hartfunctioneren

### PC bij ijzertherapie
- Hypersensitiviteit
- Toxiciteit (hartstilstand, levernecrose en metabole acidose)

### PC bij behandeling met vitamine B12
- Hypersensitiviteit
- Hypokaliëmie
- Perifere vasculaire trombose
- Pulmonair oedeem

### PC bij polycytemie
- Beenmergfibrose
- Gastro-intestinale bloedingen en zweren
- Splenomegalie
- Trombose (verschillende organen)

### PC bij sikkelcelanemie
- Multipel orgaanfalen (bijvoorbeeld decompensatio cordis, hyperuricemie, hepatomagelie, leverabces/fibrose, hyperbilirubinemie, galstenen, beenmergaplasie, osteomyelitische aseptische botnecrose, huidzweren, glasvochtbloedingen, loslaten retina).
- Sikkelcel crisis

### PC bij sikkelcel crisis
- Aplastische crisis
- Cerebrovasculair accident
- Hemosiderose (ijzerstapeling door herhaaldelijke transfusies)
- Infecties (bijvoorbeeld pneumonie)
- Toevallen
- Sequestratie milt → circulaire collaps

## Stoornissen immuunsysteem

### PC bij aangetast immuunsysteem
- Allergische reacties → Anafylaxie
- Auto-immuunziekten (bijvoorbeeld systemische lupus erythematodes)

- Vertraagde wondgenezing
- Infecties (bijvoorbeeld nosocomiale en opportunistische)
- Sepsis → septicemie
- Weefselinflammatie, acuut/chronisch (bijvoorbeeld granuloom)
- Transplantieafstoting

### PC bij aids

- HIV-wasting syndroom
- Maligne aandoeningen: baarmoederhalskanker, Kaposi-sarcoom, lymfomen
- Neurologisch: aidsdementiecomplex, meningitis
- Opportunistische infecties (bijvoorbeeld candida, cytomegalovirus, *Mycobacterium avium, Pneumocystis carinii* pneumonie, toxoplasmose, tuberculose)

## Immobiele patiënt

### PC bij immobilitieit

- Contracturen
- Verminderde cardiac output
- Decubitus
- Embolie
- Hypostatische pneumonie
- Gewrichtsankylose
- Orthostatische hypotensie
- Osteoporose
- Nierstenen
- Tromboflebitis

## Aandoeningen skelet/bewegingsapparaat en trauma

### PC bij amputatie

- Contractuur
- Vertraagde genezing

- Stompoedeem
- Infectie

### PC bij fracturen

- Compartimentsyndroom
- Diepveneuze trombose
- Vertraagde aaneengroeiing
- Vetembolie
- Infectie
- Necrose
- Sympathische reflex dystrofie
- Shock

### PC bij jicht

- Nefropathie
- Urinezuurstenen → nierfalen

### PC bij osteoartritis

- Contracturen
- Hernia

### PC bij osteomyelitis

- Vorming sinuskanaal van het bot naar de huid
- Necrose
- Abcessen in weke delen

### PC bij osteoporose en ostomalacie

- Fracturen
- Neuropathie
- Posttraumatische artritis

### PC bij ziekte van Paget

- Bottumoren
- Cardiovasculaire complicaties (bijvoorbeeld arteriosclerose, hypertensie, decompensatio cordis)
- Degeneratieve osteoartritis
- Dementie
- Fracturen
- Nierstenen

**PC bij reumatoïde artritis**
- Anemie
- Botankylose en/of fybrositis-syndroom
- Carpaaltunnelsyndroom
- Contracturen
- Episcleritis of scleritis van het oog
- Felty-syndroom
- Spieratrofie
- Neuropathie
- Pericarditis
- Pleura-aandoeningen
- Vasculitis

*PC bij intra-articulaire corticosteroïdeninjecties*
- Intra-articulaire infecties
- Gewrichtsdegeneratie

*PC bij toediening systemische corticosteroïden*
- Atherosclerose
- Staarvorming
- Decompensatio cordis
- Cushing-syndroom
- Vertraagde wondgenezing
- Verzwakte immuunreactie
- Oedeem
- Groeivertraging (bij kinderen)
- Hyperglycemie
- Hypertensie
- Hypokaliëmie
- Spieratrofie
- Osteoporose
- Ulcus pepticum
- Psychotische reacties
- Nierfalen
- Tromboflebitis

*PC bij non-steroïde anti-inflammatoire medicatie*
- Maagzweer/bloeding, nefropathie

# Neurologische stoornissen

**PC bij organische hersenaandoeningen (bijvoorbeeld ziekte van Alzheimer)**
- Aspiratie pneumonie
- Dehydratie
- Waanideeën
- Depressie
- Vallen
- Ondervoeding
- Paranoïde reacties
- Pneumonie

**PC bij hersenletsel en intracraniële bloedingen**
- Hersenischemie
- Verhoogde intracraniële druk

**PC bij hersentumor**
- Hyperthermie
- Verhoogde intracraniële druk
- Paralyse
- Sensomotorische veranderingen

**PC bij Cerebrovasculair accident (CVA)**
(Opmerking: De symptomen en complicaties van een CVA verschillen naargelang het deel van de hersenen dat beschadigd is. Ook is het moeilijk vast te stellen welke gevolgen symptomen zijn en welke gevolgen complicaties zijn. Bovendien zijn veel van de complicaties van CVA het gevolg van de immobiliteit die hieruit volgt in plaats van complicaties van CVA zelf. Zie ook: 'immobiele patiënt'.)
- Gedragsveranderingen
- Falen van de hersenstam
- Hartritmestoornissen
- Coma
- Uitvalsverschijnselen
- Verhoogde intracraniële druk
- Spraakstoornissen
- Motorische stoornissen

- Luchtweginfecties
- Toevallen
- Sensorisch-perceptuele stoornissen

**PC bij verhoogde intracraniële druk (bijvoorbeeld cerebraal oedeem en hydrocephalus)**

- Ischemische reactie van centraal zenuwstelsel (verhoogde gemiddelde arteriële druk, verhoogde polsdruk en bradycardie)
- Coma
- Verminderde regulering cerebrale bloedcirculatie
- Hyperthermie door verminderde functie hypothalamus
- Motorische veranderingen (decorticatie houding en decerebratie)

**PC bij intracranieel aneurysma**

- Hydrocefalie
- Dysfunctie hypothalamus
- Recidief bloeding
- Toevallen
- Vasospasmen

**PC bij meningitis en encefalitis**

- Artritis
- Herseninfarct
- Coma
- Craniale zenuwbeschadiging
- Hydrocefalie
- Verhoogde intracraniële druk
- Toevallen

**PC bij mutiple sclerose**

- Pneumonie
- Dementie
- Plotselinge progressie van neurologische symptomen: convulsies, coma
- Urineweginfectie

**PC bij myastenia gravis**

- Aspiratie
- Cholinergische crisis
- Dehydratie
- Myasthenische crisis
- Pneumonie

**PC bij ziekte van Parkinson**

- Depressie en sociale isolatie
- Vallen
- Infecties gerelateerd aan immobiliteit (bijvoorbeeld pneumonie)
- Ondervoeding gerelateerd aan dysfagie en immobiliteit
- Oculogyrische crisis
- Paranoia en hallucinaties
- Decubitus

**PC bij toevallen**

- Ongevallen (bijvoorbeeld verbrandingen en vallen)
- Aspiratie
- Hoofdletsel
- Status epilepticus → acidose, hyperthermie, hypoglycemie, hypoxie

**PC bij ruggenmergletsel**

- Autonome dysreflexie
- Hartritmestoornissen
- Complicaties door immobiliteit (Zie 'immobiele patiënt')
- Hypercalcemie
- Necrose van ruggenmergweefsel
- Paralytische ileus
- Luchtweginfectie door verminderde hoestreflex
- Spinale shock

## Perifere vaataandoeningen en lymfatische aandoeningen

### PC bij aneurysma

### PC bij aorta-aneurysma
- Dissectie
- Hemiplegie en paralyse onderbenen (bij dissectie)
- Ruptuur → hypovolemische shock

### PC bij femorale en popliteale bypass
- Embolie
- Gangreen
- Ruptuur
- Trombose

### PC bij hypertensie
- Aorta dissectie
- Cerebrovasculair accident (CVA)
- Decompensatio cordis
- Hypertensieve crisis
- Maligne hypertensie
- Myocard ischemie
- Papiloedeem
- Nierinsufficiëntie
- Retinaschade

### PC bij lymfoedeem
- Cellulitis
- Lymfangitis

### PC bij perifere vaataandoeningen
- Arteriële trombose
- Cellulitis
- Cerebrovasculair accident (CVA)
- Hypertensie
- Ischemische ulcera
- Weefselnecrose → gangreen

### PC bij tromboflebitis
- Chronisch beenoedeem
- Longembolie
- Ulcus cruris hemostaticum

### PC bij varices
- Cellulitis
- Bloeding
- Vaatruptuur
- Veneuze ulcus cruris hemostaticum

## Ademhalingsstoornissen

### PC bij astma
- Atelectase
- Cor pulmonale
- Dehydratie
- Pneumothorax
- Respiratoire infectie
- Status astmaticus

### PC bij corticosteroïdentherapie
- Hypertensie, hypokaliëmie, hypoglycemie, immunosuppressie, osteoporose, ulcus

### PC bij methylxanthinetherapie
- Toxiciteit (toevallen, hartfalen en ademhalingsstilstand)

### PC bij chronisch obstructief longlijden (COPD)
- Hypoxemie
- Respiratoire acidose
- Respiratoire insufficiëntie
- Respiratoire infectie
- Rechtszijdig hartfalen
- Spontane pneumothorax

### PC bij pneumonie
- Bacteriëmie → endocarditis, meningitis, peritonitis
- Longabces en longempyeem
- Necrose longweefsel
- Pleuritis

**PC bij longoedeem**
- Cerebrale hypoxie
- Multipel orgaanfalen
- Rechtszijdig hartfalen

**PC bij longembolie**
- Longinfarct met necrose
- Hartfalen rechterventrikel
- Plotselinge dood

**PC bij tuberculose**
- Bacteriëmie – extrapulmonale tuberculose (bijvoorbeeld urogenitale tuberculose, meningitis, peritonitis, pericarditis)
- Bronchopleurale fistel
- Empyeem

*PC bij tuberculosemedicatie*
- Hepatotoxiteit, hypersensiviteit, nefrotoxiteit, perifere neuropathie (INH), neuritis optica (ethambutol)

## Seksueel overdraagbare aandoeningen

**PC bij chlamydia**
- *Vrouwen*: miskraam, onvruchtbaarheid, bekkenabces, ontsteking van het kleine bekken, postpartum endometritis, spontane miskraam, vroeggeboorte
- *Mannen*: epididymitis, prostatitis, urethritis
- *Pasgeborenen*: ophthalmia neonatorum, pneumonie

**PC bij genitale herpes**
- *Algemeen*: herpes keratitis
- *Vrouwen*: baarmoederhalskanker
- *Mannen*: myelitis transversa, lymfatische suppuratie, meningitis, neuralgie, urethrastricturen

- *Pasgeborene*: potentiële fatale infecties, infecties van ogen, huid, slijmvliezen en centraal zenuwstelsel

**PC bij gonorroe**
- *Algemeen*: secundaire infectie bij afwijkingen, fistels, chronische ulcera, steriliteit
- *Vrouwen*: buikverklevingen, ectopische zwangerschap, ontsteking van het kleine bekken
- *Mannen*: epididymitis, nefritis, prostatitis, urethritis
- *Pasgeborenen*: ophthalmia neonatorum

**PC bij syfilis**
- Blindheid, paralyse, hartfalen, leverfalen, geestesziek

## Shock

**PC bij shock**
- Cerebrale hypoxie → coma
- Multipel orgaanfalen
- Paralytische ileus
- Longembolie
- Nierfalen

## Huidaandoeningen

**PC bij brandwonden**
- Luchtwegobstructie (ademhalingsproblemen)
- Ulcus van Curling
- Hypothermie
- Hypovolemische shock
- Hypervolemie
- Secundaire infectie bij suppressie van het immuunsysteem
- Negatieve stikstofbalans

- Paralytische ileus
- Nierfalen
- Sepsis
- Stress ulcus

**PC bij dermatologische stoornissen/ dermatitis/acne**
- Cystevorming
- Maligne aandoeningen
- Infectie

**PC bij herpes-zoster**
- Verspreiding → viscerale laesies
- Encefalitis
- Blindheid

**PC bij decubitus**
- Necrose van spieren, botten, pezen, gewrichten en kapsels
- Infectie
- Sepsis

## Aandoeningen nieren en urinewegen

**PC bij cystitis**
- Blaaszweer
- Beschadiging van de blaaswand
- Nierinfectie

**PC bij polycysteuze nieren**
- Nierstenen
- Urineweginfecties
- Nierfalen

**PC bij pyelonephritis**
- Bacteriëmie
- Chronische pyelonephritis
- Nierinsufficiëntie
- Nierfalen

**PC bij acuut nierfalen**
- Verstoorde elektrolytenbalans

- Overvulling
- Metabole acidose
- Pericarditis
- Onvoldoende functioneren trombocyten
- Secundaire infecties

**PC bij chronisch nierfalen**
- Anemie
- Harttamponnade, pericarditis
- Decompensatio cordis
- Verstoorde vocht/elektrolytenbalans
- Gastro-intestinale bloeding
- Hyperparathyreoïdie
- Infecties
- Medicijnvergiftiging
- Metabole acidose
- Pleura-effusie
- Longoedeem
- Uremie

**PC bij urolithiase**
- Hydronefrose
- Hydro-ureter
- Infectie
- Pyelonefritis
- Nierinsufficiëntie

# Appendix C

## Multidisciplinaire problemen samenhangend met algemene chirurgische ingrepen

*Bron*: Wilkinson, J. M., & Ahern, N. R. (2009). *Prentice Hall nursing diagnosis handbook* (9e ed.).
Upper Saddle River, NJ: Prentice Hall Health.

| | |
|---|---|
| **Potentiële complicaties (multidisciplinaire problemen) bij algemene chirurgie** (complicaties die kunnen optreden ongeacht het soort ingreep) | Atelactase |
| | Bronchospasmen of laryngospasmen |
| | Verstoorde elektrolytenbalans |
| | Excessieve bloeding → shock |
| | Verstoorde vochtbalans |
| | Hoofdpijn door lekken van liquor (bij regionale anesthesie) |
| | Hypotensie (bij regionale anesthesie) |
| | Ileus |
| | Infectie |
| | Status pneumonie |
| | Urineretentie → blaasdistentie |
| | Veneuze trombose → longembolie |
| | Wonddehiscentie → evisceratie |
| *Instructies:* Kies de complicaties uit de 'algemene chirurgische ingrepen'; bepaal vervolgens welke op de ingreep van de patiënt van toepassing zijn. Deze complicaties komen voor naast de complicaties bij algemene chirurgische ingrepen. | |
| **Potentiële complicaties bij abdominale ingrepen** | Dehiscentie |
| | Fistelvorming |
| | Paralytische ileus |
| | Peritonitis |
| | Nierfalen |
| | Chirurgisch letsel (bijvoorbeeld aan urethra, blaas of rectum) |
| **Potentiële complicaties bij borstoperaties** | Cellulitis |
| | Hematoom |
| | Lymfoedeem |
| | Seroom |
| **Potentiële complicaties bij thoraxoperatie: coronaire bypassoperatie** | Cardiovasculaire insufficiëntie |
| | Nierinsufficiëntie |
| | Respiratoire insufficiëntie |

| | |
|---|---|
| **Potentiële complicaties bij thoracotomie** | Adult respiratoir distress syndroom |
| | Bronchopleurale fistel |
| | Hartritmestoornissen |
| | Empyeem in de borstholte |
| | Hemothorax |
| | Infectie bij tracheotube in de luchtpijp |
| | Verschoven mediastinum |
| | Myocardinfarct |
| | Pneumothorax |
| | Longoedeem |
| | Subcutaan emfyseem |
| **Potentiële complicaties bij craniotomie** | Hartritmestoornissen |
| | Cerebrale/cerebellum disfunctie |
| | Lekken liquor |
| | Craniale zenuwbeschadiging |
| | Gastro-intestinale bloeding |
| | Hematoom |
| | Hydrocefalus |
| | Hygromata |
| | Hyperthermie/hypothermie |
| | Hypoxemie |
| | Verhoogde intracraniële druk |
| | Meningitis/encefalitis |
| | Residuale neurologische defecten |
| | Toevallen |
| **Potentiële complicaties bij oogoperatie** | Endophthalmitis |
| | Hyphaema |
| | Verhoogde intra-oculaire druk |
| | Dislocatie van lensimplantaat |
| | Macula oedeem |
| | Ablatio retinae |
| | Secundair glaucoom |
| **Potentiële complicaties bij operatie bewegingsapparaat** | Botnecrose |
| | Vetembolie |
| | Flexiecontracturen |
| | Hematoom |
| | Dislocatie van gewricht/vervanging prothese |
| | Zenuwbeschadiging |
| | Sepsis |
| | Hernia synovialis |

| Potentiële complicaties bij halsoperaties | Luchtwegobstructie |
| --- | --- |
| | Aspiratie |
| | Herseninfarct |
| | Craniale zenuwbeschadiging |
| | Fistelvorming |
| | Strictuurvorming (bijvoorbeeld tussen keelholte en huid) |
| | Afstoting huidflap (bij halsklierdissectie) |
| | Hypertensie/hypotensie |
| | Hypoparathyreoïdie (bij thyreoïdectomie/ parathyreoïdectomie) |
| | Plaatselijke zenuwbeschadiging (bijvoorbeeld larynxzenuw) |
| | Respiratoire obstructie |
| | Tetanie (bij thyreoïdectomie) |
| | Tracheastenose |
| | Stembandparalyse |
| Potentiële complicaties bij operatie anus/rectum | Fistelvorming |
| | Strictuurvorming |
| Potentiële complicaties bij huidtransplantatie | Oedeem |
| | Necrose huidflap |
| | Huidafstoting |
| | Hematoom |
| Potentiële complicaties bij operatie aan ruggengraat | Beenmergtransplantatie (bij laminectomie/spondylose) |
| | Blaas- en darmdysfunctie |
| | Cerebrospinale fistel |
| | Hematoom |
| | Zenuwwortelbeschadiging |
| | Paralytische ileus |
| | Neurosensorische beperkingen |
| | Ruggenmergoedeem of -letsel |
| Potentiële complicaties bij urologische ingrepen | Constrictie blaashals |
| | Blaasperforatie |
| | Epididymitis |
| | Paralytische ileus |
| | Retrograde ejaculatie (bij prostaatresectie/ prostatectomie) |
| | Stomanecrose, stenose, obstructie (bij urostomie/ nefrostomie) |
| | Urethravernauwing |
| | Urineweginfectie |

| | |
|---|---|
| **Potentiële complicaties bij vaatchirurgie: aorta-aneurysma resectie** | Decompensatio cordis |
| | Myocardinfarct |
| | Nierfalen |
| | Aneurysmaruptuur → bloeding |
| | Ruggenmerg ischemie |
| **Potentiële complicaties bij vaatchirurgie: overig** | Hartritmestoornissen |
| | Compartimentsyndroom |
| | Het niet aanslaan van de anastomose |
| | Lymfocèle |
| | Transplantaatafsluiting |

# Bronvermelding

## Hoofdstuk 1

Bulechek, G.M., Butcher, H.K. & McCloskey Dochterman, J. (red.) (2010). *Verpleegkundige interventies* (3e editie). Amsterdam: Elsevier Gezondheidszorg.

Finfgeld-Connett, D. (2008). Concept synthesis of the art of nursing. *Journal of Advanced Nursing, 62* (3), 381–388.

Johnson, D. (1959). A philosophy for nursing diagnosis. *Nursing Outlook, 7*, 198–200.

Johnson, J. (1994). A dialectical examination of nursing art. *Advances in Nursing Science, 17* (1), 1–14.

Hall, L. (1955). Quality of nursing care. *Public Health News*. New Jersey State Department of Health.

Leininger, M. (2002). *Transcultural nursing: Concepts, theories, and practice* (3e ed.). New York: Wiley.

Miskelly, S. (1995). A parish nursing model: Applying the community health nursing process in a church community. *Journal of Community Health Nursing, 12* (1), 1–14.

Moorhead, S., Johnson, M., Maas, M., & Swanson, E. (red.) (2011). *Verpleegkundige zorgresultaten* (2e editie). Amsterdam: Elsevier Gezondheidszorg.

NANDA International (2009). *NANDA International nursing diagnoses: Definitions & classification 2009–2011*. Ames, IA: Wiley-Blackwell.

Nightingale, F. (1969). *Notes on nursing. What it is; and, what it is not*. New York: Dover Publications (oorspronkelijk gepubliceerd in 1859).

Orlando, I. (1961). *The dynamic nurse-patient relationship*. New York: GP Putnam's Sons.

Pavlovich-Danis, S., Forman, H., & Simek, P. O. (1998). The nurse-physician relationship. Can it be saved? *Journal of Nursing Administration, 28* (7–8), 17–20.

Simons, S. & Vande Moortel, B. (2010). Juridisch advies: Afwijken van het protocol. *Nursing* (februari 2010), p. 23.

V&VN (2012). *Beroepsprofiel Verpleegkundige 2020*. Via http://www.venvn.nl/LinkClick.aspx?fileticket=43YNgRE7Jfo%3D&tabid=5145.

V&VN/NU'91 (2007). *Nationale Beroepscode van Verpleegkundigen en Verzorgenden*. Via http://www.venvn.nl/portals/20/publicaties/20070112beroepscodebrochuredef.pdf.

Vitale, B., Schultz, N., & Nugent, P. (1978). *A problem-solving approach to nursing care plans: A program*. St. Louis: C.V.Mosby.

Wiedenbach, E. (1963). The helping art of nursing. *American Journal of Nursing, 63* (11), 54–57.

## Hoofdstuk 2

Adams, B. L. (1999). Nursing education for critical thinking: An integrative review. *Journal of Nursing Education, 38* (3), 111–119.

Benner, P. (1984). *From novice to expert*. Menlo Park, Calif.: Addison-Wesley Publishing Co.

Berman, A., Snyder, S., Kozier, B., & Erb, G. (2008). *Fundamentals of nursing: Concepts, process, and practice* (8e ed.). Upper Saddle River, NJ: Prentice-Hall.

Carper, B. (1978). Fundamental patterns of knowing in nursing. *Advances in Nursing Science, 1* (oktober), 13–23.

Chaffee, J. (1994). *Thinking critically* (4e ed.). Boston: Houghton Mifflin.

Chinn, P., & Kramer, M. (1991). *Theory and nursing*. St. Louis: Mosby Year Book.

Ennis, R. H. (1962). A concept of critical thinking. *Harvard Educational Review, 32*, 81–111.

Facione, P. A. (1990). *Critical Thinking: A Statement of Expert Consensus for Purposes of Educational Assessment and Instruction, Executive Summary: The Delphi Report*. Milbrae CA: The California Academic Press. Beschikbaar via http://assessment.aas.duke.edu/documents/Delphi_Report.pdf.

Foundation for Critical Thinking (1996). *Critical thinking workshop handbook*. Rohnert Park, CA: Foundation for Critical Thinking.

Gaberson, K. B., & Oermann, M. H. (1999). *Clinical teaching strategies in nursing.* New York: Springer.

Hatcher, D., & Spencer. L. A. (2000). *Reasoning and writing: From critical thinking to composition.* Boston: American Press.

Kurfiss, J. G. (1988). *Critical thinking: Theory, research, practice, and possibilities: ASHE-ERIC/Higher Education Research Report, 17* (2) (2e druk). San Francisco: Jossey-Bass Wiley.

Ludwick, R., & Sedlak, C. A (1998). Ethical perspectives. Ethical issues and critical thinking: Students' stories. *Nursing Connections, 11 (3),* 12–18.

Matthews, C. A., & Gaul, A. L. (1979). Nursing diagnosis from the perspective of concept attainment and critical thinking. *Advances in Nursing Science, 2* (1), 17–26.

Paans, W. (2011). *Denkwerker in de zorg, methoden om tot een doordacht verpleegkundig oordeel te komen.* Den Haag: Boom Lemma.

Paul, R. (1988). *What, then, is critical thinking? The Eighth Annual and Sixth International Conference on Critical Thinking and Educational Reform.* Rohnert Park, CA: The Center for Critical Thinking and Moral Critique, Sonoma State University.

Paul, R. (1990). *Critical thinking.* Rohnert Park, CA: The Center for Critical Thinking and Moral Critique, Sonoma State University.

Paul, R., & Elder, L. (2001). *The miniature guide to critical thinking: Concepts and tools* (p. 1). Dillon Beach, CA: The Foundation for Critical Thinking.

Scriven, M., & Paul, R. (1987). *Defining critical thinking. Critical thinking as defined by the National Council for Excellence in Critical Thinking. A statement presented at the 8th Annual International Conference on Critical Thinking and Education Reform, Summer 1987.* The Critical Thinking Community website. Verkregen op 1 december 2009 via http://www.criticalthinking.org/aboutct/define_critical_thinking.cfm.

V&VN (2012). *Beroepsprofiel Verpleegkundige 2020.* Via http://www.venvn.nl/LinkClick.aspx?fileticket=43Y NgRE7Jfo%3D&tabid=5145.

V&VN/NU'91 (2007). *Nationale Beroepscode van Verpleegkundigen en Verzorgenden.* Via http://www. venvn.nl/portals/20/publicaties/20070112beroeps codebrochuredef.pdf.

Warnick, B., & Inch, E. (1994). *Critical thinking and communication* (2e ed., p. 11). New York: Macmillan.

## Hoofdstuk 3

Alfaro-LeFevre, R. (2010). *Applying nursing process: A tool for critical thinking* (7e ed.). Philadelphia: Lippincott Williams & Wilkins.

Anderson, E., & McFarlane, J. (2010). *Community as partner: Theory and practice in nursing* (6e ed.). Philadelphia: Lippincott-Raven, p. 178.

Cathell, D. (1991). *A spiritual assessment without asking spiritual questions* [Lezing]. Shawnee Mission Medical Center, Merriam, KS.

Foundation for Critical Thinking (1996). *Critical thinking workshop handbook.* Rohnert Park, CA: Foundation for Critical Thinking.

Gordon, M. (1994). *Nursing diagnosis: Process and application* (3e ed.). St. Louis: Mosby.

IGZ (2009). *Grote zorgen over 'nieuwe' toetreders op de thuiszorgmarkt.* Den Haag: IGZ. Via http://www. igz.nl/Images/2009-06%20Rapport%20Grote%20 zorgen%20over%20nieuwe%20toetreders%20 op%20de%20thuiszorgmarkt_tcm294-288167.pdf.

Martin, K. S. (2005). *The Omaha System: A key to practice, documentation, and management* (2e ed.). New York: Elsevier.

Maslow, A. H. (1970).*Motivation and personality* (2e ed.). New York: Harper & Row.

NANDA International (2009). *NANDA International nursing diagnoses: Definitions & classification 2009–2011.* Ames, IA: Wiley-Blackwell.

Orem, D. E. (1991). *Nursing: Concepts of practice* (4e ed.). St. Louis: Mosby-Year Book.

RIVM (g.d.). *De ICF – een classificatie voor het beschrijven van het functioneren van mensen inclusief factoren die op dat functioneren van invloed zijn.* Via http://www.rivm.nl/who-fi c/in/ BrochureICF.pdf.

Roy, C., & Andrews, H. A. (2009). *The Roy adaptation model* (3e ed.). Upper Saddle River, NJ: Pearson, pp. 69-71.

Spector, R. E. (2004). *Cultural diversity in health and illness* (6e ed.). Upper Saddle River, NJ: Prentice-Hall.

Stoll, R. (1979). Guidelines for spiritual assessment. *Am J Nurs, 79,* 1574–77.

Townsend, M. (2009). *Psychiatric mental health nursing* (6e ed.). Philadelphia: F. A. Davis.

V&VN (2012). *Beroepsprofiel Verpleegkundige 2020.* Via http://www.venvn.nl/LinkClick.aspx?fileticket=43Y NgRE7Jfo%3D&tabid=5145.

V&VN/NU'91 (2011). *Richtlijn Verpleegkundige en verzorgende verslaglegging.* Via http://www.venvn. nl/LinkClick.aspx?fileticket=ERWLr5lzp_8%3d&t abid=1852.

V&VN/NU'91 (2007). *Nationale Beroepscode van Verpleegkundigen en Verzorgenden.* Via http://www. venvn.nl/portals/20/publicaties/20070112beroeps codebrochuredef.pdf.

Wilbraham, A., et al. (1990). *Critical thinking worksheets.* A supplement of *Addison-Wesley Chemistry.*Menlo Park, CA: Addison-Wesley.

Wilkinson, J., & Treas, L. (2011). Culture & ethnicity. In *Fundamentals of nursing: Theory, concepts, and applications* (Vol. 1, 2e ed.). Philadelphia: F. A. Davis.

Wilkinson, J., & Van Leuven, K. (2007). Nursing in the Community. In *Fundamentals of nursing: Theory, concepts, and applications (Volume 1).* Philadelphia: F. A. Davis.

## Hoofdstuk 4

Albersnagel, E., & Van der Brug, Y. (2007). *Diagnosen, interventies & resultaten.* Groningen: Wolters-Noordhoff.

Carpenito-Moyet, L. J. (2012). *Zakboek verpleegkundige diagnosen* (4e ed.). Groningen/Houten: Noordhoff Uitgevers.

Dossey, B. M. (1998). Holistic modalities and healing moments. *Am J Nurs, 98* (6), 44–47.

Foundation for Critical Thinking (1996). *Critical thinking workshop handbook.* Rohnert Park, CA: Foundation for Critical Thinking.

Gaberson, K. B., & Oermann, M. H. (1999). *Clinical teaching strategies in nursing.* New York: Springer.

Fry, V. (1953). The creative approach to nursing. *Am J Nurs, 53* (3), 301–302.

Gordon, M. (1994). *Nursing diagnosis: Process and application* (3e ed.). St. Louis: Mosby.

Gordon, M., Murphy, C. P., Candee, D., & Hiltunen, E. (1994). Clinical judgment: An integrated model. *Adv Nurs Sci, 16* (4), 55–70.

Berman, A, Snyder, S., Kozier, B., & Erb, G. (2012). *Fundamentals of nursing* (9e ed.). Upper Saddle River, NJ: Prentice Hall Health.

McManus, L. (1951). Assumption of functions of nursing. In *Regional Planning for Nursing and Nursing Education.* New York: Teachers College Press.

NANDA International (2009). *NANDA International nursing diagnoses: Definitions & classification 2009–2011.* Ames, IA: Wiley-Blackwell.

O'Neill, J. A. (1997). The consequences of meeting "Mrs. Wisdom": Teaching the nursing diagnostic process with case studies. In M. A. Rantz & P. LeMone (Red.), *Classification of nursing diagnoses: Proceedings of the Twelfth Conference, North American Nursing Diagnosis Association.* Philadelphia: NANDA, 131–138.

Paans, W., Sermeus, W., Nieweg, M. B., & Schans, van der, C. P. (2010). Prevalence and accuracy of nursing documentation in the patient record. *Journal of Advanced Nursing, 66* (11), 2481-2490. Doi:10.1111/ j.1365-2648.2010.05433.x.

Paans, W., Sermeus, W., Nieweg, M. B., Krijnen, W. P., & Schans, van der, C. P. (2012). Do knowledge, knowledge sources and reasoning skills affect the accuracy of nursing diagnoses? a randomized study. *Biomed Central, Nursing (BMC-N).* Via http://www. biomedcentral.com/content/pdf/1472-6955-11-11. pdf.

Roy, Sr. C. (1984). *Introduction to nursing: An adaptation model.* Englewood Cliffs, NJ: Prentice Hall.

V&VN (2012). *Beroepsprofiel Verpleegkundige 2020.* Via http://www.venvn.nl/LinkClick.aspx?fileticket=43YNgRE7Jfo%3D&tabid=5145.

V&VN/NU'91 (2011). *Richtlijn Verpleegkundige en verzorgende verslaglegging.* Via http://www.venvn.nl/LinkClick.aspx?fileticket=ERWLr5lzp_8%3d&tabid=1852.

Wilbraham, A., et al. (1990). *Critical thinking worksheets.* A supplement of *Addison-Wesley Chemistry.*Menlo Park, CA: Addison-Wesley.

## Hoofdstuk 5

Abdellah, F. (1957). Methods of identifying covert aspects of nursing problems. *Nurs Res, 6 (1),* 4–23.

American Psychiatric Association (2000). *Diagnostic and statistical manual of mental disorders.* Arlington,VA: American Psychiatric Publishing, Inc.

Blegen, M. A., & Tripp-Reimer, T. (1997). Implications of nursing taxonomies for middle-range theory development. *Adv Nurs Sci, 19 (3),* 37–49.

Bulechek, G. M., Butcher, H. K. & McCloskey Dochterman, J. (red.) (2010). *Verpleegkundige interventies* (3e ed.). Amsterdam: Elsevier Gezondheidszorg.

Gebbie, K. (1976). Development of a taxonomy of nursing diagnosis. In J. Walter (red.), *Dynamics of problem-oriented approaches: Patient care and documentation.* Philadelphia: J. B. Lippincott.

Geissler, E. (1992). Nursing diagnoses: A study of cultural relevance. *J Prof Nurs, 8 (5),* 301–307.

Gordon, M., & Butler-Schmidt, B. (1997). High frequency–high treatment priority nursing diagnoses in home health care nursing. In M. J. Rantz & P. LeMone (red.), *Classification of nursing diagnoses: Proceedings of the Twelfth Conference, North American Nursing Diagnosis Association.* Glendale, CA: Cinahl Information Systems.

Henderson,V. (1964). The nature of nursing. *Am J Nurs, 64 (8),* 62–68.

ICN (2009). ICNP® Version 2. International Classification for Nursing Practice. Opgehaald op 30 januari 2010, via http://www.icn.ch/icnp.htm.

Kalish, R. (1983). *The psychology of human behavior* (5e ed.). Monterey, CA: Brooks/Cole.

Keeling, A., Utz, S. W., Shuster, G. F. III, & Boyle, A., (1993). Noncompliance revisited: A disciplinary perspective of a nursing diagnosis. *Nurs Diag, 4 (3),* 91–98.

Kim, M., McFarland, G., & McLane, A. (1984). *Proceedings of the Fifth National Conference, North American Nursing Diagnosis Association.* St. Louis: C.V.Mosby.

Kritek, P. (1985). Nursing diagnosis: Theoretical foundations. *Occup Health Nurs* (augustus), 393–396.

Leininger, M. (1990). Issues, questions, and concerns related to the nursing diagnosis cultural movement from a transcultural nursing perspective. *J Transcult Nurs 2,* 23–32.

Lesh, K. (1997). Use of nursing diagnosis in public health nursing. In M. J. Rantz & P. LeMone (Red.), *Classification of nursing diagnoses: Proceedings of the Twelfth Conference, North American Nursing Diagnosis Association.* Glendale, CA: Cinahl Information Systems.

Martin, K. S. (2005). *The Omaha System: A key to practice, documentation, and management* (2e ed.). New York: Elsevier.

Martin, K. S., & Norris, J. (1996). The Omaha system: A model for describing practice. *Holistic Nurs Pract, 11 (1),* 75–83.

Moorhead, S., Johnson, M., Maas, M., & Swanson, E. (red.) (2011). *Verpleegkundige zorgresultaten* (2e editie). Amsterdam: Elsevier Gezondheidszorg.

NANDA International (2009). *NANDA International nursing diagnoses: Definitions & classification 2009–2011.* Ames, IA: Wiley-Blackwell.

Nursing Information and Data Set Evaluation Center (2006). Opgehaald op 5 februari 2010, via http://www.nursingworld.org/npii/terminologies.htm.

The Omaha System (2009). *Problem classification scheme. Domains and problems of the problem classification system.* Opgehaald op 1 februari 2010, via http://www.omahasystem.org/problemclassificationscheme.html.

RIVM (g.d.). *De ICF – een classificatie voor het beschrijven van het functioneren van mensen inclusief factoren die op dat functioneren van invloed zijn.* Via http://www.rivm.nl/who-fic/in/BrochureICF.pdf.

Rutherford, M. A. (2008). Standardized nursing language:What does it mean for nursing practice? *Online Journal of Issues in Nursing, 13* (1). Opgehaald op 29 januari 2010, via http://www.nursingworld.org/MainMenuCategories/ANAMarketplace/ANAPeriodicals/OJIN/TableofContents/vol132008/No1Jan08/ArticlePreviousTopic/StandardizedNursingLanguage.aspx.

V&VN (2012). *Beroepsprofiel Verpleegkundige 2020.* Via http://www.venvn.nl/LinkClick.aspx?fileticket=43YNgRE7Jfo%3D&tabid=5145.

V&VN/NU'91 (2011). *Richtlijn Verpleegkundige en verzorgende verslaglegging.* Via http://www.venvn.nl/LinkClick.aspx?fileticket=ERWLr5lzp_8%3d&tabid=1852.

Wilkinson, J. M., & Ahern, N. R. (2009). *Prentice Hall nursing diagnosis handbook* (9e ed.). Upper Saddle River, NJ: Prentice Hall Health.

Wereldgezondheidsorganisatie (2007). *International statistical classification of diseases and related health problems* (10e herziene ed.). Geneva, Switzerland: Author. Opgehaald op 29 januari 2010, via http://apps.who.int/classifications/apps/icd/icd10online.

## Hoofdstuk 6

Anthony, M., & Hudson-Barr, D. (2004). A patient-centered model of care for hospital discharge. *Clin Nurs Res, 13* (2), 117–136.

Aroskar, M. A. (1995).Managed care and nursing values: A reflection. *J Nurs Law, 24* (4), 63–70.

Berman, A, Snyder, S., Kozier, B., & Erb, G. (2011). *Kozier & Erb's fundamentals of nursing* (9e ed.). Upper Saddle River, NJ: Pearson/Prentice Hall.

Carr, P. (1990). Two halves don't make a whole. *RN, 53* (7), 96.

Dedhia, P. (2009). A quality improvement intervention to facilitate the transition of older adults from three hospitals back to their homes. *Journal of the American Geriatrics Society, 57* (9), 1540–1546.

Gordon, M., Murphy, C., & Candee, D. (1994). Clinical judgment: An integrated model. *ANS, 16* (4), 55–70.

Martin, K. S. (2005). *The Omaha system: A key to practice, documentation, and information management* (2e ed.). St. Louis: Elsevier.

McGinty, J. (1997). Issues and interventions. Look at cost savings and care paths with an ethical eye. *Nurs Case Manage, 2* (6), 267–268.

Moorhead, S., Johnson, M., Maas, M., & Swanson, E. (red.) (2011). *Verpleegkundige zorgresultaten* (2e editie). Amsterdam: Elsevier Gezondheidszorg.

Nazarko, L. (1998). Improving discharge: the role of the discharge coordinator. *Nurs Standard, 12* (49), 35–37.

Parlocha, P. K., & Henry, S. B. (1998). The usefulness of the Georgetown Home Health Care Classification system for coding patient problems and nursing interventions in psychiatric home care. *Comput Nurs, 16* (1), 45–52.

Schneider, J., S. Hornberger, J. Booker, et al. (1993). A medication discharge planning program. Measuring the effect on readmissions. *Clin Nurs Res, 2* (1), 41–53.

Tirk, J. (1992). Determining discharge priorities. *Nursing, 22* (7), 55.

Tuazon, N. (1992). Discharge teaching: Use this MODEL. *RN, 55* (4), 19–22.

USDHHS (2010). *Healthy people 2020.* Washington, DC: U.S. Government Printing Office.

V&VN (2012). *Beroepsprofiel Verpleegkundige 2020.* Via http://www.venvn.nl/LinkClick.aspx?fileticket=43Y NgRE7Jfo%3D&tabid=5145.

V&VN/NU'91 (2011). *Richtlijn Verpleegkundige en verzorgende verslaglegging.* Via http://www.venvn. nl/LinkClick.aspx?fileticket=ERWLr5lzp_8%3d&t abid=1852.

V&VN/NU'91 (2007). *Nationale Beroepscode van Verpleegkundigen en Verzorgenden.* Via http://www. venvn.nl/portals/20/publicaties/20070112beroepsco debrochuredef.pdf.

Walsh, S. (2004). Formulation of a plan of care for culturally diverse patients. *Int J Nurs Terminol Classif, 15* (1), 17–26.

Weissman, M. A., & Jasovsky, D. A. (1998). Discharge teaching for today's times. *RN, 61* (6), 38–40.

Wilkinson, J., & Treas, L. (2011). *Fundamentals of nursing* (2e ed.). Philadelphia: F. A. Davis.

## Hoofdstuk 7

Berlin, E. A., & Fowkes, W. C. (1983). A teaching framework for cross-cultural health care. *West J Med, 139* (b), 934–938.

Bulechek, G. M., Butcher, H. K. & McCloskey Dochterman, J. (red.) (2010). *Verpleegkundige interventies* (3e ed.). Amsterdam: Elsevier Gezondheidszorg.

Carpenito-Moyet, L.J. (2012). *Zakboek verpleegkundige diagnosen* (4e ed.). Groningen/Houten: Noordhoff Uitgevers.

DiJoseph, J., & Cavendish, R. (2005). Expanding the dialogue on prayer relevant to holistic care. *Holistic Nursing Practice,* 19, 147–155.

Grant, D. (2004). Spiritual interventions: How, when, and why nurses use them. *Holistic Nursing Practice, 18,* 36–41.

Laukhuf, G., & Werner, H. (1998). Spirituality: The missing link. *J Neurosci Nurs, 30* (1), 60–67.

Martin, K. S., & Scheet, N. J. (1992). *The Omaha system: Applications for community health nursing.* Geraadpleegd op 1 september 2002 via http://www. omahasystem.org/shminter.htm.

Parris, K. M., Place, P. J., & Orellana, E. (1999). Integrating nursing diagnoses, interventions, and outcomes in public health nursing practice. *Nurs Diag, 10* (2), 49–56.

Saba, V. K. (2003). *CCC Sabacare. Clinical Care Classification (CCC) System.* Geraadpleegd op 23 januari 2006 via http://www.sabacare.com.

V&VN (2012). *Beroepsprofiel Verpleegkundige 2020.* Via http://www.venvn.nl/LinkClick.aspx?fileticket=43Y NgRE7Jfo%3D&tabid=5145.

V&VN/NU'91 (2011). *Richtlijn Verpleegkundige en verzorgende verslaglegging.* Via http://www.venvn. nl/LinkClick.aspx?fileticket=ERWLr5lzp_8%3d&t abid=1852.

V&VN/NU'91 (2007). *Nationale Beroepscode van Verpleegkundigen en Verzorgenden.* Via http://www. venvn.nl/portals/20/publicaties/20070112beroepsco debrochuredef.pdf.

Wilbraham, A., et al. (1990). *Critical thinking worksheets.* A supplement of *Addison-Wesley Chemistry.*Menlo Park, CA: Addison-Wesley.

Ziegler, S. M. (1993). *Theory-directed nursing practice.* New York: Springer Publishing.

## Hoofdstuk 8

Berman, A, Snyder, S., Kozier, B., & Erb, G. (2012). *Fundamentals of nursing* (9e ed.). Upper Saddle River, NJ: Prentice Hall Health.

Bruylands, M., Paans, W., Hediger, H., & Müller-Staub, M. (2012). Evaluation of the nursing process and use of electronic documentation in an acute hospital in Switzerland. (Extended Abstract). *Swiss Medical Informatics, 25,* p. 45.

Buijse, A. M. (2007a). Ondeugdelijk protocol en onvoldoende overleg, *TvZ, Tijdschrift voor Verpleegkundigen, 3,* 32-33.

Buijse, A. M. (2007b). Toolkit verantwoordelijkheid en aansprakelijkheid. *Onderwijs en Gezondheidszorg,* 6, I – IV.

Buijse, A. M. & Tol, van, M. (2005). Tuchtrecht en professionele verpleegkundige standaard. *TvZ, Tijdschrift voor Verpleegkundigen, 9,* 18-23.

Bulechek, G.M., Butcher, H.K. & McCloskey Dochterman, J. (red.) (2010). *Verpleegkundige interventies* (3e editie). Amsterdam: Elsevier Gezondheidszorg.

Carson, K., Burke, J. E., & Nick, S. (1997). Changing roles in case management: some reflections. *Continuum, 17 (*4), 1, 3–9.

Catanzano, F. (1994). Nursing information/ documentation system increases quality care, shortens stay at Desert Samaritan Medical Center. *Comput Nurs, 12 (*4), 184–185.

Engesmo, J. & Tjora, A. H. (2006). Documenting for whom? A symbolic interactionist analysis of technologically induced changes of nursing handovers. *New Technology, Work and Employment, 21* (2), 176-189.

Groah, L., & Reed, E. (1983). Your responsibility in documenting care. *AORN Journal, 37 (*mei), 1174–85.

IGZ (2009). *Grote zorgen over 'nieuwe' toetreders op de thuiszorgmarkt.* Den Haag: IGZ. Via http://www. igz.nl/Images/2009-06%20Rapport%20Grote%20 zorgen%20over%20nieuwe%20toetreders%20 op%20de%20thuiszorgmarkt_tcm294-288167.pdf.

KNMG e.a. (2004). *Van wet naar praktijk; implementatie van de WGBO. Deel 3: Dossier en Bewaartermijnen. Deel 4: Toegang tot patiëntengegevens.* Utrecht: Samenwerkingsverband implementatieprogramma WGBO.

London, F. (1998). Improving compliance.What you can do. *RN, 61 (*1), 43–46.

Müller-Staub, M. & Paans, W. (2011). DRG and Electronic Nursing Documentation: Risks and Chances. *CIN: Computers, Informatics, Nursing. 29* (2), 73-74. Doi: 10.1097/ncn.0b013e3181fcf814.

Paans, W. & Müller-Staub, M. (2010). Implementing a new model of Diagnosis Related Groups (DRG). *International Journal of Nursing Terminologies and Classifications, 21* (2), 94-95.

Paans, W., Sermeus, W., Nieweg, M. B., Schans, van der, C. P. (2010). Prevalence and accuracy of nursing documentation in the patient record. *Journal of Advanced Nursing, 66* (11), 2481-2490. Doi:10.1111/ j.1365-2648.2010.05433.x.

Paans, W. (2002). Van sturing naar zelfsturing. Beroepsverantwoordelijkheid als sleutelbegrip, *ZorgSupport, 8* (5), pp. 25-27.

Scovell, S. (2010). Role of the nurse-to-nurse handover in patient care. *Nursing Standard, 24* (20), 35-39.

Shepperd, J. E., Weidner, L. C. E., Zakai, S., Fountain-Polley, S., & Williams, J. (2008). Ambiguous abbreviations: an audit of abbreviations in paediatric note keeping. *Archives of Disease in Childhood, 93*, 204-206.

Town, J. (1993). Changing to computerized documentation—PLUS. *Nursing Management, 24* (7), 44–46, 48.

V&VN (2012). *Beroepsprofiel Verpleegkundige* 2020. Via http://www.venvn.nl/LinkClick.aspx?fileticket=43Y NgRE7Jfo%3D&tabid=5145.

V&VN/NU'91 (2011). *Richtlijn Verpleegkundige en verzorgende verslaglegging.* Via http://www.venvn. nl/LinkClick.aspx?fileticket=ERWLr5lzp_8%3d&t abid=1852.

V&VN/NU'91 (2007). *Nationale Beroepscode van Verpleegkundigen en Verzorgenden.* Via http://www. venvn.nl/portals/20/publicaties/20070112beroepsco debrochuredef.pdf.

## Hoofdstuk 9

Agency for Healthcare Research and Quality. (2007). *Nurse staffing and quality of patient care.* Evidence Report/Technology Assessment Nol. 151; AHRQ Publication No. 07-E005. Opgehaald op 16 juli 2010, via http://www.ahrq.gov/downloads/pub/evidence/ pdf/nursestaff/nursestaff.pdf.

Aiken, L., Cimiotti, J., Sloane, D., Smith, H., Flynn, L., & Neff, D. (2011a). Effects of nurse staffing and nurse education on patient deaths in hospitals with different nurse work environments. *Medical Care, 49* (12), 1047-1053.

Aiken, L., Sloane, D., Clarke, S., Poghosyan, L., Cho, E., You, L., et al. (2011b). Importance of work environments on hospital outcomes in nine countries. *International Journal for Quality in Health Care, 23*(4), 357-364.

Carpenito-Moyet, L.J. (2012). *Zakboek verpleegkundige diagnosen* (4e ed.). Groningen/Houten: Noordhoff Uitgevers.

Moorhead, S., Johnson, M., Maas, M., & Swanson, E. (red.) (2011). *Verpleegkundige zorgresultaten* (2e editie). Amsterdam: Elsevier Gezondheidszorg.

V&VN (2012). *Beroepsprofiel Verpleegkundige 2020*. Via http://www.venvn.nl/LinkClick.aspx?fileticket=43Y NgRE7Jfo%3D&tabid=5145.

V&VN/NU'91 (2011). *Richtlijn Verpleegkundige en verzorgende verslaglegging*. Via http://www.venvn. nl/LinkClick.aspx?fileticket=ERWLr5lzp_8%3d&t abid=1852.

V&VN/NU'91 (2007). *Nationale Beroepscode van Verpleegkundigen en Verzorgenden*. Via http://www. venvn.nl/portals/20/publicaties/20070112beroeps codebrochuredef.pdf.

## Hoofdstuk 10

V&VN (2007a). *Handleiding Cardiotocografie*, V&VN Voortplanting, Obstetrie en Gynaecologie. Via http://vog.venvn.nl/LinkClick.aspx?fileticket=INO1 G3CRhac%3D&tabid=3926.

V&VN/NU'91 (2007b). *Nationale Beroepscode van Verpleegkundigen en Verzorgenden*. Via http://www. venvn.nl/portals/20/publicaties/20070112beroeps codebrochuredef.pdf.

# Index